執筆者一覧

青井　則之	東京大学医学部形成外科	
朝戸　裕貴	獨協医科大学病院形成外科	
浅野　裕子	セルポートクリニック横浜	
池本　繁弘	北里大学医学部形成外科・美容外科	
石井　秀典	大塚美容形成外科	
石川　孝	横浜市立大学附属市民総合医療センター乳腺甲状腺外科	
今西　宣晶	慶應義塾大学医学部解剖学教室	
岩平　佳子	医療法人社団ブレストサージャリークリニック	
内沼　栄樹	北里大学医学部形成外科・美容外科	
大慈弥裕之	福岡大学医学部形成外科	
大西　清	東邦大学医学部形成外科	
酒井　成身	国際医療福祉大学三田病院形成外科	
酒井　成貴	慶應義塾大学医学部形成外科	
櫻井　裕之	東京女子医科大学形成外科	
佐武　利彦	横浜市立大学附属市民総合医療センター再建外科・特定機能形態再建	
菅原　順	横浜市立大学附属市民総合医療センター再建外科・特定機能形態再建	
高田　章好	大阪大学医学部美容医療学講座	
高柳　進	メガクリニック	
多久嶋亮彦	杏林大学医学部形成外科	
武石　明精	東京慈恵会医科大学柏病院形成外科	
武田　睦	東北大学医学部形成外科	
館　正弘	東北大学医学部形成外科	
田原　真也	神戸大学医学部形成外科	
玉木　康博	大阪大学医学部乳腺内分泌外科	
辻　直子	杏林大学医学部形成外科	
南雲　吉則	ナグモクリニック	
難波祐三郎	岡山大学医学部形成外科	
野﨑　幹弘	東京女子医科大学形成外科	
野平久仁彦	蘇春堂形成外科	
野村　紘史	獨協医科大学病院形成外科	
阪田　和明	大塚美容形成外科	
百束　比古	日本医科大学形成外科	
広比　利次	リッツ美容外科	
本田　隆司	東京女子医科大学東医療センター形成外科	
丸山　優	東邦大学医学部形成外科	
三鍋　俊春	埼玉医科大学総合医療センター形成外科・美容外科	
森　弘樹	東京医科歯科大学形成外科	
矢永　博子	矢永クリニック・皮膚再生研究所	
矢野　健二	大阪大学医学部形成外科	
山本　有平	北海道大学大学院医学研究科形成外科学	
吉村浩太郎	東京大学医学部形成外科	

（五十音順・敬称略）

PLASTIC AND RECONSTRUCTIVE SURGERY
ADVANCE SERIES II-5
乳房・乳頭の再建と整容：最近の進歩

第2版　序

　乳癌は女性のがん発生率の第1位を占めるようになり，乳癌への関心は年々高まっている。乳癌治療も大きく変化しており，乳房周囲の組織を含めて根こそぎ切除するといった治療から，乳房皮膚を温存して乳腺だけを切除する Skin-sparing mastectomy や乳癌を含む乳腺組織を部分的に切除する温存手術へと縮小化が図られている。しかし，乳癌手術の縮小化により術後の乳房形態が飛躍的に改善したとは言いがたく，乳房温存手術と言えども乳癌の部位によっては乳房形態の高度変形を来たすことが多いのが現状である。そこで，乳癌術後の乳房再建術が最近脚光を浴びるようになり，乳癌患者からの再建の要求も増えてきた。さまざまな乳癌手術後の多彩な変形に対応した乳房再建術が必要であり，近年欧米はもとより本邦でも多くの報告が認められる。

　前東北大学教授，山田敦先生が編者として纏められた「形成外科 ADVANCE シリーズ II-5　乳房・乳頭の再建：最近の進歩」も，初版が上梓されて10年以上が経過した。この間，本分野において大きな進歩，展開が見られ，本書の内容もやや色あせた感が否めない。そこでこのたび，改訂第2版を作成する運びとなった。改訂版ということでその構成，内容にはあまり大きな変化を加えないというのが原則であるが，advance と銘打つ以上，この10年の大きな変化に対応するために大幅に内容を変更した。オーソドックスな再建方法から最新の再建治療まで乳房再建の方法を網羅するとともに，乳房の美容外科手術やその他の乳房に関する手術手技をすべて掲載した。

　本書は，それぞれの分野のエキスパートである諸先生にお願いし，本シリーズの特徴である「最近の進歩」も加えて，最先端の知識を余すことなく執筆して頂いた。最新の内容に富んだ改訂第2版が，本分野に興味をもつ先生方の参考となり，今後の乳房再建の飛躍につながれば幸いである。

2010年3月

大阪大学医学部形成外科
矢野健二

PLASTIC AND RECONSTRUCTIVE SURGERY
ADVANCE SERIES II-5
乳房・乳頭の再建：最近の進歩

初版　序

　乳癌に対する手術法として，生存率の観点からHalstedが局所の腫瘍摘出法として定型的根治乳房切断術を1894年に提唱している。以来，本術式は長い間乳癌手術法の主流となった。1940年にはPateyらが大胸筋温存法を，1963年にはAuchinclosが両胸筋温存乳房切除術を提唱している。本邦では欧米に10年以上遅れて全国的に1986年より非定型乳切が主流となり，1991年度では非定型乳切が60％以上を占めるようになっている。しかし，非定型的乳切であっても広範囲に皮下脂肪が切除されることが多く，術後広範囲の変形を生じる症例が多かった。

　一方，形成外科分野で乳房シリコンバッグプロテーゼの開発，広背筋皮弁の利用により乳房再建に大きな進歩がもたらされた。しかし，この術式でも本邦における乳癌切除後変形に対して十分に対応できない症例が多かった。

　1982年HartrampfらによりTRAM flapによる乳房再建術が提唱された。この術式によりほとんどの乳癌術後変形に対応でき安定した手術結果が得られるようになった。以後世界的にこの術式が標準術式となっている。しかし，このTRAM flapはrandom pattern部の血行が不安定であるので部分壊死を起こしやすい，肥満・糖尿病・高血圧症などのrisk factorを有する症例には適応できない，腹直筋の犠牲が大きいなどの欠点を有している。これらの欠点を克服する目的で現在多く改良術式が試行されている。

　本書では，上に述べた問題点をふまえて現時点でのそれぞれの分野におけるパイオニアともいうべき方々に各再建術式を執筆して頂いた。一方，近年本邦でも乳房温存術式が急速に増加し，乳癌切除後の変形も多彩となっている。したがって，乳房再建法も今後は多様化し術式もさらに改良され，よりよい再建結果が得られるようになることが予測される。読者には本書が乳房再建の今日に至るまでの理解と現況の把握のみでなく，今後の発展のためのきっかけ，ならびに本分野に興味を持つ方々の参考になれば幸いである。

1999年5月

東北大学医学部形成外科
山田　敦

もくじ

I 乳癌術後の乳房再建

1　乳癌手術治療の最前線　玉木康博, 矢野健二……3
　はじめに 3 ／ 概念 3 ／ 術前の評価 4 ／ 手技 4 ／ 術後管理 12 ／ 考察 13

2　乳房再建に必要な皮弁の血管解剖　三鍋俊春, 今西宣晶……15
　はじめに 15 ／ 胸腹壁と腹直筋の血行 15 ／ 腰背部と広背筋の血行 18 ／ 殿部と大殿筋の血行 20

3　有茎広背筋皮弁による乳房再建　矢野健二……23
　はじめに 23 ／ 概念 24 ／ 解剖 24 ／ 術前の評価とデザイン 25 ／ 手技 25 ／ 術後管理 27 ／ 症例 27 ／ 考察 28

4　拡大広背筋皮弁による乳房再建　酒井成身, 酒井成貴……33
　はじめに 33 ／ 概念 33 ／ 術前の評価とデザイン（マーキング） 35 ／ 手技 36 ／ 術後管理 38 ／ 合併症 39 ／ 症例 39 ／ 考察 41

5　有茎腹直筋皮弁による乳房再建　田原真也……44
　はじめに 44 ／ 概念 44 ／ 術前の評価 44 ／ 手技 45 ／ 術後管理 48 ／ 症例 48 ／ 考察 48

6　血管吻合付加腹直筋皮弁による乳房再建　山本有平……51
　はじめに 51 ／ 概念 51 ／ 解剖 51 ／ 術前の評価 52 ／ 手技 54 ／ 術後管理 55 ／ 症例 55 ／ 考察 55

7　遊離腹直筋皮弁による乳房再建　武石明精……60
　はじめに 60 ／ 概念 60 ／ 術前の評価 61 ／ 手技 62 ／ 術後管理 66 ／ 症例 66 ／ 考察 66

8　クロスオーバー吻合法（皮弁内血管付加）を併用した遊離 TRAM flap による乳房再建術　大慈弥裕之……71
　はじめに 71 ／ 概念 72 ／ 術前の評価 73 ／ 手技 73 ／ 術後管理 77 ／ 症例 77 ／ 考察 77

9　穿通枝皮弁による乳房再建　佐武利彦, 石川孝, 菅原順……79
　はじめに 79 ／ 概念 79 ／ 術前の評価 80 ／ 背部を採取部とした乳房再建（TAP flap/LI-CAP flap） 80 ／ 下腹部を採取部とした乳房再建（DIEP flap/SIEA flap） 82 ／ 臀部を採取部とした乳房再建（S-GAP flap/I-GAP flap） 84 ／ 大腿部を採取部とした乳房再建（PMT perforator flap/MCFAP flap） 85 ／ 術後管理 85 ／ 症例 86

考察 91

10 乳癌切除後の乳房再建：自家組織 vs インプラント　辻直子，多久嶋亮彦 …………… 93

はじめに 93 ／ 概念 94 ／ 術前の評価 94 ／ 両手技の比較 95 ／ 当科における患者の選択状況の変遷 97 ／ 症例 98 ／ 考察 100

11 Tissue expansion 法と自家組織移植による乳房再建
本田隆司，櫻井裕之，野﨑幹弘 …………………………………………………………………… 104

はじめに 104 ／ 概念 104 ／ 術前の評価 105 ／ 手技 105 ／ 術後管理と合併症 107 ／ 症例 109 ／ 考察 112

12 Tissue expansion 法と乳房インプラントによる乳房再建　岩平佳子 …………… 114

はじめに 114 ／ 概念 114 ／ 適応と術前の評価 115 ／ 手技 116 ／ 起こり得る合併症 118 ／ 症例 119 ／ 考察 120

13 皮下乳腺全摘と自家組織移植による乳房再建　森弘樹 ………………………………… 123

はじめに 123 ／ 概念 123 ／ 術前の評価 124 ／ 手技 124 ／ 術後管理 126 ／ 症例 126 ／ 考察 129

14 乳房インプラントによる乳房一次再建　南雲吉則 ……………………………………… 132

はじめに 132 ／ 概念 132 ／ 手技 133 ／ 術後管理 136 ／ 症例 137 ／ 考察 138

15 遊離脂肪移植による乳房再建と豊胸術　吉村浩太郎，浅野裕子，青井則之 ………… 140

はじめに 140 ／ 概念 140 ／ 術前の評価 142 ／ 手技 144 ／ 術後管理 146 ／ 症例 146 ／ 考察 148

16 乳輪・乳頭の再建　矢永博子 ……………………………………………………………… 152

はじめに 152 ／ 概念 152 ／ 乳頭の再建 153 ／ 乳輪の再建 158 ／ 術前の評価 159 ／ 手技 160 ／ 術後管理 163 ／ 合併症 164 ／ 症例 164 ／ 考察 167

17 乳房再建の術後評価　朝戸裕貴，野村紘史 ……………………………………………… 169

はじめに 169 ／ 再建乳房の整容性評価 169 ／ 一次再建における術前の整容性評価 172 ／ 二次再建における術前の整容性評価 174 ／ 整容性評価の記載法 174 ／ 症例 175 ／ 考察 175

II 乳房の美容外科
179

18 豊胸術に必要な解剖学的知識と乳房インプラント挿入のアプローチ
高田章好 …………………………………………………………………………………………… 181

はじめに 181 ／ 解剖 181 ／ 乳房インプラント挿入のアプローチ 182

19 乳房インプラントによる豊胸術：経乳房下溝　高柳進　186

はじめに 186 ／ 概念 186 ／ 術前の評価 187 ／ 手技 190 ／ 術後管理 190 ／ 症例 191 ／
考察 195

20 乳房インプラントによる豊胸術：経腋窩法　広比利次　197

はじめに 197 ／ 概念 198 ／ 術前の評価 198 ／ 手技 199 ／
術後管理（テクスチャード・コヒーシブシリコンの場合）202 ／ 症例 203 ／ 考察 204

21 内視鏡下乳房増大術　野平久仁彦　208

はじめに 208 ／ 概念 208 ／ 術前の評価 208 ／ 手技 209 ／ 術後管理 213 ／ 症例 213 ／
考察 215

22 ヒアルロン酸注入法による豊胸術　石井秀典, 阪田和明　217

はじめに 217 ／ 概念 217 ／ 術前の評価 218 ／ 手技 218 ／ 合併症 219 ／ 術後管理 219 ／
症例 220 ／ 考察 220

23 乳房縮小術　池本繁弘, 内沼栄樹　224

はじめに 224 ／ 概念 224 ／ 解剖 225 ／ 術前の評価 226 ／ 手技 226 ／ 術後管理 228 ／
症例 229 ／ 考察 229

24 乳房埋入異物の診断と治療　百束比古　234

はじめに 234 ／ 豊胸術の歴史 234 ／ 診療の実際 235 ／ 手技 236 ／ 症例 239 ／ 考察 241

その他の乳房形成術
245

25 陥没乳頭の治療　館正弘, 武田睦　247

はじめに 247 ／ 概念 247 ／ 術前の評価 248 ／ 手技 248 ／ 術後管理 252 ／ 症例 253 ／
考察 255

26 女性化乳房の治療　大西清, 丸山優　258

はじめに 258 ／ 概念 258 ／ 術前の評価 259 ／ 手技 260 ／ 術後管理 263 ／ 症例 263 ／
考察 264

27 性同一性障害の乳房治療　難波祐三郎　267

はじめに 267 ／ 概念 267 ／ 術前の評価 268 ／ 手技 269 ／ 術後管理 270 ／ 症例 270 ／
考察 273

乳房再建の用語に関して

本書では乳房再建に関する用語を以下のように統一した。
・乳癌手術と同時に行う再建手術は一次再建
・乳癌手術と異なる時期に行う再建手術は二次再建
・1回で行う再建は一期再建
・ティッシュエキスパンダーを使用して2回で行う再建は二期再建

乳癌術後の乳房再建

1 乳癌手術治療の最前線

2 乳房再建に必要な皮弁の血管解剖

3 有茎広背筋皮弁による乳房再建

4 拡大広背筋皮弁による乳房再建

5 有茎腹直筋皮弁による乳房再建

6 血管吻合付加腹直筋皮弁による乳房再建

7 遊離腹直筋皮弁による乳房再建

8 クロスオーバー吻合法を併用した遊離TRAM flapによる乳房再建

9 穿通枝皮弁による乳房再建

10 乳癌切除後の乳房再建：自家組織vs乳房インプラント

11 Tissue expansion法と自家組織移植による乳房再建

12 Tissue expansion法と乳房インプラントによる乳房再建

13 皮下乳腺全摘と自家組織移植による乳房再建

14 乳房インプラントによる乳房一次再建

15 遊離脂肪移植による乳房再建と豊胸術

16 乳輪・乳頭の再建法

17 乳房再建の術後評価

1 乳癌手術治療の最前線

玉木 康博, 矢野 健二

Summary

乳癌の手術治療の目的は病巣切除による局所制御であり, したがって安全距離を保った十分な切除が必要であるが, 広範な切除は術後の乳房の整容性を大きく損なう。根治性と整容性はこれまでの乳癌手術では trade off の関係にあったが, 乳房再建という新たな手技を導入することによりこれらを両立させた手術が可能になった。

乳癌手術法には, 従来から乳房部分切除術と乳房切除術があるが, 乳房再建を前提として乳房の広範な部分切除や, 乳房皮膚を温存した nipple-sparing mastectomy なども多く行われるようになってきた。最新の画像診断を用いた乳房内での病巣の広がり診断や病期診断に基づいて治療方針や必要な切除範囲を設定し, 患者の希望に合わせて形成外科医と十分に協議したうえで再建法も含めて乳房の切除法を決定する必要がある。この際には, 術後の放射線治療の必要性や, 補助化学療法, 補助ホルモン療法の可能性についてもできるかぎり検討するのが望ましい。実際の手術の際には, 内視鏡を使用したり, 手術創の位置を調整するなど, 乳房再建を常に念頭において手術操作を行わねばならない。

はじめに

乳房温存に対する関心は極めて高く, さらに「残す」だけではなく, 根治性を確保するためにむしろ十分に切除して「造る」手術である乳房再建は今後ますますそのニーズが高まることは間違いない。

本稿では, 現在行われている乳癌手術について解説するとともに, 著者が行っている即時再建を考慮した手術のポイントを紹介する。

概　念

乳癌手術の変遷

19世紀末に Halsted[1] が乳房, 大・小胸筋, 腋窩リンパ節を一塊として切除する手術を報告して以後, 約80年にわたりこれが標準手術（定型的乳房切除術）として行われてきた。1940年代には大胸筋を温存する Patery 手術[2], 1960年代には大・小胸筋を温存する Auchincloss 手術[3] などが報告されたが, 乳癌手術が大きく変化したのは, 1980年代に発表された Veronesi[4] や Fisher[5] によるいわゆる乳房温存手術の報告からである。生存率だけではなく, 術後の quality of life（QOL）も根治性に並ぶ重要なポイントとして考慮されるようになった。1990年代にはセンチネルリンパ節生検の研究も始まり[6], 乳癌手術は「取る」手術から「残す（温存する）」手術へと大きく様変わりした。一方, 1980年代から欧米を中心に始まった乳癌に対する乳房切除後の即時乳房再建は[7], 1990年代になって日本でも一部の施設で開始されたが[8], 乳癌術後の整容性を重視する機運の高まりとともに, 最近, 大きく注目を集めはじめている。

乳癌に対する手術療法

手術療法の目的は腫瘍組織の除去による局所制御

と，予後判定や補助療法選択のための病理学的検索にあり，腫瘍を含む乳房組織の切除と，腋窩，鎖骨下のリンパ節の切除とから成り立っている。第16版乳癌取扱い規約（日本乳癌学会編）では乳房に対する手術は，大きく乳房温存手術と乳房切除術に分けられ，温存手術はさらに乳房扇状部分切除術，乳房円状部分切除術，腫瘍核出術に，乳房切除術は拡大乳房切除術，胸筋合併乳房切除術，胸筋温存乳房切除術，単純乳房切除術に分類されている。いわゆるHalstedの手術は胸筋合併乳房切除術に相当するが，現在ではこの胸筋合併乳房切除術や，胸骨傍リンパ節を郭清する拡大乳房切除術は，特殊な症例を除いては日本ではほとんど行われていない[9]。

腋窩リンパ節については，従来から腋窩郭清が標準手技であったが，術後の肩関節の運動障害や上肢の浮腫などの後遺症の問題から，センチネルリンパ節生検の適応となる症例が多くなっており，その妥当性はほぼ確立されたと見てよい[10]。日本においても2010年春より健康保険適用になった。

術前の評価

治療方針の決定

病期診断がまず重要である。腫瘍径が大きい，腋窩リンパ節転移が明らかなどの所見があれば，術前化学療法の適応となることが多い。手術の適応がある症例では，切除範囲を決めるために乳房内での病巣の広がり診断が次に重要なポイントとなる[11]。視・触診やマンモグラフィー，超音波検査に加えて，MRIやCTを用いた診断が広く行われるようになっており，特にこれらの三次元画像は，乳房内での病巣の位置や広がりを直観的に知ることができるため，極めて有用である（図1）。これらの画像診断法から得られる腫瘍の部位，広がり，皮膚との距離，乳頭直下への進展の有無といった情報をもとに，切除範囲や皮膚切開部位を決定する。術後の乳房変形や創瘢痕を想定したうえで，乳房再建のメリット・デメリットを含めて手術に関する患者説明を行い，その希望を十分に考慮して根治性と整容性の両立を目指す術式を選択することになる。

術式の選択

著者は術後の乳房変形があまり強くないと予想される場合には乳腺部分切除を，変形が目立つと予想される場合には，一次再建を含めた手術を勧めるようにしている。再建の場合，原則として乳腺の切除量が1/3以下の場合は広背筋皮弁による再建を前提として乳腺部分切除を，広範な非浸潤癌や多発癌などではインプラントやdeep inferior epigastric perforator (DIEP) 脂肪弁などによる再建を前提に乳房切除術やskin-sparing mastectomyもしくはnipple-sparing mastectomyを選択している。将来，妊娠希望のある女性の場合は腹部からの皮弁採取は避けるべきで，スポーツやダンスなどを職業あるいは趣味としている場合は広背筋皮弁による再建は避けるのが望ましい。また，現時点ではインプラントそのものが保険適用でないため，これを入れる場合は自費手術となり患者の経済的負担も考慮して術式を決める必要がある。

手技

乳房温存手術

乳腺部分切除，腋窩郭清，術後乳房照射を組み合わせたいわゆる乳房温存治療は，乳癌の標準治療の1つとして確立されており，現在，日本において最も多く行われている手術治療法である[9]。乳房温存手術において重要なことは，切除断端の腫瘍遺残をなくすことである。断端部での腫瘍遺残は局所再発の要因であり，このため腫瘍の周囲に約1～2cm程度のfree marginを確保して切除する。

乳房の上半部（A, C領域）の比較的小さな乳癌であれば，部分切除のみでも十分な整容性を保つことは可能であるが，乳房に比して腫瘍が大きい場合や乳房下半部（B, D領域）の腫瘍では術後の乳房変形が強く残ることが多く，このような症例では何らかの再建手術を組み合わせなければ乳房の整容性を保つことは難しい。逆に，再建手術を行うことを前提とすれば，乳房温存手術の適応症例は拡大されることになる。

乳房温存手術における皮切の方法は施設や医師によってさまざまであり，どれが最も優れているかは結論づけられていない。整容性を重視するのであればできるだけ目立ちにくい部位を切開するのがよく，このため著者は内視鏡を用いて，C領域の腫瘍

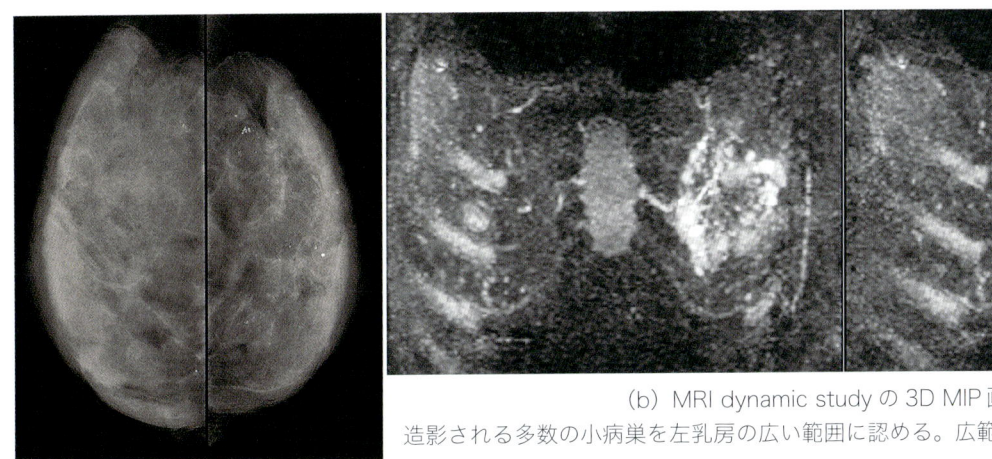

(a) マンモグラフィー
集簇した微小石灰が左乳房に散在する。

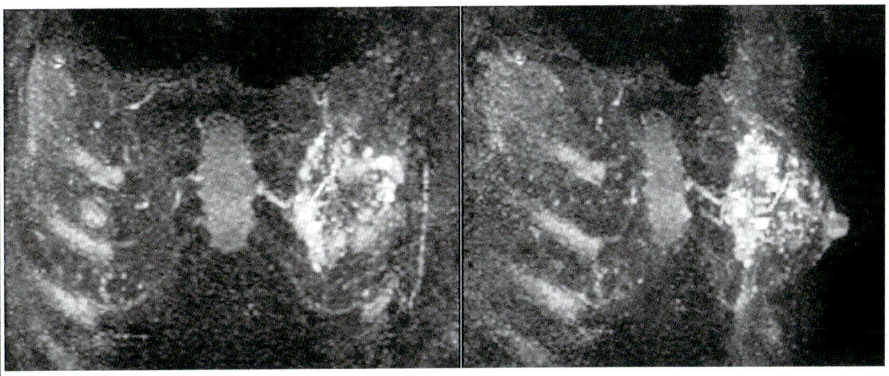

(b) MRI dynamic study の 3D MIP 画像
造影される多数の小病巣を左乳房の広い範囲に認める。広範な非浸潤癌症例であった。

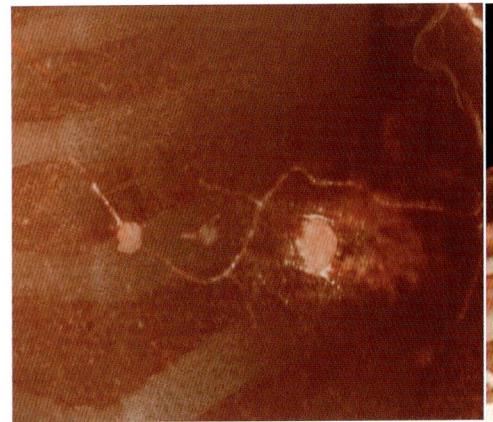
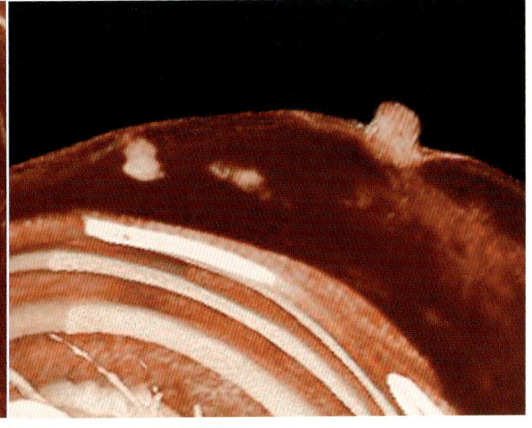

(c) 3D MDCT 画像
左 A 領域の 1cm の浸潤癌。乳頭と腫瘤との間に小病変の存在が疑われた。

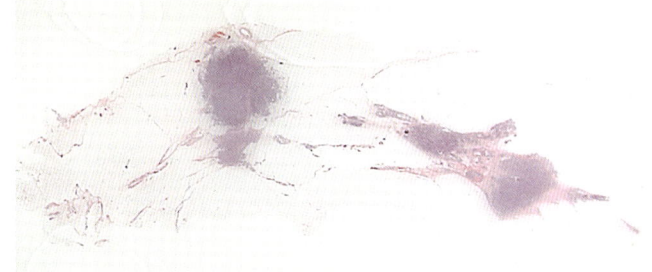

(d) 切除標本
3D MDCT 画像で指摘された部位に乳管内腫瘍を認め，乳管内進展による副病巣と診断された。

図1　乳癌の広がりの診断

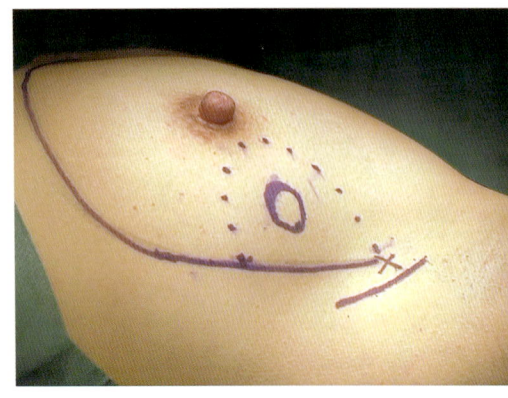 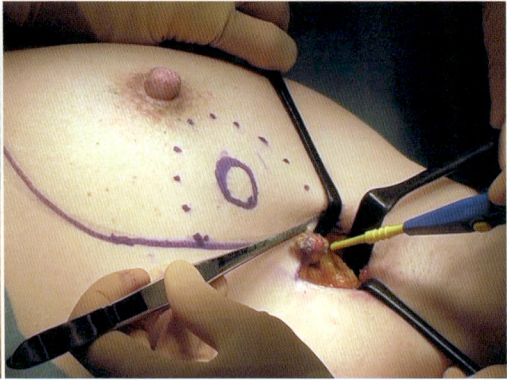

①右C領域の2cmの浸潤癌。扇状切除に近い円状切除　②センチネルリンパ節生検では転移は認めなかった。
のラインを設定し，腋窩単独創からの切除を試みた。

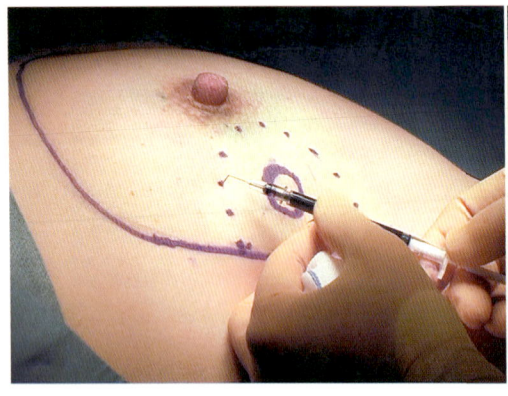 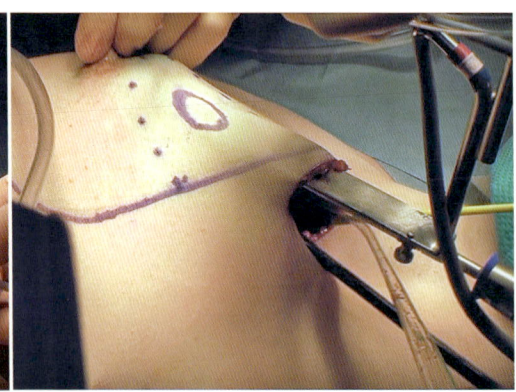

③切除範囲の皮下に色素を少量注入してマーキングする。　④直視での操作が困難な部位は内視鏡下に操作する。

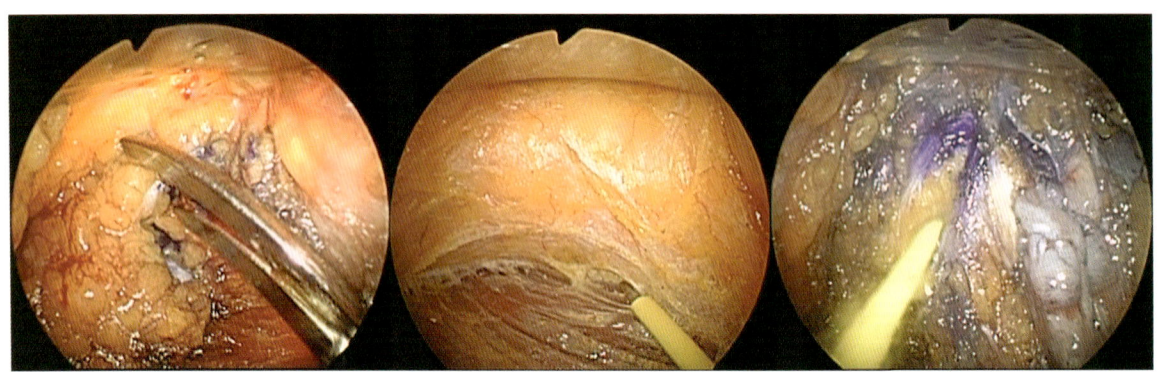

⑤皮弁を作製中。紫のマーキング色素　⑥大胸筋膜剥離を行っている。　⑦マーキングに沿って乳腺を切開する。
　が確認できる（内視鏡画像）。

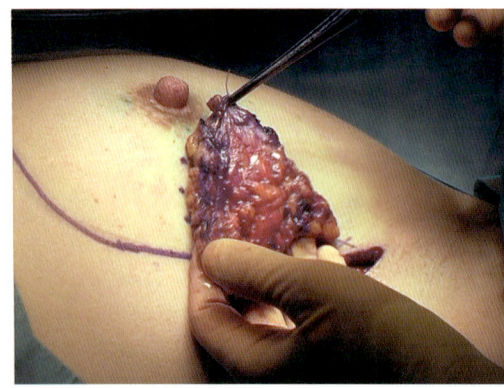 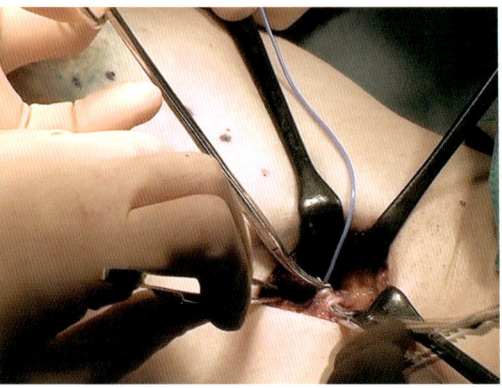

⑧切除した標本。切除ラインどおりに切除され　⑨胸背動静脈を同定し，マークしておく。
　た。切除断端の術中病理検索は陰性であった。

図2　腋窩法による内視鏡補助下乳腺部分切除術，センチネルリンパ節生検

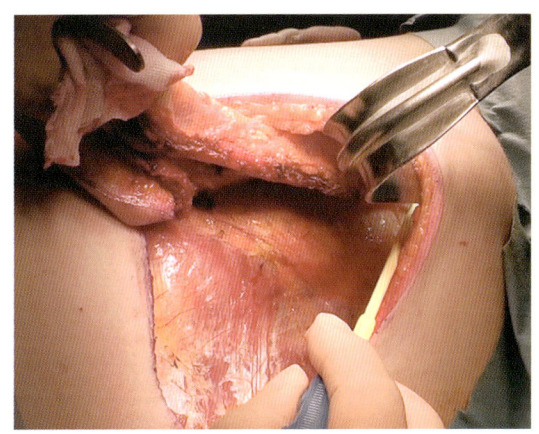

①広背筋皮弁を採取している。

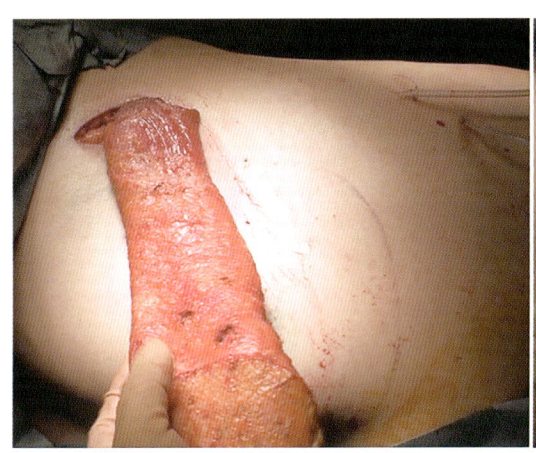

②筋皮弁を腋窩創から引き出したところ。

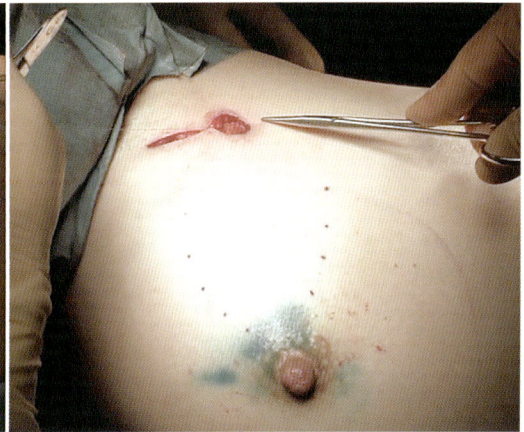

③腋窩創の縫合閉鎖。

図3　広背筋皮弁による即時乳房再建術

に対しては腋窩の4〜5cmの切開創から腫瘍切除と腋窩リンパ節切除を，それ以外では乳輪周囲の半周切開で腫瘍を切除し，腋窩の別創からリンパ節切除を行っている[12)〜14)]。

著者らが行っている腋窩法による内視鏡補助下乳腺部分切除術，センチネルリンパ節生検，広背筋皮弁による一次乳房再建術を示す（図2, 3）。

即時乳房再建症例での局所再発は悲惨な結果をまねくため，画像診断などをもとに十分なfree marginを確保して乳腺の切除範囲を設定する。症例によっては広範な乳腺切除や腫瘍直上の皮膚・乳頭・乳輪の合併切除が必要になるため，あらかじめ形成外科医と再建法について十分に協議しておくことが重要である（図4, 5）。

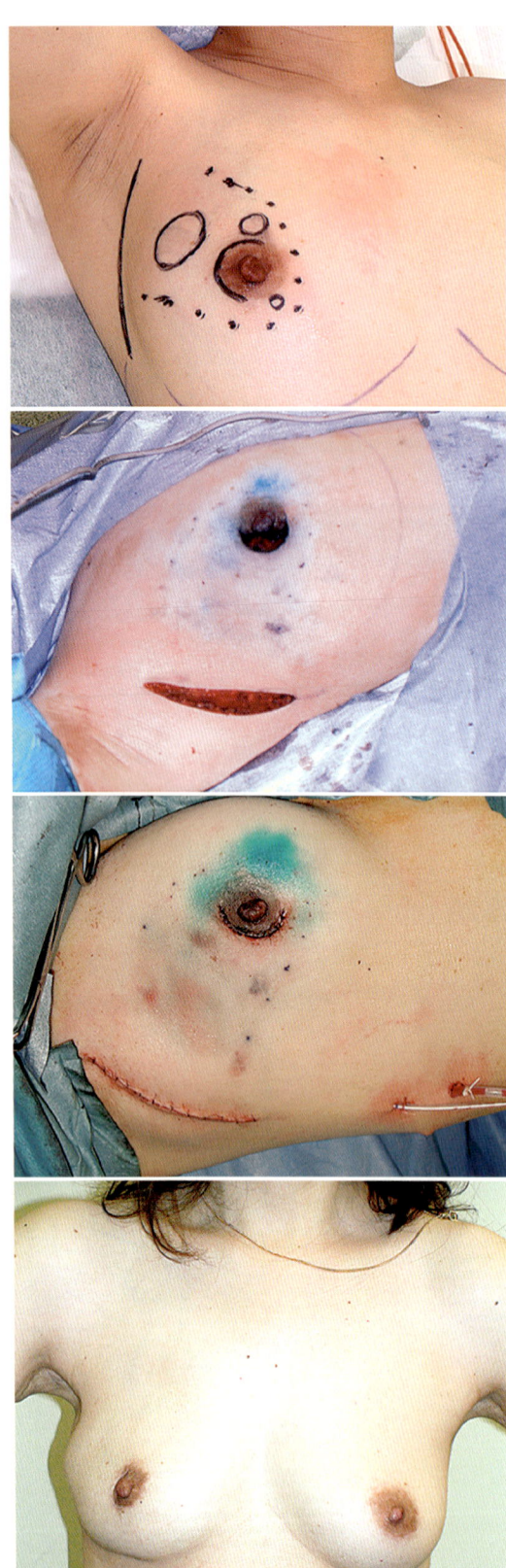
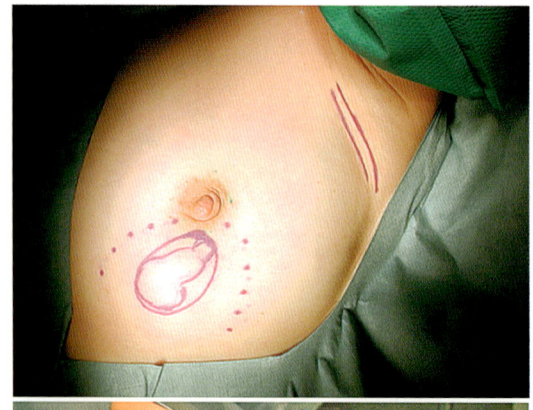
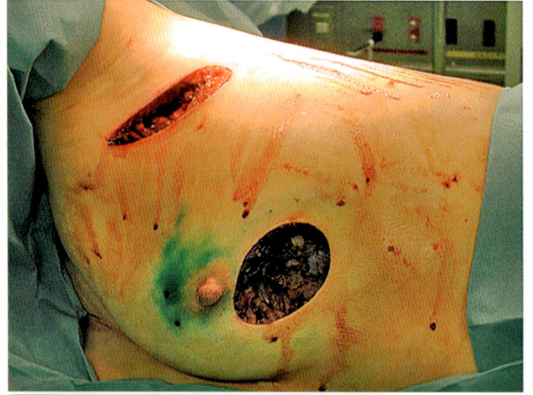
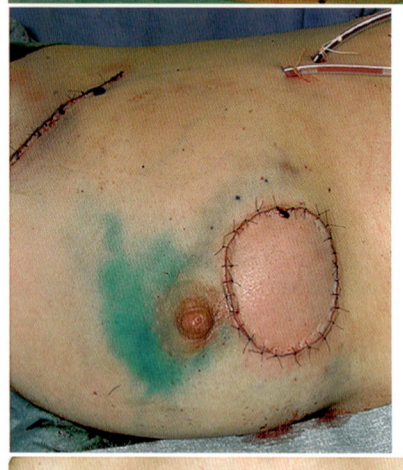
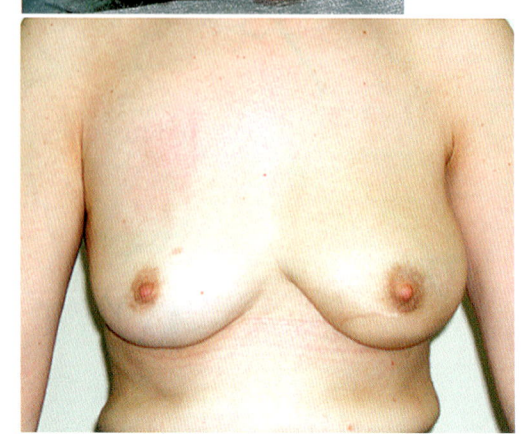

図4 広範乳腺部分切除に対する広背筋皮弁による即時再建症例

右C領域を中心に多発腫瘤を認め，乳輪下を含め広範に乳腺部分切除を施行した．本人の希望により広背筋皮弁による一次乳房再建術を施行した．

図5 皮膚合併切除に対する広背筋皮弁による即時再建症例

左B領域の3cm大の，乳管内進展を伴う浸潤癌．皮膚との距離が近い部分を認め（浸潤はない），腫瘍直上皮膚を合併切除し，乳腺を1/4切除した．広背筋皮弁による一次乳房再建術を行い皮膚欠損部に背部皮膚を充填した．

乳房切除術

　日本乳癌学会の診療ガイドラインでは，異なる領域に腫瘍が多発した症例や，広範囲に広がった非浸潤癌症例，また放射線既治療例や膠原病合併例など術後の放射線治療を行うことができない症例は温存手術の適応ではなく，乳房切除が必要とされている。標準的な乳房切除術は，乳頭・乳輪，腫瘍直上皮膚，生検創を含んで広く乳房皮膚を切除し，これらと乳房皮下脂肪，乳腺組織を全切除するもので，症例により腋窩および鎖骨下リンパ節，大胸筋や小胸筋を含め一塊として合併切除するものをさす。しかし近年，マンモグラフィー検診や自己検診の普及により，比較的早期に発見される乳癌症例が増加するにつれ，乳房切除後の乳房再建を前提として乳房皮膚や乳頭・乳輪を温存する skin-sparing mastectomy[15] や nipple-sparing mastectomy[16] が多く行われるようになってきた。これらの手術法は大規模な randomized trial が行われていないため，その安全性についての確証は得られていないが，skin-sparing mastectomy は5cm 以下の浸潤癌や多発癌，非浸潤癌などでは局所の再発については従来の乳房切除とあまり変わらないと考えられている[17]。しかし，乳頭・乳輪を温存する nipple-sparing mastectomy では，腫瘍径が大きいと乳頭内再発のリスクが高いとする報告もあり，その適応は慎重にしなければならない。原則的にはT1もしくは非浸潤癌で乳頭からある程度の距離があるものを対象とすべきであろう。著者らの内視鏡補助下 nipple-sparing mastectomy およびティッシュエキスパンダー挿入術を示す（図6）。

　ティッシュエキスパンダーは数カ月後にインプラントに入れ替えている。これらの手術は乳房再建を行うことで優れた整容性が得られ，患者の満足度も高いが[18]，乳房皮膚や乳頭の血流障害に注意する必要がある。これを防止するには乳輪下を含めて乳房皮弁を厚くすればよいが，皮下脂肪が薄い場合や，乳輪や皮膚直下まで非浸潤癌が進展している場合には腫瘍遺残のリスクが上昇し，外科医にとってはジレンマとなる。このような症例では術前画像診断や術中病理所見をもとに腫瘍上の皮膚や乳頭・乳輪を合併切除し，乳頭・乳輪は二次的に再建する方が安全であろう。また，core-needle biopsy や Mammotome[18]（ジョンソン・エンド・ジョンソン社製，米国）による生検創も，局所再発防止の目的から可能な限り切除しておく方が望ましい。

乳房切除後の乳房再建の時期

　一次乳房再建と二次的乳房再建があるが，筆者は患者のQOLを考慮し，可能であれば一次再建が望ましいと考えている。しかし，腋窩リンパ節に高度な転移を有する症例では術後の胸壁照射が推奨され，このような症例では二次的に再建を行った方が安全であろう。

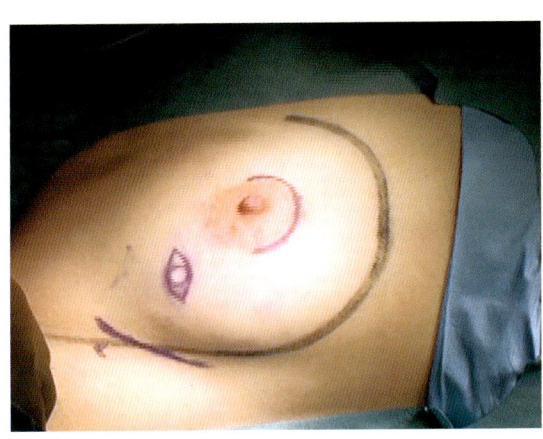 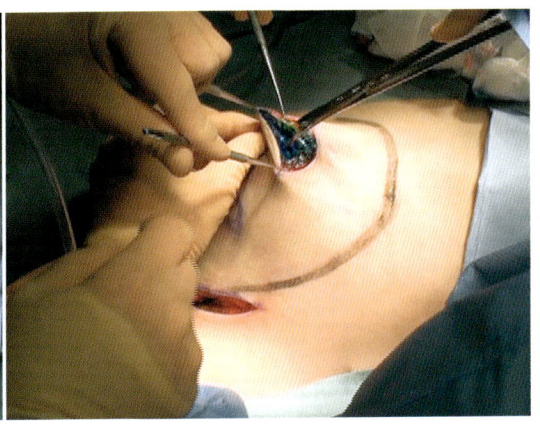

①右C領域の1cmの浸潤癌。広範な乳管内進展を認め，nipple-sparing mastectomy を行った。腫瘍上の皮膚は術中所見により切除する可能性があったが，温存可能であった。

②乳頭直下を鋭的に切離し，断端を術中病理学的診断にて確認した。本症例では陰性であり乳頭・乳輪は温存した。

図6　著者らの方法：内視鏡補助下の nipple-sparing mastectomy およびティッシュエキスパンダー挿入術

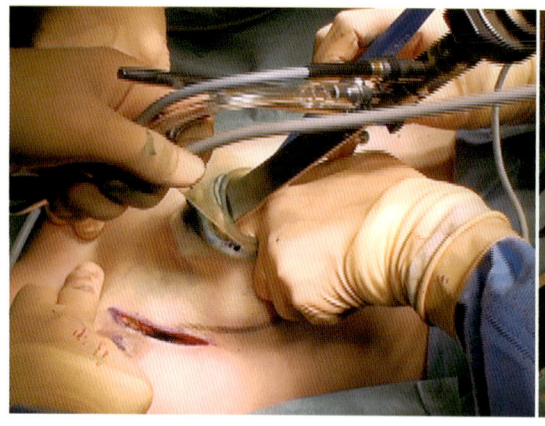
③乳輪半周切開創から内視鏡補助下に皮弁を作製する。

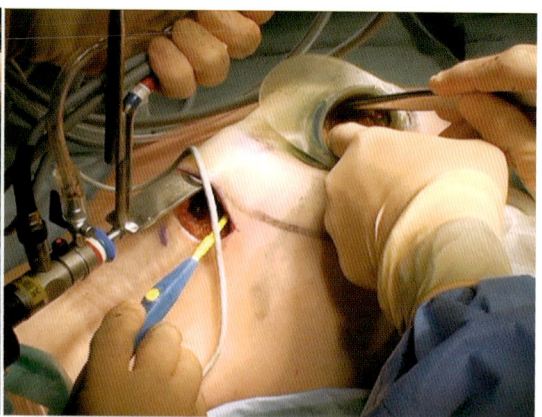
④腋窩創から内視鏡補助下に皮弁を作製する。

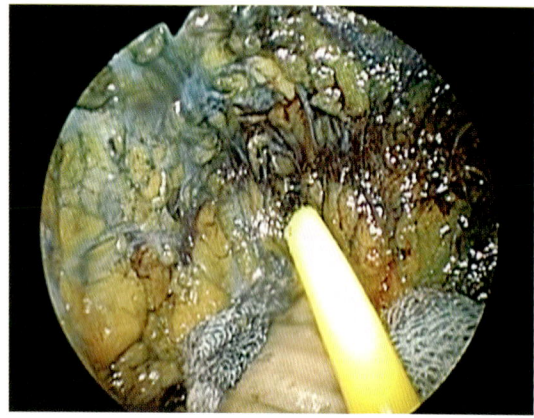
⑤内視鏡下に皮弁を作製する（内視鏡画像）。

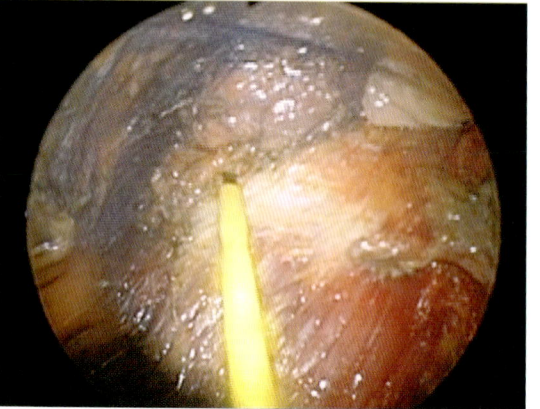
⑥内視鏡下に大胸筋を剝離。エキスパンダーを挿入するときは，筋膜を温存する。

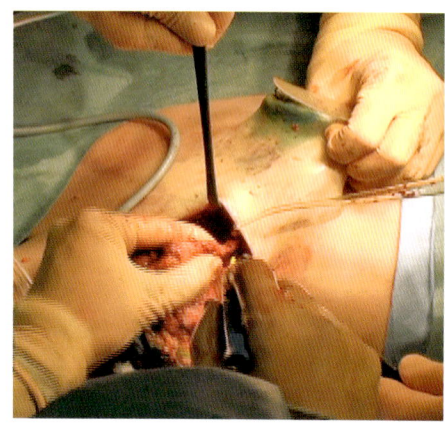
⑦腋窩創から乳腺を引き出しながら切除する。

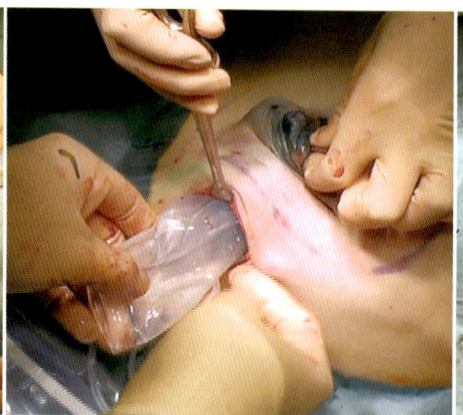
⑧大胸筋下を広く剝離したのち，ティッシュエキスパンダーを挿入する。

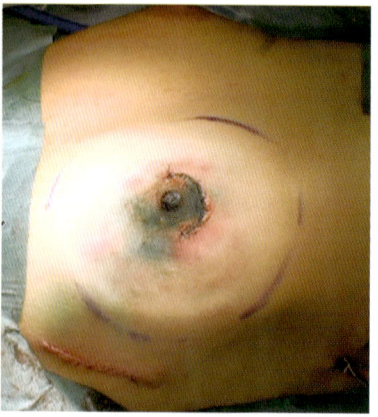
⑨手術終了時。ティッシュエキスパンダーは乳房の部位にあわせて適切に挿入されている。

図6　つづき

再建を考慮した乳癌手術のポイント

再建を前提とした場合のそれぞれの手術における工夫を示す。

● **広背筋による即時再建**

腋窩創をやや頭側よりにおくと，広背筋に分布する胸背動静脈を同定しやすく，また筋体の切離がしやすい（図7-a）。

● **ティッシュエキスパンダーによる即時再建**

乳房下溝線まで大胸筋下を剥離する必要があり，やや尾側に切開創をおく方がよい（図7-b）。腋窩郭清が必要な場合は頭側に創を少し延長する。また，ティッシュエキスパンダー挿入時に自家組織で

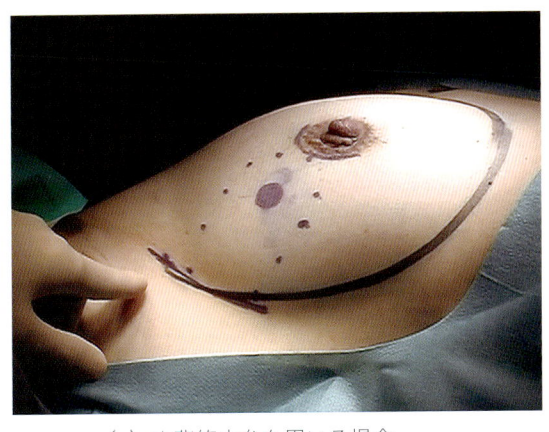

(a) 広背筋皮弁を用いる場合
　　腋窩創はやや頭側よりにする。

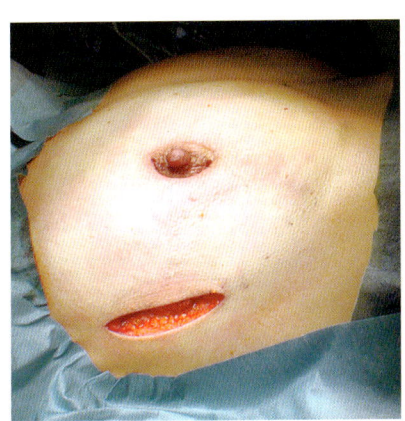 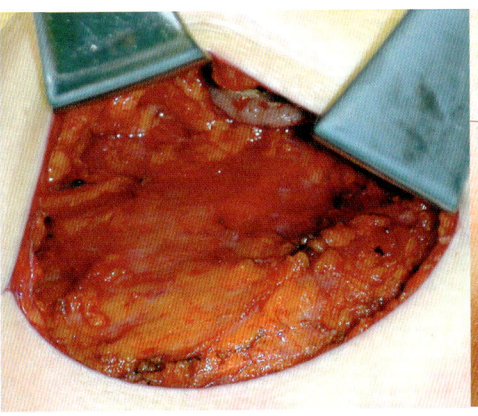 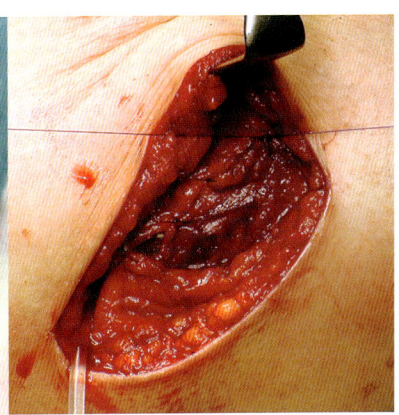

腋窩創はやや尾側よりにする。　　　大胸筋膜，前鋸筋膜は温存する。　　　温存筋膜でティッシュエキスパンダーを被覆する。

(b) インプラントで再建を行う場合

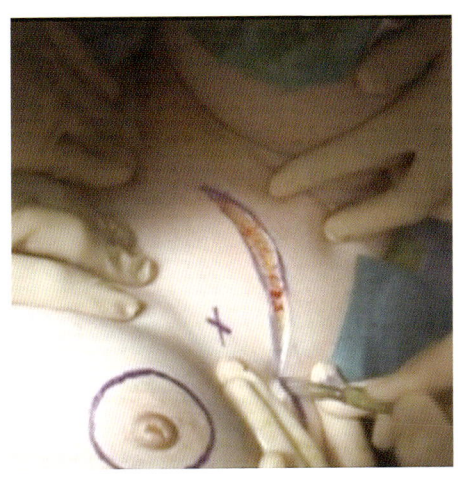 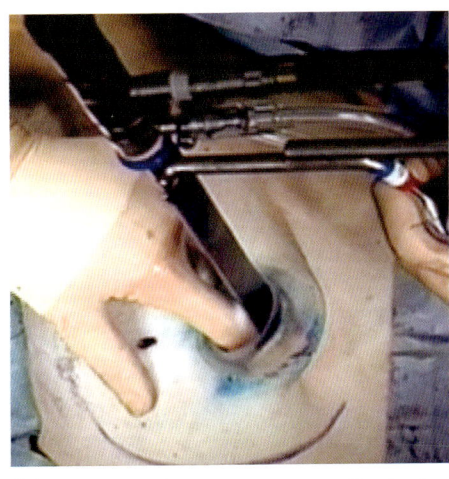

(c) DIEP flap による再建
　　腋窩創は長めでやや頭側，背側よりにする。

(d) skin-sparing mastectomy や nipple-sparing mastectomy の場合
　　乳房下溝線を越えて皮弁作製を行わないことが肝要である。

図7　再建を前提とした乳癌手術のポイント

1．乳癌手術治療の最前線　11

カバーできるように，大胸筋膜および前鋸筋膜を温存する（図7-c）。

● DIEP flap による即時再建

腋窩のやや頭側背側で，若干長めの皮切をおく（図7-d）。こうすることにより，胸背動静脈と遊離 DIEP flap の下腹壁動静脈枝との吻合がしやすくなる。

● Skin-sparing mastectomy や nipple-sparing mastectomy の場合

乳房下溝線を越えて皮弁を作製しないよう注意が必要である（図7-e）。

これらの点に注意することにより乳房再建が行いやすくなり，良好な整容性を保つことにもつながると考える。乳房再建の手技によっても異なるため，担当の形成外科医と十分な打ち合わせをしておくのが望ましい。

術後管理

一次再建症例の術後管理は各再建法の項で詳細に記載されると思うので本稿では省略し，ここでは一般的な乳癌術後補助療法の乳房への影響について解説する。

乳癌術後には局所再発や遠隔再発リスクを低減するために，さまざまな補助療法が行われるのが一般的である。

放射線療法

最も影響が大きいと思われる。術後放射線治療は乳房温存手術の場合は日本乳癌学会ガイドラインでも推奨されており，特別な例を除いてほぼ全例が対象となる。再建乳房に対する放射線は自己組織，インプラントを問わず合併症が増加したり，皮膚や皮下組織の拘縮を生じる頻度が高い[19]。したがって，これらの影響を考慮して再建法を選択する必要がある。著者は広背筋などの自己組織を用いた再建を選択した場合は術後に通常どおりの放射線治療を施行しているが，これまでに大きな合併症は経験していない。しかし放射線治療後数年経過すると，患側乳房の若干の萎縮，小範囲の脂肪組織の硬化や oil cyst 形成を認める症例はしばしば経験する。一方，インプラントを用いる場合は，高度な腋窩リンパ節転移が疑われる症例では，術後胸壁への放射線治療が推奨されており，二次再建を勧めるようにしている。

全身補助療法

術後の全身補助療法も，少なからず再建乳房に影響を与える。乳癌の術後補助療法としては，エストロゲン抑制を目的としたホルモン療法と，腫瘍の殺細胞効果を目的とした化学療法，HER2発現腫瘍に対する分子標的治療がある。ホルモン療法では，閉経前女性の場合はLH-RH analogによって2～3年間閉経の状態にし，さらにエストロゲンに競合するタモキシフェンを5年間投与するのが一般的である。一方，閉経後女性にはアロマターゼ阻害剤を5年間投与するのが標準的であるが，症例によってはさらに延長されることもある。このように長期にわたってエストロゲンを抑制すると，乳腺組織の萎縮を認めることが多い。一方で，タモキシフェンの服用患者では肥満の傾向が見られ，対側乳房の増大や下垂を生じることがしばしばである。

化学療法も閉経前女性の卵巣機能に大きな影響を及ぼす。特に近年，anthracycline や taxane を用いる強力な補助化学療法が主流となっており，40歳以下の女性患者でも約半数に化学閉経を生じるとする報告もある[20]。このためホルモン療法と同様に乳腺の萎縮を来たす可能性があり，特に化学療法後にホルモン療法を追加する症例ではその影響がさらに大きくなる。一方，化学療法施行の際には，倦怠感や嘔気の軽減を目的にステロイドが積極的に使用されることが多く，この影響で中心性肥満を来たす症例も見られる。

このように術後療法の影響で患側乳房と健側乳房のアンバランスを生じる可能性があるため，乳房再建時にはこれらのことも考慮して術式を選択する必要がある。また患者に対しても補助療法の乳房への影響について説明し，体型の維持に努めるよう指示しておかねばならない。

考　察

　1980年代の終わりごろから日本においても乳房温存手術が試みられるようになり，約20年の歳月を経て乳癌に対する標準治療として定着した。しかし，これまでは乳腺部分切除でさえあれば乳房温存手術と考えられ，マスコミを含め各施設においては乳房温存手術件数や温存手術率のみが重視された。また局所再発や予後は重要なファクターとして研究対象であったが，温存乳房の形状などそのqualityについては関心があまり払われなかったことは否めない。一方，海外ではQOLを重視したさまざまな手術の試みが行われ，数多くの報告が見られるようになり，ようやく日本においてもただ単に残すだけではなく，より整容性に優れた手術法への関心が高まりつつある。今後はこのような乳房再建を含めた乳癌根治術に対する患者からのニーズが高まることは間違いなく，乳腺外科医もこれに対応しなければならない。しかし，乳癌手術が多様化するにつれ，外科医のみで対応することはもはや難しくなってきており，形成外科医の協力が必須となりつつある。一方で乳癌に対する治療としては手術以外に術前・術後の化学療法やホルモン療法および放射線療法など，補助療法が極めて重要であるが，これらも近年極めて多様化，長期化してきており，これらが乳房に及ぼす影響も無視できなくなってきた。

　乳房再建を担当する形成外科医も最新の乳癌治療についての知識が必要であり，乳腺外科医と形成外科医が1つのチームとして連携し，患者一人一人に合わせた手術を行うことが，根治性と整容性の両立を目指すこれからの乳癌手術に求められる。

謝辞
　本稿を執筆するにあたり，多くのご協力をいただいた大阪大学形成外科ならびに大阪大学乳腺内分泌外科スタッフ一同に感謝を申し上げます。

文　献

1) Halsted WS : The results of operations for the cure of cancer of the breast performed at the Johns Hopkins Hospital from June 1889 to January 1894. Ann Surg 20 : 497-555, 1894
2) Patey DH, Dyson WH : Prognosis of carcinoma of breast in relation to type of operation perfomed. Br J Cancer 2 : 7-13, 1948
3) Auchincloss H : Significance of location and number of axillary metastases in carcinoma of the breast ; A justification for a conservative operation. Ann Surg 158 : 37-46, 1963
4) Veronesi U, Saccozzi R, Del Vecchio M, et al : Comparing radical mastectomy with quadrantectomy, axillary dissection, and radiotherapy in patients with small cancers of the breast. N Engl J Med 305 : 6-11, 1981
5) Fisher B, Bauer M, Margolese R, et al : Five-year results of a randomized clinical trial comparing total mastectomy and segmental mastectomy with or without radiation in the treatment of breast cancer. N Engl J Med 14 : 665-673, 1985
6) Krag DN, Weaver DL, Alex JC, et al : Surgical resection and radiolocalization of the sentinel lymph node in breast cancer using a gamma probe. Surg Oncol 2 : 335-339, 1993
7) Albo RJ, Gruber R, Kahn R : Immediate breast reconstruction after modified mastectomy for carcinoma of the breast. Am J Surg 140 : 131-136, 1980
8) Noguchi M, Saito Y, Taniya T, et al : Wide resection with latissimus dorsi mucle transposition in breast conserving surgery. Surg Oncol 1 : 231-236, 1992
9) Sonoo H, Noguchi S : Results of questionnaire survey on breast cancer surgery in Japan 2004-2006. Breast Cancer 15 : 3-4, 2008
10) Veronesi U, Galimberti V, Paganelli G, et al : Axillary metastases in breast cancer patients with negative sentinel nodes ; A follow-up of 3648 cases. Eur J Cancer 45 : 1381-1388, 2009
11) 玉木康博，矢野健二，野口眞三郎：乳癌の術前診断と術式選択．外科 69 : 192-199, 2007
12) Tamaki Y, Nakano Y, Sekimoto M, et al : Transaxillary endoscopic partial mastectomy for comparatively early-stage breast cancer ; An early experience. Surg Laparosc Endosc Percutan Tech 8 : 308-312, 1998
13) Tamaki Y, Sakita I, Miyoshi Y, et al : Transareolar endoscopy-assisted partial mastectomy ; A preliminary report of six cases. Surg Laparosc Endosc Percutan Tech 11 : 356-362, 2001
14) 玉木康博，上田さつき，野口眞三郎：標準的内視鏡下乳腺手術．外科治療 100 : S622-S629, 2009
15) Toth BA, Lappert P : Modified skin incision for mastectomy ; The need for plastic surgical input in preoperative planning. Plast Reconstr Surg 87 : 1048-1053, 1991
16) Verheyden CN : Nipple-sparing mastectomy of large breast ; The role of expansion. Plast Reconstr Surg 101 : 1495-1500, 1998
17) Cunnick GH, Mokbel K : Skin-sparing mastectomy. Am J Surg 188 : 78-84, 2004
18) Ueda S, Tamaki Y, Yano K, et al : Cosmetic outcome and patient satisfaction after skin-sparing mastectomy for breast cancer with immediate reconstruction of the breast. Surgery 143 : 414-425, 2008
19) Kronowitz SJ, Robb GL : Radiation therapy and breast reconstruction ; A critical review of the literature. Plast Reconstr Surg 124 : 395-408, 2009
20) Pérez-Fidalgo JA, Roselló S, Garcia-Garré E, et al : Incidence of chemotherapy-induced amenorrhea in hormone-sensitive breast cancer patients ; The impact of addition of taxanes anthracycline-based regimens. Breast Cancer Res Treat 2009 (Epub ahead of print)

2 乳房再建に必要な皮弁の血管解剖

乳癌術後の乳房再建

三鍋 俊春，今西 宣晶

Summary

現在，乳房再建に用いられる皮弁は，腹直筋皮弁，広背筋皮弁，大殿筋皮弁ならびにそれらの筋肉を温存した穿通枝皮弁が主なものである。本稿では，これら3皮弁部位の筋肉ならびに表層の皮膚・皮下組織の血管解剖について述べる。

腹部の血行の理解は，隣接する胸部との連係から理解するのがよい。すなわち，胸腹壁深層においては内胸動脈—深上腹壁動脈と深下腹壁動脈が腹直筋内で choke 吻合して中心線を形成し，側方から肋間動脈が吻合する。そして，皮膚・皮下組織層では，腹直筋から内側・外側2列の筋皮穿通枝が出る。特に，臍の高さの外側列穿通枝が最も優位で，第10肋間動脈と浅下腹壁動脈と吻合して golden triangle を形成している。内側列穿通枝も正中線を越える交叉血行に重要である。

広背筋の筋内血行は，従来胸背動脈が最優位とされてきたが，実際は第7〜12肋間動脈からの筋枝で筋体の2/3が栄養される。したがって，同筋の筋皮穿通枝は肋間動脈に由来するものが多く，隣接する肋間動脈背側・外側皮膚穿通枝との吻合を利用して血行領域を拡大することができる。ただし，腸骨稜尾側は腰動脈，上殿動脈の領域となるため広背筋からの血行が不安定になる可能性がある。

大殿筋の主血管茎は上殿・下殿動脈で人体の最も厚い筋肉内を筋束に平行に三次元的に走行し，ほかの血管茎と筋内で吻合する。殿部皮膚では，上殿動脈由来の筋皮穿通枝が上中部，下殿動脈由来の穿通枝が下部を栄養する。筋皮穿通枝の多くは細かく一つ一つの血行領域が小さいが，なかには優位なものも存在する。皮弁作成の際には優位穿通枝を含むようにデザインする。

以上の，血管解剖に基づき，適切な大きさと位置に安全な皮弁を作成することが可能となる。

はじめに

乳房再建に用いられる皮弁・筋皮弁には様々な報告があるが，いずれも皮下脂肪の厚い部分が採取部となる。乳房再建法の洗練と淘汰を経た現在では，腹部脂肪を利用する腹直筋—上・下腹壁血管系，腰背部脂肪を利用する広背筋—腋窩・肋間血管系，殿部脂肪を利用する大殿筋—上・下殿血管系を用いる筋皮弁や穿通枝皮弁が主流になってきた。本稿では，以上3カ所の筋肉内血行ならびに皮膚皮下組織への皮膚穿通枝の血管解剖について，新鮮死体標本やMDCTの血管造影像の検討をもとに記述する。

胸腹壁と腹直筋の血行

筋層血行の全体像

肋骨胸骨を含む胸腹壁筋層（図1，左側）では，鎖骨下動脈から分岐して胸骨の傍らを下行する内胸

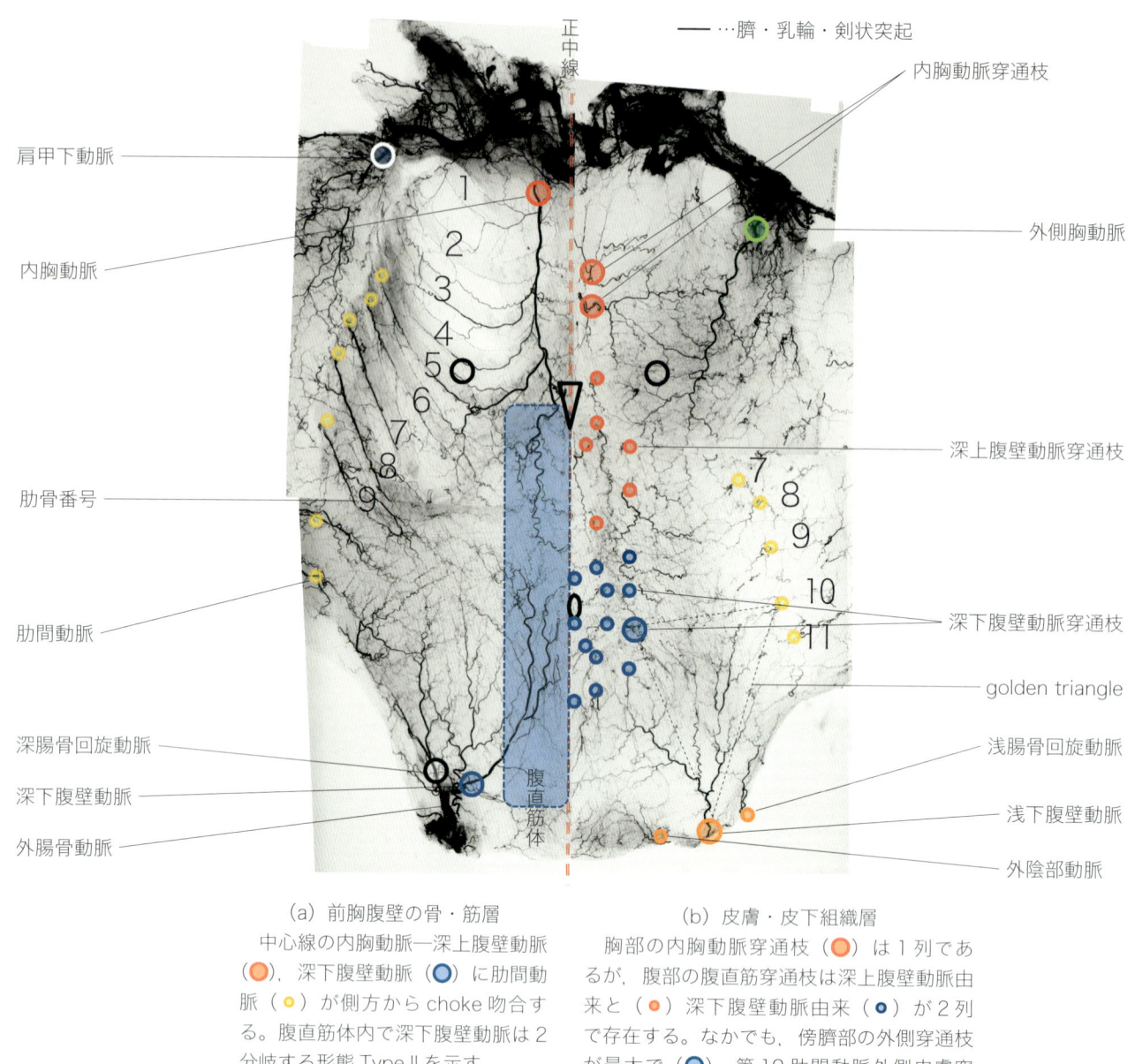

(a) 前胸腹壁の骨・筋層
中心線の内胸動脈—深上腹壁動脈 (●), 深下腹壁動脈 (◎) に肋間動脈 (●) が側方から choke 吻合する。腹直筋体内で深下腹壁動脈は2分岐する形態 Type II を示す。

(b) 皮膚・皮下組織層
胸部の内胸動脈穿通枝 (●) は1列であるが, 腹部の腹直筋穿通枝は深上腹壁動脈由来と (●) 深下腹壁動脈由来 (◎) が2列で存在する。なかでも, 傍臍部の外側穿通枝が最大で (◎), 第10肋間動脈外側皮膚穿通枝 (LICAP, ●) 浅下腹壁動脈 (◎) と密に吻合して golden triangle を形成する。

図1 動脈マッピング (新鮮死体標本)

動脈が, 胸郭を出て剣状突起の脇から腹直筋内に進入して深上腹壁動脈となる。この間ほぼ血管径は一定で 2mm 程度ある。一方, 鼠径部では外腸骨動脈から深腸骨回旋動脈が外側に分岐するのと同じ位置で, 深下腹壁動脈が内上方に向けて分岐し, 後者は恥骨上 6〜8cm で腹直筋に外側から進入する。血管径はやはり 2mm 程度である。深下腹壁動脈は筋肉内を臍の傍らを通過して上行し, 剣状突起と臍の中間部で血管径を急激に細めて「choke 血管」[1)2)] となり, 上深腹壁動脈と腹直筋内で吻合する。これにより, 胸腹壁を縦貫する中心血行路が成立する。ま

た, 中心から側方へ向けて, 内胸動脈は第1〜6肋間動脈, 深上腹壁動脈は第6〜8肋間動脈, 深下腹壁動脈は第8〜11肋間動脈と肋間や腹筋筋層間で choke 吻合している。各肋間動脈は神経血管束となっているため, 胸神経支配領域と同様に臍部にはちょうど第10肋間神経血管束が対応する。腋窩部にまで視野を広げると, 腋窩動脈の分枝の肩甲下動脈が内胸・深下腹壁動脈に匹敵する太さを持っており, 移植床血管として内胸動脈とともに有用なことがわかる。

16　I. 乳癌術後の乳房再建

腹直筋内血行

腹直筋体は季肋部直下，剣状突起と臍の中間部，臍上部，臍下部4本の腱画により5筋腹に分割され，各筋腹が1〜2本の肋間神経血管束で支配されることになる。腹直筋内では深下腹壁動脈の支配領域vascular territoryが大きく，その分岐形態により，分岐しないType I（29％），大きく2分岐するType II（57％）（図1），3分岐するType III（14％）の3型に分類される[3]。穿通枝皮弁や筋体温存皮弁の作製においてはType I→II→IIIの順に血管茎の筋体内剥離が困難になると思われる。また，深下腹壁血管の主幹が腹直筋体の深側を走行するか筋体内を走行するか，側方からの肋間神経・血管の進入形態も，血管や神経の剥離の行いやすさに影響する。

皮膚・皮下組織の血行

皮膚・皮下脂肪筋膜層（図1，右側）では，胸部の内胸動脈から出る1列の穿通枝が大きな領域を栄養し，側方の胸肩峰動脈穿通枝や外側胸動脈皮枝とchoke吻合して乳房部を栄養する。一方，腹部では腹直筋の筋皮穿通枝（musculocutaneous perforator）は2列，すなわち外側列（lateral row）と内側列（medial row）が明らかである。このうち内側列穿通枝は，口径が細く（0.5mm以下）血行領域が小さいが，正中線を越えた左右腹壁間の交叉血行（cross circulation）を担う。外側穿通枝は腹直筋前鞘を穿通する時点で中等度の血管径（0.5〜1mm）をもつものもあり，外側方で第6〜11肋間動脈外側皮膚穿通枝（lateral intercostal artery perforator：LICAP）とchoke吻合して領域を側上方に広げる。特に，傍臍部の外側穿通枝は最大の領域を支配し，第10肋間動脈穿通枝ならびに浅下腹壁動脈と密に吻合して，極めて血行の良好な三角領域「golden triangle」を形成する[4]。横軸型の腹部皮弁では，必ずgolden triangleを含めることが皮弁血行の点で肝要である。この，要となる腹直筋外側穿通枝は1〜2本存在し，本数や位置に個人差があるため，術前のMDCTによる検索が有効である（図2）。また，片側の血管茎で皮島が正中線を越えて両側にまたがる深下腹壁動脈穿通枝（DIEP）皮弁の作製においては，内側列，外側列双方の筋皮穿通枝を含めるのが血管解剖の観点から正当かつ安全と言える。

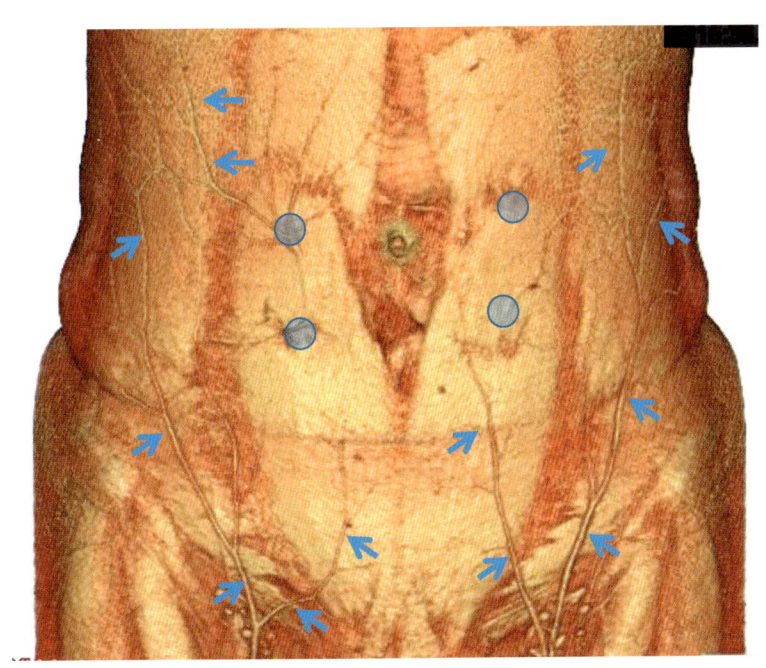

図2　MDCTによる三次元血管像

腹直筋の優位な外側穿通枝（○）が腹直筋の腱画とともに描出される。血管網（→）は皮静脈である。図1の血管造影像に比べて描出される穿通枝は少ない。

腰背部と広背筋の血行

広背筋の筋内血行の新しい理解

　筋内血行の分類を提唱したMathesら[5)6)]によると，広背筋は主血管茎の胸背動脈が筋体の大半を栄養し，肋間動脈が補助的に栄養するType Vに分類される（図3-a）。しかし，著者らの血管造影像によると胸背動脈は筋体最頭側から進入して前枝と後枝に分岐，最終的に6〜7本の扇状に分岐して筋体中部へ走行する。一方，第7〜12肋間動脈から6〜7本の筋枝が筋体中部に流入して（図3-b ●）頭側に向かって走行し，胸背動脈と吻合している。なかでも中心の第8〜10肋間動脈は筋体胸背動脈に匹敵する1mm以上の血管茎を有する。すなわち，胸背動脈（図3-b ○）が扇のかなめで各肋間動脈が扇の先端に当たる形となり，胸背動脈の支配領域は筋体の頭側1/3程度で，肋間動脈の領域が2/3を占めている[4)]（図3-b -----）。また，筋体正中側の胸腰筋膜移行部には第7〜9肋間動脈背側穿通枝（dorsal intercostal artery perforator：DICAP）が貫通し，最尾側は第1腰動脈も流入する。したがって，血行支配領域の大きさからは肋間動脈が広背筋の主血管茎と言える。

皮膚・皮下組織の血行

　背部の皮膚・皮下脂肪筋膜層の穿通枝マッピングでは，肩甲骨尾側では広背筋からの筋皮穿通枝が分布するが（図3-c，小さい丸），皮膚穿通枝の多くは肋間動脈由来で，LICAPやDICAPと併せて背部に広く分布する[7)]（図3-c ●）。胸背動脈由来の穿通枝は広背筋頭側から出る2〜3本に過ぎないが（図3-c ●），隣接する肩甲回旋動脈下行枝（図3-c ○）や第4〜6DICAP（図3-c №）とchoke吻合している。この吻合により，ちょうどブラジャーで隠れるような上背部の横方向の皮島が可能となる。下側背部や腰部の比較的豊富な脂肪を拡大付着させるためには，広背筋周囲の穿通枝との吻合関係を知る必要がある。同部で広背筋に隣接する皮膚穿通枝は，LICAP・DICAP（図3-d №），第1，2腰動脈皮膚穿通枝（図3-d ○）である。これらの皮膚穿通枝は，広背筋内の胸背・肋間動脈（図3-d ●）とそれらの末梢枝である筋皮穿通枝を介してchoke吻合により連続している。特に前方のLICAPは腸骨稜付近の脇腹の皮下脂肪を獲得するために重要で，第10穿通枝を中心に臍方向の腹直筋外側穿通枝（図3-d ●）や鼠径部方向の浅腸骨回旋・浅下腹壁動脈（図3-d ●），腸骨稜上部の腰動脈穿通枝（図3-d №）を目標に皮下脂肪を拡大付着させることができる。ただし，血行領域は直接隣接する穿通枝までは安全に拡大できるというTaylorら[8)9)]の理論よると，第3腰動脈領域に踏み込む腸骨稜を越えての拡大は血行が不安定となることがあるので注意を要する。広背筋表面の穿通枝は，MDCT画像においても術前マッピングが可能である（図4）。

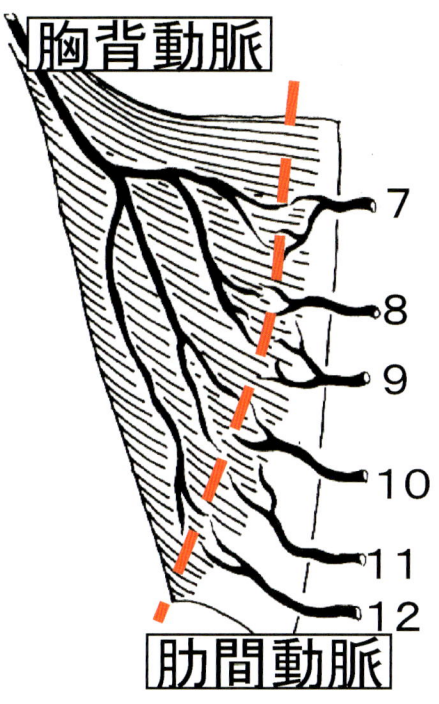

(a) Mathes の分類図 Type V
肋間動脈の領域（----）はわずかである。

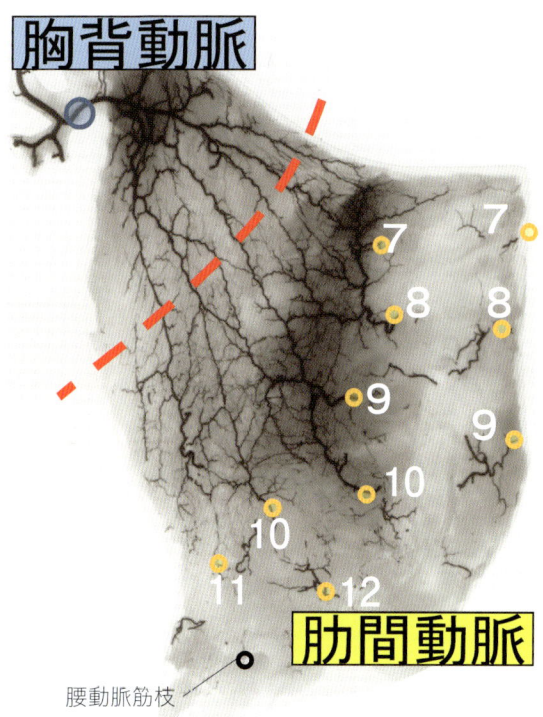

(b) 血管造影像
第 7～12 肋間動脈（○）で栄養される領域の方が大きい（----）。尾側には腰動脈筋枝，背部正中側を貫通する肋間動脈背側皮膚穿通枝（第 7～9 DICAP）も存在する。

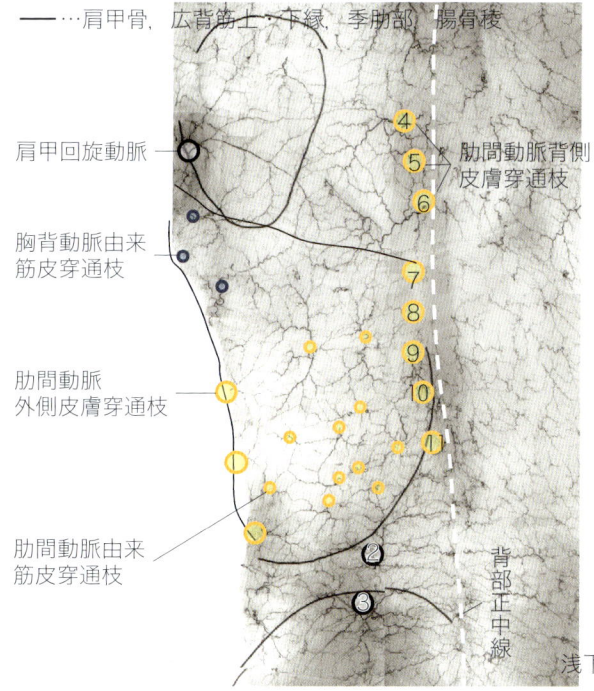

(c) 左背部皮膚・皮下組織標本の血管造影像の穿通枝
広背筋からの筋皮穿通枝（小さい丸）は，胸背筋動脈由来（○）は数本のみで，多くが肋間動脈由来（○）である。それらは，隣接する肩甲回旋動脈（○），肋間動脈背側皮膚穿通枝（№），同外側皮膚穿通枝（○）と choke 吻合している。

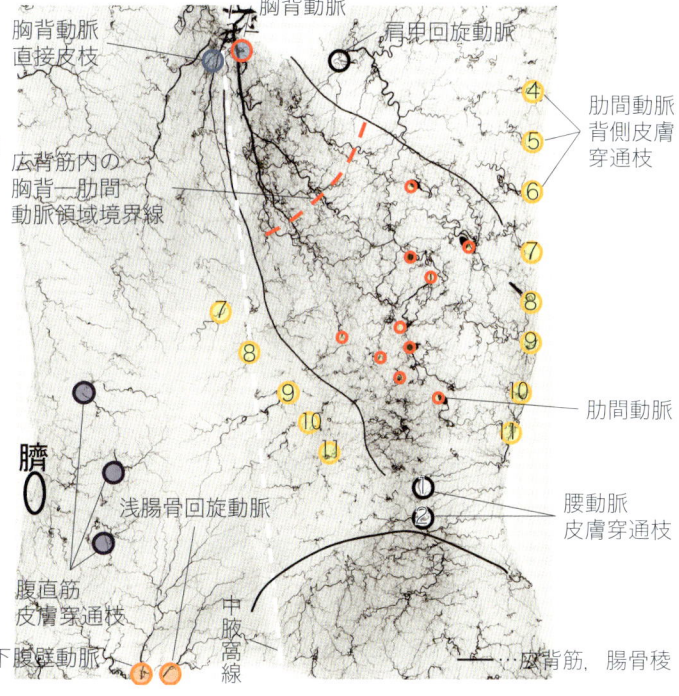

(d) 上半身皮膚・皮下組織＋広背筋の左側面血管造影像の穿通枝
広背筋内の胸背動脈（○），肋間動脈（○）からの筋皮穿通枝が前方の胸背動脈直接皮枝（○），第 7～11 肋間動脈外側皮膚穿通枝（№），後方の肩甲回旋動脈（○），第 4～11 肋間動脈背側皮膚穿通枝（№），尾側の第 1，2 腰動脈皮膚穿通枝（○）と choke 吻合して筋体を越えて血行領域を拡大できる。特に前方拡大は，肋間動脈外側皮膚穿通枝から臍方向の腹直筋皮膚穿通枝（○）や鼠径部の浅下腹壁，浅腸骨回旋動脈（○）方向への拡大が可能で側腹部の皮下脂肪まで拡大付着できる。

図 3 左広背筋の筋内血行と周囲皮膚・皮下組織層の血行（新鮮死体標本）

2. 乳房再建に必要な皮弁の血管解剖 | 19

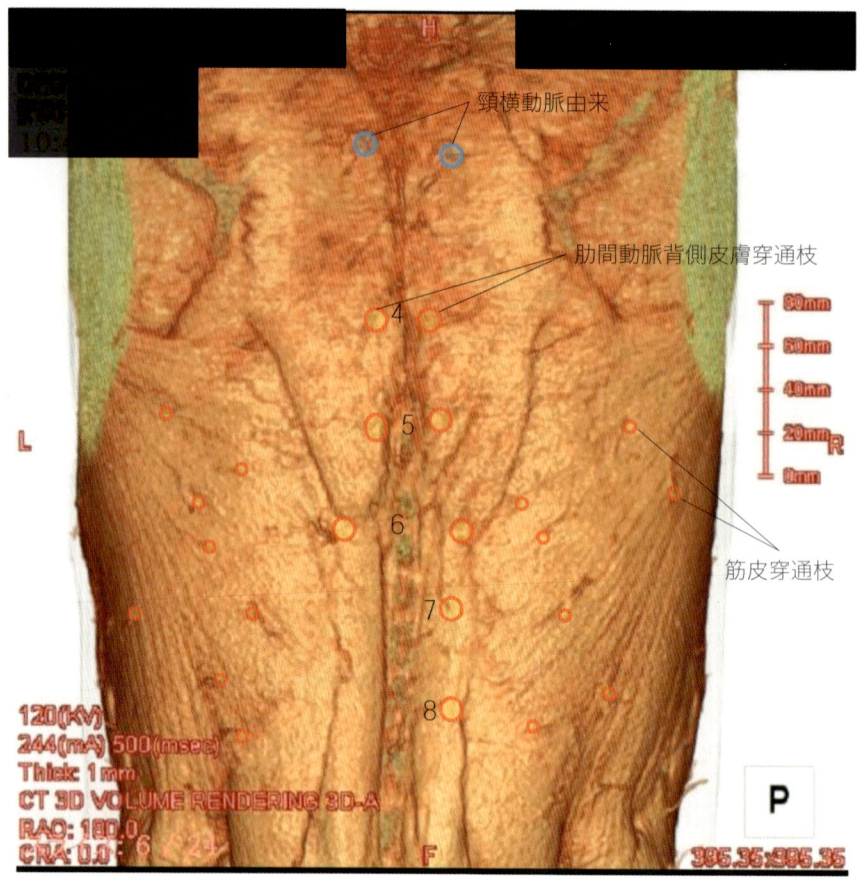

図4　MDCTによる三次元血管像
　広背筋表面を穿通する肋間動脈由来の筋皮穿通枝（◯）と僧帽筋尾側や広背筋正中側を穿通する第4～8肋間動脈背側皮膚穿通枝（◎）が描出される（図3（c）と比較）。僧帽筋頭側の穿通枝は頸横動脈由来（◯）。

殿部と大殿筋の血行

大殿筋内血行

　大殿筋の主栄養血管茎は，内腸骨動脈から分岐して梨状筋上孔を通過して大殿筋に進入する上殿動脈と，梨状筋下孔を通過する下殿動脈であり，血管径は2mm以上の大径である。上殿動脈は後上腸骨棘と大転子を結んだ線の近位1/3の点，下殿動脈は後上腸骨棘と坐骨結節を結ぶ線の中点の付近で大殿筋体の裏面から筋体に進入する（図5，右側）。そして，筋体内で分岐しつつ筋束に平行に走行する。人体で最大の厚みを持つ大殿筋には他にも血管茎があり，上・下殿動脈と同じ内腸骨動脈系の外側仙骨動脈と内陰部動脈に加えて，外腸骨動脈系の内側大腿回旋動脈，貫通動脈も骨盤外から大殿筋に侵入して栄養する。これらの血管茎は互いに三次元的に吻合している[10)11)]。ただし，乳房再建に用いる場合は遊離皮弁となるため，上殿ないし下殿動脈が用いられる。Fujinoらの世界初の報告[12)]では，歩行機能などを考慮して上殿動脈を血管茎として大殿筋の上半分と上殿部皮膚・皮下脂肪を用いたが，血管茎の短さを補うため上殿動脈を筋肉内まで剝離して利用した。現在では，大殿筋体を温存する上殿動脈穿通枝皮弁（superior gluteal artery perforator flap：SGAP）あるいは下殿動脈穿通枝皮弁（inferior gluteal artery perforator flap：IGAP）として上・下殿動脈いずれも血管茎として利用されるようになった。厚い大殿筋には筋束と筋内中隔が発達し，血管茎は筋内中隔に沿って走行することが多い。しかし，時に筋束を縦横，斜めに貫通する場合もあるため[13)]，穿通枝皮弁を作製する際には血管茎の剝離に注意を要する。

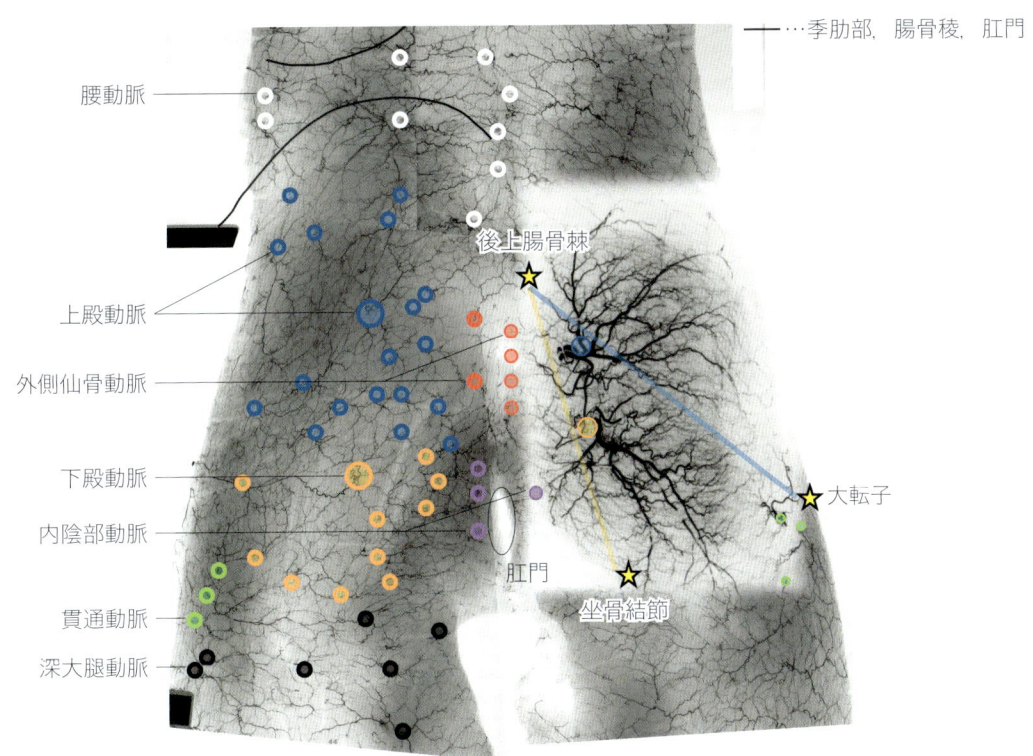

図5 殿部皮膚・皮下組織の穿通枝マッピングと大殿筋内血行（新鮮死体標本）
大殿筋は右殿部に合成した。
大殿筋は，上殿動脈（◉）と下殿動脈（◉）以外に，外側仙骨動脈（◉），内陰部動脈（◉），貫通動脈（◉）でも栄養され，密度の高い筋内血行を示す。上殿動脈は後上腸骨棘（☆）と大転子（☆）を結ぶ線の1/3の点，下殿動脈は後上腸骨棘と坐骨結節（☆）を結ぶ線の中点上に求めることができる。
殿部の穿通枝は上殿動脈由来（◉），下殿動脈由来（◉），外側仙骨動脈由来（◉），貫通動脈（◉），内陰部動脈（◉）を認め，腰部の腰動脈穿通枝（◯）と大腿の深大腿動脈穿通枝（●）に隣接する。上・下殿動脈の筋皮穿通枝には中等度の血管径と皮膚領域を持つ優位なもの（◉と◉）も認める。

皮膚・皮下組織の血行

腸骨稜尾側の殿部皮膚・皮下脂肪筋膜層の血行は，上殿動脈が大きな血行領域を占める。大殿筋の直上部分では口径0.5mm以下の細かい筋皮穿通枝が密に存在するが，殿部中間部のやや上部と下部には比較的大きな領域をもつ血管径0.5〜1mm程度の筋皮穿通枝が存在する（図5，左側）。これらの優位な穿通枝は，ちょうど上殿動脈ならびに下殿動脈が大殿筋に流入する位置の直上付近に存在し，それぞれ両動脈に由来する。すなわち，殿部上中部は上殿動脈，下部は下殿動脈の支配領域となり，大殿筋皮弁または穿通枝皮弁はこれらの優位な穿通枝を含むようにデザインすることが適切である。また，穿通枝マッピングでは，傍正中部には外側仙骨動脈，傍肛門部には内陰部動脈，大転子付近には貫通動脈の皮膚穿通枝も存在することがわかる。

文 献

1) Taylor GI, Palmer JH : The vascular territories (angiosomes) of the body ; Experimental study and clinical applications. Br J Plast Surg 40 : 113-141, 1987
2) Taylor GI, Minabe T : The angiosomes of the mammals and other vertebrates. Plast Reconstr Surg 89 : 181-215, 1992
3) Moon HK, Taylor GI : The vascular anatomy of rectus abdominis musculocutaneous flaps base on the deep superior epigastric system. Plast Reconstr Surg 82 : 815-829, 1988
4) 三鍋俊春,波利井清紀,今西宣晶：乳房再建における TRAM・DIEP 皮弁,広背筋皮弁の皮膚・皮下組織の拡大付着はどこまで安全か；血管解剖の検討.日マイクロ会誌 19 : 415-422, 2006
5) Mathes SJ, Nahai F : Classification of the vascular anatomy of muscles ; Experimental and clinical correlation. Plast Reconstr Surg 67 : 177-187, 1981
6) Mathes SJ, Hansen SL : Flap classification and applications. Plastic Surgery (2nd ed), edited by Mathes SJ Vol 1, pp365-481, Sounders, Philadelphia, 2006
7) Minabe T, Harii K : Dorsal intercostal artery perforator flap ; Anatomical study and clinical applications. Plast Reconstr Surg 120 : 681-689, 2007
8) Callegari PR, Taylor GI, Caddy MC, et al : An anatomic review of the delay phenomenon ; I. Experimental studies. Plast Reconstr Surg 89 : 397-407, 1992
9) Taylor GI, Ives A, Dhar S : Vascular Territories. Plastic Surgery (2nd ed), edited by Mathes SJ Vol 1, pp317-363, Sounders, Philadelphia, 2006
10) 三鍋俊春：筋体を部分利用する大殿筋皮弁による褥瘡手術.形成外科 41 : 1103-1111, 1998
11) 三鍋俊春：殿部領域の再建外科　8.仙骨・坐骨部の再建　1) 筋皮弁による再建.殿部・会陰部の再建と褥瘡の治療 最近の進歩（第 2 版）,野﨑幹弘編著,pp127-138,克誠堂出版,東京,2009
12) Fujino T, Harashina T, Aoyagi F : Reconstruction for aplasoia of the breast and pectral region by microvascular transfer of a free flap from the buttock. Plast Reconstr Surg 56 : 178-181, 1975
13) 貴志和生：ヒト骨格筋の三次元的血管解剖と筋肉の分割法.慶應医学 74 : 377-391, 1997

3 有茎広背筋皮弁による乳房再建

矢野 健二

Summary

　広背筋皮弁は乳房再建において最も利用しやすい自家組織の1つである。しかし，広背筋皮弁の採取量には限度があり，大きな組織量を必要とする乳房再建には適していない。したがって，一次再建や二次再建いずれにおいても乳房部分切除術後や乳房の比較的小さい乳房全摘術後の患者を適応としている。
　乳房再建として用いられる広背筋皮弁は，以下のような多くの利点を有しており，いろいろな形の組織欠損に対する乳房再建に利用可能である。
・位置的に腋窩部を支点として前胸部に移動できるため，乳房部のさまざまな再建に適している。
・広背筋は広く薄い筋肉であるため，その直上のどの部位に皮島を作製したとしても皮弁への血行はおおむね良好に保たれる。
・広背筋採取による筋機能の脱落症状が少ない。
・広背筋皮弁の採取創は背部で下着に隠れる部位であり患者にとってもあまり気にならない。
　一方，欠点としては以下の点が挙げられる。
・術中の体位が側臥位を余儀なくされる。
・広背筋皮弁の採取量には限度があり，大きな組織量を必要とする再建には向いていない。
・術後筋肉が若干萎縮するため，少し大きめに組織を充填する必要がある。
・乳房皮膚欠損に対して背部皮膚を充填した場合にはカラーマッチ，テクスチャーマッチが異なり，パッチワーク様外観を呈することがある。
・術後，筋肉の収縮運動により乳房が一過性に変形することがある。
・術後合併症として，漿液腫や血腫の発生，血管柄の捻れによる皮弁部分壊死を生じることがある。
　広背筋皮弁は比較的短時間で挙上できる皮弁であり，乳房温存手術全盛の昨今，乳腺外科医との連携を密にして乳癌手術と同時に再建手術を行えば，乳癌術後の乳房変形を減少させる一つの手段として大変有用である。

はじめに

　広背筋皮弁は乳房再建において最も利用されている自家組織の1つである[1)～10)]。その利点として以下の論点が挙げられる。位置的に腋窩部を支点として前胸部に容易に移動できる。広背筋は広く薄い筋肉であるためその直上のどの部位に皮島を作製しても皮弁への血行は良好である。広背筋採取による筋の機能的な脱落症状が少ない。広背筋の採取創は背部で下着に加圧されるため目立たない傷になりやすい。以上のような多くの利点を有しており，さまざまな形の乳房欠損に対する乳房再建に利用可能である。
　本稿では広背筋皮弁を用いて著者が行っている乳房再建手術方法と広背筋皮弁の適応，利点・欠点，

合併症について述べる。

建を行う場合は，乳房部分切除術後，比較的乳房の小さい乳腺全摘術後が良い適応となる。

概　念

　広背筋は背部のおよそ半分を覆う扁平な筋肉であり，腰背部に幅広い起始部をもち上腕骨に停止する。この筋体上に皮島をデザインし，筋皮弁としてさまざまな再建に用いられることが多い。有茎筋皮弁として使用する場合は，栄養血管である胸背動静脈が存在する腋窩部を支点として振り子のように円弧を描いて，目的とする部位に移動することができる。前方へ回転させる場合は，側腹部，胸壁，頭頸部領域に届き，後方へ回転させる場合は腰部，胸部，後頸部に届くため，さまざまな再建を行うことができる。また，同側の上腕部にも届き，上腕の機能再建に用いることもある[11]。

　さまざまな再建に利用される有茎広背筋皮弁であるが，乳房再建での利用が最も多く，最も有効に活用できる手技の1つである。ただし，広背筋皮弁の採取量には限界があり，乳房全摘術後に広背筋皮弁で再建する場合は広背筋皮弁の下に乳房インプラントを挿入して再建する方法が一般的である[12]が，腰部の脂肪を含めて拡大広背筋皮弁として再建する方法も報告されている[13]。広背筋皮弁のみで乳房再

解　剖

広背筋皮弁の解剖学的所見

　広背筋は第6〜8胸椎以下の棘突起，腰背腱膜浅葉，腸骨稜，第9〜10以下の下位肋骨および肩甲骨下角から起こり，上部はほとんど水平に外方へ，下部は次第に斜め外上方へ向かう。停止部は，上腕骨の小結節稜である。主たる栄養血管は，腋窩動静脈の枝である肩甲下動静脈が肩甲回旋動静脈を分枝した後の胸背動静脈である。胸背動静脈だけで広背筋全体が栄養され，多数の筋肉皮膚穿通枝を分枝しており，広背筋上の広範な皮膚皮下組織も栄養されている（**図1**）。広背筋の運動支配神経は胸背神経である。

　広背筋上皮膚の知覚を支配する神経はTh6〜Th12の胸神経後枝である。胸神経後枝は胸椎の横突起間を通って体幹の後壁に出て，外側皮枝と内側皮枝とに分かれて，広背筋を貫き，直上の皮膚に分布する[14)15]。

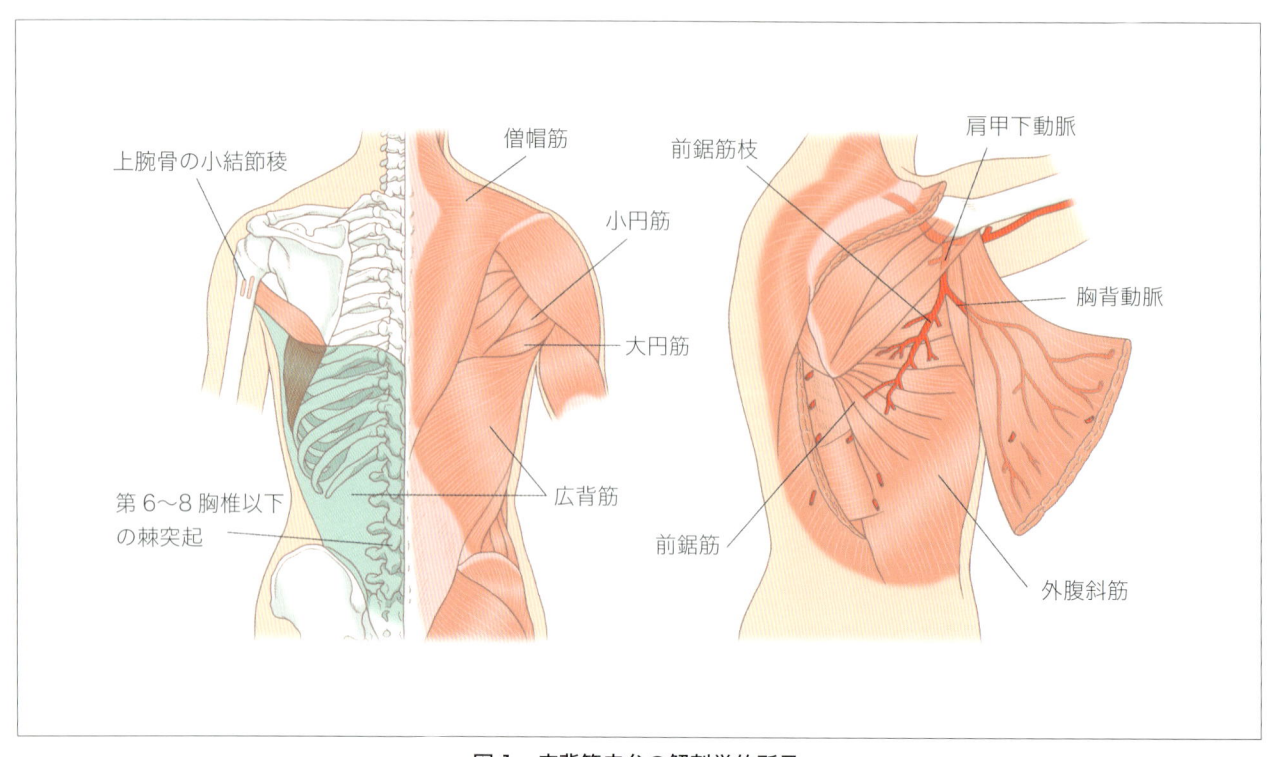

図1　広背筋皮弁の解剖学的所見

術前の評価とデザイン

術前の評価

1) 術前の組織欠損量の評価

　乳癌術式，乳房の大きさ，背部脂肪の厚さなどを総合的に評価して再建術式を決定する．一次再建であれば，乳房皮膚や乳腺組織の切除量を術前に乳腺外科医に確認し，二次再建であれば前回の手術内容を検討し組織欠損量を予測する．そのうえで広背筋皮弁による再建が可能か否かを評価する．

2) 術前の胸背動静脈の確認

　一次再建では胸背動静脈を術中に確認すれば問題ないが，二次再建では腋窩リンパ節郭清が行われている場合，胸背動静脈が損傷されていることがある．したがって，疑わしい場合にはカラーレーザードップラーやCTアンギオグラフィーを用いて胸背動静脈が温存されているか否かを確認しておくことが必要である．

皮弁のデザイン

　広背筋皮弁における皮膚切開線は基本的にブラジャーラインに沿った横方向の紡錘形切開とし，通常3〜6×15cmの皮島をデザインする．紡錘形に採取した採取部の創を縫縮したときに生じる外側端のdog earは目立つことが多く，患者が鏡に向かって正面視したときによく見えるため治療を希望することもある．それに対して内側端のdog earはしっかり持ち上がったとしても，数ヵ月すると下着装着や就寝時の荷重による圧迫効果により平らになってきて目立たなくなる．そこで，皮島のデザインは外側を狭く正中側を広くデザインする方がよい．皮島の幅は最も広い部分で8cm程度であれば縫縮可能である．

　乳房全摘術やSkin-sparing mastectomy（以下SSM）後の再建では多くの組織量を必要とするため横型切開ではなく背部皮膚のしわの方向である斜め方向の皮膚切開とし，通常6〜9×17〜20cmの皮島をデザインする．このときのデザインも外側端の角度は小さくする．

手　技

組織欠損量の確認

一次再建：

　一次再建では切除乳腺の重量や乳房皮膚の欠損量が実際に計測できるため，それに合わせて広背筋皮弁の採取量を決定する．また，実際に切除された組織を両手で把持し，その大きさや形態を実感することも重要である．

二次再建：

　乳房切除時の瘢痕を切除し，大胸筋上で周囲組織の剥離を行う．このときに必要であれば上体を挙上し左右の乳房を見比べて，乳房の大きさや乳輪乳頭の位置が左右対称になるためには皮膚を含めた組織がどのくらい必要かを確認する．また，乳輪乳頭温存症例で乳癌手術時の瘢痕切開のみで乳輪乳頭の位置が矯正できない場合には，新たな切開を乳房表面に加える必要がある．この場合も上体を挙上して左右を見比べながらどの位置をどれだけ切開するかを確認する．

　次に，腋窩部にリンパ節切除時の瘢痕があればそれを切除して，組織欠損部との間に大胸筋上のトンネルを作製する．もし腋窩に瘢痕がない場合には，中腋窩腺に縦方向の小切開を加えて広背筋の前縁を確認し，組織欠損部との間に大胸筋上トンネルを作製する．また，この時点で広背筋裏面の胸背動静脈を確認しておく．

皮弁の切開

①背部皮膚切開はほぼ垂直に浅筋膜まで行う．皮弁に脂肪をたくさん含めようとして皮膚切開線から外側斜め方向に切開を加えて真皮下の脂肪組織を採りすぎない方がよい．創縁の脂肪組織を採りすぎると縫合時に真皮が下床の筋肉と癒着して陥凹瘢痕となり，術後に上肢の可動制限や背部皮膚の突っぱり感を生じることがある．

浅筋膜下層での剥離

②浅筋膜まで切開を加えて，単鉤で創縁を引き上げると浅筋膜下に粗な結合織層があるので，その層で剥離を行う．最初に創縁から頭側に向かって剥離を行う．頭側の剥離範囲は肩甲骨の下端，外側は腋窩切開創までとする．内側の剥離範囲は僧帽筋の外側縁が見えるまでとする．

③次に，創縁から尾側に向かって同じ層で剥離して

いくが，剝離範囲は乳腺の切除量に応じて決定する．尾側の筋体は非常に薄くすぐに筋膜となり，浅筋膜下にある脂肪組織も薄いため，剝離範囲を多くしてもそれほど採取量の増加にはつながらない．採取量の調整は，皮島の大きさ，つまり皮島の皮下脂肪の量で調整する．筋皮弁の採取量の増量を計るために浅筋膜上の脂肪組織も皮弁に含めたくなるが，浅筋膜上の皮下脂肪を採取すると背部の陥凹変形を来たすため避けなければならない．

広背筋外側縁の剝離
④広背筋の外側縁より外側は胸郭部分では前鋸筋，腹壁部分では外腹斜筋が存在するので筋体の走行をよく確認して境界を見極める．広背筋の外側縁を挙上し用手的に容易に剝がれる層が広背筋裏面であるので，その層で内側に向かって剝離する．

広背筋尾側の切離
⑤筋体の尾側における切離レベルは組織の充填量により決定する．筋体の切離部位まで裏面を剝離したら，筋体を外側から内側に向かって水平に切離する．筋体の切離を行いながら筋体裏面の剝離も進めていく．

広背筋内側縁の切開
⑥最内側まで筋体を剝離したら，先ほど確認した僧帽筋外側縁の位置で広背筋上端から下端まで切開を加える．この時点で広背筋の内外尾側縁が切離された状態になる．

広背筋筋体裏面の剝離
⑦広背筋の周囲を切離した後，筋体を下端から剝離していく．剝離する際は，筋体の断端を軽く引き上げて緊張をかけ，筋体裏面に付着した脂肪層を下方に引き下げて筋体裏面直下で行う．筋体裏面に脂肪組織を付着させ，剝離しやすい層で上方に剝離していくと，前鋸筋や大菱形筋下の層に入っていくので注意が必要である．肋間から立ち上がる肋間動静脈の枝は丁寧に止血する．

広背筋上縁の剝離
⑧広背筋上縁まで僧帽筋外側縁を切り上げていくと広背筋は水平に腋窩方向に走行するため，筋体を腋窩方向に引き上げて剝離を進める．その際には大円筋との境界部に注意して剝離する．腋窩部切開創まで筋体裏面を剝離したら，筋皮弁を腋窩部の創から前方に引き出す．

腋窩部からの広背筋の剝離
⑨術者は患者の前面に位置を変え，腋窩部の創から筋皮弁を前方に引っぱりながら，筋体の表面と裏面の剝離を続ける．筋体裏面の剝離を腋窩方向に進めていくと胸背動静脈が透けて見えてくる．それをさらに剝離して，胸背動静脈が前鋸筋枝と分岐する部位を同定する．胸背動静脈は前鋸筋枝の分岐部よりも末梢で筋体に入り込んでおり，分岐部よりも中枢では動静脈は筋体と離れて走行している．

⑩筋体と胸背動静脈の間を剝離し，筋体と血管束を完全に分離する．

筋体停止部の切離
⑪筋体と胸背動静脈の隙間に術者の左示指を挿入し，左示指よりも中枢側で広背筋の筋体を離断する．筋体を乳房方向に伸展させ，充分な可動性が得られない場合は，神経血管束周囲の硬い結合組織を剝離して可動性を得る．しかし，神経血管束周囲の結合組織をあまり剝離しすぎると，皮弁を組織欠損部に充填したときに神経血管束が過緊張となり血流障害を生じることがあるため注意を要する．この時点で，広背筋皮弁は神経血管束のみでつながった島状筋皮弁となる．

広背筋皮弁の充填
⑫-1 上外側領域の乳房部分切除術：乳房の上外側領域に生じた皮下ポケット内に同等の量を充填しておくだけでよい．ポケット奥での組織固定のための縫合は特に必要としない．筋肉の収縮による後戻り防止のためにポケット入口部での固定は必要であり，広背筋と大胸筋外側縁を縫合固定する．

⑫-2 内側領域の乳房部分切除術：腋窩から乳房内側領域の組織欠損部に至るトンネルを乳房外側領域の乳腺下に作製し，筋皮弁を通す．トンネル作製時の注意点は十分広く作製することである．乳房下溝や乳房外側縁の輪郭を乱さない程度に十分広いスペースを作製し，筋体を拡げて通過させる．

⑫-3 乳房尾側領域の乳房部分切除術：乳房尾側領域における再建で最も重要な点は皮弁の固定である．この部位の再建では皮弁を周囲の組織に固定するだけでは不十分であり，皮弁の皮島を一部露出させて皮膚そのものを固定する必要がある．乳房皮膚欠損がある場合はその部位に皮島を露出させて縫合固定すればよいが，皮膚欠損がない場合でも乳房下溝に小切開を加え，小さい皮島を露出

させて皮弁を縫合固定する必要がある。

⑫-4　SSM：乳腺切除後の皮下ポケット内に同等の量を充填しておくだけでよい。ポケット奥での組織の固定は特に必要ない。

⑫-5　胸筋温存乳房切除術：乳房皮膚欠損があるため，皮膚欠損部に皮島を当てはめれば筋皮弁の固定となる。

背部創の閉鎖

⑬背部創の閉鎖を行う前に剥離創面の入念な止血操作を行う。その後，創の縫合に移るがここで大事な点は創の最外側に dog ear を生じないように縫合することである。

術後管理

手術当日はベッド上安静を保つが，翌日から離床を許可する。1週間は上腕の可動域制限を行い，筋体の後戻りを予防する。術後5日に抜糸する。抜糸後ブラジャーの装着は可能であるが，移植した筋皮弁の自然な下垂を期待してソフトブラジャーを装着する。術後早期は患側の腕が後ろに回りにくいためフロントホックが便利である。再建乳房は通常健側よりも若干大きめに作製しているため，それに合わせて術前に使用していたブラジャーよりも大きめのサイズを使用する。再建乳房は術後知覚麻痺が存在し，着衣により接触性皮膚炎を生じやすいため，注意が必要である。陰圧吸引ドレーンは1日の排液量が20ml以下となったら抜去する。ドレーンの留置期間は長くても2週間とする。術後1カ月から運動を許可する。

症　例

症例1　39歳，右外側領域乳癌の二次再建症例

1年前に乳房外側領域の乳腺部分切除とセンチネルリンパ節生検を受け，術後50Gyの放射線治療を施行された後，二次再建を希望した。乳房外側の手術創を切開し，拘縮を解除して広背筋皮弁充填術を施行した。放射線照射の影響で皮膚拘縮が強く伸展しないため広背筋皮弁の皮島を一部露出させた。術後1年で皮膚のゆとりが生じたため，露出した皮島の皮膚を切除した。術後3年の状態は乳房外側の瘢痕はあまり目立たず，乳房の大きさ・形ともほぼ対称的である。背部の採取創はほとんど目立たない（図2）。

症例2　39歳，左内側領域乳癌の一次再建症例

腋窩部切開と乳輪半周切開から内視鏡下に乳房内側領域の乳腺部分切除とセンチネルリンパ節生検を施行し，広背筋皮弁による再建を施行した。術後50Gyの放射線治療を受けた。術後4年で乳房外側領域の隆起や腋窩部と乳輪周囲の瘢痕も目立たない。乳房の大きさ・形ともほぼ対称的である。背部の採取創はあまり目立たない（図3）。

症例3　43歳，左尾側領域乳癌の一次再建症例

乳房外側と乳輪外側半周切開から乳房尾側領域の乳房部分切除術とセンチネルリンパ節生検を施行し，広背筋皮弁による充填術を施行した。皮弁固定用に乳房下溝に小切開を加えて，小皮島を露出させた。術後50Gyの放射線治療を受けた。術後2年の状態は乳房の大きさ・形ともほぼ対称的であり，乳房下溝部に露出した小皮島は目立たない。背部の採取創はほとんど目立たない（図4）。

症例4　49歳，左SSM後の一次再建症例

乳房外側切開から乳輪乳頭を含めたSSMとセンチネルリンパ節生検を施行した。広背筋皮弁を大きめに採取するために背部に斜め方向の皮弁をデザインした。広背筋皮弁を前胸部に移動し乳輪乳頭部に皮島をはめ込み，乳腺組織欠損部に広背筋皮弁を充填した。術後6カ月に健側の乳頭半切移植とtattooによる乳輪乳頭再建術を施行した。術後3年の状態は乳房の大きさ・形ともほぼ対称的である。背部の採取創はあまり目立たない（図5）。

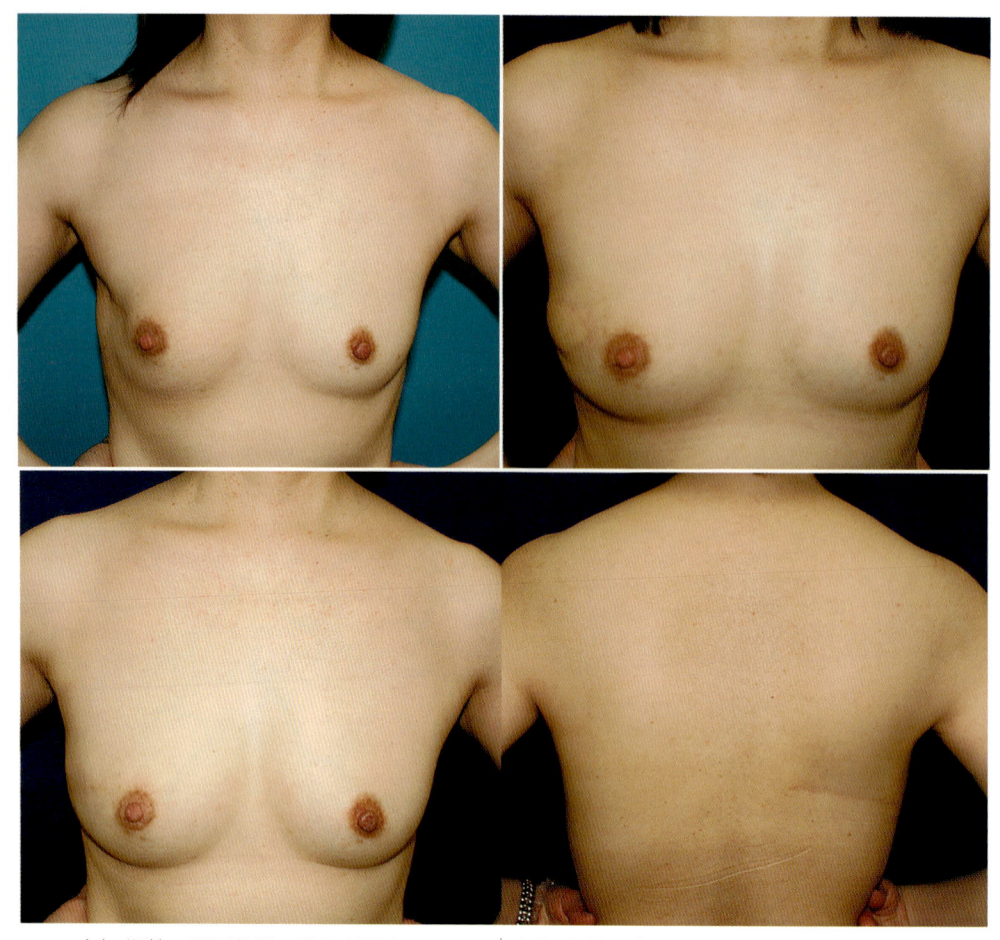

(a) 術前。乳房外側の陥凹が目立つ。
(b) 術後1年。広背筋皮弁の皮島が一部露出している。
(c) 術後3年。背部の採取創はほとんど目立たない。

図2　症例1：39歳，右外側領域乳癌の二次再建症例

考　察

広背筋皮弁の適応

　広背筋皮弁の採取量には限度があり，大きな組織量を必要とする乳房再建には適していない。したがって，一次再建や二次再建いずれにおいても乳房温存手術後や乳房の比較的小さい乳房全摘術後の患者を適応としている[1〜4]。ただし，二次再建症例でリンパ節郭清時に胸背動静脈が損傷されている症例もあるため，疑いのある場合は術前に確認しておく必要がある。もし，胸背動静脈が損傷されている場合にはほかの再建手技を考慮する[16]。

広背筋皮弁の利点

1．位置的に乳房や前腋窩ひだを作りやすい

　広背筋は肩甲下動静脈の末梢枝である胸背動静脈が栄養血管である。したがって，背部に作製した広背筋皮弁は，腋窩部を振り子の支点にして乳房部に移動することができるため位置的に乳房再建に好都合である。筋皮弁の配置により前腋窩ひだの作製も可能である。ただし，広背筋皮弁を乳房部に移動する際には広背筋の停止部は完全に切離した方がよい。切離しない場合は，前腋窩線に筋体による隆起を生じたり，筋体の後戻り現象が強く生じたりすることがある。

2．筋皮弁への血行が良好である

　広背筋は胸背動脈からの血流により筋全体が栄養され，筋体上であればどの部分に皮島を作製しても血流は問題ない。したがって，自由に皮弁をデザイ

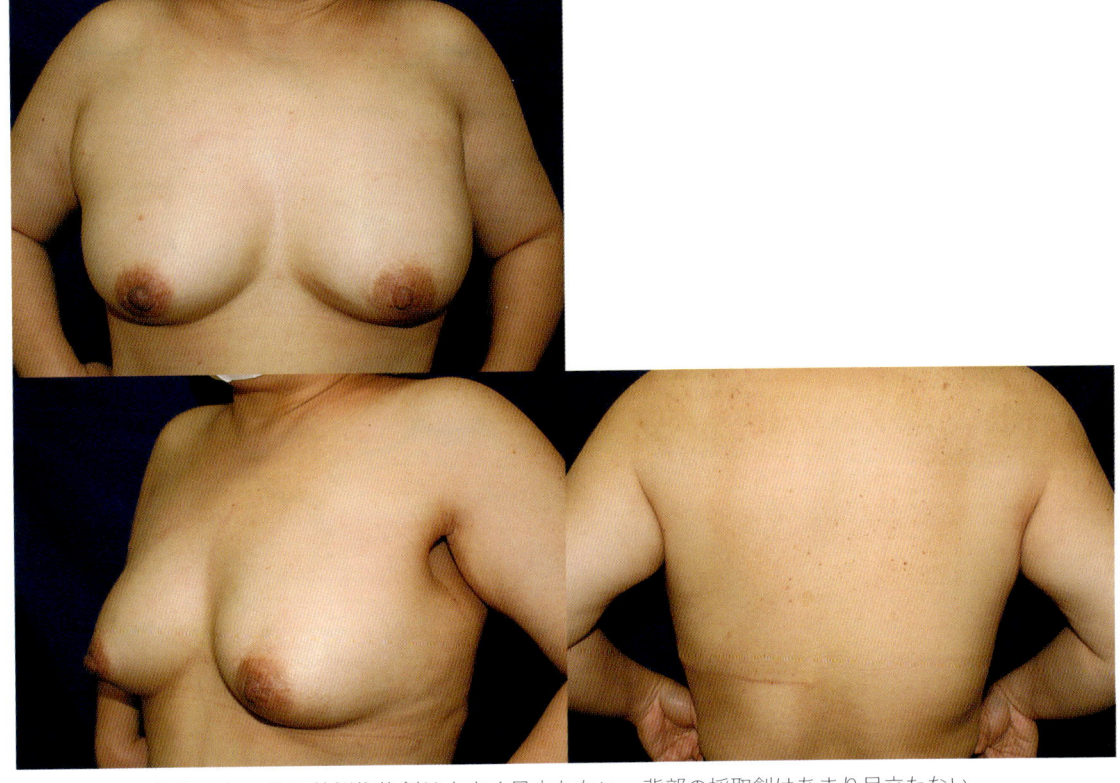

術後4年。乳房外側術後創は小さく目立たない。背部の採取創はあまり目立たない。

図3　症例2：39歳，左内側領域乳癌の一次再建症例

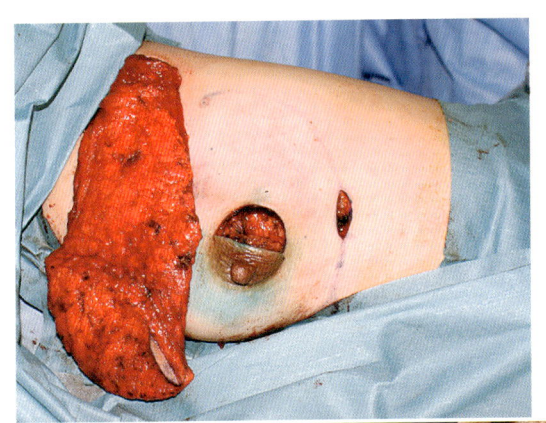

(a) 乳房外側切開創から引き出した広背筋皮弁。乳房下溝線上に皮弁固定用の小切開を加えている。

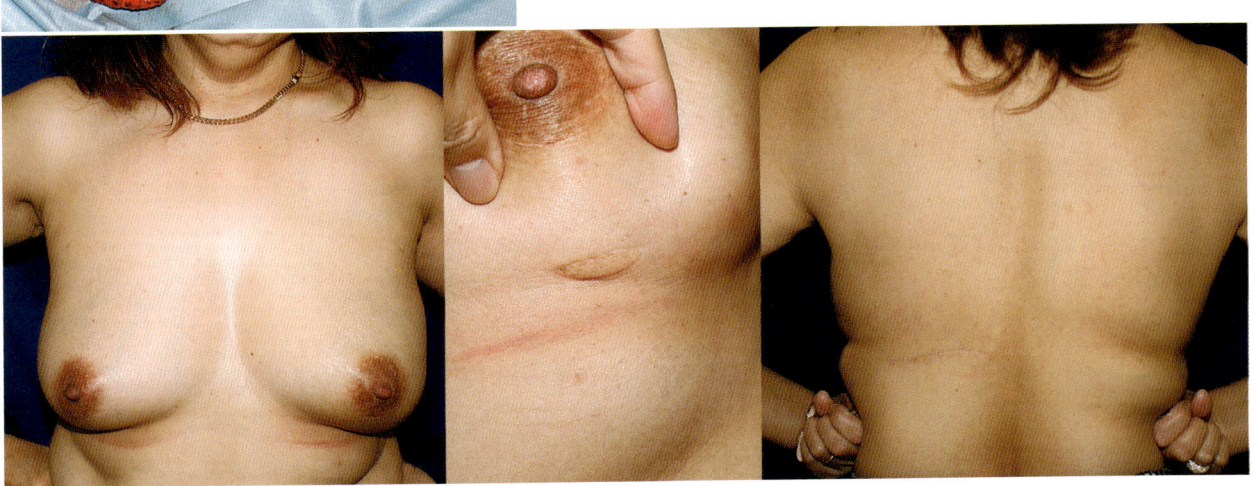

(b) 術後2年の正面像と乳房下溝線上の小皮弁の状態。背部の採取創はほとんど目立たない。

図4　症例3：43歳，左尾側領域乳癌の一次再建症例

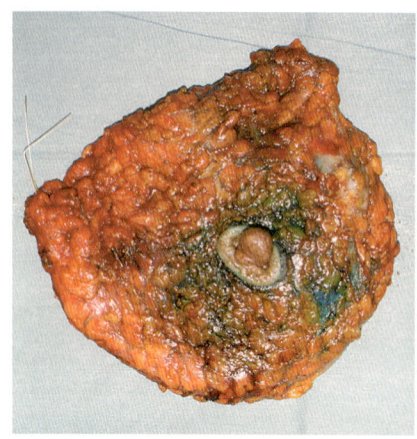

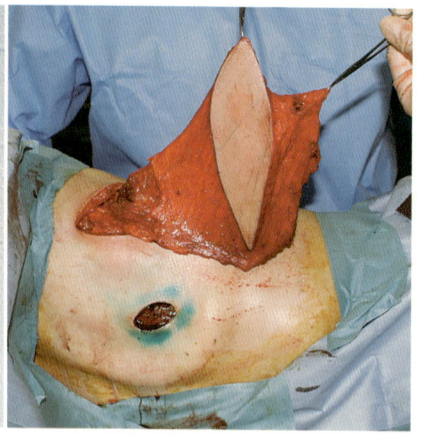

(a) SSMで切除された乳輪乳頭を含む切除乳腺組織。 (b) 乳房外側切開創から引き出した広背筋皮弁。

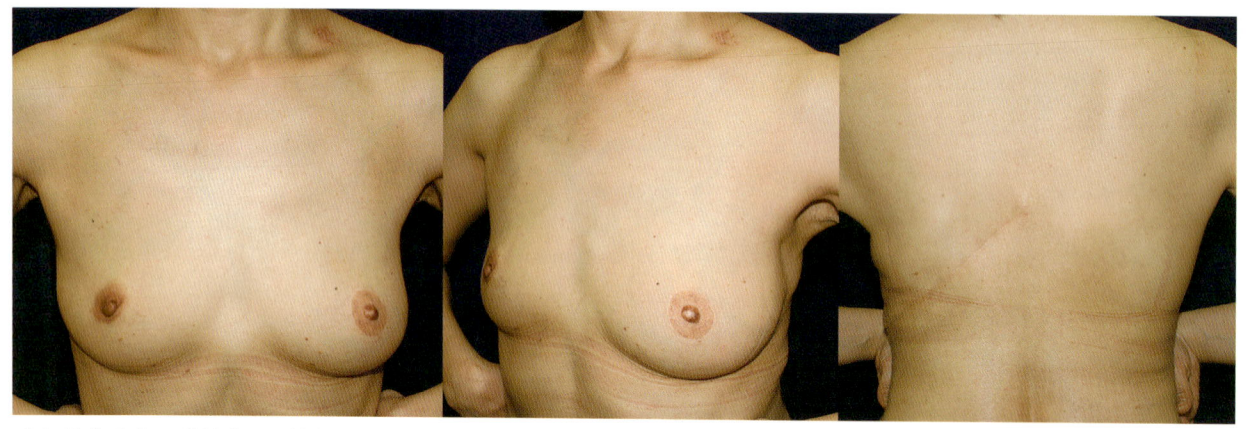

(c) 術後3年。乳輪乳頭は健側乳頭の半切移植とtattooにより再建された。乳房外側の術後創は目立たない。背部の採取創はしわに沿った斜め方向であり，あまり目立たない。

図5　症例4：49歳，左SSM後の一次再建症例

ンすることが可能で，皮弁の部分壊死等の心配をせずに使用することができる。

3. 術後放射線治療の影響を受けにくい

乳房部分切除術後は放射線治療を行うことがほとんどであるが，広背筋皮弁は血流が非常に良好であるため放射線の影響を受けにくく，変形を来たしにくい。ほかの皮弁による再建の場合は，血流の悪い部分が萎縮したり硬くなって変形を来すことがあるが，広背筋皮弁による再建ではそのような影響を受けにくいことが大きな利点の1つである。

4. 採取部での筋の脱落症状が少ない

広背筋機能は上腕の内転と後方に引く運動であるが，それと同様な作用をする筋（大胸筋，三角筋，大円筋など）があるため，広背筋が損傷されたとしても機能的な損失はほとんど目立たない。手術直後は上腕の挙上や内転が困難なこともあるが，1カ月もすれば可動域は十分に得られるようになる。その後は日常生活や軽いスポーツに特に支障はない。

5. 採取創は比較的目立たない

採取創は背部であり，下着で隠れる部位であるため患者の目にはほとんど触れない。特に背部の横方向に縫合した瘢痕は下着で加圧されるため肥厚性瘢痕を形成しにくく，より目立たなくなる傾向にある。

広背筋皮弁の欠点

1. 術中の体位が側臥位である

広背筋皮弁を採取するためには患者を側臥位としなければならず，術中に体位変換が必要である。乳房温存手術やSSMでは乳腺切除後に皮下ポケットが形成されており，その中に切除された組織と同等の大きさの筋皮弁を充填すればよいので，側臥位のまま再建して手術を終了することが可能である。しかし，胸筋温存乳房切除の場合は筋皮弁挙上後，体位を仰臥位に戻し，患者の上体を挙上して坐位で左

右を見比べながら再建しなければ対称性を得るのは困難であり，術中二回の体位変換が必要である。

2．十分な組織量が得られないことがある

広背筋は非常に薄い筋肉であり，広背筋の筋体のみ採取して乳房再建を行うのは容量的に困難であることが多い。そこで，広背筋上にデザインした皮島の皮下脂肪で採取組織量を調整しなければならない。しかし，皮下脂肪を多く採取しようと思っても限界があり，大きな乳房の全摘症例では広背筋皮弁のみでの再建は困難である。その場合には，深下腹壁動脈穿通枝皮弁（DIEP flap）や人工物（エキスパンダーとインプラント）を用いた再建法を考慮する[1]。

3．術後筋肉が萎縮する

筋肉は廃用性萎縮により術後若干萎縮する。したがって，広背筋皮弁の充填量は摘出組織量よりも少し大きめに充填する。特に術後に放射線治療を行う乳房温存手術の場合はさらに萎縮する可能性が高いため，摘出された組織の2～3割増の量を充填する必要がある。

4．移植した皮膚のカラーマッチ，テクスチャーマッチが乳房皮膚とは異なる

乳房表面の皮膚に欠損がある場合はその欠損部に背部皮膚が充填されるが，乳房と背部の皮膚は色調から厚さまでまったく異なる。したがって，乳房表面に露出した背部皮膚はカラーマッチ，テクスチャーマッチが悪く，目立つ場合が多い。

5．術後の筋収縮運動により乳房が一過性に変形することがある

再建術後，移植した筋肉の収縮により，一過性に乳房の変形を来たすことがある。筋肉の収縮には個人差があり，収縮量が大きく頻度が高い人もいれば全く収縮しない人もいる。しかし，ある程度期間がたてば治まることが多い。胸背神経の切離により筋肉の収縮を予防することができるが，筋体の萎縮がより強く生じるため適応は限定される。

術後の合併症

1．背部の筋皮弁採取部の浸出液貯留

背部は皮下と筋肉下を広範囲に剝離するため浸出液が貯まりやすく，陰圧吸引ドレーン抜去までに約2週間かかる。しかしドレーンを抜去した後も貯まり続け，しばしば漿液腫（seroma）といった状態となり，定期的に背部を穿刺しなければならないこともある。それでも最長4～6週で消失する。

自験例の調査では，広背筋皮弁採取後の漿液腫の発生率は約20％であった。漿液腫の発生頻度と危険因子についての検討では，50歳以上，BMI 23以上，より侵襲の大きな乳癌術式において発生頻度が高い傾向があった[17]。

2．皮弁の部分壊死

通常，胸背動静脈が開存していれば筋肉全体の血流は良好であり，筋肉上にデザインされる皮島もまず問題なく生着する。しかし，広背筋皮弁は広背筋停止部を切離し血管柄のみでつながった状態となるため，注意すべき点は血管柄の捻れや圧迫による血管の狭窄・閉塞である。乳房再建部に皮膚欠損がある場合は血管柄を捻らずにそのままの状態で乳房部に移植する。乳房再建部に皮膚欠損がない場合は皮下脂肪を内側にして外側を筋体で包み込むため血管柄を180°回転して乳房部に移植することになる。180°の回転であれば全く問題はないが，360°や540°血管柄が回転するようであれば静脈が狭窄・閉塞するため，皮弁がうっ血し部分壊死や全壊死を生じる可能性がある。また，術後の血管柄上のガーゼ貼付時の過圧迫にも注意する必要がある。

3．血腫

乳房再建部の皮下ポケット内に皮弁を挿入したときに陰圧吸引ドレーンを挿入するが，腔内に陰圧が十分に作用せず血腫を生じることがある。したがって，皮弁上の止血を十分行うことは当然であるが，腔内全体に陰圧が作用するようにドレーンチューブを挿入しておくと血腫の合併症を軽減できる。いったん血腫を形成してしまうと，血腫除去術を行っても，その後の放射線治療で筋体の萎縮や硬化が強く生じてしまう。このため，血腫を予防することが最も重要である。

文 献

1) 矢野健二：乳癌術後一期的乳房再建術；乳癌術式に応じた乳房再建のテクニック．pp28-73，克誠堂出版，東京，2007
2) Apffelstaedt J : Indications and complications of latissimus dorsi myocutaneous flaps in oncologic breast surgery. World J Surg 26 : 1088-1093, 2002
3) Sternberg EG, Perdikis G, McLaughlin SA, et al : Latissimus dorsi flap remains an excellent choice for breast reconstruction. Ann Plast Surg 56 : 31-35, 2006
4) Freeman ME, Perdikis G, Sternberg EG, et al : Latissimus dorsi reconstruction ; A good option for patients with failed breast conservation therapy. Ann Plast Surg 57 : 134-137, 2006
5) Munhoz AM, Montag E, Fels KW, et al : Outcome analysis of breast-conservation surgery and immediate latissimus dorsi flap reconstruction in patients with T1 to T2 breast cancer. Plast Reconstr Surg 116 : 741-752, 2005
6) Woerdeman LA, Hage JJ, Thio EA, et al : Breast-conserving therapy in patients with a relatively large (T2 or T3) breast cancer ; Long-term local control and cosmetic outcome of a feasibility study. Plast Reconstr Surg 113 : 1607-1616, 2004
7) Menke H, Erkens M, Olbrisch RR : Evolving concepts in breast reconstruction with latissimus dorsi flaps ; Results and follow-up of 121 consecutive patients. Ann Plast Surg 47 : 107-114, 2001
8) Tomita K, Yano K, Ken Matsuda K, et al : Aesthetic outcome of immediate reconstruction with latissimus dorsi myocutaneous flap following breast-conservative surgery and skin-sparing mastectomy. Ann Plast Surg 61 : 19-23, 2008
9) Masuoka T, Yano K, Hosokawa K, et al : Divided latissimus dorsi musculo-cutaneous flap for breast reconstruction. Plast Reconstr Surg 119 : 1136, 2007
10) 矢野健二，細川亙，中井國博ほか：広背筋を用いた乳房再建．手術 55 : 1267-1272, 2001
11) Mathes SJ, Nahai F : Clinical atlas of muscle and musculocutaneous flaps. pp369-391, Mosby, St. Louis, 1979
12) Chang DW, Barnea Y, Robb GL : Effects of an autologous flap combined with an implant for breast reconstruction ; An evaluation of 1000 consecutive reconstructions of previously irradiated breasts. Plast Reconstr Surg. 122 : 356-362, 2008
13) 酒井成身，酒井成貴：人工物を用いない広背筋皮弁による乳房再建．PEPARS 10 : 22-31, 2006
14) Yano K, Hosokawa K, Takagi S, et al : Breast reconstruction using the sensate latissimus dorsi musculo-cutaneous flap. Plast Reconstr Surg 109 : 1897-1902, 2002
15) 矢野健二，田中礼子：知覚神経付き広背筋皮弁による乳房再建．手術 54 : 1244-1248, 2000
16) Gaitini D, Razi NB, Ghersin E, et al : Sonographic evaluation of vascular injuries. J Ultrasound Med 27 : 95-107, 2008
17) Tomita K, Yano K, Masuoka T, et al : Postoperative seroma formation in breast reconstruction with latissimus dorsi flaps ; A retrospective study of 174 consecutive cases. Ann Plast Surg 59 : 149-151, 2007

4 拡大広背筋皮弁による乳房再建

酒井 成身，酒井 成貴

Summary

乳房再建において筋皮弁を用いるならば，血行の面で最も安全で信頼できる方法として広背筋皮弁が用いられる。腰部で広背筋を越えて脂肪をたくさん採取し人工乳房を併用しない拡大広背筋皮弁は，人工乳房の合併症も関係なく長期の継続的で良好な結果を得ている。著者はこれを好んで用い良好な結果を得ている。ただ一般には沢山の脂肪を採取することが難しいとされている。この脂肪をたくさん採取することが最も重要である。最近は著者は遠位端で脂肪をやや大きめに採取することが多く，この余剰の脂肪を切除しつつ筋皮弁の脂肪先端の血行を確認している。

形態がよく，きれいな乳房を再建するためには，十分な組織量を採取することと術前のデザインが重要であり，マウンドの作製時の皮弁の固定位置と仮縫い，それを確かめる立位に近い状態での観察が重要である。

はじめに

近年乳癌手術は縮小傾向にあり[1]，大胸筋も残されている症例がほとんどである。腋窩リンパ節もセンチネルリンパ節のみの摘出で，大きな皮弁を用いる症例は少なくなり広背筋皮弁の組織で十分な症例が増えている（図1）。

われわれは何度となく学会でも拡大広背筋皮弁による乳房再建を報告しているが，人工乳房を用いないですむに足る組織を採取することが難しいと言われている。

ここでは著者が近年最も多く利用している，人工乳房を用いないで腰部の広背筋を越えて拡大して脂肪をたくさん付着させて用いる拡大広背筋皮弁による手術方法について，デザイン，手術のコツに重点をおいて述べる。

概念

拡大広背筋皮弁

広背筋皮弁は血行が安定しており，従来から乳房再建の材料として頻用されている。この筋皮弁を採取し胸部へ移動するとちょうど大胸筋の位置に来るため前胸部を補填し乳房を再建するために都合がよく，採取部も背部にあるため患者には目立ちにくい。拡大広背筋皮弁は，腰部の広背筋起始部を越えて尾側の腸骨稜周辺で脂肪をたくさん付けて採取する筋皮弁である。筋皮弁を胸部に移動したのち，拡大採取した脂肪を乳房部で反転することにより，十分な大きさの乳房マウンドが作製でき，なんら人工乳房を用いることなく再建が可能である。

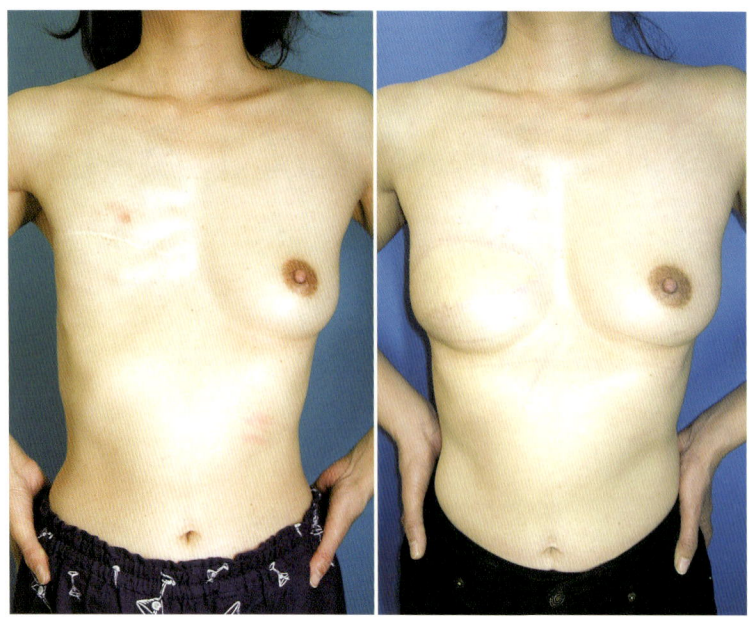

(a) 術前．右胸部に斜めから横軸方向に乳癌切除創がある．

(c) 術後1年

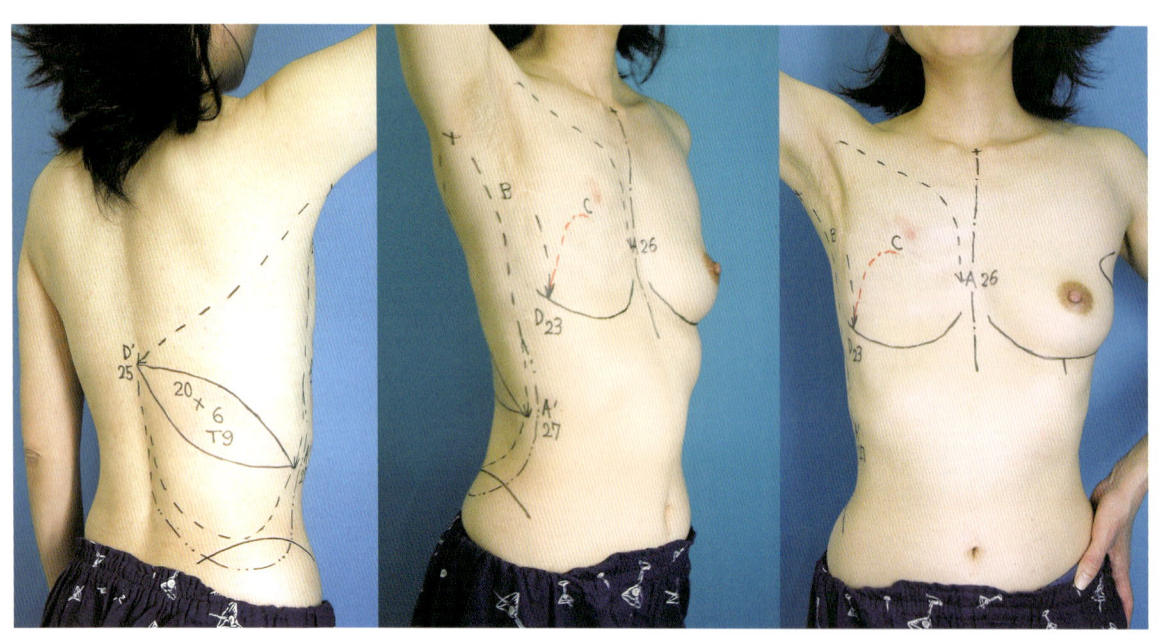

(b) 拡大広背筋皮弁の背部におけるデザイン

図1 症例1：44歳，乳癌切除創が斜めから横軸方向で，乳房の大きさも拡大広背筋皮弁による乳房再建に適した症例

拡大広背筋皮弁開発の経緯

乳房再建に広背筋皮弁が用いられるようになった当初は広背筋皮弁のみではその組織量が足りずに，同時にシリコン・インプラントを用いることが一般的であった．しかしシリコン・インプラントには①破損，②人工乳房の露出，③被膜拘縮による疼痛や球状変形，④位置移動，⑤感染，⑥波打ちなど，異物として避けられない合併症が付きまとう[2〜4]．ま たシリコン・ゲル・インプラントは1992年米国でその安全性が問題となり使用されなくなり，一時生理食塩水バッグに変わった．

著者はこのシリコン・ゲル・インプラントが問題となる以前に，すでに広背筋皮弁を使い始めた当初からシリコン・インプラントを用いなくてすむ方法を模索し，腰部で広背筋の起始部を越えて拡大して尾側の脂肪をたくさん採取する方法を考案して用い，良好な結果を得ている[5〜9]．

術前の評価とデザイン(マーキング)

再建乳房の術後の形態のよし悪しの評価は作製部と背部の術前のデザインによって左右されると言っても過言ではない。胸部の創の方向により背部におけるデザインは変わる。著者は胸部において創が横軸（水平）や斜め方向の場合は背部で皮島を斜めに向けて（**図1-b**）デザインし，胸部の創が縦軸（垂直）方向の場合は背部で皮島を縦向きにデザインしている（**図4-b**）。また胸部の瘢痕が広い場合や，植皮がなされていてその部の皮膚を利用できず，広い範囲の皮島が必要な場合もある。以前，広背筋皮弁の採取部の瘢痕がブラジャーの下に隠れるようにデザインした時代もあったが，術後かえって瘢痕部がブラジャーの刺激で痛いという訴えや水着デザインの流行も変化するため，現在は行っていない。

胸部創が横軸（水平）方向や斜め向き方向の場合のデザイン[1)~3)]（図1-b）

乳房下溝線と皮島のデザイン

①立位で乳房欠損胸部に，健側と対称の位置に乳房下溝線の印をつける。
②立位のままで患側の上肢を挙上し手掌を耳に当てこの位置を保ちながら，ピボット・ポイントとなる上腕骨近位後面の広背筋停止部に印をつける。
③背部ではまず広背筋全体の位置を印づける。皮島を広背筋上で内側上方の斜めの紡錘形に採取すると前胸部における皮島の位置が再建しやすい位置となり，また皮膚の緩みの方向も皮島の幅を取りやすい方向なので，一般には斜めに採取する。

皮島外側端の決めかた

背部で皮島の外側端が前胸部の胸骨側になり，背部皮島の正中側端が前胸部で乳房の外側となる。
④ピボット・ポイントから前胸部上方鎖骨下の陥凹部の筋皮弁による補填が必要なルートを通って前胸部乳癌切除創の胸骨に近い端までの距離を測り（**図1**：症例1ではA点26cm），それよりやや長めの距離（皮島が届かないと困るので長めとする）を中腋窩線（体幹側面中央）に沿って背部で広背筋前縁に印づける（**図1**：症例1ではA'点27cmとした）。この時，前胸部鎖骨下の陥凹がかなり上方まで拡大している場合は広背筋前縁のみでは補填できない場合もあり，広背筋前縁を前方に越えて腹部側に張り出すようにデザインすると，鎖骨下部陥凹も補うことができる。

皮島内側端（背部正中端）の決めかた

⑤ピボット・ポイントから背部正中で皮島の内側端までの距離は，ピボット・ポイントから腋窩の陥凹部を通り，前胸部で乳癌切除創のほぼ中央から乳房下溝線へ斜め外側に引いた切開予定線との交わる点（**図1**：症例1ではD点23cm）までの距離よりやや長めに（D'点25cm）取る。このとき腋窩部の陥凹が強い場合はその部を広背筋の近位側で補填するため，十分腋窩部を経由する距離が必要となる。これらの2点を結ぶ紡錘形の皮島を，健側の大きさを鑑みながら，背部で皮膚を摘んで採れるだけの幅（普通は6cm前後が多い）で斜めにデザインする。

胸部創が縦軸方向の場合の皮島のデザイン（症例4）（図4-b）

乳房下溝線や広背筋全体の印づけまでは水平方向の瘢痕のときと同じである。皮島を背部で印づけされた広背筋の上に縦に紡錘形に作製する。

①胸部で皮膚が必要な部分の近位部までの距離をピボット・ポイントから筋皮弁を補填するルートを経て測る。これは前胸部上方鎖骨下に陥凹がある場合にはその部分を広背筋で補うようにする（症例4では10cm）。背部で皮島の近位端を，ピボット・ポイントからこの距離と同じ（症例4では10cm）とする。皮島をやや大きめにするためには，これよりやや短めにとる。
②胸部で皮弁を必要とする遠位端までを前胸部陥凹部の同じルートを経由して足側へ測る。普通は乳房下溝線までとなることが多い（症例4では28cm）。
③背部ではこれより3～6cmほど長めに皮島の遠位端を決める。それは乳房のマウンドが曲線で前方に突出しているため計測より突出分だけ長めの皮島が必要となるためと，乳房の下方部分で皮島を反転し十分な厚みを作るためである（症例4では皮島の遠位端を34cmとした）。
④この皮島の近位端と遠位端を結ぶ紡錘状のデザインを行う。皮島の幅はその部で皮膚を摘んで採れるだけの幅にする。背部における皮島の位置は，

胸部の手術瘢痕から胸骨方向への陥凹までの幅が，広背筋前縁と皮島までの幅として必要である（症例4ではピボット・ポイントから約17cmのところで約5cm）。さらに健側乳房の大きさを見ながら，腰部において広背筋の起始部を越えて，皮島遠位端より6cmほど遠位まで脂肪採取範囲を広げてデザインする。健側乳房が大きいなら，腸骨稜をかなり越えて沢山の脂肪を採取しなければ足りない。このあたりは術者の勘が必要である。

手　技

拡大広背筋皮弁と前胸部の剝離

麻酔と固定
　全身麻酔下で患側を上にして側臥位で固定する。この人工乳房を用いない方法では腰部の腸骨稜部で沢山の脂肪を採取するので，側臥位でこの部が陥凹していると脂肪の採取がしにくい。陥凹を少しでも緩和するようにその部を持ち上げるため，バスタオルなどを丸めた枕を腰部に入れるとよい。

前胸部の剝離
①乳癌切除創から切開を加え，瘢痕は表面を剝削し創部に少し残しておくと，後の筋皮弁の固定に役立つ。剝離の層は乳癌切除の層，筋膜上で剝離していく。腋窩部ではリンパ節を郭清している場合は血管神経がすぐ皮下にあることもあり十分注意し損傷しないようにする。腋窩に近い側胸で広背筋前縁を探し出し広背筋の表面筋膜上で剝離するようにする。コッヘルなどで広背筋の前縁筋膜や瘢痕を挟んで引きながら行うと剝離しやすい。逆に深く広背筋下へ入ると，この筋皮弁の重要な栄養血管の胸背動静脈の枝が広背筋の裏側へ入り込んでいるので，これを損傷する恐れがある。
②前胸部で乳房下溝線方向への剝離はデザインした乳房下溝線の1.5cm位手前までとし，体位変換後のマウンドの作製時に微妙な剝離調整を行う。この部の皮下脂肪が厚い場合は乳房下溝線まで剝離してしまうと，脂肪の厚みの分だけできあがった乳房が尾側に下ってしまう恐れがある。剝離は前胸部と背部の2チームに分かれて行うと時間の節約になる。

皮島部の切開と周囲の剝離[10]
③皮島周辺の皮膚切開，皮下剝離を行う。この剝離は皮下脂肪の層で行うが，厚さは前胸部で剝離した皮膚の皮下脂肪の厚さにより決める。前胸部の皮下脂肪が厚めに残っている場合は早めに広背筋の筋膜に達してもよいが，胸部皮下脂肪が薄い場合は背部で広背筋の上に皮島切開部から皮島周囲に皮下脂肪を厚く付けて剝離していかないと，前胸部へ移動された組織が薄く段違いとなり，皮島部のみ厚く突出した状態となる。この皮下剝離は筋皮弁側を助手に平手で圧迫しcounter tractionをしてもらいながら，徐々に剝離する。脂肪層の中間に薄く白っぽい筋膜のような膜があるのでその膜の層で進むと厚くなったり薄くなったりせず，きれいに剝離ができ，血行も安定する[10]。

広背筋の外側縁の剝離
④皮島周囲の剝離がかなり進んだら，広背筋を背部胸壁から剝離するが，まず広背筋の外側縁を早めに見つけ出すと，広背筋皮弁の全体のオリエンテーションを付けやすい[10]。デザインした広背筋の外側縁を探しながら皮下を剝離していく。外側縁らしい部分を見つけたら，深く入り広背筋の外側縁を持ち上げる。この外側縁を頭側，尾側に辿りながら，剝離の範囲を広げる。前胸部で上方まで広く皮下が陥凹している場合には，ここで広背筋の外側縁を越えて前方腹部側に張り出してデザインしておいた脂肪を広背筋に付けて採取する。
⑤さらに広背筋の裏側を剝離して広背筋全体を持ち上げる。腰背部で広背筋の裏面へ入り込む血管神経が見えたらまずこれを凝固してから切断すれば出血も少ない。部分的には指でも剝離できる。この裏面の剝離を広背筋外側縁からかなり進めて，筋皮弁の中央部で全体を持ち上げるようにするとオリエンテーションもよく次の腸骨稜部での脂肪の採取が進めやすい。

腰部，腸骨稜部での脂肪の採取
⑥ここで広背筋の範囲を越えて拡大し，舌状に脂肪をいかに沢山採取できるかが，本術式のポイントとなる。
⑦自分の手で筋皮弁を把持し脂肪の厚みを確認し引き出しながら，助手に皮下剝離した部分を筋鉤，二双鉤などで皮膚面から直角に持ち上げてもらい，皮膚の表面とその裏の深い脂肪剝離部分の両

方を見つつ，皮膚の厚みを確認しながら皮膚に穴が開かないように，かつまた深すぎて採取脂肪が少なすぎないように進む。もう一方の手で電気メスを持ち切開剥離しながら採取する。これには採取する舌状の脂肪を外側から内側へ回転するようにしていくと採取しやすい。また広背筋の起始部が腸骨稜近くの腰部壁に付着しているので，その部を剥離切断するとこの部の緊張がとれて脂肪弁の遠位端剥離部が見やすくなり非常に採取しやすくなる[10]。沢山の脂肪が必要なときはこの部でできるだけ尾側まで脂肪を採取する（図2-b，図4-c）。腸骨稜の直上では脂肪を少し残さないと，術後皮下に腸骨稜がごつごつと触れ，痛みや不快感を訴えることがあると予想される。

拡大広背筋皮弁の腋窩方向への剥離

⑧腰部で舌状に脂肪が採取できたら広背筋の正中側を剥離していく。正中寄りでは皮下脂肪は非常に薄く腱膜となりあまり組織は採取できない。広背筋皮弁の内側縁を切離し挙上していく。正中頭側では広背筋の上に僧帽筋が重なってくるのでこれを避けて剥離する。それには皮島の頭側の広背筋内側（正中側）部分で深く剥離し筋に達し，僧帽筋は広背筋の筋線維の方向より縦向きなので，僧帽筋の辺縁を探し出してそれをよけていくとよい。筋皮弁の剥離を腋窩方向に進めるが，肩甲骨の下へ入りやすいので，肩甲骨の下縁が触れたら，その上で剥離する。

筋皮弁の腋窩部分での剥離

⑨腋窩方向へ剥離を進め，広背筋とそれより正中側のほかの筋との間の筋膜を十分切離する。この筋膜はかなり緊張が強く，この部の切離が不十分な場合は，筋皮弁が前胸部へ届かないので十分行うことが必要である。切離しにくければ，筋皮弁を前胸部へ移動した後でさらに上腕方向の停止部までしっかり切離しておくと腋窩部の形成が形よくできる。

⑩広背筋の外側縁も十分腋窩方向へ剥離するが，腋窩部に近いところで，重要な胸背動静脈の枝が広背筋外側寄りの裏面に入り込んできて，しかもこれは乳癌手術の瘢痕の中に入っていることが多く，損傷しないように十分注意しながら剥離していく[10]。胸背動静脈から広背筋へ入り込む手前で前鋸筋へ行く枝が分かれているので，もし筋皮弁が鎖骨下や前胸部の必要部分に届きにくいなら，この前鋸筋への枝を結紮切断すると届きやすくなる。ただこれを切断しなければならない症例は少ない。

拡大広背筋皮弁の移動と背部の縫合

⑪筋皮弁は腋窩部での皮下トンネル（これが腋窩部まで剥離されず腋窩に届かない位置でのトンネルで前胸部へ移動すると側胸部で二段に膨れ上がる）を通して前胸部へ移動する（図2-c）。移動後胸背動静脈の枝周囲の引きつる部分をさらに剥離する。瘢痕組織がかなり引きつっているときがあるが，このときが最も栄養血管を損傷しやすいので慎重に行う。前胸部に仮固定を行い，体位変換に備えて一時的にガーゼと清潔な接着ビニールシートでカバーする。

⑫背部は2本のサクション・ドレーンを入れる。1本は外側寄りで腋窩トンネルに近づくところへ，1本は背部正中へ入れる。皮下縫合，皮膚にテープ固定を行い，仰臥位に体位変換する。

乳房マウントの作製：
乳房切除創が横軸方向や斜め方向の場合

乳房下溝線部の剥離と仮縫い

⑬左右対称となるように乳房下溝線部まで調整しつつ剥離を行う。このとき剥離した乳房下溝線部へ指を入れ，立位に近いように頭側を45°ほど挙上し，健側は頭側から尾側へ押して左右対称となるよう確かめて剥離する。

⑭前胸部でだいたいの位置で背部からの筋皮弁の皮島の外側縁を乳癌の切除創の胸骨側の端に固定し，脂肪を後方へ反転して乳房マウントの形となるように仮固定を行う。まず内側胸骨部で固定し，反転して折れ曲がった部分を徐々に乳房下溝線部に3-0，PSD-Ⅱなどの吸収糸で固定する[10]。この固定の位置がいいようなら筋皮弁の近位部を腋窩から鎖骨下の陥凹を補うように固定する。鎖骨下や胸部上方が補填できたら，本格的なマウントの作製に移る。

マウントの作製

⑮筋皮弁遠位端の脂肪を後方反転するが，乳房外側に厚みが必要なことが多いので，脂肪の遠位端は乳房マウントの外側に反転するとよい。しかしそれでもマウントの外側の膨らみが足りない場合もあり，そのときは腋窩部からマウント外側部へ達

する広背筋をマウント外側へ手繰り寄せて折り込むようにして厚みをつける。さらに皮島の外側部分が余っているなら，その部の表皮を剝削し後方へ反転して，厚みを補うようにする。

- マウントの形態を確認する際は，立位に近い状態の方が左右の対称性が観察しやすい。ときどき45°程度は頭側を挙上し，作製した乳房を頭側から尾側へ押して立位に近い状態にして観察する（図2-d）。
- 逆に前胸部の内側頭側で陥凹が残っていて反転した筋皮弁の遠位端が余っているようなら，遠位端をその部へ移動補塡し陥凹を修正するようにする。
- 健側乳房がそれほど大きくなく作製した乳房が大き過ぎる場合がある。そのような場合は筋皮弁の遠位端の脂肪を切除して大き過ぎるマウントを修正する。マウント作製で脂肪が足りないのは困るので最近は腰部で過多に脂肪を採取するため，余分な脂肪は切除することが多く，切除しつつ筋皮弁遠位端の血行を確認することが多い（図3-b）。

マウント作製ポケット入口の切開[10)11)]

ポケットの入口で緊張が強く，十分なマウントの高まりが作製できないようならば，斜めに切開を加える。

⑯その切開部に拡大広背筋皮弁の皮島の外側を入れ，切開でできた三角状の皮弁とがちょうどZ形成されたような状態となるようにして縫合する。このとき斜め切開でできたデザインのCを頂点とした三角形BCDの皮弁の頂点Cは再びC点部分で縫合し直される状態となる。側胸部でD-C方向に引きつりが起こるが，それが乳房の自然な外側の曲線を作りだし形のいい乳房ができあがる。ただこの引きつりが強すぎたり余っている場合は三角弁の頂点をトリミングするとよい。

⑰腋窩に以前はペンローズ®・ドレーンを入れていたが，背部へ入れた2本のサクションドレーンが腋窩部の貯留液も吸引してくれるので今は入れていない。そのため術後この部分の包帯交換は不要となった。皮下真皮縫合を行い，表面は糸目が残らないように縫合せず，ステリテープを貼り固定するのみとしている。

乳房マウントの作製：
乳房切除創が縦軸方向の場合

全体の位置決めと仮縫い

⑬前胸部のだいたいの位置で筋皮弁の遠位端の脂肪を後方へ反転して乳房マウント様として仮固定を行う。仮固定の位置でよいようなら筋皮弁の近位部を腋窩から鎖骨下の陥凹を補うようにPDSなどの吸収糸で固定する。鎖骨下や胸部上方が補塡できたなら，皮島皮膚の上方を仮固定し，マウントの作製に移る。

乳房下溝線部とマウントの作製

⑭筋皮弁遠位端の脂肪と皮島を後方に反転し乳房の高まりを作る。脂肪の位置は乳房の形がよくなる位置に集めたり，丸めたりして固定する。皮膚部分も反転されているなら，その部の表皮を剝削するか，剝離して乳房下溝線部分に合うように切除するが，切除し過ぎて届かなくなることが多いので始めはやや余り気味に切除する方がよい。乳房下溝線の位置で反転した脂肪を2～3cmごとに固定していく。全体が整ったところで皮島の皮膚を仮固定し，頭側を挙上し，さらに立位に近い状態とするため頭側から尾側へ乳房を押してマウントの大きさや位置を確認する。よければ皮下縫合，皮膚テープ固定を行う。

術後管理

胸部の皮弁は軽くガーゼを当てる程度とし，血行障害を防ぐ。腋窩部もあまり強い圧迫は筋皮弁への血行を障害する恐れがあると思っているが，それほど心配はないようである。

手術翌日午前中に看護師に付き添ってもらいトイレへの歩行から始め，徐々に離床する。2～3日でほとんどの患者は病棟内を歩行している。最近は腋窩のドレーンを入れないのでその部分の包帯交換は必要なくなった。

腰部はかなり広範囲に剝離してあるので滲出液が溜まりやすい。サクション・ドレーンを入れておくが，1日の排液は20～30ml以下が2～3日ほど続いたら抜去する。しかしあまり長く入れておくとドレーンの刺激だけでも滲出液が出てくるので3～4週

間が限度と考えている。腰部は術後ウエスト・ニッパーやガートルで圧迫する。腰部に滲出液が溜まるようならそれを穿刺し圧迫を続ける。滲出液が溜まらないようになったら、ウエスト・ニッパーで圧迫する必要はない。

術後約3週程度で退院し徐々に日常生活に戻し、家事なども始めてよい。リハビリテーションなどは特に必要ない。滲出液が溜まらないようなら術後1カ月半～3カ月にかけて、自分の体調に合わせてスポーツなどを徐々に始めてよい。術後3カ月くらいから水泳なども十分できている。

乳頭・乳輪再建は再建乳房が安定するのを待って乳房再建後1年以降に行っている[12)～14)]。

合併症

まれに背部で筋皮弁切除部の滲出液が貯留することがある。これらは症例により非常に差があり、溜まり始めるとときどき穿刺を行っても貯留が続くことがある。

また高齢で皮膚脂肪がたるんだような状態の太った症例では、ときに拡大して採取した脂肪の血行が不十分で脂肪の融解や硬化などが起こることがある。

症 例

症例1 44歳

右乳癌乳房切断後で乳房再建を希望。健側乳房も大きくなく、鎖骨下も陥凹がなく拡大広背筋皮弁の良い適応であった。乳癌切除後の瘢痕がやや斜めであり、その部を剝離して乳房マウントを作製すると瘢痕が引きつってしまうため、瘢痕の中央部C点から斜め下方向に乳房下溝線に向かって切開を加え乳房の高まりを作製した。結果は良好で、本人も満足している（図1）。

症例2 46歳

健側乳房は下垂気味でかなり大きいが、腰背部に十分な組織があったので、拡大広背筋皮弁で乳房再建を行った。乳癌切除部の瘢痕が水平方向で拘縮があるので、デザイン上C点から斜めに切開を加えそこへ皮島の外側を挿入し、突出した大きな乳房を再建できた。再建後1年6カ月で健側乳頭を半切採取、乳輪はドーナツ状に採取し、乳頭・乳輪再建を行った。術後患者は大変満足している（図2）。

症例3 48歳

健側乳房は大きくなく、鎖骨下の陥凹も目立たないため拡大広背筋皮弁で十分再建できる状態であった。採取した広背筋皮弁でマウントを作製するが、筋皮弁の組織と皮島が余ったので、術中余剰組織を切除した（図3）。

症例4 56歳

乳癌切除創は縦向き方向でその中央部に植皮がなされており、皮島の幅が足りないことが予想されたためできるだけ広い幅の皮島を採取した。術中、植皮部はすべて切除することをせず、剝離した植皮部も壊死に陥らず、目立たずに再建できた。腋窩から鎖骨下部の陥凹も強かったが、筋皮弁の近位部を回転して補填して自然な形に再建した。乳房再建後1年で乳頭を半切採取し患側へ移植した。乳輪は健側からドーナツ状に採取し患側乳輪部へ渦巻き状に移植したが、その瘢痕が目立っている（図4）。

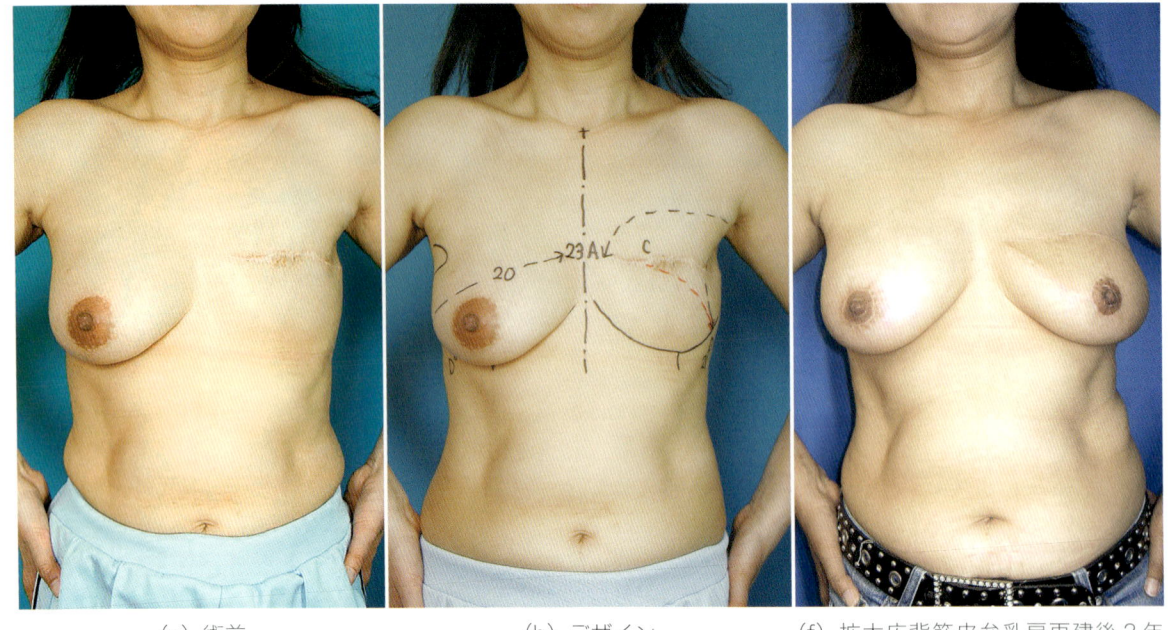

(a) 術前
(b) デザイン
(f) 拡大広背筋皮弁乳房再建後2年6カ月，乳頭・乳輪再建後1年

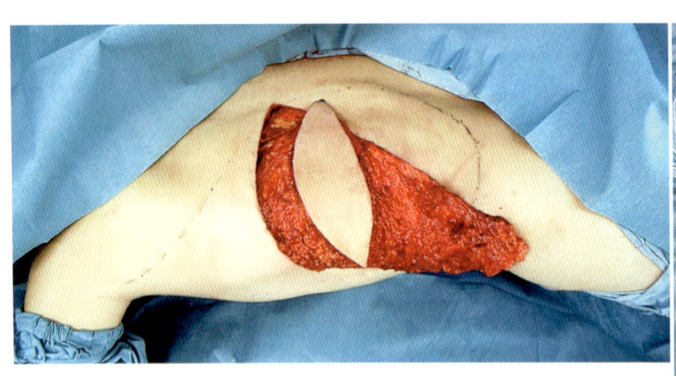

(c) 拡大広背筋皮弁を剥離し，採取部に置いたところ．
(d) 拡大広背筋皮弁を腋窩部皮下トンネルを通して前胸部においたところ，筋皮弁遠位部は皮島からかなり離れたところまであり，大きい．
(e) 乳房マウント作製直後

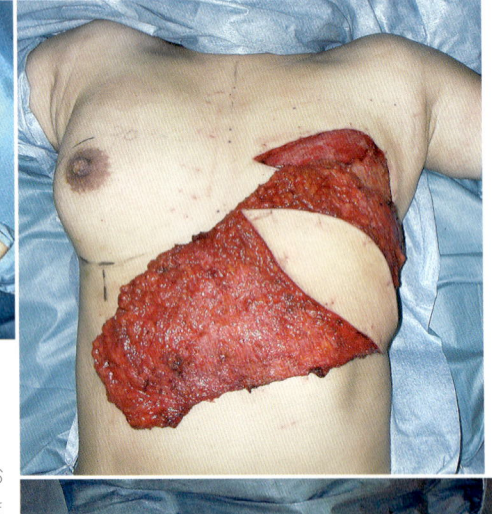

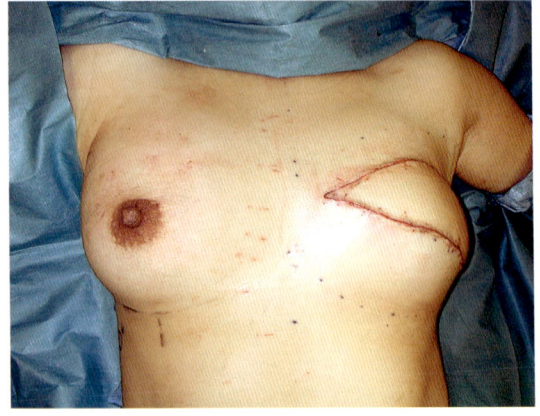

図2　症例2：46歳，乳癌切除創が水平方向で，下垂して大きめの乳房の再建例

40　I．乳癌術後の乳房再建

(a) 術前　　(c) 術後1年

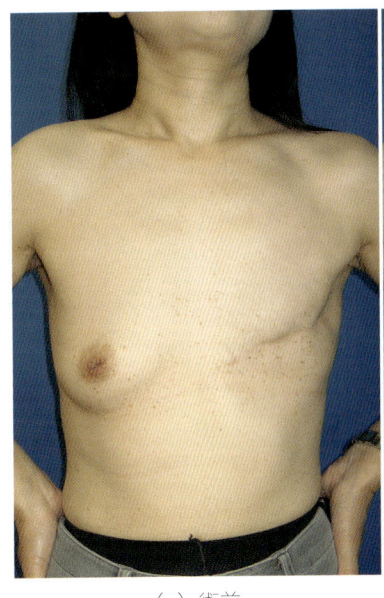

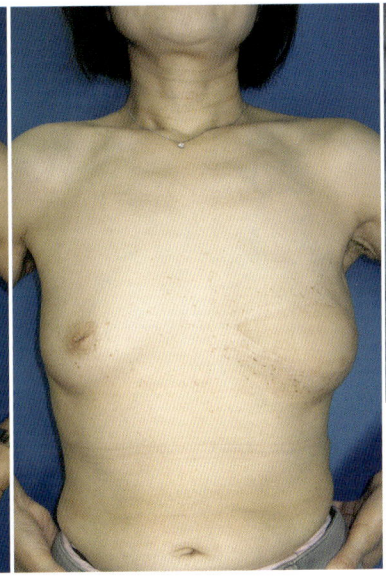

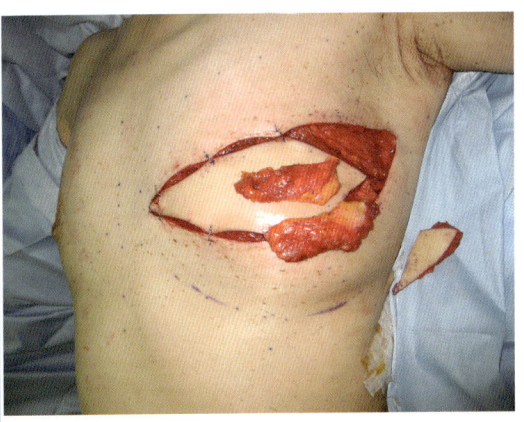

(b) 乳房マウント作成中。筋皮弁の先端の余剰脂肪と皮膚とを切除した。

図3　症例3：48歳，乳癌切除創がほぼ水平方向で，乳房がそれほど大きくない症例の再建例

考察

適応

1) 乳癌乳房切断後の胸部に植皮がなされていたり緊張が強くティッシュエキスパンダーや生理食塩水バッグを挿入しても露出する危険があり用いられない場合
2) 何らかの厚みのある組織での再建が必要で，側腹皮弁，側胸皮弁やadipo-fascial flapなどでは足りず，腹直筋皮弁ほど大きな組織を用いるまでもない程度の欠損の場合
3) 乳房切断後の皮膚の状態がよく，皮下脂肪などが残っていて，ティッシュエキスパンダーやシリコンインプラントなどが挿入できる状態でも，本人が人工物の挿入を希望しない場合
4) 筋皮弁が必要な症例で，再建後も妊娠・出産を希望するため，原則として腹直筋皮弁が使えない場合

これらで最も良い適応は，非定型的乳房切断後で腋窩や鎖骨下に陥没が少なく，大胸筋などが残っていて，健側乳房がそれほど大きくないような症例である。この状態が著者の症例として最も多い（図1）。

健側が下垂気味で大きい乳房の場合は，患側はほどよい大きさで下垂のない形態のよい乳房を作製して，健側に乳房固定術や乳房縮小術を施し形態を整え左右対称にする場合もある。

乳房再建における広背筋皮弁の利点，欠点

利点

- 筋皮弁への血行が安全で信頼できる
- 乳房，大胸筋部に近く，乳房や腋窩部から乳房外側へのひだの形をつくりやすい
- 採取部での筋の脱落症状が少ない
- 採取創は縫縮できれば目立たないし，背部にあり本人にはあまり気にならない
- 作製された乳房の広背筋皮弁上で，真皮皮弁を起こして乳頭を作製する場合は，腹直筋皮弁の腹部皮膚に比し背部の皮膚は厚いので，しっかりした乳頭が作製できる

欠点

- 術中体位の変換が必要である
- 乳癌切除創がかなり頭側や横軸方向にあり乳房マウントが作りにくい場合は，さらに別に斜めに皮切を加えなければならない場合がある。しかし，この斜めの切開を入れてマウントを作製すると乳頭・乳輪部が突出して形態が非常によくなる。皮弁移動の操作は加わるが，むしろ形態の面からは利点とも言える
- 移動した皮膚のカラーマッチが腹直筋皮弁にくらべて少し悪い時がある

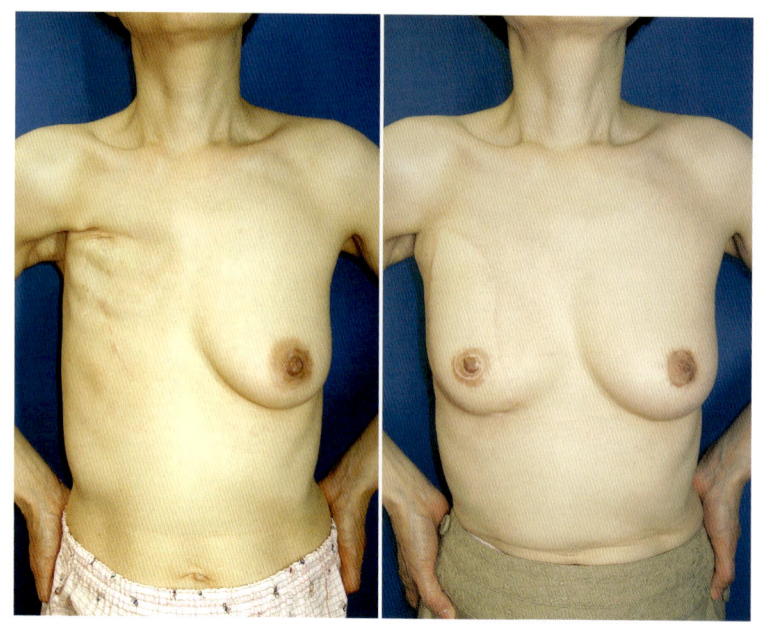

(a) 術前。乳癌切除創が縦軸方向で，植皮がなされている

(e) 乳房再建後2年，乳頭・乳輪再建後1年

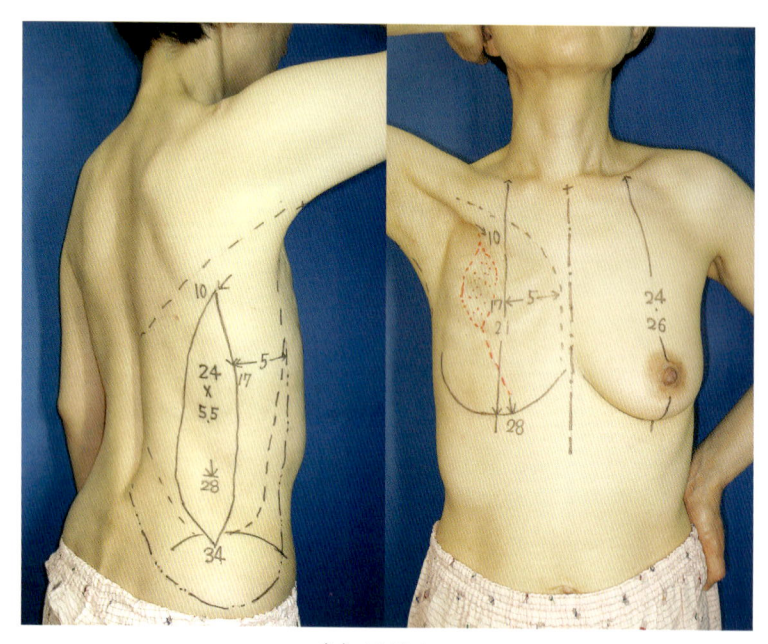

(b) デザイン

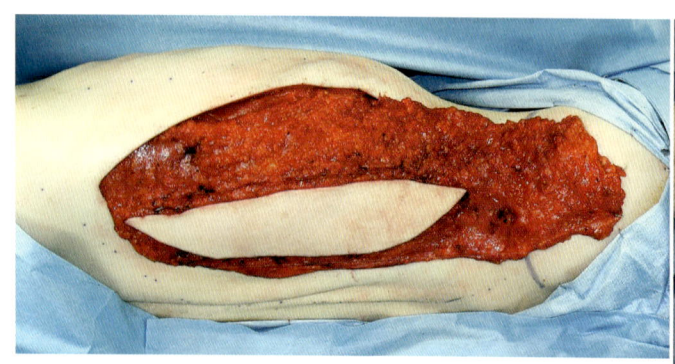

(c) 拡大広背筋皮弁の採取。広背筋皮弁遠位端は腸骨稜を大きく越えている。

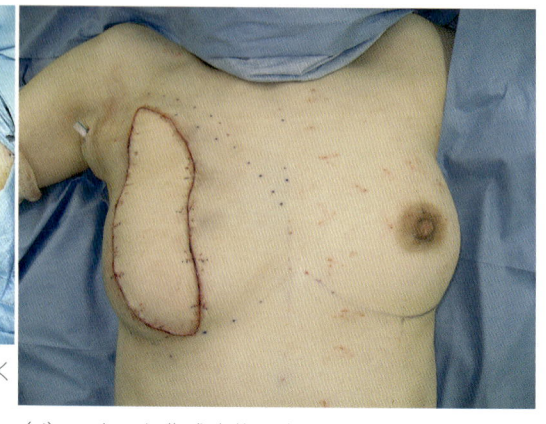

(d) マウント作成直後。皮下真皮縫合のみで表面は縫合しない。

図4　症例4：56歳，乳癌切除創が縦軸方向の症例

文　献

1) 酒井成身：乳癌縮小手術と乳房再建．広背筋皮弁による乳房再建．手術 49：1959-1966, 1995
2) 酒井成身, 水戸部知代, 田所衛：乳房異物：シリコン・バッグによる合併症．日医会誌 109, Stethoscope 476：221-224, 1993
3) 酒井成身：豊胸術：私の方法と最近の工夫．豊胸術の update. 形成外科 50：1403-1412, 2007
4) 酒井成身：大胸筋下プロステーシス挿入法．美容外科の基本手術：適応と術式, 酒井成身編, pp160-164, 南江堂, 東京, 2008
5) 酒井成身, 喜島祐子, 門司明夫ほか：広背筋皮弁による乳房再建．手術 57：1139-1144, 2003
6) 酒井成身, 高柳健二, 田原孝子：講座「乳房再建 2」拡大広背筋皮弁を用いる乳房再建．乳癌の臨床 15：366-372, 2000.
7) 酒井成身, 鈴木出, 村上富美子ほか：シリコン・インプラントを用いない広背筋皮弁による乳房再建の手術手技．手術 44：189-194, 1990
8) 酒井成身, 高橋博和, 脇坂長興：消えゆくシリコンバッグと乳房再建：シリコンバッグを用いない乳房再建（広背筋皮弁の場合）．形成外科 37：737-746, 1994
9) 酒井成身：広背筋皮弁による再建．人工物を用いない方法．乳房再建術, 岩平佳子編, pp114-127, 南山堂, 東京, 2005
10) 酒井成身, 酒井成貴：人工物を用いない広背筋皮弁による乳房再建．乳房再建のコツ：整容的観点から．酒井成身編, PEPARS 10：22-31, 2006
11) 酒井成身, 酒井成貴：乳癌手術の進歩, 再建手術．外科治療 98：903-910, 2008
12) 酒井成身, 磯野智崇, 名取麻衣子：講座「乳房再建 5」乳頭・乳輪の基本的再建法．乳癌の臨床 16：457-466, 2001
13) 酒井成身, 酒井成貴：乳頭・乳輪の再建．手術 61：192-196, 2007
14) 矢永博子：乳頭・乳輪再建．乳房再建のコツ：整容的観点から．PEPARS 10：87-92, 2006

5 有茎腹直筋皮弁による乳房再建

田原 真也

Summary

健側上腹壁動静脈有茎の横型腹直筋皮弁による乳房マウントの再建方法について述べた。本法ではZoneⅣはできるだけ使用しないのが望ましく，ZoneⅠ，Ⅱ，Ⅲを利用して柔らかい自然なマウントの再建を行う。また胸壁に露出する皮島は極力小さく，できれば完全に埋没させることでより自然で美しい乳房再建が可能になる。

はじめに

腹部の豊富で柔らかい脂肪は乳房再建に最も適した材料である。1982年にHartrampfが横型の有茎腹直筋皮弁による乳房再建術[1]を発表して以来，さまざまの改良，修正が加えられて今日に至っている。本稿では原法に基づいて，著者が行ってきた健側の上腹壁動静脈と腹直筋を血行の担い手とする横型腹直筋皮弁とそれによる乳房再建術について述べる。

概　念

腹直筋の主要栄養血管は2種類ある。内胸動静脈の末梢である上腹壁動静脈が胸骨背面頭側から下りて，腹直筋の背側面より筋体に進入する。一方，外腸骨動静脈の枝である下腹壁動静脈は尾側より筋背側面を上って筋体に進入する。筋体内では臍のレベルで上下の腹壁動静脈がネットワークを作って互いに吻合し，さらに筋体腹側面で腹直筋前鞘を貫いて穿通枝が皮膚に向かって上昇し，皮下脂肪，皮膚を栄養する。本稿で述べる有茎腹直筋皮弁は，健側の上腹壁動静脈を血管茎として，これで栄養される健側腹直筋と臍周辺の穿通枝を含んで広く横長の皮膚と皮下脂肪からなる腹壁皮弁 Transverse Rectus Abdominis Musuculocutaneous Flap（TRAM flap）を採取，移植する術式である。血行の豊富な順に皮弁を4つの領域に分けている[2]。ZoneⅠは健側（有茎側）の腹直筋上の部分，ZoneⅡは患側の腹直筋の上にのる部分。ZoneⅢは健側腹直筋より外側部分。ZoneⅣは患側の外側部分（図1）。

術前の評価

術前にドップラー血流計で臍周囲の穿通枝血管が筋膜を貫いて皮膚に上昇してくるポイントをマーキングしておくと，作図に役立つ。穿通枝血管はZoneⅠに存在する。ZoneⅣは最も血行の乏しい部分である。これらに基づいて採取する皮弁の大きさ決定の目安とする。

喫煙，肥満，腹部手術の既往は危険因子と考えられている[2,3]。なかでも腹壁手術瘢痕の有無は術前に確認しておくべきである。特に子宮筋腫などによる下腹部正中の縦切開手術痕がある場合は，正中より患側の皮弁領域の血行は，健側上腹壁動静脈のみの血管茎では不安定である。特に下腹部縦切開痕が臍まで達するもの，または臍より上方に及んでいる場合には，ZoneⅣを皮弁に含むことは不可能である。ZoneⅡの血行も不十分となる。反対側の腹直筋体も有茎

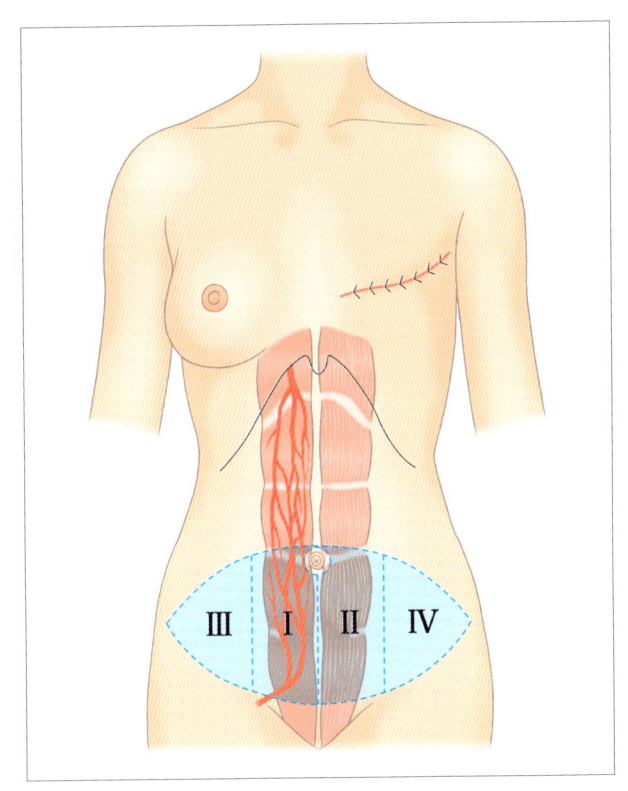

Ⅰ：有茎側腹直筋直上
Ⅱ：反対側腹直筋直上
Ⅲ：有茎側外側
Ⅳ：反対側外側

図1　TRAM flap の概念

として利用したり，血管吻合付加（supercharge）が必要となる。そのほか，高度の肥満体の場合にはZoneⅡ，Ⅳの領域に脂肪壊死が起こりやすい[4]。特に皮弁を下方，恥骨結合に向けて幅広く採取すると，この部位では腹直筋体から皮下脂肪，皮膚に向けて上がる穿通枝がほとんどないため，皮弁尾側辺縁やZoneⅣの皮膚，脂肪の部分壊死の危険が増す。一般論として，上方有茎のみでsuperchargeをしない場合は，ZoneⅣは極力使用しないことが望ましい。このほか皮弁の生着域を予測するために，術中にICG（indocyanine green）の蛍光で評価する方法が取り入れられて[5]，今後普及すると思われる。

皮弁の作図

最初に直径2～3cmの臍をくりぬくような小円を描く。この円の頭側に横方向の接線を引き，これが紡錘形皮弁の頭側横切開線となる。尾側の横切開線は下腹部陰毛部より頭側を通り，上下の横切開線がゆるい曲線となって，左右の上前腸骨棘で交わって紡錘形となるように皮弁を作図する。尾側横切開は皮弁の幅が18cm程度まで採取可能である。以上の皮弁範囲を最大限度として，実際に採取する皮弁はこれよりも小さく作図する。皮弁の大きさを決める要素は，健側乳房の大きさ，将来健側乳房に縮小術や固定術，または豊胸術などを行うかどうかを考慮して決める。尾側の横切開線を上方に描くことと，紡錘形の頂点（特に患側）を上前腸骨棘より内側にとることで皮弁容量を減少させるのが望ましい。また，zoneⅢ・Ⅳ（特にZoneⅣ）を小さくとるのが皮弁の血行上有利となる（図2-a）。また，皮弁周囲を切断する際にはなるべく脂肪層を多く含むよう斜めに切断することで，皮膚切除の作図は小さく描いても実際に採取する皮弁ボリュームを大きく採ることが可能となる（図2-b）。

手　技

胸壁

二次的再建の場合，患側胸壁の乳房切除瘢痕を切除する。

この創から皮下，胸壁上を剥離して胸壁の皮弁を挙上する。電気メスを用いて胸壁上を広く剥離していくと，皮下の瘢痕が途切れて，正常な脂肪が確認できるようになる。これで乳房の切除範囲に相当する胸壁が剥離されたことになり，移植床の準備完了である。即時再建の場合は，乳房切除範囲は一目瞭然で，さらなる胸壁剥離の必要はない。

腹部

①臍周囲の小円をくりぬき，筋膜に至るまで脂肪層も切断して臍を含む円筒を作製してこれを皮弁に含めないよう温存する。患側の皮弁周囲に皮切を入れ，脂肪層を切開して筋膜に至る。
②外側ZoneⅣから正中に向かって皮弁を筋膜上（脂肪層最深部）で挙上していく。
③筋膜上の剥離が外腹斜筋膜から腹直筋前鞘上（ZoneⅡ）に進むと，前鞘を貫く穿通枝血管が散見されるようになる。これらを丁寧に結紮離断していくが，この穿通位置をミラーイメージで健側皮弁表面にマークしておくとよい。穿通枝はほぼ

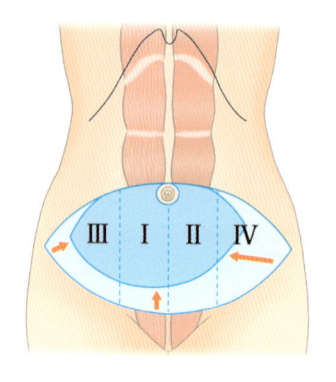

(a) ZoneⅣ，Ⅲ，および皮弁尾側を狭くして皮弁量を調節する。

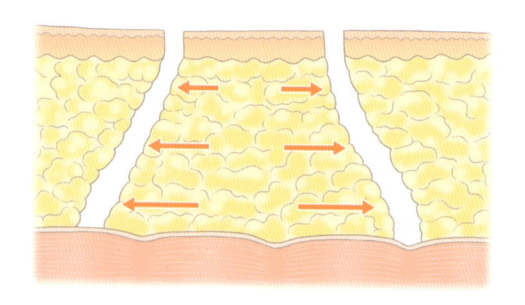

(b) 皮弁の外に向かって斜めに脂肪層を切断すると皮弁の量を増加させることができる。

図2　皮弁量の調節

左右対称に存在することが多いので，温存の必要のない患側で筋膜穿通部位を知ることは，術前ドップラー血流計の結果と合わせて，健側皮弁挙上のよいガイドとなる。

④患側皮弁の挙上が正中に達したら，白線（Linea Alba）をさらに1cm程度越えて健側まで剥離しておく。白線の直近に穿通枝が存在することは少ないので，安全に剥離可能である。こうしておくことで，健側皮弁の挙上が安全容易になる。

⑤次に健側皮弁を挙上する。ZoneⅠ，Ⅲの周囲に皮切を入れ，筋膜上を外側から正中に向けて剥離を行う。健側では患側に比べて，脂肪層を多く含むようにすることができる（前述）。

⑥ZoneⅢの皮弁挙上が終わり，ZoneⅠに剥離が進んだら，術前ドップラー血流計の結果と患側からのミラーイメージでマーキングしておいた穿通枝を確認しながら，切断しないよう剥離を進める。穿通血管は視認可能なので，外側に存在するものは直視しながらなるべく多数の穿通枝を温存する。

　しかしその一方で，皮弁に含める腹直筋前鞘の幅はできるだけ狭くすることが重要である。腹直筋前鞘が温存されているほど，採取後の腹壁閉鎖が容易になる。また弓状線（Arcuate Line）より下方の，腹直筋が後鞘を欠く領域での術後の腹壁の脆弱性を予防できる。したがって皮弁に含める前鞘は穿通枝が通過する領域のみの小範囲にとどめることが重要である。この点に留意しながら，前鞘外側のなるべく内側寄りに縦切開を入れる。

⑦ここから筋体全幅を皮弁側に含めるように筋体下に指を入れ，筋体を手で握るように確認して，正中を1cm越えて剥離しておいた内側部の前鞘筋膜下に達する。ここで自らの指を感じながら，前鞘内側（白線の外側2cmあたり）に縦切開を入れる。さらに内外側の前鞘縦切開を上下に拡大させて皮弁付着領域の筋体を挙上する。

⑧ここで臍より上方の腹壁を筋膜上で心窩部に向けて腹壁弁として広く剥離挙上する。上方に向かって剥離範囲を狭くしながら，心窩部に達したら，患側の乳房下線に相当する部位の剥離は行わず，心窩部およびやや健側寄りを剥離して乳房欠損創の内側寄りと腹部採取部創を連結させて，筋皮弁が通過するトンネルとする。このトンネルは術者の手がかろうじて通過する程度が望ましい。

⑨腹壁皮弁の挙上が終わったら，前鞘の縦切開を皮弁領域を越えて，さらに上下に広げていく。臍周囲以外の前鞘は必ずしも皮弁に含める必要はないが，皮弁より上方では，採取後残存前鞘が容易に縫合閉鎖できる程度に細長い帯状の前鞘を皮弁に付けている。皮弁より下方では前鞘は採取せず前鞘中央を縦切開するのみとしている。

⑩筋体挙上に際して，筋体外側下面から腹直筋腱画（Tendinous Intersection）に入る肋間神経血管束を確認，結紮離断していく。

⑪下方への挙上を進めると筋体下面に下腹壁動脈の拍動を指で確認できるようになる。下腹壁動脈，

静脈をそれぞれ確認して，確実に結紮離断する。血管吻合付加を行う場合はこれらを長く温存するが，本稿では省略する。

⑫ 腹直筋の起始部は恥骨に近づくに従って，腱膜様となる。この部位で切断すると筋体からの出血を僅少に抑えることができる。これで上方有茎の腹直筋皮弁が挙上できたことになる。

乳房マウントの再建

⑬ 心窩部のトンネルを通過させて，筋皮弁を胸壁に出し，腹直筋の起始部膜様部を残存大胸筋外側縁に縫着する（図3）。皮弁はZone Ⅳが最上方，Ⅲが最下方となる向きに置くが，必要量に応じてZone Ⅳは切除する。

⑭ Zone Ⅲの領域は脱表皮（deepithelialize）したうえ，折りたたんで，乳房下方の自然なふくらみを再現する（図4）。

⑮ 皮膚欠損部に皮弁の皮島が露出するように，そのほかの部位は皮下に埋没させるべく脱表皮を行う。血行のよいZone ⅠまたはⅡの領域が皮島となるのが望ましい。しかし，カラーマッチ，テクスチャーマッチを考慮すれば，皮島露出は最小限にすべきである。乳癌外科治療の縮小化に従って，最近では，二次的な修正を加えれば，腹部皮弁を胸壁に露出させないで，完全に埋没させ得る症例が自験例でも増えている。

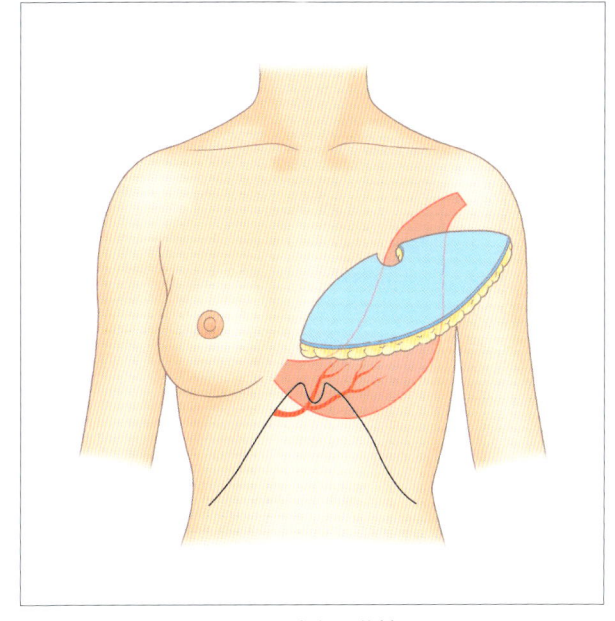

図3 皮弁の移植
腹壁皮下のトンネルを通って胸部の瘢痕切除創に皮弁を移植する。

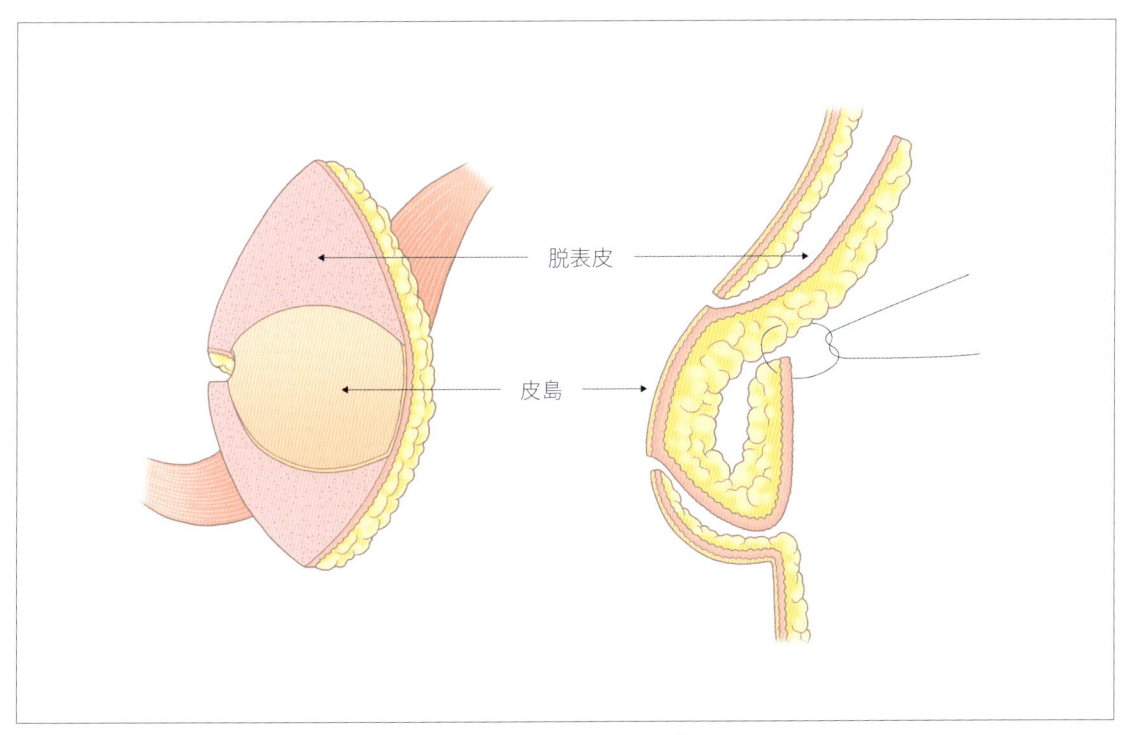

図4 皮弁のトリミング
胸壁に露出する皮島のみを残して皮弁の大部分は脱表皮される。

腹壁閉鎖

筋膜閉鎖は，前鞘が残っていない場合は患側前鞘と健側外腹斜筋膜を縫合せざるを得ないが，前述したように筋皮弁を採取してあれば，前鞘の縫合は容易である。

⑯縫合に際して，腹腔内臓器に糸をかけないよう，幅広の自在鉤などで腹膜側を保護しながら，恥骨部から始めて上方に向かって縫合していく。著者らは 3-0 バイクリルを使用している。結紮縫合した糸は切らずに腹壁側を持ち上げるように温存する。隙間に小指がめり込まない程度の縫合間隔が望ましい。心窩部付近の上方の前鞘閉鎖は，血管柄を圧迫しないよう緩めがよい。また下方，臍から恥骨に至る部位では前鞘縫合の上にマーレックスメッシュをあてて補強を行うが，腹壁の緊張をメッシュが吸収するよう，かなりの緊張をかけて縫着する。メッシュの幅は腹直筋体の幅でよい。

⑰腹壁皮弁全体を下方に牽引し，下着に隠れる下腹部に横長の創となるよう，創両端から中央に向けて縫合していく。

⑱最後に残った中央の創を閉じる前に，腹壁皮弁中央に小さな横切開を設け，円筒状に腹壁に温存した臍をこの切開孔を通して表面に出して縫着する。横切開孔は腹部中央やや上方に作製するのがよい。臍が下方に牽引され，結果として横切開孔が縦長になり，瘢痕が腹壁に引きずり込まれる自然な形の臍をつくることができる。

術後管理

術翌日から歩行可としている。初期には腹壁の緊張のため，前かがみの状態で歩行するが，約 1 週間で直立可能となる。

胸壁，腹壁ともに，それぞれ持続吸引ドレーンを留置するが，通常 2, 3 日で抜去する。術後筋体からの漿液の滲出が長く続くことがあり，ドレーン留置が 10 日程度に及ぶこともある。抜去の目安は貯留液の 1 日の排出量が 30ml 以下としている。

腹壁の保護のため，3 カ月間腹帯またはガードルの装着を勧めている。急激な腹圧上昇を来たす運動も 3 カ月間は控えてもらっている。また入院中（術後 10 日程度）はワイヤーの入らない柔らかいスポーツブラジャーを着けてもらい，退院後はワイヤー入りも許可している。

症　例

症例 1　初診時50歳，女性

右乳癌のため，他病院にて乳房切除術を受け，術後約 1 年間化学療法を施行された。術後 3 年 6 カ月の時点で再発を認めず，再建を目的に当科を受診した。TRAM flap 移植による乳房マウントの再建と，3 カ月後に乳輪・乳頭の再建を行った。乳輪は大腿内側上方，陰部近くからの植皮，乳頭は健側の乳頭を半切して移植した。同時に健側乳房の乳腺下に 150ml シリコンバッグを挿入して，豊胸術も行った（図 5）。

症例 2　初診時36歳，女性

左乳癌のため，他病院にて乳房切除術を受け，術後約 1 年間化学療法を施行された。術後 3 年で再発を認めず，再建を目的に当科を受診した。TRAM flap 移植による乳房マウントの再建を行った。4 カ月後，再建乳房の脂肪吸引と露出した皮弁の皮島を脱表皮し，完全に埋設した。さらに 6 カ月後，乳輪・乳頭の再建を行った。乳輪・乳頭ともに健側より採取して移植した（図 6）。

考　察

原法に忠実な TRAM flap 移植による美しい乳房再建の工夫

上腹壁動静脈のみからの血行を考慮すると，Zone Ⅳ は極力皮弁に含まないのが安全である。著者は個人的には上述の方法に同側の下腹壁動静脈の血管吻合を付加する方法を好んで用いている。しか

術前　　　　　　　　　　　　術後6カ月

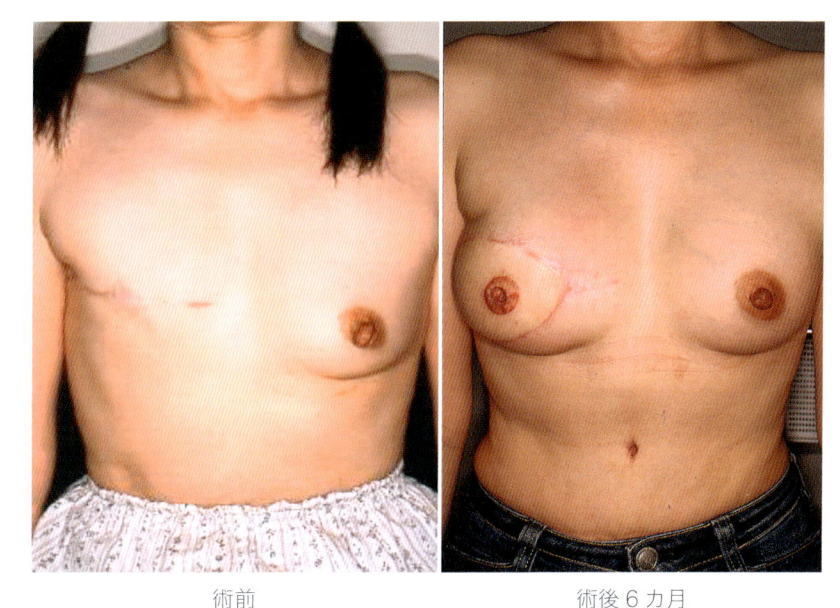

図5　症例1：50歳

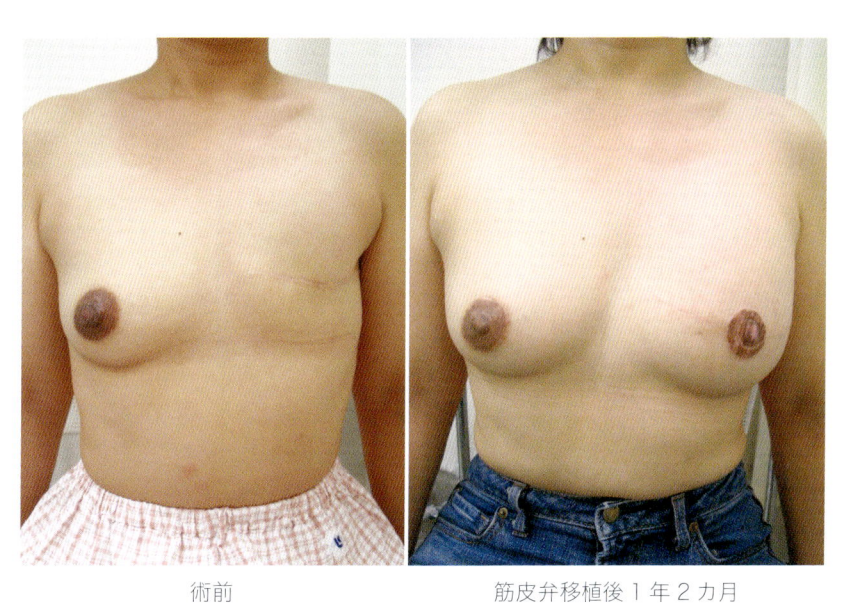

術前　　　　　　　　　　　　筋皮弁移植後1年2カ月

図6　症例2：36歳

し，その場合でも皮弁量に不足がなければ，Zone Ⅳは使用しない方針である。皮弁の壊死に至らないまでも，脂肪壊死のため，硬結となって胸壁皮下に触れる症例を経験するからである。よりよい再建乳房はカラーマッチ，テクスチャーマッチの問題もさることながら，柔らかさも極めて重要な要素である。良好に生着した腹部脂肪は柔らかさを保ち，自然で美しい下垂を再現する最高の乳房再建材料である。「走るとユサユサ揺れるんです」という術後患者の喜びの感想が何よりの傍証である。また近年乳癌の外科治療が縮小の方向に向かい，症例2のように皮弁を胸壁に露出させず，胸壁皮下に埋設できる症例も増えている。第1回目の皮弁移植術の際，少し大きめに再建しておき，二次的に脂肪吸引でボリュームを減らし，同時に皮弁をdenudeして埋設すれば単純な縫合線のみの瘢痕にすることができる。よってカラーマッチ，テクスチャーマッチの問題をも克服することができる。

本法の短所

腹直筋欠損による腹壁の脆弱性が挙げられる。術後に典型的腹壁瘢痕ヘルニアを生じることはむしろ少なく，腹壁半側全体が膨隆することが多い[6]。これを予防するため，筋膜の閉鎖とメッシュによる補強が重要である[7]。筋肉採取後の適切な処置を行え

ば，重篤な合併症を併発することはなく[8]，術後に正常分娩による出産も可能である[9,10]。また有茎にした腹直筋の折り返し部分が心窩部の膨隆となって目立つことがあるが，脱神経されているため筋体が数カ月間で萎縮し，愁訴が長く続くことはないようである。

文　献

1) Hartrampf CR, Scheflan M, Black PW : Breast reconstruction with a transverse abdominal island flap. Plast Reconstr Surg 69 : 216–224, 1982
2) Shestak KC : Breast reconstruction with a pedicled TRAM flap. Clin Plast Surg 25 : 167–182, 1998
3) Ducic I, Spear SL, Cuoco F, et al : Safety and risk factors for breast reconstruction with pedicled transverse rectus abdominis musculocutaneous flaps ; A 10 year analysis. Ann Plast Surg 55 : 559–564, 2005
4) Kim EK, Lee TJ, Eom JS : Comparison of fat necrosis between zone II and one III in pedicled transverse rectus abdominis musculocutaneous flaps ; A prospective study of 400 consecutive cases. Ann Plast Surg 59 : 256–259, 2007
5) Yamaguchi S, DeLorenzi F, Petit JY, et al : The "perfusion map" of the unipedcled TRAM flap to reduce postoperative partial necrosis. Ann Plast Surg 53 : 205–209, 2004
6) Mizgala CL, Hartrampf CR Jr, Bennett GK : Assessment of the abdominal wall after pedicled TRAM flap surgery ; 5 to 7 year follow-up of 150 consecutive patients. Plast Reconstr Surg 93 : 988–1002, 1994
7) Kind GM, Rademaker AW, Mustoe TA : Abdominal wall recovery following TRAM flap ; A functional outcome study. Plast Reconstr Surg 99 : 417–428, 1997
8) Petit JY, Rietjens M, Garusi C, et al : Abdominal complications and sequelae after breast reconstruction with pedicled TRAM flap ; Is there still an indication for pedicled TRAM in the year 2003? Plast Reconstr Surg 112 : 1063–1065, 2003
9) Chen L, Hartrampf CR Jr, Bennett GK : Successful pregnancies following TRAM flap surgery. Plast Reconstr Surg 91 : 69–71, 1933
10) Collin TW, Coady MS : Is pregnancy contraindicated following free TRAM breast reconstruction? J Plast Reconstr Surg 59 : 556–559, 2006

I 乳癌術後の乳房再建

6 血管吻合付加腹直筋皮弁による乳房再建

山本 有平

Summary

1. われわれは，上腹壁血管系で栄養される横方向の有茎腹直筋皮弁に同側あるいは対側の浅・深下腹壁血管系をもう1つの血管柄として加え，それを欠損部周囲の適切な血管と付加吻合する血管吻合付加腹直筋皮弁を用いた乳房再建を経験してきた。

2. 本皮弁は，有茎で用いる腹直筋と同側の浅・深下腹壁血管系を付加吻合する同側型血管吻合付加腹直筋皮弁（Ipsilateral microvascularly augmented TRAM flap）と対側の浅・深下腹壁血管系を付加吻合する対側型血管吻合付加腹直筋皮弁（Contralateral microvascularly augmented TRAM flap）の2型に分類される。

3. 乳房再建では，患側乳房，健側乳房，皮弁採取部，妊娠出産の予定等に対し，十分な術前検討を行い，血管吻合付加腹直筋皮弁の術式の適応を決定することが重要である。

4. 血管吻合付加腹直筋皮弁を用いた乳房再建において，浅あるいは深下腹壁血管系および動静脈いずれの付加吻合がより効果的であるかという問題については，個々の症例により所見が異なり，また，切除する皮弁辺縁部や表皮切除し皮下に埋入する皮弁部分の範囲にも影響される。

はじめに

われわれの施設において，乳房再建に血管吻合付加腹直筋皮弁を用いるようになってから20年が経過しようとしている[1〜9]。その間に，国内外より乳房再建に利用する腹直筋皮弁に関する解剖学的考察および臨床成績が多数報告され，血管吻合付加腹直筋皮弁を用いた乳房再建の概念や術式は多様化してきた。

これまでのわれわれの経験に基づいた乳房再建における血管吻合付加腹直筋皮弁の概念，手術手技，適応等について述べる。

概 念

乳房再建は"再建外科"と"美容外科"の両者の外科的素養により成り立つ。まず，再建に必要とする十分な量の軟部組織を皮弁として欠損部に移植する再建外科が行われ，次に，移植した皮弁を左右対称性の美しい乳房にtailoringする美容外科が行われ，乳房は蘇る。この"再建外科"の部分において最も重要なことは，乳房を作成する材料となる皮弁に壊死や脂肪変性を可能なかぎり生じさせないことである。われわれが血管吻合付加腹直筋皮弁を用いた乳房再建を行ってきた意義はここにある。血管吻合付加腹直筋皮弁を用いることにより，従来の上腹壁血管系で栄養される有茎腹直筋皮弁や下腹壁血管系で栄養される遊離腹直筋皮弁に比べ，皮弁壊死や脂肪変性が発生する危険性を少なくし，乳房を再建するために必要とされる十分な量の軟部組織の安全な確保を目指してきた。

解 剖

　腹直筋は上腹壁血管系と深下腹壁血管系の2方向の血流支配を受ける筋肉である。また，下腹部皮膚および脂肪組織の血流支配は上腹壁血管系よりも浅・深下腹壁血管系が主たる役割を果たしている[10)11)]。乳房再建に用いられる血管吻合付加腹直筋皮弁はこの解剖学的所見に基づいており，従来の上腹壁血管系で栄養される有茎腹直筋皮弁に同側あるいは対側の浅・深下腹壁血管系をもう1つの血管柄として加え，それを欠損部周囲の適切な血管と付加吻合し，2方向より血流支配を受ける横方向腹直筋皮弁（TRAM Flap）である（**図1**）。

　われわれは，有茎で用いる腹直筋と同側の浅・深下腹壁血管系を付加吻合するものを同側型血管吻合付加腹直筋皮弁（ipsilateral microvascularly augmented TRAM flap）（**図2**），対側の浅・深下腹壁血管系を付加吻合するものを対側型血管吻合付加腹直筋皮弁（contralateral microvascularly augmented TRAM flap）（**図3**）と呼称している。乳房再建に安全に利用できる組織量は，付加吻合を行う血管系の血行支配領域により，対側型血管吻合付加腹直筋皮弁の方が同側型血管吻合付加腹直筋皮弁に比べて大きいと考えられる。

術前の評価

　乳房再建における術前評価の重要なポイントを列記する。
1）患側乳房について
　　・乳切術式
　　・乳切術の瘢痕の方向
　　・大胸筋の残存の有無
　　・残存大胸筋の萎縮程度
2）健側乳房について
　　・大きさおよび形状
　　・患者の乳房固定・縮小術の希望の有無
3）皮弁採取部について
　　・下腹部の軟部組織の量
　　・瘢痕の有無
4）妊娠出産の予定

　以上の点を十分に検討し術式を決定するが，以下に，術式の適応についてのわれわれの基本的な方針を記載する。

同側型血管吻合付加腹直筋皮弁を用いる症例

● 単純乳房切除，非定型的乳房切除術後例：
　　大胸筋が温存されるため，必要とされる皮弁軟部組織量は中程度である。
● 横方向の乳切術瘢痕例：
　　上方の胸部皮膚が残存されるため，必要とされる皮弁皮膚成分は中程度である。
● 健側乳房の固定・縮小術希望例：
　　左右対称性の乳房を作成するために必要とされる皮弁軟部組織量は中程度である。
● 妊娠出産予定例：
　　一側のみの腹直筋を使用するに留まるので，腹壁の支持性への影響は少ない。

対側型血管吻合付加腹直筋皮弁を用いる症例

● 大胸筋に萎縮が認められる非定型的乳房切除，定型的乳房切除，拡大乳房切除術後例：
　　大胸筋筋体の組織量を含め，多くの皮弁軟部組

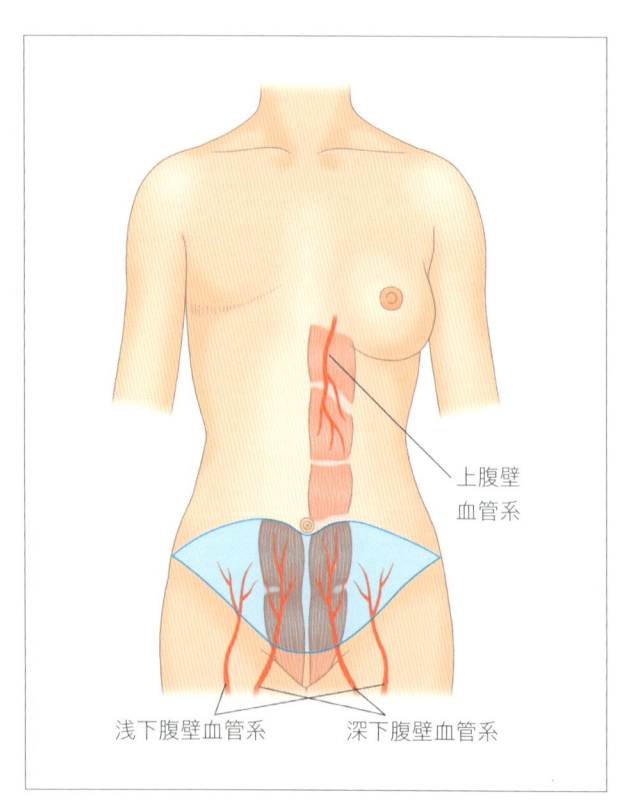

図1　血管吻合付加腹直筋皮弁（Microvascularly augmented TRAM flap）に利用される腹壁血管系

I．乳癌術後の乳房再建

（a）デザイン　　　　　　　　　　　　（b）皮弁の挙上

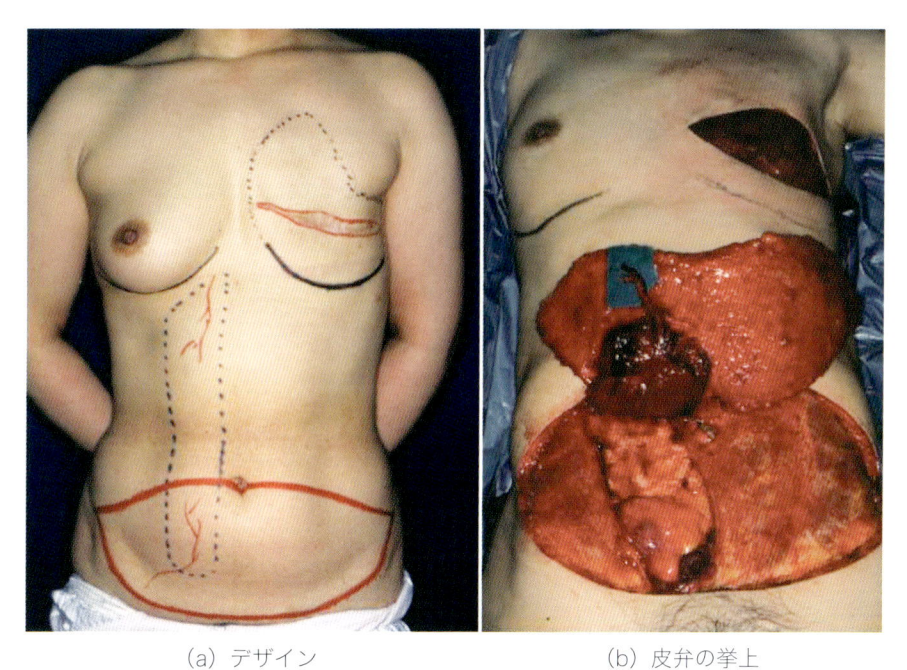

図2　深下腹壁血管系を含む同側型血管吻合付加腹直筋皮弁
（Ipsilateral microvascularly augmented TRAM flap）

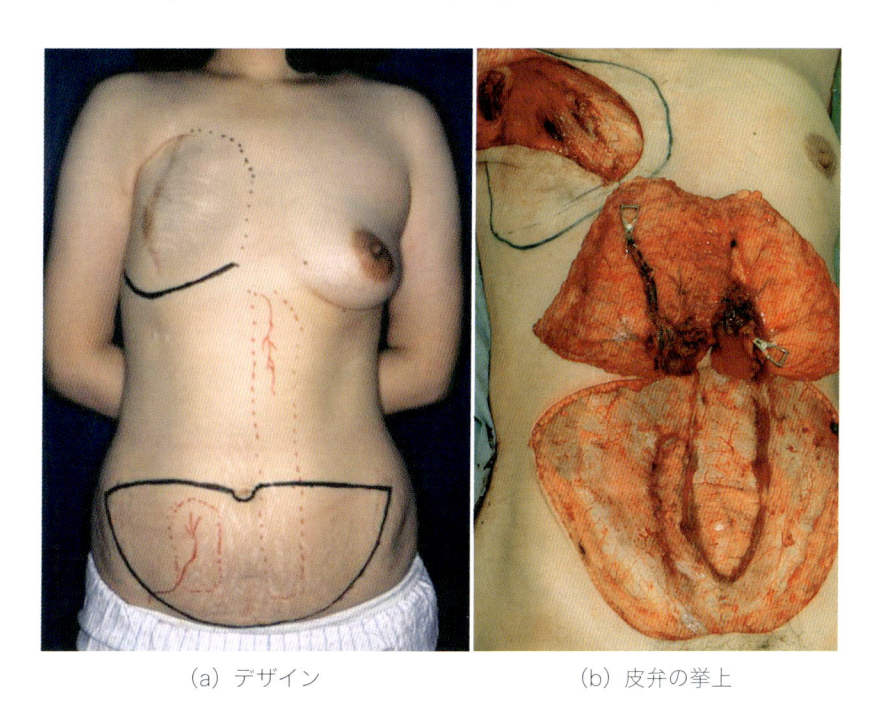

（a）デザイン　　　　　　　　　　　　（b）皮弁の挙上

図3　深下腹壁血管系を含む対側型血管吻合付加腹直筋皮弁
（Contralateral microvascularly augmented TRAM flap）

織量が必要とされる。
- 縦方向の乳切術瘢痕，植皮が施行されている例：
  上方の胸部皮膚や乳房皮膚が広範囲に切除されているため，多くの皮弁皮膚成分が必要とされる。
- 健側乳房が大きく，下腹部軟部組織量が少ない例：
  左右対称性の乳房を作成するためには，下腹部全体の軟部組織が必要とされる。
- 下腹部正中に瘢痕が存在する例（帝切後等）：
  皮弁両側を栄養する独立した血管系が必要である。

手 技

血管吻合付加腹直筋皮弁の挙上

通常，患側乳房と反対側の腹直筋を上方茎としたTRAM flapをデザインし，従来の上腹壁血管系で栄養される有茎腹直筋皮弁に加え，浅・深下腹壁血管系をもう1つの血管柄として皮弁内に含め，皮弁を挙上する。

①最初に，浅下腹壁血管系を注意深く剝離し，吻合に適した口径をもつかどうかを確認する。われわれの経験では，浅下腹壁静脈は十分な大きさの口径をもつが，浅下腹壁動脈は通常細く，吻合には適さないことが多い。

②次に，腹直筋筋鞘と筋体を切離し，深下腹壁動静脈の剝離を行う。最近では，対側の深下腹壁動静脈を利用する際には，腹直筋の犠牲を少なくするために対側の筋体や筋鞘の採取を最小限とする穿通枝型にしている。浅・深下腹壁いずれの血管茎も約10cmの長さで採取する。

③上方茎腹直筋皮弁の挙上の際に採取する筋体は，下腹部では臍周辺の穿通枝を含めて筋体外側を残すintramuscular dissectionとするが，臍上方部の上腹壁—深下腹壁血管系のvascular connectionが細い数本のnetworkになっている[10)12)]中・下—上腱画部では筋体の全幅を採取するのが血行の面より安全である。

吻合血管の選択および血管吻合

④付加吻合を行う吻合血管は，皮弁が設定される位置を考慮し，胸背動静脈を第1選択としている（図4）。

適切な静脈が確認できない場合は，上腕動脈に伴行する2本の上腕静脈の1本を，上腕内側に皮切を加え，皮下トンネル下に腋窩部へ反転させ利用している。同側型血管吻合付加腹直筋皮弁を用いる場合は，下腹壁血管系の移動距離に制限が生じるため，症例により胸背動静脈を中枢側で切離し，反転させretrograde flowとして付加吻合を行う。対側型血管吻合付加腹直筋皮弁を用いる場合は，下腹壁血管系の移動距離が大きいので，肩甲回旋，肩甲下，腋窩動静脈との付加吻合が可能である。

われわれは，生理的な血行再建を目指しており，原則として動静脈両方の付加吻合を行うように努めているが，前述のように浅下腹壁動脈は口径が小さく，これまで付加吻合に用いたことはない。そのため，動脈付加吻合には，深下腹壁動脈を利用している。静脈付加吻合には，浅・深下腹壁静脈のいずれを利用してもよいと考えている。

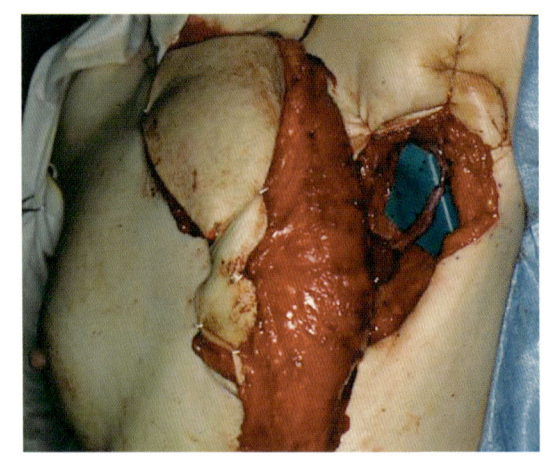

図4 深下腹壁動静脈と胸背動静脈の血管付加吻合

血管吻合付加腹直筋皮弁のtailoring

⑤患側乳房の陥凹部に合わせて皮弁を設定する。

通常，同側型血管吻合付加腹直筋皮弁を用いる場合は，皮弁は内上方—外下方の斜め方向に設定することが多く，一方，対側型血管吻合付加腹直筋皮弁を用いる場合は，皮弁は縦方向に設定することが多い。血管吻合部が腹直筋皮弁の設定の自由度に制限を及ぼすことはほとんどない。

⑥皮弁のtailoringは，患者を座位として，上方部—内側部—下方部—外側部の順に行う。われわれは，同側型血管吻合付加腹直筋皮弁を用いる場合，皮弁のZone Ⅳの血行は不安定と考えているので，Zone Ⅳ部分を利用する際には，原則としてZone Ⅳの皮膚成分は利用せず，表皮切除し皮下に埋入するようにしている。浅下腹壁静脈を付加吻合した症例では，浅下腹壁静脈の走行部位領域の表皮切除を行う際に，静脈を傷つけないように注意する。

皮弁採取部の処置

⑦対側型血管吻合付加腹直筋皮弁の挙上の際，対側の腹直筋筋鞘を深下腹壁動静脈に含めて採取した場合には，腹直筋鞘の単純縫縮に大きな緊張がかかる。2人の術者が同時に両側の筋鞘の縫縮を行い，筋鞘の脆弱が術中に認められた場合は，マーレックスメッシュを補綴し，腹壁の支持性を高める。対側の深下腹壁動静脈を穿通枝型として採取した場合には，筋鞘の単純縫縮は容易である。

術後管理

本術式において，術後管理で特に注意する点は，血管吻合側の上腕の安静を術後1週間ほど保つことである。血流改善薬の投与はプロスタグランジンE1を術後1週間程度投与している。ドレーンは，次の部に留置する。

1）皮弁上方表皮切除部
2）胸部正中―再建乳房下溝
3）血管付加吻合部
4）両側上腹部（2本）

1）はペンローズとし術後2日に抜去し，2）〜4）は陰圧式とし術後1週以内に抜去する。他は通常のTRAM Flapを用いた乳房再建の際と同様である。

症　例

症例1　57歳

右非定型的乳房切除術後であり，乳切術の瘢痕は横斜方向であった。大胸筋は残存しているが萎縮は中〜重度である。健側乳房は良好な形状であり，患者に乳房固定・縮小術の希望はない。皮弁採取部である下腹部の軟部組織の量は十分である。今後の妊娠出産の予定はない。

以上より，同側型血管吻合付加腹直筋皮弁による乳房再建を施行した。左腹直筋を上方茎とする腹直筋皮弁を挙上し，右胸背動静脈の前鋸筋枝と左深下腹壁動静脈を血管付加吻合した。皮弁の生着は良好であった。その後，脂肪吸引器による修正術，star flapとmedical tattooingを用いた乳頭乳輪再建を行った（図5）。

症例2　60歳

左定型的乳房切除術後であり，乳切術の瘢痕は縦方向である。大胸筋は完全に切除されている。健側乳房は良好な形状であり，患者に乳房固定・縮小術の希望はない。皮弁採取部である下腹部の軟部組織の量は十分である。今後の妊娠出産の予定はない。

以上より，対側型血管吻合付加腹直筋皮弁による乳房再建を施行した。右腹直筋を上方茎とする腹直筋皮弁を挙上し，穿通枝型として採取した左深下腹壁動静脈と左胸背動静脈を血管付加吻合した。腹直筋鞘の単純縫縮は容易であり，マーレックスメッシュ等の補綴を必要としなかった。術後皮弁の生着は良好であった。その後，脂肪吸引器によるSAL修正術，star flapとmedical tattooingを用いた乳頭乳輪再建を行った（図6）。

考　察

再建外科における血管付加吻合の概念

1947年，Longmireが報告した血管吻合を付加した有茎空腸による食道再建に始まる[13]。その後，血管付加吻合はマイクロサージャリーの進歩とともに，移植組織の末梢部や辺縁部の血流不全を改善するために，または移植組織本来の血流状態を再現するために，血管吻合付加胃管，有茎空腸，有茎結腸等の術式として食道再建外科領域や腹直筋皮弁を中心とした皮弁外科領域において広く応用されてきた。皮弁外科領域では，1987年，Harashinaらが上方茎横方向腹直筋皮弁による乳房再建例において，有茎で用いる腹直筋と対側の浅・深下腹壁血管系の付加吻合を行い，"augmentation of circulation"という表現を用いて報告している[14]。その後，皮弁外科領域における血管付加吻合は"supercharge"[15]，"turbocharge"[16]，さらに"microvascular augmentation"[2]などと称さ

(a) 術前

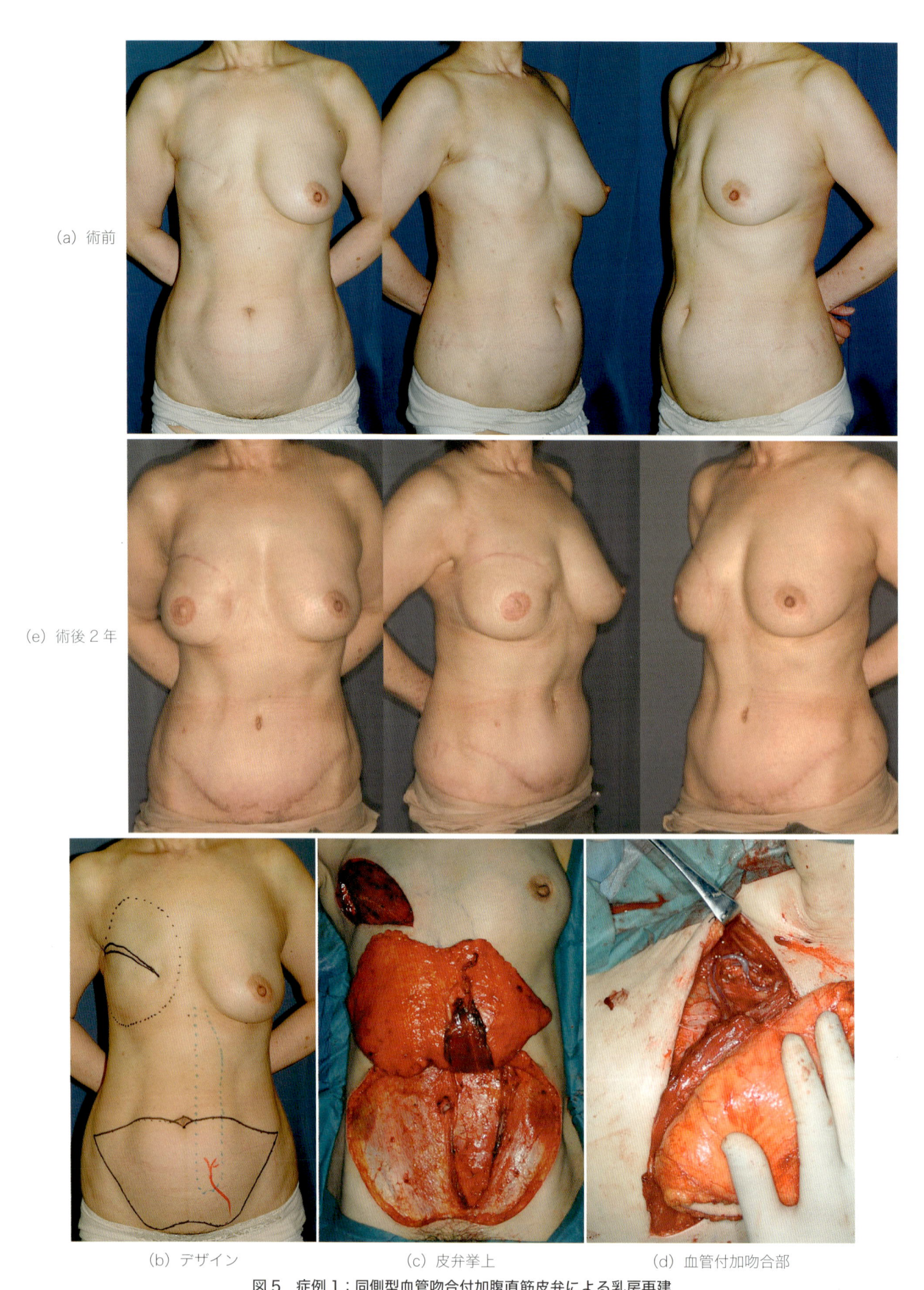

(e) 術後2年

(b) デザイン　　　(c) 皮弁挙上　　　(d) 血管付加吻合部

図5　症例1：同側型血管吻合付加腹直筋皮弁による乳房再建
(山本有平：私の手術と合併症回避のコツ；乳房再建；TRAM flap を用いた body contouring surgery. 形成外科 51：917-925, 2008 より一部引用)

56　Ⅰ. 乳癌術後の乳房再建

(a) 術前

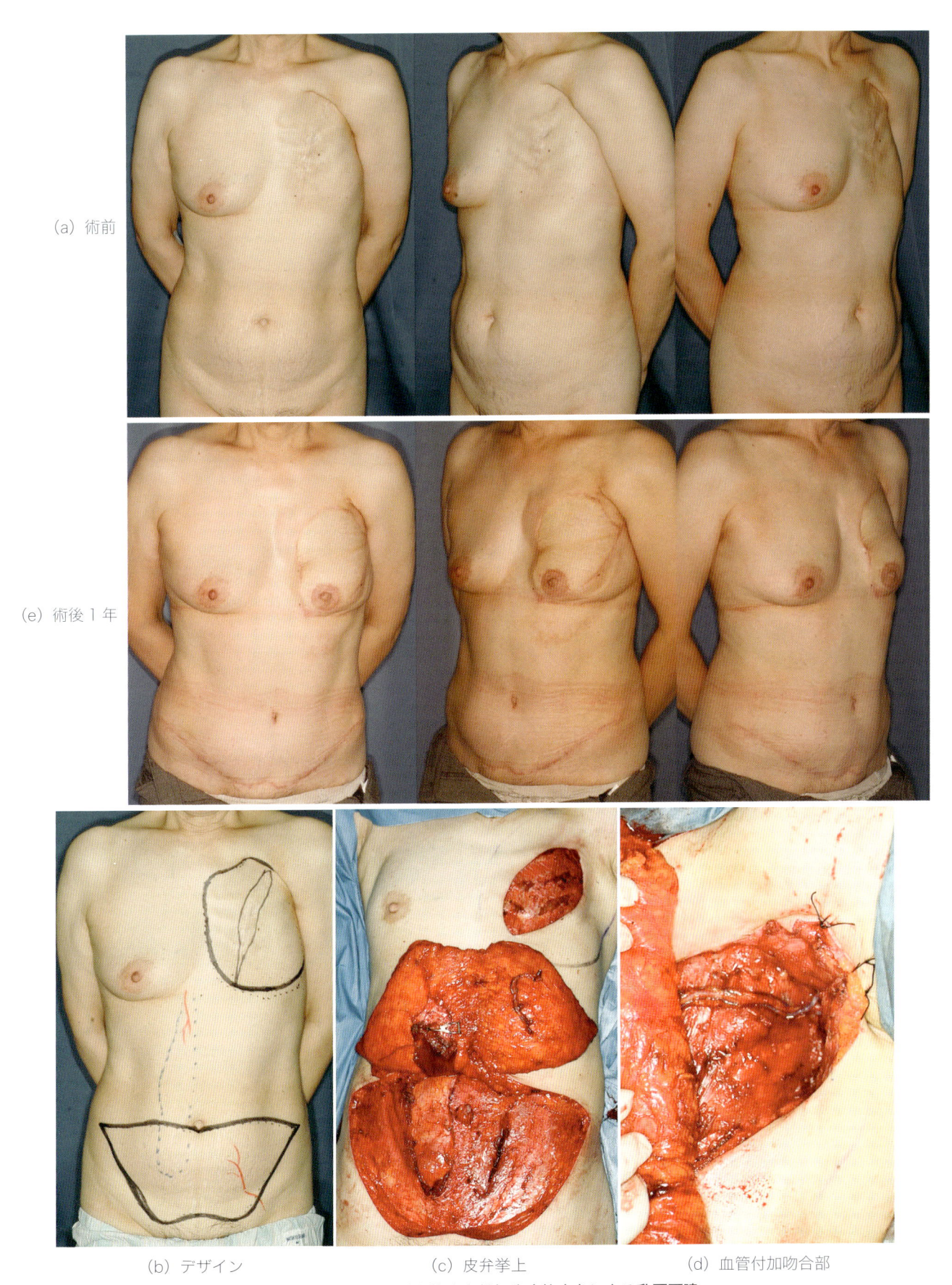

(e) 術後1年

(b) デザイン　　　　　　　（c) 皮弁挙上　　　　　　　（d) 血管付加吻合部

図6　症例2：対側型血管吻合付加腹直筋皮弁による乳房再建

6. 血管吻合付加腹直筋皮弁による乳房再建　57

れ，多くの工夫がなされ，さまざまな術式が開発されてきた。

われわれが乳房再建に用いてきた血管吻合付加腹直筋皮弁

　従来の上腹壁血管系で栄養される横方向の有茎腹直筋皮弁に同側あるいは対側の浅・深下腹壁血管系をもう1つの血管柄として加え，それを腋窩周囲の適切な血管と付加吻合するものである。上腹壁血管系と浅・深下腹壁血管系の2方向より血流を供給される本皮弁は，下腹部の皮膚および軟部組織を生理的な状態で，最大限にかつ安全に利用でき，術後皮弁壊死や脂肪変性の可能性を最小限とする。また，2つの血管茎をもつことにより，仮に一方の血管茎が傷害を受けた場合でも，もう一方の血管茎よりの血流は保たれるため，本術式の安全性は極めて高いと考えられる。浅あるいは深下腹壁血管系および動静脈いずれの付加吻合がより効果的であるかという問題は，臨床例では切除する皮弁辺縁部や表皮切除し皮下に埋入する皮弁部分の範囲にも大きく影響されるため，一概に答えを出せない。血管付加吻合に関する消化管や皮弁を用いた動物実験では，動脈の付加吻合がより重要であるという報告[17)18)]がなされているが，実験モデルと個々の臨床例では種々の条件が大きく異なる。今後，乳房再建における血管吻合付加腹直筋皮弁に関し，さらに臨床例を重ね，詳しい検討が必要である。

文 献

1) 野平久仁彦，新冨芳尚，大浦武彦：横方向の腹直筋皮弁を用いた乳房再建術；乳房と腹部を含めた，整容的な改善をめざして．日形会誌 10：19-32, 1990
2) Yamamoto Y, Nohira K, Sugihara T, et al：Superiority of the microvascularly augmented flap；Analysis of 50 transverse rectus abdominis myocutaneous flaps for breast reconstruction. Plast. Reconstr Surg. 97：79-83, 1996
3) 野平久仁彦，新冨芳尚，山本有平ほか：TRAM flap を用いた乳房再建．形成外科 40：655-661, 1997
4) 山本有平，杉原平樹：血管吻合付加腹直筋皮弁による乳房再建．乳房・乳頭の再建 最近の進歩．山田敦編著，pp128-137, 克誠堂出版，東京，1999
5) 山本有平：乳房再建手術や整容手術を受ける患者の看護ポイント．OPE nursing 14：44-49, 1999
6) Yamamoto Y：Follow-up；Superiority of the microvascularly augmented flap；Analysis of 50 transverse rectus abdominis myocutaneous flaps for breast reconstruction. Plast Reconstr Surg 108：1025-1028, 2001
7) 山本有平，杉原平樹，野平久仁彦：再建外科における standard flap；乳房再建．形成外科 44：859-866, 2001
8) 山本有平：腹直筋皮弁による再建．乳房再建術；スペシャリストの技のすべて．岩平佳子編，pp59-60, pp88-97, 南山堂，東京，2005
9) 山本有平：私の手術と合併症回避のコツ；乳房再建；TRAM flap を用いた body contouring surgery. 形成外科 51：917-925, 2008
10) Boyd JB, Taylor I, Corlett R：The vascular territories of the superior epigastric and the deep inferior epigastric systems. Plast Reconstr Surg 73：1-16, 1984
11) Harris NRII, Webb MS, May JWJr：Intraoperative physiologic blood flow studies in the TRAM flap. Plast Reconstr Surg 90：553-558, 1992
12) Whetzel TP, Huang V：The vascular anatomy of the tendinous intersections of the rectus abdominis muscle. Plast Reconstr Surg 98：83-89, 1996
13) Longmire WP：A modification of the Roux technique for antethoracic esophageal reconstruction；Anastomosis of the mesenteric and internal mammary blood vessels. Surgery 22：94-100, 1947
14) Harashina T, Sone K, Inoue T, et al：Augmentation of circulation of pedicled transverse rectus abdominis musculocutaneous flaps by microvascular surgery. Br J Plast Surg 40：367-370, 1987
15) Beegle, PHJr：Microvascular augmentation of TRAM flap circulation ("Supercharged" TRAM). Hartrampf's breast reconstruction with living tissue, edited by Hartrampf CRJr, pp175-182, A Hampton Press Publication, Norfolk, 1991
16) Yamamoto Y, Nohira K, Shintomi, Y, et al："Turbo charging" the vertical rectus abdominis myocutaneous (turbo-VRAM) flap for reconstruction of extensive chest wall defects. Br J Plast Surg 47：103-107, 1994
17) Ueda K, Harashina T, Ohba S, et al：Which vessel is more important in supercharged flap, artery, vein, or both?；An experimental study. J Reconstr Microsurg 10：153-155, 1994
18) 関堂充：イヌを用いた有茎空腸の血流動態に関する実験；有茎空腸遠位部生着における動静脈の優位性．日マイクロ会誌 1：1-7, 2005

7 遊離腹直筋皮弁による乳房再建

武石 明精

Summary

自家組織移植による乳房再建では多くの皮弁が報告されているが，そのなかでも横型腹直筋皮弁（以下，TRAM flap）は最も選択する機会が多い皮弁である。皮弁採取後の腹直筋の犠牲を考えると，TRAM flapのなかでも筋体を温存できるfree MS2 TRAM flapかDIEP flapが乳房再建に良い適応である。

乳房再建は単なる皮弁移植ではなく，左右対称の乳房を作製することが重要である。そのため形態作成は術者の経験や勘に頼った手技ではいけない。一次再建，二次再建両方で応用できるランドマークを知ることと，皮弁壊死や部分脂肪壊死，皮弁採取部の合併症の回避が重要となる。本稿では乳房の解剖に適した形態作成時のランドマークの設定，安全な皮弁採取法，画像診断を用いた個々の症例に応じた安全性の高い手術法，安全性と整容性を考慮した皮弁採取部の閉鎖法を述べる。

はじめに

乳癌の増加に伴い，乳房再建の需要も増加傾向にあるが，いまだに標準化された再建術式はない。自家組織移植による乳房再建ではさまざまな皮弁が報告されている[1〜5]。腹直筋皮弁は，採取できる脂肪組織量，深下腹壁動静脈の解剖学的安定性と血管茎の長さ，体位変換の不必要性，われわれ有色人種における皮膚のカラーマッチのよさなどの観点から第1選択となる皮弁である。腹直筋皮弁は血行形態から有茎，両側茎，血管吻合付加，遊離皮弁があり，皮島の方向から横型のTRAM flapと縦型のVRAM flapがある。皮弁血行の安定性，筋体の犠牲，皮弁採取部の瘢痕を考慮すると遊離腹直筋皮弁が第1選択の皮弁といえる[6]。皮弁移植では移植する皮弁だけでなく，皮弁採取後の採取部の機能欠損も考慮する必要がある。本稿では遊離腹直筋皮弁による乳房再建について，適応，術前評価，手術手技，合併症の回避とその対策について述べる。

概念

遊離腹直筋皮弁

遊離腹直筋皮弁は，腹直筋の採取法の違いによってMS（muscle sparing）-0からMS-3まで4つのタイプに分類される。MS-0は筋腹をすべて含める従来から行われている筋皮弁である。MS-1は外側穿通枝の外側の筋体だけを温存する筋皮弁である。MS-2はMS-1に加えて内側穿通枝の内側の筋体も温存する筋皮弁である。MS-3は筋体をまったく含まない穿通枝皮弁であり，DIEP（deep inferior epigastric perforator）flapと呼ばれている。MS-0からMS-2は，遊離腹直筋皮弁として皮弁に含まれる穿通枝の数が同じであるため，皮弁血行に差はない。しかし，MS-3は，皮弁に含める穿通枝の数や内外側どちらの穿通枝を選択するかによって皮弁生着域が異なってくる。再建症例ごとに皮弁血行，筋体の犠牲，皮弁の自由度等を考慮していずれの皮弁を選択するかを決定する。

術前の評価

組織量の評価

脂肪

　採取可能な組織量で目的とする乳房再建が可能かどうかを，術前に必ず把握する。必ず坐位か立位で，再建する乳房（二次再建では健側乳房）を両手で包み込むようにして組織量を把握する。次に仰臥位で両膝を屈曲させ，術中と同じ体位で皮弁採取部を乳房と同じように両手で包み込むようにして組織量を把握する。この際，ZoneⅣに相当する部分は除外して考える。遊離腹直筋皮弁の採取部位である下腹部は，背部，大腿，殿部などの部位と比べると比較的組織量に余裕がある部位であるが，脂肪が少ない場合がある。また大きく下垂した乳房などでは下腹部では組織量が足りない場合がある。その場合は，術後二次的に健側の縮小術を行う，血管吻合付加腹直筋皮弁などより多くの組織量が採取できる術式に変更するなどの手術計画を立てる必要がある。術前に，患者と十分に相談して術式を選択すべきである。二次的に縮小術を行う場合には縮小した乳房の大きさと形態を考慮して乳房再建の計画を立てる。

皮膚

　脂肪だけでなく，必要な皮膚の範囲も把握する必要がある。近年乳癌手術は縮小傾向にあるため，一次再建で皮膚が不足することはほとんどないが，二次再建では比較的広範囲に皮弁の皮膚が必要となる症例がある。健側乳房の縦径と横径を計測し，必要な皮膚量を把握すべきである。特に放射線治療の既往がある場合は，皮膚の伸展性が悪く形態作成の際の補助切開により，より多くの皮膚が必要となる場合がある。また，植皮がされている症例や放射線照射後で皮膚の状態が悪い症例では，剥離後に血行が悪くなることがあるため，注意が必要である。

腹部手術瘢痕症例

　腹部手術の既往がある症例では，瘢痕の位置により採取可能な組織量が変わる。基本的に瘢痕より末梢は含めないで組織量を計算する。症例によっては皮弁のデザインの位置を考慮する[7]。手術によっては深下腹壁動静脈や穿通枝が損傷されている可能性があるため，術前画像診断で確認する必要がある。

肥満症例

　著者の経験では肥満度が高くなるにつれて，皮弁部分脂肪壊死や腹壁瘢痕ヘルニアなどの合併症が生じる可能性が高くなる。一期的縫合閉鎖を目的として採取できる皮弁の幅は長くなるものの，側腹部の採取範囲は非肥満症例より狭くなると考える必要がある[8]。肥満症例では乳房も大きく下垂していることが多く，得てして大きな皮弁を採取しがちであるが，むしろ皮弁のデザインは通常のTRAM flapより小さくした方が合併症が少ない。

移植床血管

　遊離皮弁による乳房再建では移植床血管の選択も重要である。一般的には内胸動静脈か胸背動静脈が移植床血管として用いられる。胸部にはほかに外側胸動静脈や胸肩峰動静脈があるが，前者は症例によっては細く血管吻合に適さないことがあり，後者は展開のために鎖骨下部に補助切開を加える必要が生じることがあり，服装によっては手術瘢痕が露出部に来ることになるため一般的ではない。内胸動静脈も胸背動静脈も解剖学的には安定した血管であるが，一次再建，二次再建を問わず術前に画像診断で確認することが望ましい。著者は薬剤アレルギーやアレルギー疾患や腎機能障害がある症例以外は術前に造影三次元CTを行っており，腋窩郭清をうけた二次再建症例では約1/3の症例で胸背動脈に狭窄，蛇行，途絶などの所見が見られた[9,10]。近年CTの発達により短時間で胸腹部が撮影可能となり，下腹壁動脈穿通枝の描出も同時に行うことができるため皮弁採取にも有用な方法である。

　一次再建で腋窩郭清を行った症例は胸背動静脈を第1選択にしている。腋窩郭清時に胸背動静脈が展開されておりアプローチが容易である。センチネルリンパ節生検（以下，SNB）が陰性で腋窩郭清を行わない症例では内胸動静脈を第1選択にしている。しかし，skin-sparing mastectomy（以下，SSM）のように前胸部の手術創が小さい場合は内胸動静脈の展開のために新たに皮切を追加しなけれ

ばならない。そのような症例では，腋窩郭清を行っていなくても整容面を考慮し胸背動静脈を第1選択とする。

二次再建症例では腋窩郭清の影響で胸背動静脈周囲に瘢痕があり，それに伴う走行異常も見られる。そのため，二次再建では原則的に内胸動静脈を第1選択にしている。これに対して，一次再建同様SSM後の二次再建で皮膚の萎縮が少ない症例では，胸背動静脈を第1選択としている。しかし，一次再建と異なり腋窩郭清が行われている症例では，胸背動静脈が狭窄や途絶している可能性もある。その際には無理をせず，新たな皮切を加えてでも内胸動静脈を展開する。内胸動静脈を移植床血管として用いる利点は，血栓形成により皮弁壊死が生じた場合の二次再建に広背筋皮弁ができることである。

手技

前胸部の展開

- 一次再建症例ではあらためて皮下を剝離する必要はないが，乳腺全摘操作で皮膚が薄く剝離されていたり電気凝固で皮膚が熱傷を生じ術後明らかに壊死になると考えられる部分の皮膚は迷わず切除する。乳房再建後に壊死が生じ皮膚を切除するよりは，あらかじめ皮膚を切除してから乳房再建を行った方が再建乳房の形態はきれいである。
- 二次再建症例では手術瘢痕を利用して進入し，皮下を剝離する。剝離範囲は頭側と内側は浅在筋膜深葉の断端が確保できる部分まで剝離する。慣れると浅在筋膜深葉を見つけるのは難しくないが，確認できない場合には皮膚と大胸筋の間に瘢痕がない正常の脂肪層が現れるところまで剝離する。尾側は健側の乳房下溝線を参考に同じ範囲を剝離する。術前に健側を参考に皮膚にマークした線を目安に剝離をするが，剝離が進むにつれて皮膚にマークした位置が尾側に移動し皮下を剝離しすぎるため注意が必要である。術前に坐位で健側の乳房下溝線，特にその最下点と肋骨の位置関係を把握し，それと同じ肋骨の位置を目安に剝離するとよい[11]。

移植床血管

- 一次再建症例で腋窩郭清が行われている場合では，胸背動静脈の展開は容易である。この際，胸背動静脈が結紮や損傷されていないかを確認する必要がある。SSM症例では移植床血管として胸背動静脈を選択する。この際SNBの切開がある場合にはそれを利用し胸背動静脈を展開する。必要に応じて補助切開を加える。腋窩の瘢痕は術後目立つ部位ではない。無理して小さな創でマイクロサージャリーの操作を行うと合併症の危険度が高くなるため，十分な補助切開を加えることを薦める。同様に胸背動静脈を展開した創からSSM切開層までの皮下トンネルも十分に剝離する。前腋窩線縦切開でSSMが行われている症例では同じ創から胸背動静脈の展開が可能である。
- SSMと一次再建で腋窩郭清が行われた症例以外の症例では原則として内胸動静脈を移植床血管として選択する。通常，内胸動静脈展開では第4肋軟骨を切除している（図1-①）。内胸静脈が細く血管吻合ができない場合は，第3肋軟骨を切除してより中枢まで展開する。内胸静脈は第3肋骨〜第3肋間で2本に分岐していることが多く，第3肋軟骨を切除することで分岐前の太い血管を確保できる。それでも，細く血管吻合に適さない場合は移植床血管を胸背動静脈へ変更するように手術計画を立てる。内胸動脈では伴走静脈が細い症例があり，著者も吻合を回避した経験がある。しかし，著者の経験上，内胸静脈の場合は血管吻合が可能であれば，たとえ細く口径差があっても血管吻合後に灌流障害を来たすことはない。

皮弁の採取

① 術前の計画に従って皮弁をデザインし，それに沿って皮下に10万倍ボスミン生食かエピネフリン加の局所麻酔薬を注射する。全周性に皮膚切開を加え，その後，いったん止血を行う。

② 次に電気メスでscarpa fasciaまで切開する。この際，皮弁の尾側に浅下腹壁動静脈が出てくるのでこれを結紮もしくは凝固止血する。さらに電気メスで腹壁まで切開を進める。

③ 次に皮弁外側から外腹斜筋，腹直筋前鞘上で皮弁

を剥離挙上するが，この際，粗性結合織でできた薄い膜様構造があるので，これを皮弁側に付けて挙上すると，下腹壁動脈穿通枝が腹直筋前鞘から出てくるところが観察しやすい。

④一般的には血管茎と反対側より皮弁を挙上する。外側から正中に向かって皮弁を挙上し臍をくり抜き温存したのち，白線部分を剥離挙上し内側の穿通枝を確認する（図1-②）。穿通枝は術前の画像診断で位置を把握し，その部分は注意して剥離する。内側穿通枝では腹直筋の内縁より内側から腹直筋前鞘を穿通するものがあり，このタイプの穿通枝は白線に非常に近い位置を通る。そのため穿通枝近くの白線部分は電気メスではなく剥離剪刀やメスなどを用いて丁寧に皮弁を剥離挙上する必要がある。

⑤血管茎と同側を同様に外側から皮弁を挙上する。皮弁の筋膜側に血管が確認できるため，これらの走行を確認し損傷しないように皮弁を挙上する。剥離が腹直筋外側縁を過ぎるとこれらの血管が腹直筋前鞘に向かって収束する部分があり，その部位に粗性結合織を通して外側穿通枝が現れる（図1-③）。穿通枝周囲は内側同様に剪刀やメスで丁寧に展開する。内側列，外側列ともにすべての穿通枝を確認したのちに皮弁の頭尾側を挙上する。

Free MS2 TRAM flap[12]の挙上

⑥穿通枝から4〜5mm離して穿通枝を取り囲むようにピオクタニンで腹直筋前鞘上にデザインをする（図1-④）。穿通枝から離れた位置で腱画を避けてデザインに切開を加える。デザインに沿ってハサミで腹直筋前鞘を切開する。穿通枝は必ずしも筋体から垂直に前鞘を貫通しているとは限らず，数mm離れた位置でも前鞘の後面を走行している可能性があり，損傷を避けるため必ず腹直筋前鞘の後面を確認しながら切開する（図1-⑤）。

⑦全周に切開を加えたのち，深下腹壁動脈が外腸骨動脈から分岐する位置まで前鞘切開を延長する。この切開は腹直筋の筋体上に加えるのがよい。腹直筋外側縁を確認しやすくするために腹直筋前鞘と腹斜筋境界部に切開を加えると，腹壁瘢痕ヘルニアを起こしやすくなる。

⑧上前腸骨棘と恥骨結合を結ぶ線と腹直筋外側縁の交点をランドマークとして腹直筋外側縁で下腹壁動静脈を確認する。腹直筋の後面を展開し筋体部分での下腹壁動静脈の走行を確認する。外側穿通枝の外側の筋を筋線維の方向に沿って鈍的に剥離しながら腹直筋後面に進入する（図1-⑥）。この際，腹直筋の後面で下腹壁動静脈の走行を確認しながら筋体を展開すると安全である。穿通枝からの分枝や肋間動脈との交通枝があれば結紮する。肋間神経は可能な限り温存するが，穿通枝間で下腹壁動静脈を跨ぐように走行しているものは温存できないので切離する。

⑨筋体の展開を最尾側の穿通枝の位置まで進める。この位置まで来ると腹直筋を持ち上げることにより，下腹壁動静脈が腹直筋外側縁まで連続して確認できる。下腹壁動静脈の分枝で穿通枝と関係ないものは結紮する。

⑩次に内側穿通枝の内側の筋体を同様に展開する。両側の展開が終了したら，それぞれの展開の頭尾側をつなげるように筋体を横切すると皮弁が挙上できる。まず尾側の筋体を切離する。症例によっては下腹壁動静脈の内外側枝が筋体の中で分岐していることがある。筋体の後面で分岐が確認できない症例では，一気に筋体を切断するのではなく，浅層からモスキート等で鈍的に筋線維を少しずつ持ち上げ血管がないことを確認しつつ筋線維を切離する。腹直筋後面で血管の分岐が確認できる症例では血管を損傷しないように筋体を切離する。尾側同様，頭側も筋体を切離するが，この際下腹壁動静脈を結紮する。

ICGによる皮弁血流評価

⑪血管茎のみで連続した状態になったところで，著者は血管茎を切り離す前にインドシアニングリーン（indocyanine green 以下，ICG）による蛍光造影を行い皮弁血流の評価を行っている。ICG 2.5mg/ml，2mlを経静脈的に全身投与する。赤外線カメラで皮弁の造影範囲を観察し，造影範囲を皮弁にマークする（図1-⑦）。

⑫その後，血管茎を切断する。皮弁の自由度や血栓が生じた際の再吻合を考慮して，血管茎はなるべく長く採取する。下腹壁静脈は末梢では2本が動脈に伴走しているが，外腸骨静脈への合流部では1本になっている。2本のままで合流している症

例でも合流部近くでほとんどの場合，静脈間の交通枝がある．移植床血管の静脈が1本の場合はこの部分を利用して血管吻合をするとよい．

血管吻合

⑬乳房形態作成に有利なように，なるべく血管茎の長さに余裕ができる位置で血管吻合を行う．前胸部に皮弁を移植した状態で血管茎に捻れが生じな

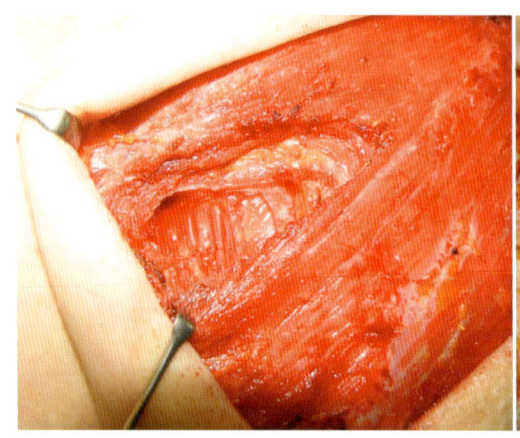

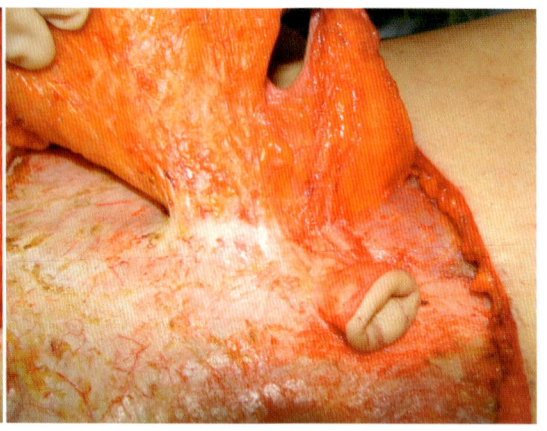

①第Ⅳ肋軟骨を切除し，内胸動静脈を展開する．

②血管茎と反対側から皮弁を挙上し，内側穿通枝を確認したところ（右が頭側）．

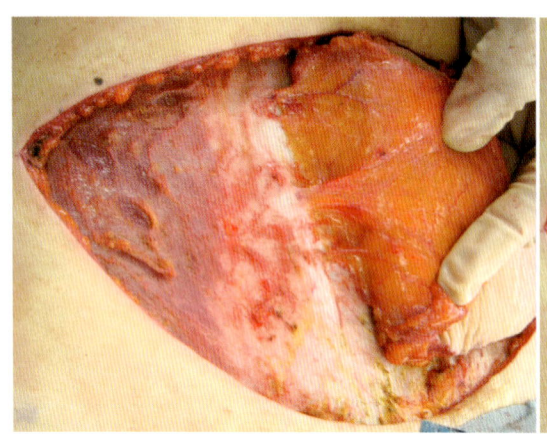

③皮弁外側穿通枝を示す（上が頭側）．

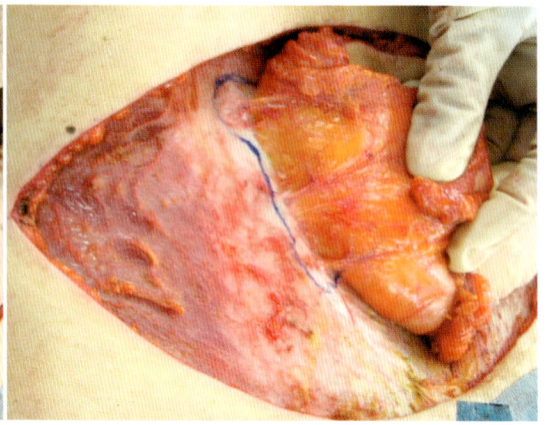

④穿通枝から3〜4mm離してデザインを行う（上が頭側）．

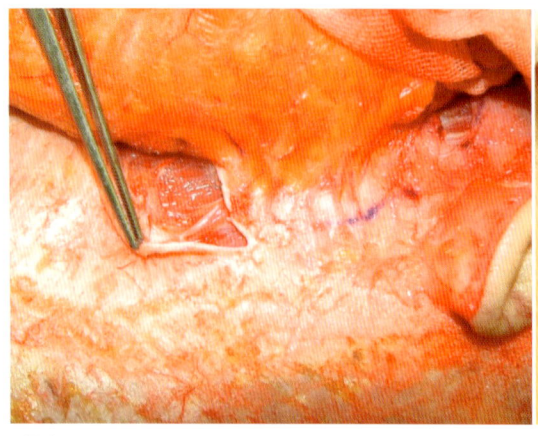

⑤内側穿通枝は，腹直筋を貫いた後，筋体と前鞘の間を走行後前鞘を穿通する．

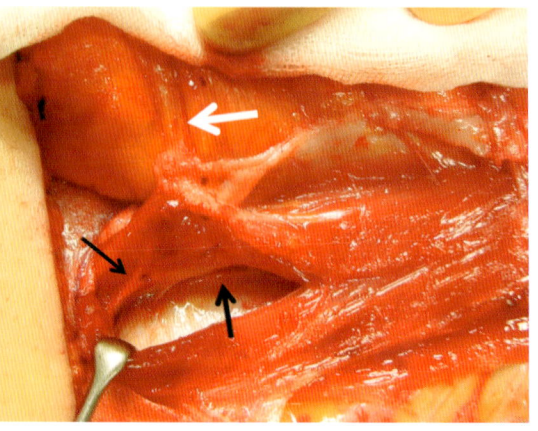

⑥ ⇨皮弁に入る外側穿通枝．
→下腹壁動静脈からの分岐　⇒下腹壁動静脈

図1　手技

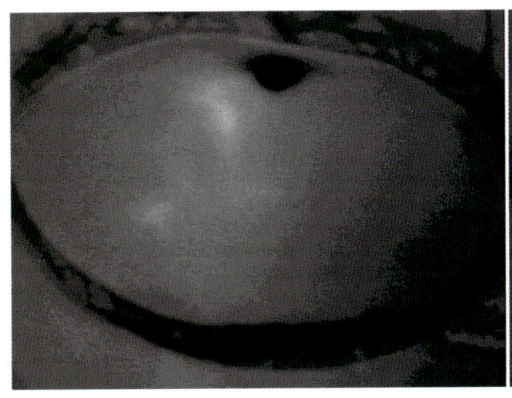

造影開始時　　　　　　　　　　　　　　造影開始20秒後

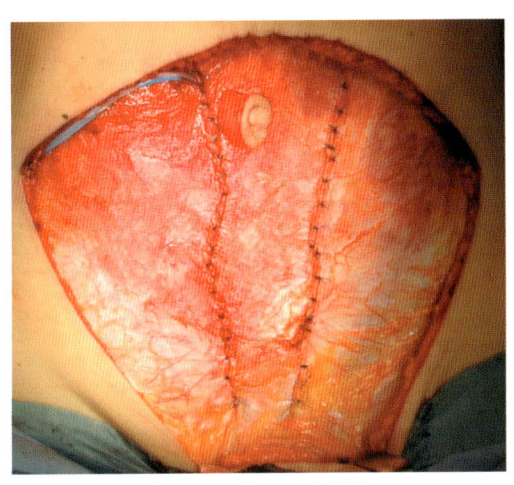

⑦ICG術中蛍光造影

⑧腹直筋前鞘閉鎖直後

図1　つづき

いように注意する。

皮弁採取部の閉鎖

⑭合成吸収糸を用い切開した腹直筋前鞘を縫合する。著者は単一結節縫合で閉鎖した後，連続縫合で補助縫合を行っている。

⑮血管採取側と同様の範囲で反対側の腹直筋前鞘を数cm幅で縫合し，abdminal plastyを行う（図1-⑧）。この縫合幅は皮弁採取時の前鞘切除の幅に応じて決める。乳房形態への影響をなくすために血管吻合と平行して皮弁採取部の閉鎖を行い，坐位にするときにはほぼ閉鎖した状態にしておく。

乳房形態の作成

⑯臥位で乳房を作製したときに皮弁の頭側と内側にあたる部分の断端をそれぞれの浅筋膜の断端と縫合する。この際，血管茎に折れや捻れがないことを確認し坐位に移行する。坐位にしたときに皮弁の位置が健側乳房と異なる場合は，臥位で縫合した部分を切離し位置の修正を行う。健側を参考にしながら形態を作成する。上肢を90°外転した状態では坐位にしても，健側乳房がやや外頭側に引き上げられており，下垂の程度がやや減少している。腋窩前方に手をあて乳房を外頭側から内下方へ押すと上肢内転時の乳房の下垂状態が得られる。乳房の突出は乳房下溝線を合わせたのち，最も突出させたい部位よりやや頭側の胸壁に折り込んだ皮弁の先端を縫合することで作製する。

⑰一次再建で乳房下溝線を越えて剝離されている症例では，Anchor sutureを行い乳房下溝線を作製する。SSMでは前胸部に皮弁を置き本来浅筋膜断端と縫合する部分4〜5ヵ所にBolster sutureを行い坐位に移行する。位置が決まった後，Bolster sutureを結紮する前に各縫合間に2〜3ヵ所ずつ浅筋膜断端と皮弁の縫合を行う。

⑱以後同様に乳房下溝線を合わせ乳房形態を作成する。形態作成ののち前胸部の皮下にくる部分の皮膚を denude する。この際，真皮下血管網を損傷しないように注意する。

⑲ドレーンを挿入し創を閉鎖する。著者は乳房下溝線を作製した症例では同部位に合わせてテープ固定を行っている。

術後管理

圧迫固定と運動

術直後より皮弁採取部は腹帯やマジックテープ式簡易腰痛ベルトで圧迫する。下腹部の圧迫は術後3カ月間行うよう指導している。血管吻合部と下腹部の縫合創への影響を考慮し，著者は翌日よりベッドのギャッジアップを行い，術後3日で坐位を許可し，4日目から歩行を許可している。放射線照射後の二次再建で内胸動静脈を移植床血管として選択した症例では術後軽度の胸水を合併することがあるため，術後早期から坐位を許可する。一次再建で腋窩郭清後に胸背動静脈を移植床血管として選択した症例では，術後7日から上肢の運動を許可している。

ブラジャーの着用

退院後の初回診察時に皮弁の部分壊死等の合併症がなければ許可をしている。着用時，乳房下溝線の位置を合わせブラジャーが再建乳房に食い込まないよう指導する。著者の経験では，術後3カ月は再建乳房に局所的な圧迫を加えると，その部分の脂肪が固くなることがある。そのため，術後3カ月間は乳房を内頭側へ移動させるタイプのものは禁止している。

便秘がひどい症例

術後に下剤の投与を行っている。水中運動やウォーキングなどは早期から許可をしているが，腹圧がかかる運動は術後3カ月以降に許可している。肥満や術後の体重増加は腹壁弛緩症や腹壁瘢痕ヘルニアの危険因子となるため，注意を要する。このような症例では腹圧がかかる運動の許可は遅めにしている。

乳頭形成および再建乳房の二次修正術

手術瘢痕の変化が落ち着く術後6カ月以降に行うことを原則としている。腹壁弛緩症や腹壁瘢痕ヘルニアが術後3カ月以降に発症することもあり，次回手術まで6カ月の経過観察期間は必要である。

症　例

症例1　45歳，左乳癌術後二次再建例

右深下腹壁動静脈を血管茎とする free MS2 TRAM flap で再建した。移植床血管は内胸動静脈を選択した。術後経過は良好である。乳房再建後1年に局所皮弁による乳頭再建を行った（図2）。

症例2　56歳，左乳癌，乳腺全摘，腋窩部郭清術後の二次再建例

右深下腹壁動静脈を血管茎とする free MS2 TRAM flap を挙上し，内胸動静脈と端々吻合し，乳房再建を行った。乳房再建後6カ月で局所皮弁による乳頭再建を施行，1年後に再建乳頭および乳輪に tattoo を行った。乳房再建後3年6カ月，経過良好である（図3）。

考　察

皮弁の完全生着と左右対称という2つの要素

自家組織移植による乳房再建では皮弁の完全生着と左右対称の乳房作成という2つの要素を考慮しなければならない。乳癌は国内で年間40,000人以上が罹患する疾患であり，なお増加傾向にある。また，最近は乳房再建に対して乳腺外科医の理解も得られるようになってきた。それに伴い，乳房再建の需要も増大している。乳房再建には自家組織とインプラントがある。乳房再建という概念が普及してきた現在，漠然と2つの方法の優劣を競うのではなく，個々の症例でどちらが適しているのか，どちらも同等に適していれば，それぞれの利点，欠点，経過，合併症を明確に説明できなければならない。そのためには一部の術者の経験や勘に頼る手術ではなく，施設間や術者間の格差をなくす再現性がある手術方法が求められる。しかし，そのなかでも皮弁採取部の機能を温存した，合併症の少ない手術が要求

(a) 術前

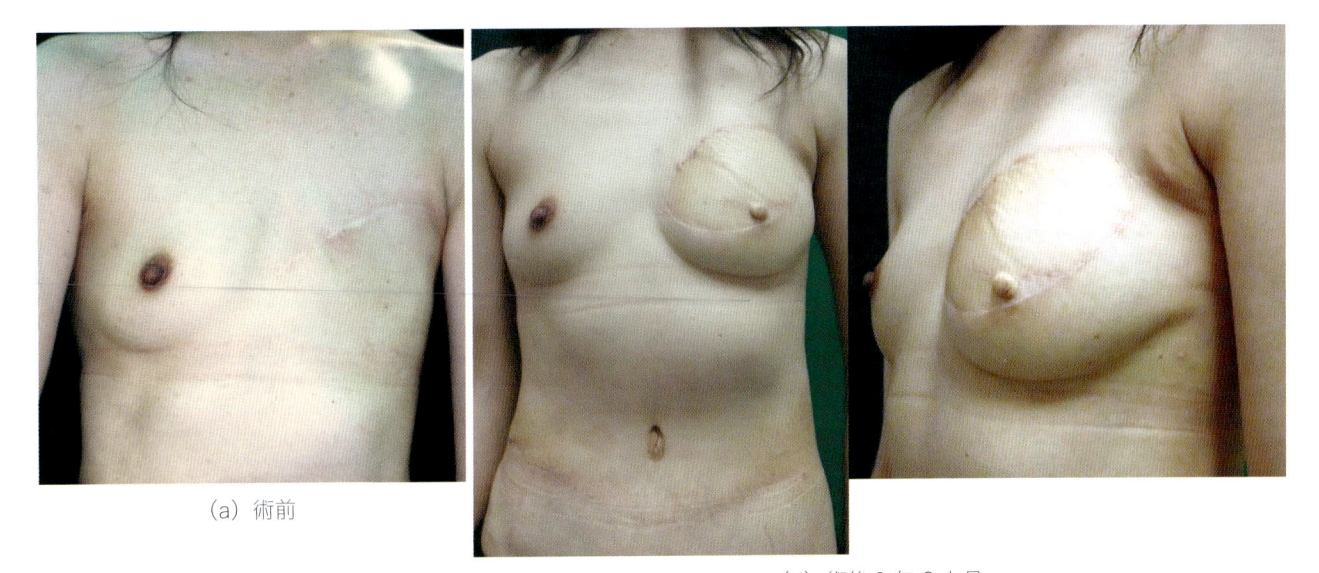

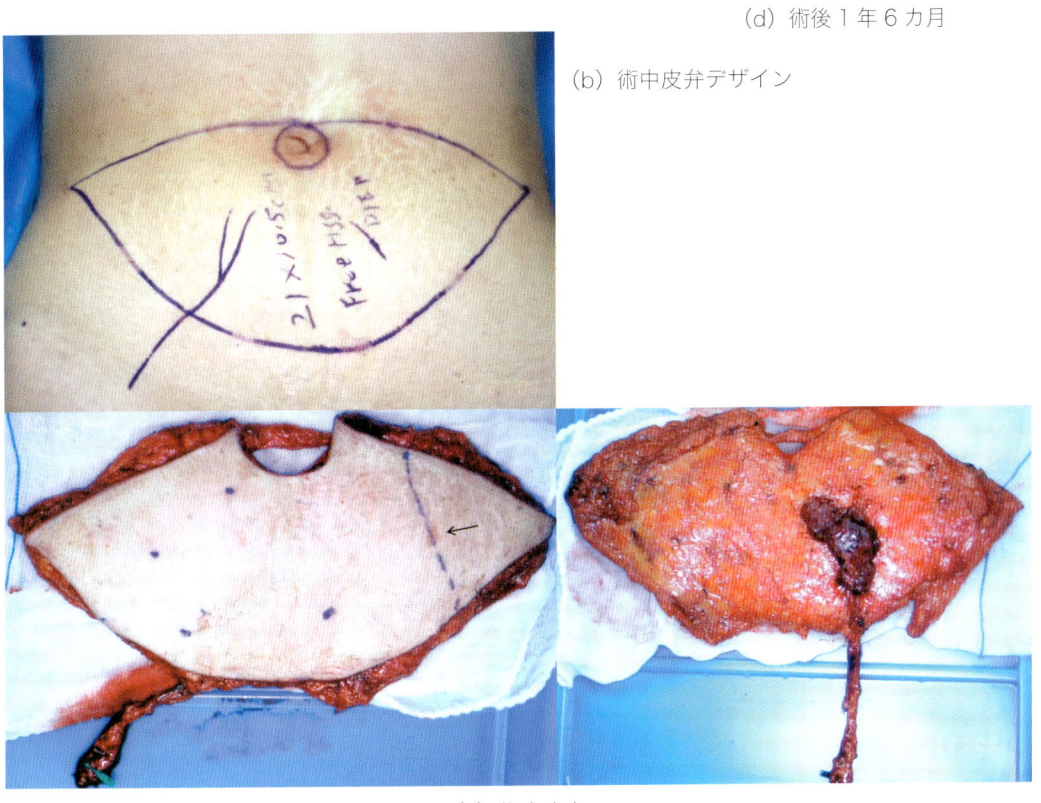

(d) 術後1年6カ月

(b) 術中皮弁デザイン

(c) 術中皮弁
→：ICG 蛍光造影の境界

図2 症例1：45歳，左乳癌術後二次再建例

(a) 術前

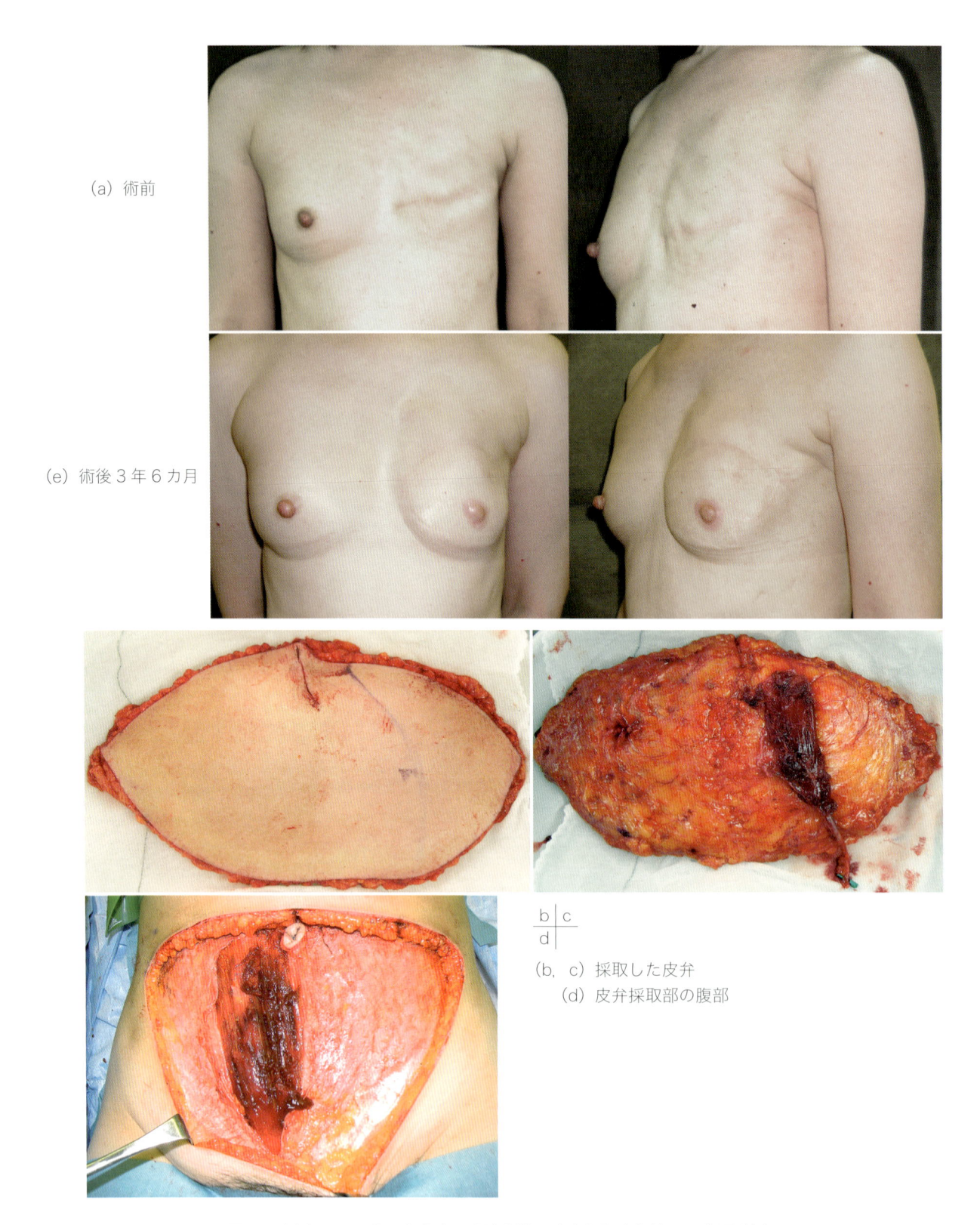

(e) 術後3年6カ月

(b, c) 採取した皮弁
(d) 皮弁採取部の腹部

図3　症例2：56歳，左乳癌，乳腺全摘，腋窩部郭清術後の二次再建例

68　Ⅰ．乳癌術後の乳房再建

される。腹直筋皮弁では有茎皮弁より筋体の犠牲が少なく血行のよい遊離皮弁が適しており，そのなかでもより筋体の連続性が保たれ犠牲が少ない free MS2 TRAM flap や DIEP flap が第 1 選択になる皮弁である。本術式では単に血管が縫合できるだけでなく，細い穿通枝血管の剥離や吻合部血栓の対処も含めて確実にマイクロサージャリーができる技術が術者に求められる。

MS2 TRAM flap か DIEP flap かの選択の条件

より多くの穿通枝を含む方が安全であり，皮弁の血行もよいと考え，著者は free MS2 TRAM flap を第 1 選択にしている。DIEP flap は穿通枝列が 1 列 (Moon らの type I [13])の症例か穿通枝の血管茎が 1mm 以上の症例を適応としている。著者の経験上 free MS2 TRAM flap と DIEP flap において腹壁瘢痕ヘルニアや腹壁弛緩症等の皮弁採取部に生じる合併症の発生率に差はなかった[14]。Nahabedian ら[15] も著者同様 2 つの皮弁間の合併症に差がないことを述べている。無理をして細い穿通枝 1 本で皮弁を挙上した場合，穿通枝の分枝の処理で穿通枝を損傷する可能性がある。特に内側穿通枝は筋体内を斜走することが多い[16]。また，内外側に複数の穿通枝が存在する症例でどちらか 1 本の穿通枝を選択した場合，皮弁の血行支配領域が狭くなる可能性がある[17]。そのため，複数の細い穿通枝が存在する症例では DIEP flap にこだわらず free MS2 TRAM flap を選択する[18]。

合併症とその回避

吻合部血栓

数多くの遊離皮弁を行っていくと必ず吻合部血栓を経験する。その際，血管茎に余裕があったほうが再吻合しやすい。血管茎に余裕がない場合は，たとえ再吻合できても再度血栓形成を生じる可能性が高い。胸背動静脈と吻合した場合，血管茎に余裕がないと皮弁を外側へ移動させる必要が生じ，結果として乳房形態に影響がでる。そうなると，たとえ皮弁は生着しても乳房再建としては成功したとは言えない。そのため，皮弁の血管茎を可能な限り長く採取することも本手術を安全に行う秘訣である。

移植床血管の選択

マイクロサージャリーにおいては移植床血管の選択も手術の安全性の向上に重要な要素である。頭頸部再建と異なり乳房再建では基本的に移植床血管として選択可能な血管は胸背動静脈か内胸動静脈である。MDCT による三次元造影画像では移植床血管の狭窄，閉塞，偏移，蛇行といった異常が正確に描出されるため術前に行う事を勧める。

部分脂肪壊死

TRAM flap において部分脂肪壊死は誰もが経験する合併症である。広範囲に生じると術直後は乳房形態が良好であっても，経過とともに萎縮を来たし変形の原因となる。変形を生じなくても，硬結を来たし乳癌の経過観察で画像診断上鑑別を必要とすることになる。また，乳癌患者心理において，硬結は乳癌の再発と判別できないため，小さな硬結でも避けるべきであると考える。従来皮弁生着領域は皮弁断端からの出血や皮弁の色調で判断しており，術者の経験と勘に頼る部分があった。ICG による術中蛍光造影を導入することにより，皮弁生着領域の同定が可能になってきた[19]。今後，精度の向上を図る必要があるものの，著者の経験では ICG で造影された部分のみで乳房再建を行った症例では術後の部分脂肪壊死の発生はなかった。しかし，症例によっては造影された部分だけでは組織量が不足する場合があり，造影されなかった部分を含めて乳房再建を行う必要がある。その部分は脂肪壊死を生じる可能性があるため，それを考慮して皮弁の配置を行う。硬結が生じた場合に表面から触れにくく，萎縮した場合に局所の筋膜脂肪弁等で修正が可能になる部位に来るようにする。一般的には，ふくらみの部分を折り返して作る場合の深部にその部分が来るように配置するとよい。

皮弁採取部の閉鎖

インプラントと異なり乳房以外の部分に手術操作を加えるため，手術瘢痕以外の合併症は極力なくすべきである。そのため，腹直筋皮弁採取経験がある医師が創閉鎖することが理想である。手術時間を考慮するとマイクロサージャリー，乳房形態作成と皮弁採取部の閉鎖を同時進行で行う方がよい。そのため現実的には経験が浅い医師が皮弁採取部の閉鎖を行うことになる。その際は以下の点に注意すべきと考える。腹直筋前鞘の閉鎖では前鞘が 2 重構造になっているため，縫合の際に必ず深層の筋膜にも糸が

かかっていることを確認しながら閉鎖する。前鞘閉鎖後補助縫合は必ず行う。Abdominal plasty と臍の位置の正常化のため手術操作を加えていない側の前鞘も一定の幅で縫縮する。Dog ear を修正する際には，創の両端の皮下脂肪を切除するなどして，皮切の延長を最小限にとどめる。腹直筋皮弁では皮弁採取部の閉鎖は若い医師の手術の経験の場ではなく，乳房再建も含めた cosmetic surgery の一貫と考えて手術を行うべきである。

腹直筋皮弁による乳房再建は決して侵襲が小さい手術ではない。手術結果として求められるものは単に皮弁の生着ではなく，手術を受けた患者の整容的かつ精神的満足である。そのため，決して冒険をしてはならない。術者自身の技術はもちろんのこと，さまざまな合併症を考慮して各種画像診断を行い，安全性と再現性が高い手術を常に心がけるべきである。

文　献

1) Shaw WW : Breast reaconstruction by superior gluteal microvascular free flaps without silicone implants. Plast Reconstr Surg 72 : 490-501, 1983
2) Paletta CE, Bostwick JⅢ, Nahai F : The inferior gluteal free flap in breast reconstruction. Plast Reconstr Surg 84 : 875-883, 1989
3) Allen RJ, Treece P : Deep inferior epigastric perforator flap for breast reconstruction. Ann Plast Surg 32 : 32-38, 1994
4) 武石明精，平瀬雄一，児島忠雄ほか：一期的乳房再建の検討．日外連合会誌 21 : 150-154, 1996
5) Chevray PM : Breast reconstruction with superficial inferior epigastric artery flaps ; A prospective comparison with TRAM and DIEP flaps. Plast Reconstr Surg 114 : 1077-1083, 2004
6) 武石明精，藤本雅史，石田勝大ほか：遊離皮弁による乳房再建；美容的再建に基づいた皮弁の選択．日マイクロ会誌 19 : 384-389, 2006
7) Takeishi M, Shaw WW, Ahn CY, et al : TRAM flap in patients with abdominal scars. Plast Reconstr Surg 97 : 713-722, 1997
8) 武石明精，篠田明彦，平川正彦：超音波診断法による乳房・腹壁の軟部組織厚の検討．日形会誌 24 : 9-14, 2004
9) 武石明精，原田潤太，中田典生：3次元CT血管造影法による内胸・胸背動脈，下腹壁静脈の解剖学的検討；画像診断の穿通枝皮弁への応用．日マイクロ会誌 17 : 233-238, 2004
10) 武石明精，林淳也，杉山敦樹ほか：3次元CT血管造影法による内胸・胸背動脈，下腹壁静脈の解析と臨床応用．日シミュレーション外会誌 12 : 87-89, 2005
11) 武石明精：Free flap による乳房再建のコツ．形成外科 52 : 151-161, 2009
12) 武石明精：Free MS-2 TRAM flap による乳房再建．PEPARS 10 : 60-65, 2006
13) Moon HK, Taylor GI : The vascular anatomy of rectus abdominis musclocutaneous flap based on the deep superior epigastric system. Plast Reconstr Surg 82 : 815-829, 1988
14) Takeishi M, Fujimoto M, Ishida K, et al : Muscle sparing-2 transverse rectus abdominis musclocutaneous flap for breast reconstruction ; A comparison with deep inferior epigastric perforator flap. Microsurg 28 : 650-655, 2008
15) Nahabedian MY, Tsangaris T, Momen B : Breast reconstruction with the DIEP flap or Muscle-Sparing (MS-2) free TRAM flap ; Is there a difference? Plast Reconstr Surg 115 : 436-444, 2005
16) Munhoz AM, Ishida LH, Sturtz GP, et al : Importance of lateral row perforator vessels in deep inferior epigastric perforator flap harvesting. Plast Reconstr Surg 113 : 517-542, 2004
17) Vandevoort M, Vranckx JJ, Fabre G : Perforator topography of the deep inferior epigastric perforator flap in 100 case of breast reconstruction. Plast Reconstr Surg 109 : 1912-1918, 2002
18) 武石明精：乳癌切除後の乳房再建；乳房インプラント vs 皮弁再建　腹直筋皮弁・穿通枝皮弁による再建．形成外科 52 : 631-637, 2009
19) 武石明精：乳房再建における術中ICG蛍光造影．pp205-210, 株式会社インターメディカ，東京，2008

I 乳癌術後の乳房再建

8 クロスオーバー吻合法(皮弁内血管付加)を併用した遊離TRAM flapによる乳房再建

大慈弥 裕之

Summary

有茎の横軸型腹直筋皮弁（TRAM flap）に比べ遊離TRAM flapは血流がよいが，それでもZone IV（Hartrampf）は皮弁壊死や脂肪硬化を来たしやすい。また，下腹部正中瘢痕があると，栄養血管の対側であるZone II，IVの領域は循環障害に陥りやすい。遊離TRAM flapにおいてZone II，IV領域の血流を増加させる方法として，Penningtonが報告したクロスオーバー吻合法がある。これはTRAM flap内で血管付加を行うもので，対側の深下腹壁動脈穿通血管を同側の筋肉内深下腹壁動静脈に吻合する方法である。この方法を用いれば，遊離TRAM flapすべての領域を1本の血管柄で栄養させることが可能となる。

本法は手技が比較的容易で，深下腹壁動脈穿通枝皮弁（DIEP flap）でも応用が可能である。双茎腹直筋皮弁に比べ採取部位の犠牲も少ない。クロスオーバー吻合法を施行した後にTRAM flapの術中血管造影を行うと，Zone IIとIVの領域に血管陰影が出現し，TRAM flapの対側領域まで血液が供給されていることが観察できる。臨床的にも良好な結果が得られている。本法は双茎での遊離TRAM flapと違い，移植床血管に吻合すべき血管は1本のみであり，血管柄も長くとれるため，乳房マウンド形成の際の自由度が高くなる。このことは整容的に優れた乳房を再建する際に有利に働く。

はじめに

遊離の横軸型腹直筋皮弁（TRAM flap）は血流が豊富なため，血流障害に伴う皮弁合併症が有茎TRAM flapに比べて少ないとされている[1,2]。しかし，遊離TRAM flapにおいてさえ，皮弁の遠位部（Hartrampf Zone IV）またはZone IIIの領域は循環障害に陥る危険性が高い[3]。特に下腹部正中瘢痕のある患者，あるいは肥満や喫煙者などリスクの高い患者では，これらの領域は壊死になる，あるいは脂肪硬化を来す危険性が著しく高くなる。

1993年，Pennington[4] は対側（Zone II）の深下腹壁動脈臍傍穿通枝と同側（Zone I）の筋肉内深下腹壁動静脈を血管吻合することで，対側（Zone IIとIV）領域の血流を増加させる方法を報告し，このTRAM flap内で血管付加する手技を，"crossover anastomosis"（クロスオーバー吻合）と名付けた。著者ら[5] はクロスオーバー吻合後に皮弁の術中血管造影（ex vivo angiography）を行い，対側のzone IIとIV領域の血管陰影が増強されることを示した。著者らは下腹部正中瘢痕のある患者や根治的乳房切除術後の患者を主な対象としてこの方法を使用しており，安定した良好な結果を得ている。また，Schoeller[6] はクロスオーバー吻合法を深下腹壁動脈穿通枝皮弁（DIEP flap）に応用している。

本法は遊離TRAM flapまたはDIEP flapによる乳房再建を行う際，全TRAM皮弁領域の血流を確保する方法として，極めて有用な手技と考える。本稿では手術手技の実際とポイントについて述べる。

概　念

　乳房再建術の際，下腹部を採取部とする遊離皮弁には，遊離腹直筋皮弁，DIEP 皮弁，浅下腹壁動脈皮弁（SIEA flap）の 3 種類がある。このうち，前二者は深下腹壁動脈（DIEA）を栄養血管とするものであり，腹直筋の温存の程度により，MS-0，1，2，3 の 4 つのタイプに分けられている[7]。MS-0 は腹直筋を全幅で皮弁に含めるもの，MS-1 は内側あるいは外側の腹直筋を温存するもの，MS-2 は外側と内側の腹直筋を温存するもの，そして MS-3 は腹直筋をすべて温存する DIEP flap である。

　下腹部の皮膚および皮下組織は複数の血管系により血流が支配されているが，なかでも深下腹壁動脈（DIEA）系が最も優位とされている[8,9]。Hartrampf[10] は TRAM 皮弁の血流領域を Zone Ⅰから Ⅳ までの 4 つに分けた[11,12]。Zone Ⅰ は皮弁の栄養血管（深下腹壁動脈）と同側の腹直筋上の領域であり，Zone Ⅱ は対側の腹直筋上の領域，Zone Ⅲ は Zone Ⅰ の外側領域，そして Zone Ⅳ は Zone Ⅱ の外側領域である。このうち，Zone Ⅰ が最も血流良好で皮弁循環上も最も安全な領域であり，一方 Zone Ⅳ は最も危険で皮膚壊死や脂肪硬化を来たしやすい領域である。

　解剖学的にこれらの Zone は，深下腹壁動脈および浅下腹壁動脈の血流支配領域（angiosome territory）にほぼ一致している[13]。皮弁の内側に位置する Zone Ⅰ と Ⅱ は，左右の深下腹壁動脈から分岐する筋肉皮膚穿通枝によって栄養される血管支配領域に相当する。TRAM flap の外側に位置する Zone Ⅲ と Ⅳ は，左右の浅下腹壁動脈（SIEA）によりそれぞれ血液供給がなされている。おのおのの血流支配領域（angiosome）の間には choked vessel が存在し，これを介して隣接する血管支配領域まで栄養することができるので，本来の angiosome を越えた拡大皮弁として挙上することも可能である。しかし angiosome を 2 つ跨ぐとその領域の血流は不安定になりやすい。TRAM 皮弁では Zone Ⅳ がこれに相当する。

　腹部の左右の皮膚は，正中にある choked vessel を介して血液が供給される。遊離 TRAM flap に対し術中血管造影を行うと，正中を跨ぎ左右を交通する血管陰影を数本観察することができる。しかし，腹部正中に瘢痕がある皮弁では，正中の瘢痕を横切る血管は存在せず，対側皮弁領域（Zone Ⅱ，Ⅳ）

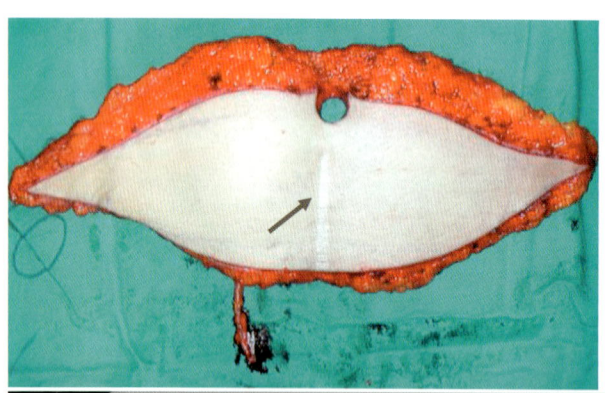

（a）採取した遊離 TRAM flap
　→は下腹部正中瘢痕を示す。

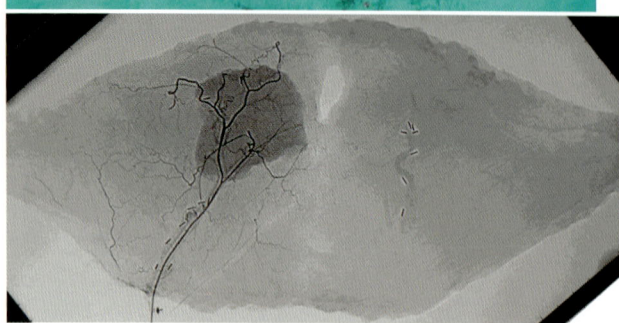

（b）クロスオーバー吻合前
　瘢痕を越える血管はなく，同側（Zone Ⅰ，Ⅲ）に比べ対側（Zone Ⅱ，Ⅳ）は無血管野となっている。

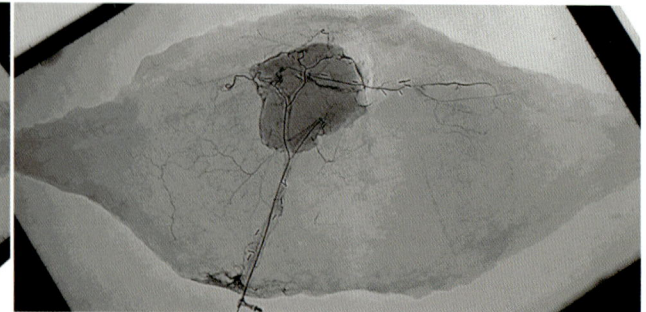

（c）クロスオーバー吻合後
　吻合した DIEP を介して対側の皮弁に血管影が拡大している。

図 1　下腹部正中瘢痕のある遊離 TRAM flap に対するクロスオーバー吻合前後の術中血管造影
（b, c は，Ohjimi H, et al : Analyzing the vascular architecture of the free TRAM flap using intraoperactive ex vivo angiography. Plast Reconstr Surg 116 : 106-113, 2005 より引用）

は血管陰影が描出されず無血管野であることが多い[5]。したがって，TRAM flap の Zone Ⅳ 領域および下腹部正中瘢痕がある患者での瘢痕を越えた対側の領域（Zone Ⅱ，Ⅳ）の皮弁循環を確保するには，何らかの血管付加操作が必要となる。

クロスオーバー吻合法は Zone Ⅱ の DIEA を Zone Ⅰ の血管に吻合することにより，Zone Ⅱ と Ⅳ 領域に血管付加を行う方法である[4]。クロスオーバー吻合を行うことで Zone Ⅱ と Ⅳ の血流が増加し，TRAM flap の全領域を安全に移植することが可能となる。下腹部正中瘢痕のある皮弁に対してクロスオーバー吻合を行ったのち，術中造影を行うと Zone Ⅰ から Ⅳ までの全領域で血管陰影が描出され，Zone Ⅱ と Ⅳ の血管付加がなされることが確認できる[5]（図1）。

術前の評価

術前に乳房再建に必要な組織量（皮膚および容量）を予測する。患者を立位で診察して乳房胸壁の欠損範囲をマーキングする。同時に健側乳房の容量と形態も観察して，患者が再建を希望する範囲，および健側乳房に対する要望を確認する。次に患者の腹部を診察して，瘢痕の有無，皮膚の余裕，皮下脂肪の厚さを調べる（図2）。

再建に必要な容量と皮島の大きさを見積もり，TRAM flap の全領域（Zone Ⅰ から Ⅳ まで），あるいは下腹部正中瘢痕がある患者で TRAM flap の半分以上が必要と判断した場合には，本法を用いることにする。

手　技

クロスオーバー吻合法は同時（一次）再建でも二次再建でも応用可能である。また DIEP flap や筋肉温存 TRAM flap（MS-1, 2）でも利用できる。本稿では二次再建（delayed reconstruction）での手術法について解説する。今回，著者が使用した遊離 TRAM flap は，MS-0，1，2 の筋肉温存腹直筋皮弁を含んだものである。

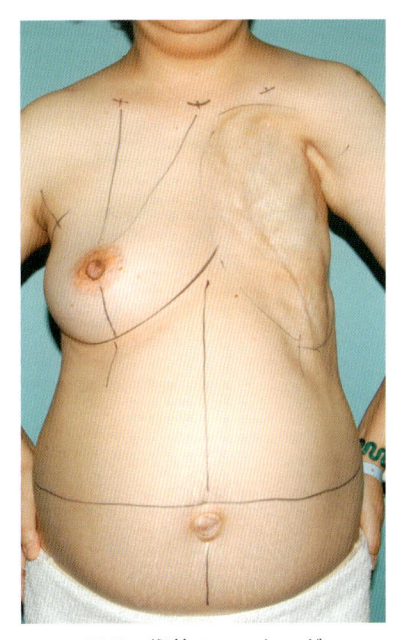

図2　術前のマーキング
患者を立位で診察し，欠損範囲，健側乳房，腹部にマーキングを行う。

初回手術

①前胸部の皮下ポケット作製および移植床血管準備

再健側前胸部の手術瘢痕を切除し，皮下を剝離して皮弁挿入のためのポケットを作製する（図3-①）。次に移植床血管を露出する。著者は移植床血管には内胸動静脈を第1選択にしている。第3肋軟骨をはずして肋軟骨膜の下面にある内胸動脈と伴走静脈を露出する。内胸動静脈が吻合に不適切な場合には，胸背動静脈を探る。移植床血管が確定したら，PVA スポンジを用いて再建に必要な乳房マウンドの大きさ，皮島の位置，および血管茎の長さをマーキングする[14]。

②遊離 TRAM flap の挙上

乳房テンプレートを下腹部に移動して乳房マウンドと皮島の位置を決定する（図3-②）。皮切後，頭側の皮下脂肪層は電気メスを用いて斜めに切開し，5〜7cm 程度の幅で脂肪を皮弁に付着させる。尾側は1〜2cm に留める（図3-③）。TRAM flap の外側より外腹斜筋筋膜上を剝離し，腹直筋外縁を越えたところで太い穿通枝（外径1mm 以上）を見つける。同側では深下腹壁動脈の内側列と外側列の血管，およびそこから出てくる外径1mm 以上の太い穿通枝は皮弁に含めて挙上する。その際，内側列または外側列の血管を頭側に 2〜3cm 剝離して皮弁に

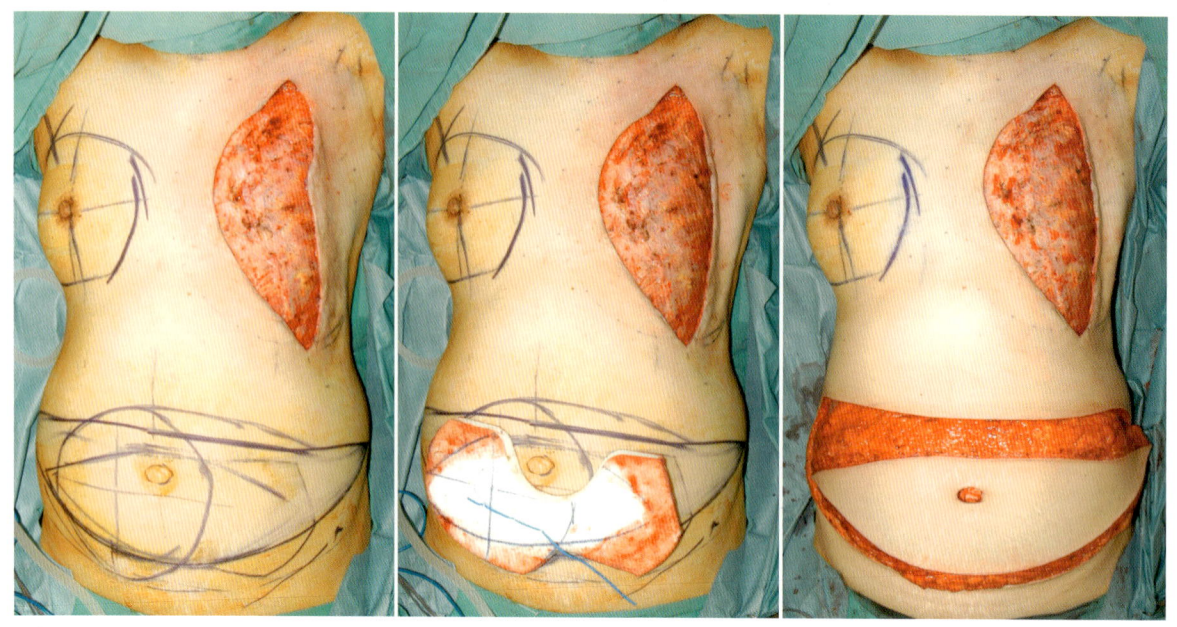

①前胸部瘢痕切除し，ポケットを作製する。　②乳房テンプレートを用いて TRAM flap デザインを決定する。　③TRAM flap の挙上。頭側は5〜7cm の幅で皮下脂肪を付着させる。

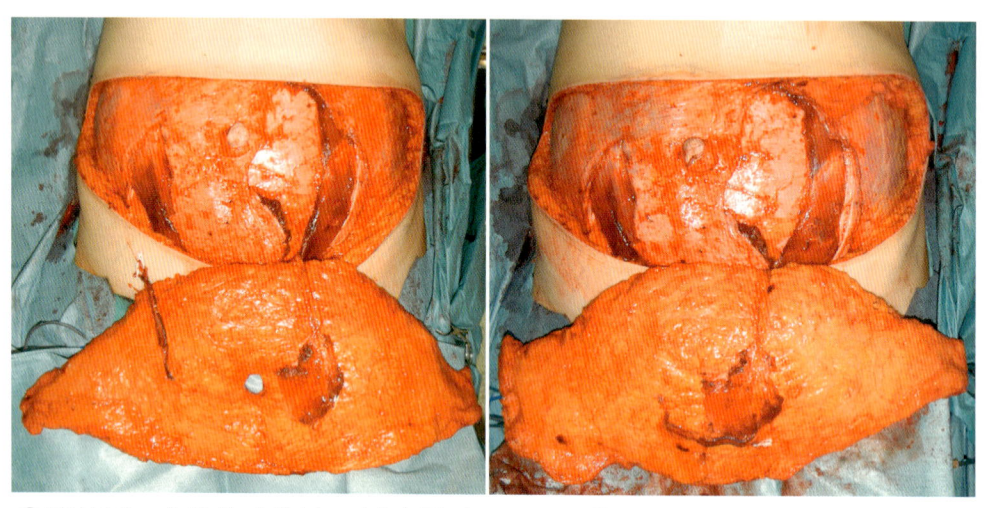

④TRAM flap（MS-1）を挙上し，皮弁を反転させた状態。対側には DIEP を付着させている。　⑤クロスオーバー吻合終了時

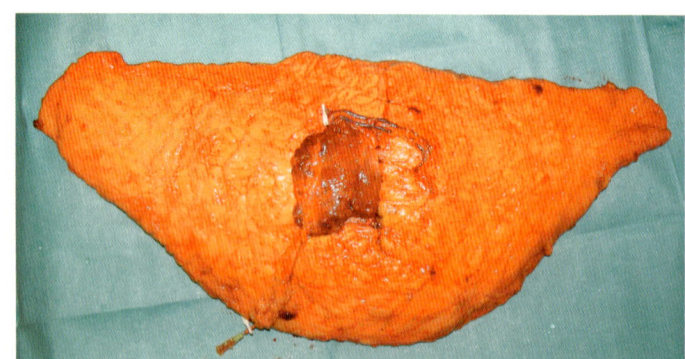

⑥皮弁を遊離した状態

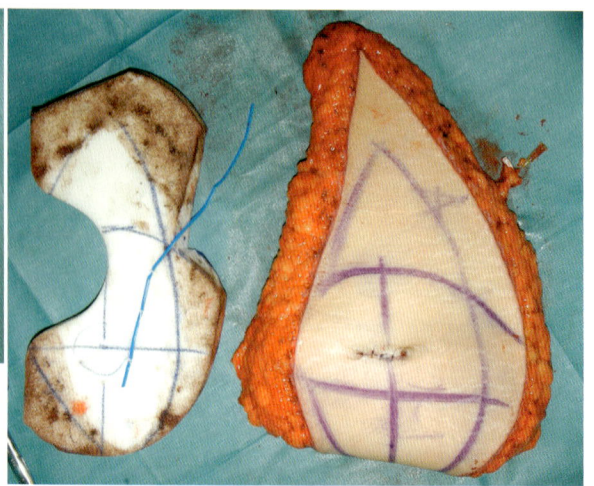

⑦乳房テンプレートと形成した乳房マウンド

図3　手技

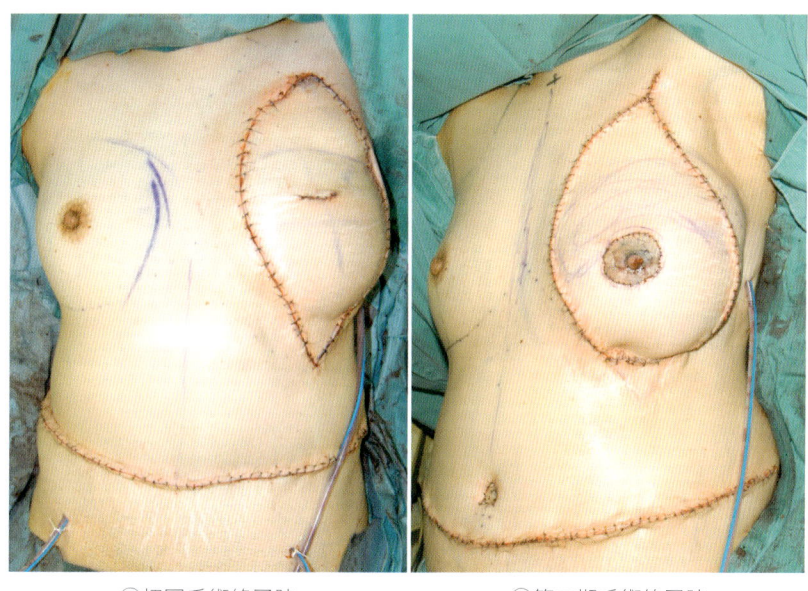

⑧初回手術終了時　　　⑨第二期手術終了時

図3　つづき

付着させ，クロスオーバー吻合の移植床血管として利用する。対側（ZoneⅡ）では，深下腹壁動脈穿通血管（DIEP）を5〜10cmほどの長さで皮弁に付着させて挙上する（図3-④）。

皮弁採取部位は止血を確認後，1-0非吸収糸を用いて腹直筋鞘前葉を縫合する。腹壁形成も行い皮膚を縫合閉鎖する。臍に相当する位置で腹部の皮膚を山型に切開し，弁状に残した臍を縫合固定する（本例では臍形成は二期的に行った）。

③クロスオーバー吻合

皮弁内血管付加操作は皮弁を切離する前に行う。皮弁の栄養血管（深下腹壁動静脈）は付着させたまま，皮弁を裏返す。皮弁の重みで血管茎が損傷しないよう，皮弁を周囲の皮膚に縫合固定する（図3-④）。この状態で対側のDIEPと同側深下腹壁動静脈の筋肉内頭側端を顕微鏡下に端々吻合する（図3-⑤）。クロスオーバー吻合が終わったら皮弁の栄養血管であるである深下腹壁動静脈を基部で結紮切離して，皮弁を下腹部から遊離する（図3-⑥）。

④皮弁移行，マウンド形成，血管吻合

切離したTRAM皮弁は乳房テンプレートを参考にしながら，乳房マウンドの形状を大まかに形成する（図3-⑦）。これを前胸部に移行し胸壁に仮固定したのち，顕微鏡下に移植床血管である内胸動静脈と深下腹壁動静脈を血管吻合する。皮弁の血流再開を確認したのち，乳房マウンドを左右対称な位置で胸壁に縫合固定する。腹部と胸部に閉鎖式陰圧吸引ドレーンを挿入して手術を終了する（図3-⑧）。

第二期手術

第二期手術は，初回手術の6カ月後に行う。

①術前の作図

術前に立位で前胸部と腹部を観察し，再建乳房マウンドの位置と形状を健側乳房と比較しながら評価する。腹部も診察して下腹部膨隆の有無，瘢痕，腰部の変形（dog earなど）についても調べる。胸骨切痕，鎖骨中点，乳房マウンドの輪郭，正中線などのランドマークは皮膚ペンでマーキングをしておく。

②乳房マウンド修正

前回移植した乳房マウンドの位置を移動する必要がある場合には，移植した皮弁の周囲を広範に剝離して適正な位置に固定しなおす。乳房マウンドが過量な部位は脂肪吸引器を用いて脂肪を除去する。

③乳輪乳頭形成

皮膚縫合が終了したら患者を坐位とし，乳輪乳頭の位置を最終決定する。乳輪乳頭を形成して手術を終了する（図3-⑨）。

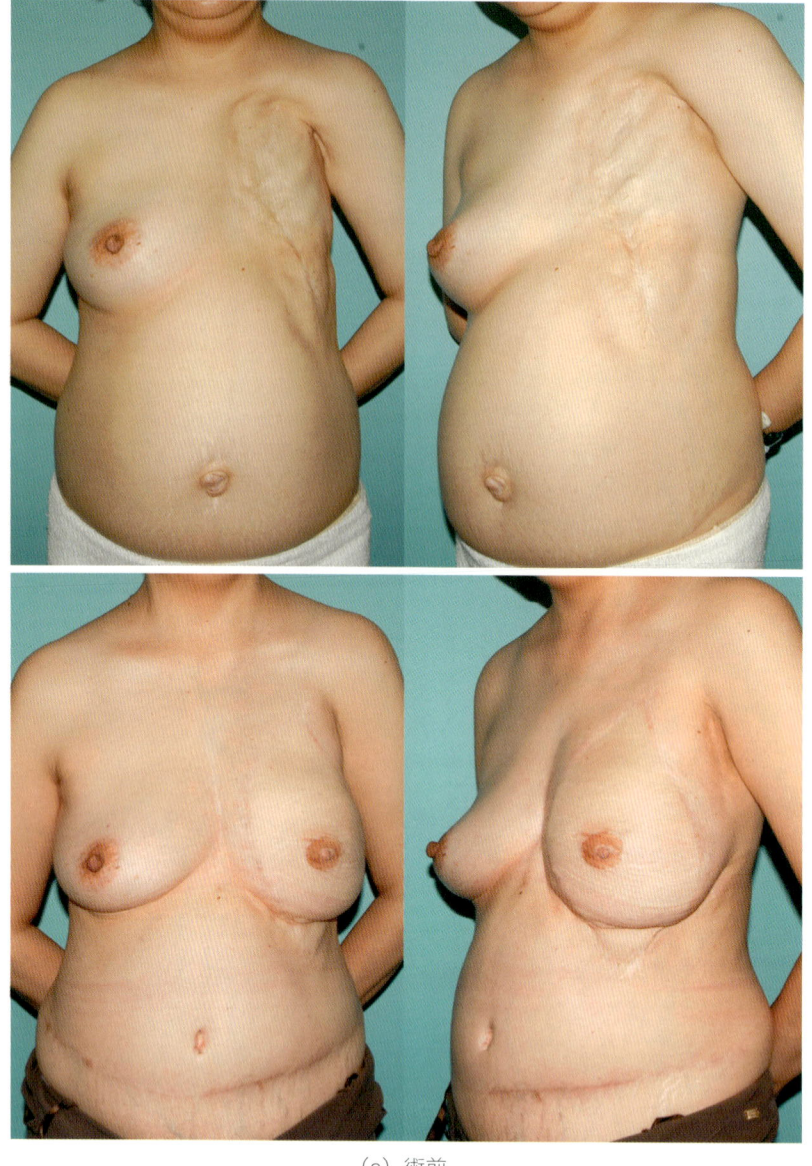

(a) 術前
(b) 乳房再建術後4年4カ月

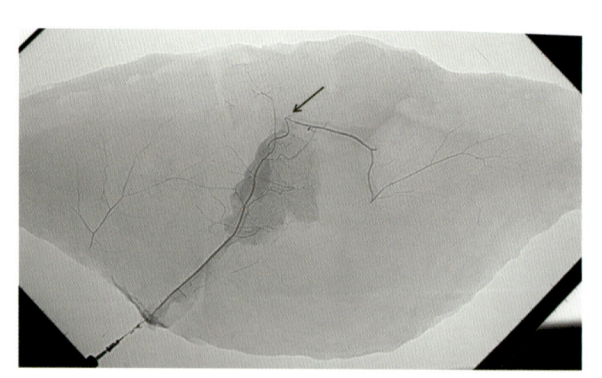

(c) 本症例の術中血管造影所見。→はクロスオーバー吻合部位を示す。DIEPを介し対側領域（ZoneⅡ, Ⅳ）の血管陰影が描出されている。

図4　症例：51歳，左根治的乳房切除術後の患者

術後管理

初回手術

術後は翌朝まで，皮弁の血流を肉眼または超音波ドップラー血流計により1時間ごとにチェックする。吻合部での血栓形成を疑う場合には，直ちに再手術を行い，再吻合する。患者はセミファーラー位とし，3, 4日間ベッド上で安静を保つ。術後2カ月間，ガードルまたは下腹部圧迫装具を装着して腹壁ヘルニアを予防する[14]。

第二期手術

手術翌日より歩行を許可する。重大な合併症がなければ数日間で退院する。

症　例

51歳，女性

23年前に左乳癌に対しHalsted法による根治的乳房切除術を受けた。身長162cm，体重69kg，BMI 26.3と肥満を認めた。腹部は膨隆し，臍部のヘルニアもある。左鎖骨下から前胸部，側胸部にかけて広範囲に陥凹変形していた。

クロスオーバー吻合法を併用した遊離TRAM flapによる乳房再建術を行った。皮弁はZone IからZone IVまで含め，TRAM flapの全領域を使用した。術後，皮弁の血流は安定し，皮弁は完全生着した。皮弁内血管付加後の皮弁血管造影では，Zone IからIVまでの全領域で血管陰影を認めた。術後4年4カ月，皮弁は安定し軟らかい。再建乳房の全領域において脂肪硬化は認めない。皮弁採取部位のヘルニアや膨隆も認めない（**図4**）。

考　察

自家組織移植による乳房再建術においては，移植組織の血流を確保できることが皮弁の必要条件となる。さらに現在では，このなかで皮弁採取部位の機能欠損が最も少ない皮弁を選択することが求められている。現時点において，筋肉温存遊離TRAM flapやDIEP flapは，これらの条件を満たすことのできる理想的な皮弁として乳房再建術に使用される頻度が増加しつつある。しかし，下腹部正中瘢痕のある患者やZone IVまで含めたTRAM flapの全領域が必要な症例では，対側の血流を確保する手技が必要となる。

Zone IVを含めた遊離TRAM flapの全皮弁領域を利用する方法として，今回示した皮弁内血管付加を行うクロスオーバー吻合法のほかに，皮弁両側の深下腹壁動静脈を移植床血管に吻合する双茎遊離TRAM flapがある[15)16)]。これは左右2本の栄養血管を胸部の2つの移植床血管にそれぞれ吻合する方法であり，皮弁全領域に良好な血流が確保できる利点がある。しかし，この方法では2本の移植床血管（動静脈）を確保しなければならず，また2本の血管茎により皮弁の設置や乳房マウンドを加工する際に制限を生じるといった欠点がある。

これに対し，クロスオーバー吻合法では移植床血管に吻合する血管は，1本の深下腹壁動脈ですむ。この方法では血管柄も長くとれ，乳房マウンド形成と固定に際し高い自由度が得られる。このことは対称的で美しい乳房の再建を目指すうえで大きな利点となる。

Schoeller[6)]はクロスオーバー吻合を皮弁切離後に行うと説明しているが，著者は腹部から皮弁を切離する前に行うことを勧める。切離前でも手技的に困難なことはなく，皮弁の虚血時間を短縮することができるからである。

クロスオーバー吻合法を用いた遊離TRAM flapでは，1本の血管茎で皮弁全領域が栄養でき，ボリュームの大きい組織を安全に移植することが可能である。本法は下腹部正中瘢痕やTRAM皮弁全領域の組織が必要な患者に対して乳房再建術を行う際に極めて有用な手段となる。また，本法は筋肉温存TRAM flapやDIEP flapでも利用可能な手技である。

文 献

1) Baldwin BJ, Schusterman MA, Miller MJ, et al : Bilateral breast reconstruction ; Conventional versus free TRAM. Plast Reconstr Surg 93 : 1410-1416, 1994
2) Elliot LF, Eskenazi L, Beegle PH, et al : Immediate TRAM flap breast reconstruction ; 128 consecutive cases. Plast Reconstr Surg 92 : 217-227, 1993
3) Yamamoto Y, Nohira K, Sugihara T, et al : Superiority of the microvascularly augmented flap ; Analysis of 50 transverse rectus abdominis myocutaneous flaps for breast reconstruction. Plast Reconstr Surg 97 : 79-83, 1996
4) Pennington DG, Nettle WJS, Lam P : Microvascular augmentation of the blood supply of the contralateral side of the free transverse rectus abdominis musculocutaneous flap. Ann Plast Surg 31 : 123-126, 1993
5) Ohjimi H, Era K, Fujita T, et al : Analyzing the vascular architecture of the free TRAM flap using intraoperative ex vivo angiography. Plast Reconstr Surg 116 : 106-113, 2005
6) Schoeller T, Wechselberger G, Roger J, et al : Management of infraumbilical vertical scars in DIEP-flaps by crossover anastomosis. J Plast Reconstr Aesthet Surg 60 : 524-528, 2007
7) Nahabedian MY, Momen B, Galdino G, et al : Breast reconstruction with the free TRAM or DIEP Flap ; Patient selection, choice of flap, and outcome. Plast Reconstr Surg 110 : 466-475, 2002
8) Boyd JB, Taylor GI, Corlett R : The vascular territories of the superior epigastric and deep inferior epigastric systems. Plast Reconstr Surg 73 : 1-16, 1984
9) Moon HK, Taylor GI : The vascular anatomy of rectus abdominis musculocutaneous flaps based on the deep superior epigastric system. Plast Reconstr Surg 82 : 815-832, 1988
10) Hartrampf CR, Scheflan M, Black PW : Breast reconstruction with a transverse abdomimal island flap. Plast Reconstr Surg 69 : 216-225, 1982
11) Maxwell GP : Technical alternatives in transverse rectus abdominis breast reconstruction. Perspectives in Plastic Surgery 1 : 1, 1987
12) Dinner MI, Dowden RV, Scheflan M : Refinements in the use of the transverse abdominal island flap for postmastectomy reconstruction. Ann Plast Surg 11 : 362-372, 1983
13) Taylor GI, Palmer JH : The vascular territories (angiosomes) of the body ; experimental study and clinical applications. Br J Plast Surg 40 : 113-141, 1987
14) 大慈弥裕之：私の手術と合併症回避のコツ；Free TRAM flap による乳房再建術　合併症の回避と対応策．形成外科 52：69-77, 2009
15) Arnez ZM, Scamp T : The bipedicled free TRAMflap. Br J Plast Surg 45 : 214-218, 1992
16) Beahm EK, Waslton RL : The efficacy of bilateral lower abdominal free flaps for unilateral breast reconstruction. Plast Reconstr Surg 120 : 41-54, 2007

9 穿通枝皮弁による乳房再建

乳癌術後の乳房再建

佐武 利彦, 石川 孝, 菅原 順

Summary

乳房温存手術後の外側領域の部分欠損例では, 比較的小さな有茎穿通枝皮弁による再建が有用であり, 乳房の外側に位置する穿通枝を用いた胸背動脈穿通枝皮弁 (TAP flap), 外側肋間動脈穿通枝皮弁 (LI-CAP flap) などが用いられ, 下方領域では LI-CAP flap や前肋間動脈穿通枝皮弁 (AI-CAP flap) による再建が有用である。

皮下乳腺全切除術, 胸筋温存乳房切除や, 胸筋合併乳房切除術後では, 比較的大きな組織量を要することが多く, この場合, 下腹部からの遊離皮弁が最も適しており, 深下腹壁動脈穿通枝皮弁 (DIEP flap), 浅下腹壁動脈皮弁 (SIEA flap), もしくは連合皮弁による再建が有用である。

一方で, 下腹部の皮下脂肪が薄い場合や出産希望がある症例などでは, 腹部以外のドナーを選択するのが相応しく, 臀部からの上下臀動脈穿通枝皮弁 (S-GAP flap, I-GAP flap) もしくは大腿部からの内側大腿回旋動脈穿通枝皮弁 (MCFAP flap), 後内側大腿穿通枝皮弁 (PMTP flap) などが有用である。

はじめに

1989 年に Koshima ら[1] により報告された腹直筋穿通枝皮弁は, これまで主流であった腹直筋皮弁による再建術の欠点を克服する画期的なものであった。現在では再建外科領域における各種手術にその穿通枝皮弁が応用されており, 特に乳房再建においては穿通枝皮弁の多様な採取部の開発, 穿通枝の画像診断技術, 穿通枝皮弁の血行動態の解明, 低侵襲手技に関する改良など, 近年多くの報告が認められる。

2000 年よりわれわれは, 自家組織による乳房再建術に穿通枝皮弁を導入し, これまでに改良を重ねてきた。その結果, 現在では低侵襲かつ安全で, 多様化した患者のニーズを叶える最も有効な手段の1つとなっている。自家組織により温かく柔らかく, 対称で形がきれいな乳房が獲得できる。さらに採取部の犠牲が少なく整容性も保たれる再建術式に, 現時点で最も近いのが穿通枝皮弁であると言えよう。本稿では, 代表的な穿通枝皮弁による乳房再建について解説する。

概　念

穿通枝皮弁を用いた乳房再建

自家組織を用いた乳房再建術は近年, わが国でも穿通枝皮弁が広く用いられるようになりつつある。われわれは Koshima ら[1] が開発した深下腹壁動脈穿通枝皮弁 (Deep inferior epigastric artery perforator flap : DIEP flap) を 2000 年以降, 乳房切除術後の乳房再建術の標準術式に据え, その手術手技に改良を加えてきた。

穿通枝皮弁による乳房再建術は, 当初, 筋体と筋膜 (筋鞘) のみの温存で開始したが, 現在では運動

神経の温存と栄養血管を短小口径とした皮弁を作製することで，採取部の侵襲を軽減させる努力を行っている。下腹部の場合，筋体と筋鞘を温存してDIEP flapを採取しても，腹壁弛緩などの合併症例が報告されている[2]。単に筋体や筋鞘を温存するだけでは形態的かつ機能的な腹直筋の温存は難しいため，術中には筋体に対する愛護的な手術操作を行う必要性がある。腹直筋に分布する運動神経を温存しつつ，肋間動静脈などの腹直筋への血行も温存しながら，穿通枝の剝離を進めなければならない。この大原則はDIEP flap以外の臀部，大腿部，背部など他の採取部でも同様である。

また採取部には低侵襲操作を行いつつも，安定した血行を有する皮弁を採取しなければ，整容性に配慮した乳房再建ができない。このように一見相反する事柄を術中に同時進行で行い，臨機応変な判断も随時に必要となってくるため，ある程度の経験を積んだ形成外科医でも，難易度の比較的高い手術であると言える。

術前の評価

穿通枝

現在，穿通枝皮弁の術前デザイン時で，穿通枝の位置を確認する際に最も簡単にとらえる方法として，超音波ドップラー血流計が多く用いられている。しかし，穿通枝を正確にとらえられない場合が多かったり，その走行を詳細に描出することが困難であるため，最近ではカラーレーザードップラー[3]やMDCT（Multi Detector row CT）[4,5]などが，術前評価に多く用いられている。

有茎穿通枝皮弁による乳房再建の手術適応

乳房温存手術などの部分もしくは区域欠損例で，まず乳房内で乳腺や脂肪組織を用いてlocal tissue arrangementを行っても変形が回避できない場合，乳房周囲の穿通枝を用いた有茎穿通枝皮弁による再建が有用である。有茎穿通枝皮弁による部分再建の最も良い適応となるのが，通常quadrantectomyまでの比較的大きな区域欠損症例である。

遊離穿通枝皮弁による乳房再建の手術適応

皮下乳腺全切除術，胸筋温存乳房切除術もしくは胸筋合併乳房切除術など比較的広範囲の欠損例で，大容量の自家組織移植による乳房再建が必要な場合，下腹部が最も再建に適した採取部となる。一方で臀部と大腿部が適応となるのは，基本的には健側の乳房が中等度までの大きさで，出産希望のある若年者や下腹部からの再建を希望しない場合である。

移植床血管の選択と皮弁の血行再建

乳房外側切開からのアプローチで乳房切除術を行い一次再建する場合，まず側胸部から腋窩に存在する移植床血管が有用である。短小口径血管柄の穿通枝皮弁の場合，外側胸動静脈，胸腹壁静脈，胸肩峰動静脈外側枝など大胸筋の外側縁近くに位置する小口径血管を選択すると，口径差の少ない端々吻合が可能で，血管柄に緊張なく皮弁の設置を行いやすい（図1）。

二次再建では，原則的には瘢痕に覆われていない内胸動静脈系を使用する方が安全である。

血管柄が2カ所で必要な場合，横方向に皮弁を設置して内胸および胸背動静脈にそれぞれ血管吻合を行うか，もしくは縦方向に皮弁を設置して内胸動静脈の穿通枝，内胸動静脈の中枢側または遠位側切離端のうち2カ所を選択して端々吻合するか，あるいは本幹への端側吻合により血行再建を行う。

また内胸動静脈本幹へのアプローチに際してはrib-sparing techniqueが，術後の変形を回避するためにも望ましい[6]。

背部を採取部とした乳房再建（TAP flap/LI-CAP flap）

解剖

広背筋前縁部付近から大胸筋外側縁の間には，胸壁血管からの複数の穿通枝が存在しており，これらの穿通枝を用いて背部の皮膚皮下脂肪を有茎穿通枝皮弁として挙上することができる。最も多く利用され

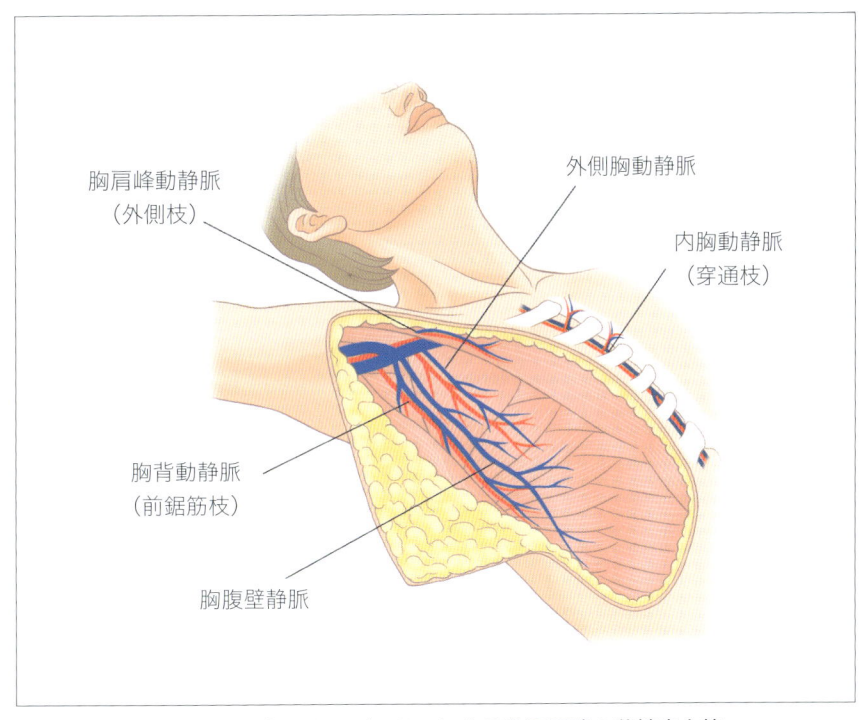

図1　マイクロサージャリーによる乳房再建の移植床血管
側胸部では，前方から背側に向かって胸肩峰動静脈（外側枝），外側胸動静脈，胸腹壁静脈，胸背動静脈（前鋸筋枝），胸部正中では内胸動静脈（穿通枝）が移植床血管として利用できる。

ている穿通枝が，胸背動静脈広背筋枝の外側枝から派生する musculocutanous perforator-thoracodorsal artery perforator（MC-TAP）であり，後腋窩襞から8〜13 cm下方で，広背筋前縁から5 cmまでの部位（平均2.8 cm）に存在していることが多い[7]。ほぼ同レベルの広背筋前縁部付近では，胸背動静脈の前鋸筋枝から direct cutaneous perforator（DC-TAP）が派生している。また広背筋前縁から約3 cm前方で，第5〜第8肋間の前鋸筋間からは，外側肋間動静脈からの穿通枝 lateral intercostal artery perforator（LI-CAP）が派生している[8]。

デザイン

皮島のデザインは，肩甲骨下角以下で，傍脊柱から乳房外側までの横軸方向の楕円形で，一次縫縮が可能な大きさは通常，幅6.0〜7.0 cm×長さ18〜24 cmほどである。側胸部に存在する穿通枝を皮弁の基部に取り込むようにデザインを行う。

手技

①皮弁採取は，側臥位で肩関節を90°外転，肘関節を90°屈曲させた肢位で行う。

②広背筋膜上で脊柱側から側胸部に向かって皮弁挙上を進めていき，広背筋前縁付近で，MC-TAP，DC-TAP，LI-CAPの中から最も相応しい穿通枝を選択する。この3種類の穿通枝のうち，MC-TAPが最も乳房から遠位部に位置しているが，皮弁の移動を容易にする場合，胸背動静脈外側枝へと中枢に向かって筋体内の剥離が考慮される。しかし日本人の場合，穿通枝が0.5 mm前後と細いことも多く，その際，剥離が大変難しく穿通枝の損傷を招く危険性がある。乳頭乳輪部までの外側領域の部分欠損であれば，穿通枝の筋体内剥離を行わなくとも，十分に到達可能である。穿通枝が太い症例では，剥離した1本の穿通枝のみを propeller perforator flap として rotation して欠損部に移動する。穿通枝が細い症例では，複数の穿通枝を周囲の脂肪織を含めてターンオーバーすることで皮弁の移動を行う。

③創閉鎖の際は，皮弁の基部が圧迫を受けないように注意する。

下腹部を採取部とした乳房再建（DIEP flap/SIEA flap）

DIEP flap と SIEA flap

下腹部を採取部とした DIEP flap は，腹直筋の筋体が温存でき，長い血管柄で皮弁設置の自由度が高く，しかも口径が太く安定した血行が得られるという理由から広く普及している。DIEP flap と並んで下腹部からの大容量組織移植が可能な SIEA flap も血管柄の状況がよければ選択肢の1つになりうる。

デザイン

SIEA flap と DIEP flap のデザインは左右均等に皮膚皮下脂肪を採取する。臍の偏位や腹壁形態の左右差をなくして皮弁採取後も整容的に良好な形状を保つためである。採取した皮弁内の血行領域を考慮して，利用できる部分を乳房再建に用いる。通常，皮島は臍直下で長さ32～46cm，幅12～14cmほどの大きさである（図2）。

手技

① 皮島の全周切開ののち，下縁にてまず浅下腹壁動静脈を確認する。
② 皮下脂肪織浅層（camper's layer）からなだらかに深層（scarpa's layer）に向かって剝離していくと，最初に正中寄りで比較的太い静脈である内側浅腹壁静脈（medial superficial epigastric vein：MSEV）が確認でき，剝離を進めるとそれよりも深い部位にて，SIEA とその伴走静脈である SIEV の存在がわかる。SIEA，SIEV，MSEV などが確認できたら，鼠径靱帯に向かって細かな枝を6-0ナイロン糸にて結紮切離しながら，剝離を進めていく。
③ 血管柄を鼠径靱帯下方の大腿動静脈や伏在静脈まで追えば，実際には長さ3.0～7.0cm の血管柄を採取することができ，この部位では血管の口径が動脈1.9mm，静脈2.1mm 前後で血管吻合も容易となる。SIEA の拍動が皮弁内まで視認でき，血管柄の起始部での口径が動静脈ともに1.5mm 以上で，基本的には hemi-abdominal flap として利用し，更に皮弁設置に際しても問題のない症例が SIEA flap の適応となる。
④ SIEA flap が利用できない場合，DIEP flap の挙上に移るが，まず皮島の外側から内側に向かって

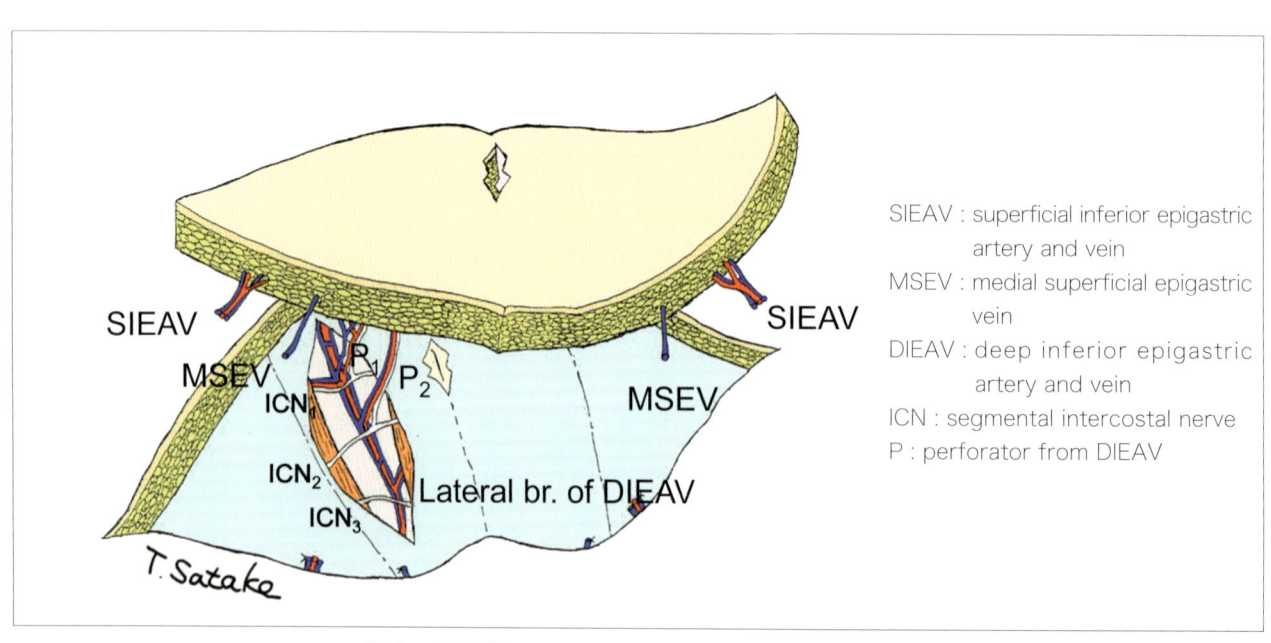

SIEAV : superficial inferior epigastric artery and vein
MSEV : medial superficial epigastric vein
DIEAV : deep inferior epigastric artery and vein
ICN : segmental intercostal nerve
P : perforator from DIEAV

図2　下腹部からの DIEP flap と SIEA flap の挙上法
図の左側が外側列の穿通枝2本を含めて DIEP flap を挙上したところを示す。
また皮弁の下縁側は浅下腹壁動静脈と内側浅腹壁静脈を示しており，血管が太ければ，SIEA flap にすることや，DIEP flap の血行付加やドレナージに用いることもできる。

筋鞘上の剝離を進める。
⑤腹直筋前鞘に到達してから間もなく，外側穿通枝，さらに内側に進むにしたがって内側穿通枝が現れる。通常，片側の臍周囲でこれらの穿通枝が3～4本程度確認できるが，候補となる穿通枝を複数本，確保しておき，反対側でも同様の操作を行う。穿通枝は，まず静脈が1.0mm前後と太く動脈の拍動も視認できるものを選択する。
⑥穿通枝周囲に1.0～2.0mmほどの前鞘を残して，縦方向に深下腹壁動静脈の起始部に向かって切開する。深下腹壁動静脈が筋体内および直下で分岐する症例では，穿通枝はほぼ垂直方向に短距離で，それぞれの深下腹壁動静脈の枝に向かって下降することが多いが，深下腹壁動静脈の分岐がない症例で内側列穿通枝を選択した場合，筋体内を斜めに長く走行し，展開が煩雑なこともある。
⑦穿通枝が深下腹壁動静脈に合流する部位の近くでは，浅層にて横方向に肋間神経が走行しており，深下腹壁動静脈と交通する肋間動静脈とともに神経血管束をなしている（図3-a）。穿通枝の位置よりも外側の神経血管束に含まれるのが肋間神経の混合線維であり，穿通枝に知覚線維を派出したのちに，内側の腹直筋に運動線維を分布している。腹直筋の血行を維持しつつ運動機能を保つために，この肋間神経をできるかぎり温存するように努める。
⑧深下腹壁動静脈に流入出する肋間動静脈は6-0ナイロン糸にて結紮切離し，同様の手術操作を他の穿通枝の部位でも行う。
⑨深下腹壁動静脈は最も頭側に存在する穿通枝よりも末梢側で結紮切離し，深下腹壁動静脈の本幹は，中枢側に向かって血管吻合に必要な長さだけ確保したら切離するが，起始部近くまで追うと，15.0cmまでの長い血管柄を得ることができる。
⑩安全に皮弁を挙上できることがわかったら，反対側に残しておいた穿通枝はすべて切離する。挙上した皮弁の深下腹壁動静脈を温存した肋間神経の下を，頭側に向かって引き抜くことで，皮弁採取が完了する。複数の穿通枝を用いる場合で，穿通枝間に肋間神経が存在する際には，いったん神経を切離した後に，神経縫合して内側に温存する腹直筋の脱神経萎縮を予防する（図3-b）。

下腹部正中瘢痕がある症例や痩せ体型の患者で，比較的大きく下垂のある乳房を再建する際，両側の皮弁をほぼ全体にわたって利用することも考慮しなければならないが，この場合，両側の血管柄を血管吻合により連結させて，一茎二連合のDIEP/contralateral DIEP flapもしくはcombo SIEA/contralateral DIEP flapなどの連合皮弁による再建が有用である。
⑪DIEP flapおよびSIEA flap採取後は，筋体，前鞘がほぼ温存されているため，採取部の閉創は比較的容易である。DIEP flap採取後は，前鞘を2-0ブレイドナイロン糸にて垂直マットレスで閉鎖する。
⑫持続吸引ドレーンを留置したのち，臍部を形成し

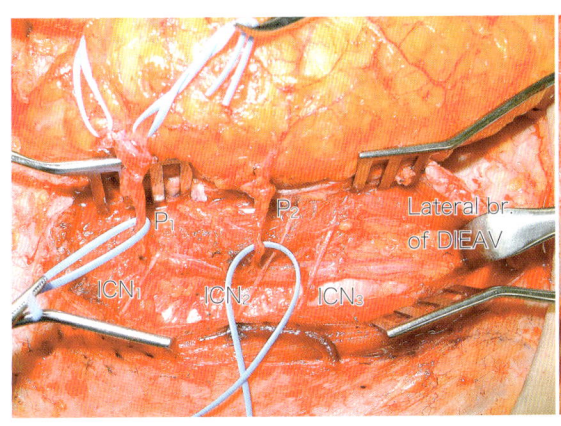

(a) 外側列の穿通枝2本を含めてDIEP flapを挙上したところを示す。3本の肋間神経が外側から内側に向かって走行しているのが確認できる。この場合，最も頭側の肋間神経を色素でマーキングし，いったん切離してから皮弁採取を行う。

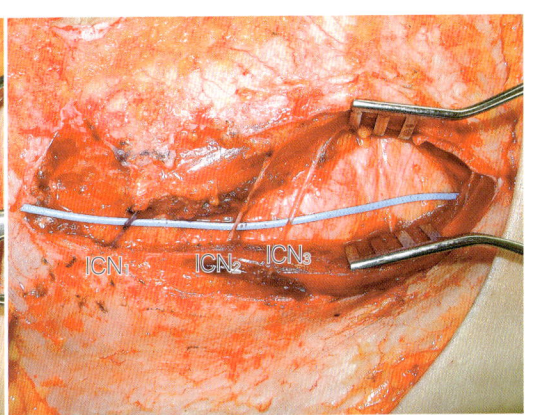

(b) 切離した肋間神経は色素により容易に視認できる。8-0ナイロン糸にて神経縫合を行うことで，内側の腹直筋へのinnervationを期待する。

図3　DIEP flap挙上と肋間神経の温存

皮膚の縫合閉鎖を行う。術後しばらくの間は，膝下に枕を置き，股関節および膝関節を屈曲させて，下腹部の緊張を軽減させる。

臀部を採取部とした乳房再建（S-GAP flap/I-GAP flap）

解剖

臀部の皮下には，内腸骨動静脈から分岐する上臀動静脈と下臀動静脈からの複数の穿通枝が分布している。上臀動静脈は中臀筋と梨状筋間から大臀筋を経由して，後上腸骨棘と大転子部を結ぶ線上の，後上腸骨棘寄りのおよそ1/3の部位で，大臀筋の上方側で密に穿通枝（S-GAP）を派生している（図4）[9]。一方で下臀動静脈は梨状筋の下方を経由して大臀筋の下方側で穿通枝（I-GAP）を派生しているが，穿通枝は尾骨外側の大殿筋内側から外側まで広く分布している[10]。われわれの経験ではI-GAP flapは，尾骨の外側で大臀筋内側縁付近にて太い穿通枝が存在する場合が多い。

デザイン

立位にて行う。S-GAP flapの場合，尾骨外側より外上方に向かう楕円形の皮島で，幅5.0〜7.0cm×長さ20.0〜25.0cmほどである（図4）。一方でI-GAP flapは，皮島の下縁を下臀溝に一致させた楕円形のデザインとするが，大きさに関してはS-GAP flapとほぼ同様である。

手技

GAP flapの皮弁採取に際しては，腹臥位もしくは側臥位など体位変換を要する。
① 皮膚切開ののち，外側から内側に向かって大臀筋の筋膜下で剝離を進め，2〜3本ほど候補となる穿通枝を残す。その際，太い穿通枝なら1本，穿通枝が細い場合，同一の大臀筋の線維間で近接して2本の穿通枝が存在しているのなら2本の穿通枝を取り込んで穿通枝の剝離を行う。
② GAP flapの臀筋内の剝離は，皮下脂肪が厚いことと，穿通枝がほぼ垂直に下床に向かって厚みのある大臀筋内もしくは中臀筋，梨状筋間を走行していることから行いにくい。安全に穿通枝の剝離を進めるためには，大臀筋の筋線維を広めに展開し術野を大きくして操作した方が容易である。坐

図4　臀部上方からのS-GAP flapの挙上法
上臀動静脈からの穿通枝（S-GAP）は，中臀筋と梨状筋間から大臀筋を経由して，後上腸骨棘と大転子部を結ぶ線上の，後上腸骨棘寄りのおよそ1/3の部位で皮下に分布している。

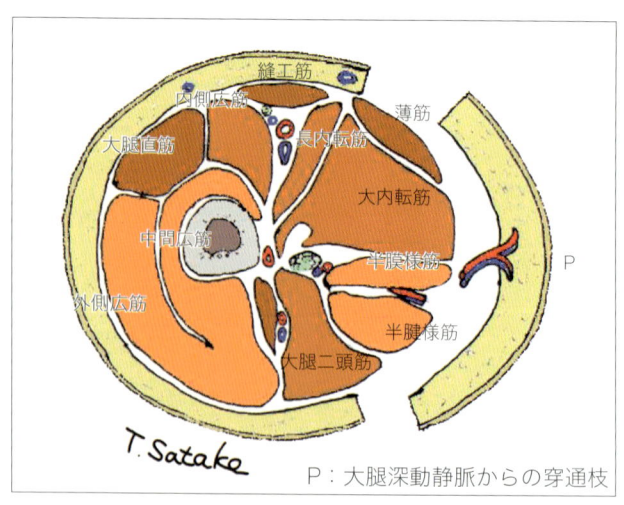

図5　大腿内側面と後面からのPMT perforator flapの挙上法
大腿近位部1/3の内側面〜後面においては，大腿深動静脈からの穿通枝が大内転筋・半膜様筋・半腱様筋の筋内および筋間中隔から皮下に派生している。皮弁採取の範囲は，通常は薄筋内側縁から大腿二頭筋の後縁までである。

骨周囲には色調が薄く硬い脂肪織が存在しているが，この部分の脂肪は温存する。
③移植床血管と口径差の少ない血管吻合ができるまで，穿通枝を剝離したら血管柄を切離する。通常，血管柄の長さが3.0～5.0cmで，口径が動脈1.0～2.0mm，静脈1.5～2.5mmほどで採取しているが，静脈が比較的太いことが特徴である。
④採取部は皮下に持続吸引ドレーンを留置して一次縫縮する。
⑤術後2日は，食事のとき以外は，股関節および膝関節をできるだけ伸展位に保持して，縫合部への緊張を軽減させる。

大腿部を採取部とした乳房再建 (PMT perforator flap/MCFAP flap)

解剖

大腿の内側面から後面にかけては，内側大腿回旋動静脈や大腿深動脈からの穿通枝が，無数に分布しており，遊離穿通枝皮弁の挙上が可能である。大内転筋，半膜様筋，半腱様筋などのmusculocutaneous perforatorやseptocutaneous perforator[11]は，大腿深動静脈から派生し穿通枝の口径も比較的太く，臀部以遠の大腿部後面の厚みのある脂肪組織を利用でき，しかも術後瘢痕が目立ちにくいため，私たちの施設ではこの皮弁（PMT perforator flap）を乳房再建に多用している（図5）。この穿通枝は，大腿基部～下臀溝からおよそ6～12cmの部位に多く認められ，大内転筋のmusculocutaneous perforatorもしくは大内転筋と半膜様筋のseptocutaneous perforatorを利用する場合が多い。

デザイン

デザインは立位で行い，鼠径部から下臀溝に平行に，横軸型で幅6.0～7.0cm×長さ20.0～25.0cmの三日月型の皮島とするが，皮島以遠の皮下脂肪も通常2.0～3.0cmほど含めることができる。

手技

股関節外転位で大腿内側面，内旋位にて大腿後面から採取することで，仰臥位のままで体位変換の必要がない。
①皮弁挙上は大腿内側面から開始し，大伏在静脈の側枝や薄筋の穿通枝をバックアップ用に含めて，最初は筋膜上で剝離を進める。大内転筋，半膜様筋で深筋膜下に，通常2～3本の穿通枝が認められるため，最も太い穿通枝を1～2本選択して筋体内もしくは筋間の剝離を進める。長さ3.0～4.0cm程度の血管柄を得るが，大腿深動静脈本幹は採取せずに温存する。このレベルで動静脈の口径が0.8～1.5mmで短小口径血管柄である。穿通枝より後面側は大腿二頭筋の深筋膜上を剝離して皮弁を得る。
②皮弁の設置に関しては，厚みのある後面側が乳房外側に位置するように配置するが，血管柄が長い場合，皮弁の両端を合わせて円錐形にマウンドすることもできる。採取部は皮下に持続吸引ドレーンを留置して一次縫縮する。
③術後2日は股関節および膝関節をできるだけ伸展位に保持して，縫合部への緊張を軽減させる。採取部は，ドレーン抜去後，漿液腫を回避するためにも，術後2カ月はきつめのガードルの着用を指示している。

術後管理

モニタリング

創部はガーゼで覆い隠さず，透明フィルムドレッシング材にて皮弁全体を被覆していつでも観察できるようにしている。術直後から48時間は1時間ごとに皮弁のモニタリングを行っているが，移植した皮弁の穿通枝の動脈音を超音波ドップラー血流計にて確認し，また皮弁の色調，branching，refillingなどを視認している。

Nipple-sparing mastectomyなど乳房皮膚に，皮弁が完全に被覆されている場合は，直接，皮弁の色調などを確認することができないため，カラーレー

ザードップラーによる血行の確認が有用である[3]。われわれは，ドップラー血流計で穿通枝の動脈音をまず確認しているが，静脈に関してはフィルムドレッシング材に油性マジックで，1.0cm単位でスケールを印しておき，目盛り間隔の拡大がないことや，持続吸引ドレーンの排液量，性状を確認することで，静脈血栓などによる皮弁の腫脹，うっ血が発生していないかをモニタリングしている。

安静

術後2日まではベッド上で坐位60°までとし，トイレ歩行は術後3日から許可している。再建乳房の容量が大きい場合は，坐位時や立位時に，血管柄に緊張がかからないように，前開きのソフトブラジャーで乳房全体をしっかりと包み込み，重力の影響を排除する必要がある。術後3日以降のモニタリングは，4時間ごと（術後3〜4日），6時間ごと（術後5日），12時間ごと（術後6日），24時間ごと（術後7日以降）としている。

症　例

有茎穿通枝皮弁による乳房再建

症例1　44歳，右乳癌，乳房温存手術（Quadrantectomy）後のTAP/LI-CAP flapによる一次再建例

右乳房C領域の多発腫瘤を認め，乳房温存手術（Quadrantectomy）を予定した。背部からの穿通枝皮弁による再建を計画したが，胸背動脈の穿通枝を含めて5.0×22.0cmの横軸型の皮島のデザインを行った。Quadrantectomyと腋窩郭清の後に左側臥位とし，皮弁の挙上を行ったところ，広背筋前縁より後方0.8cmの部位に胸背動静脈広背筋枝の外側枝から派生するMC-TAPと，2.5cm前方の第6肋間で前鋸筋から派生するLI-CAPの2本の太い穿通枝が認められた。この2本の穿通枝で皮弁を挙上し，脱上皮したのちに欠損部に充填した。術後経過は順調で，化学療法ののちに放射線照射を行った。

術後1年6カ月で再建乳房の形，大きさは良好で，放射線照射後も再建部は柔らかい。採取部の傷痕は長いが，ブラジャーに隠れて目立たない（図6）。

遊離穿通枝皮弁による乳房再建

症例2　47歳，右乳癌，胸筋温存乳房切除術後のDIEP flapによる二次再建例

8年前に左乳癌のため他病院で胸筋温存乳房切除術と腋窩リンパ節郭清が行われた。二次乳房再建を希望して当科を受診した。まず皮下へのエキスパンダー挿入術を行い，6カ月後に容量が300mlとなったところで下腹部からの遊離皮弁による再建術を行った。帝王切開による下腹部正中瘢痕が認められたため，両側血管柄のDIEP flapを挙上した。次に左側の深下腹壁動静脈の中枢側断端を，右側の深下腹壁動静脈の末梢側の断端に端々吻合することにより，一茎二連合のDIEP flapとした。DIEP flapの右深下腹壁動静脈と右内胸動静脈を端々吻合することで血行再建を行った。術後の経過は順調で，乳房再建の10カ月後に乳頭乳輪再建術を行った（図7）。

症例3　54歳，左乳癌，Nipple-sparing mastectomy後のSIEA flapによる一次再建例

左乳癌にてnipple-sparing mastectomyと下腹部からの遊離皮弁による乳房再建術を予定した。鼠径靭帯のレベルで浅下腹壁動脈が両側ともに1.0mm以上の外径であり，内側浅腹壁静脈と伴走静脈である浅下腹壁静脈も1.0〜2.0mmと太いため，SIEA flapによる乳房再建術を施行した。血管吻合は左側皮弁の栄養血管計4本（動脈1本，静脈3本）を，胸背動静脈の前鋸筋枝および広背筋枝の末梢にそれぞれ端々吻合した。術後経過は良好で術後8日に退院となった（図8）。

症例4　33歳，左乳癌，Nipple-sparing mastectomy後のI-GAP flapによる一次再建例

左乳癌にてnipple-sparing mastectomyと未経産婦のため臀部下方からの同時乳房再建術を予定した。大臀筋の内側縁にて下臀動静脈からの太い穿通

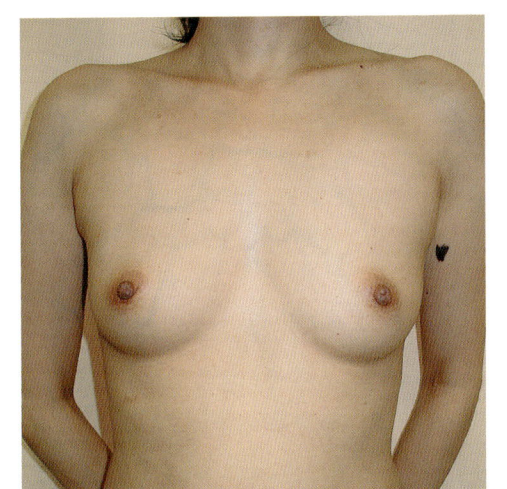

(a) 術前

(e) 術後1年
再建乳房の大きさ，形態は良好で，放射線照射後も再建部は柔らかさを維持している．採取部である背部の瘢痕は横方向に長いが，ブラジャーに隠れる．

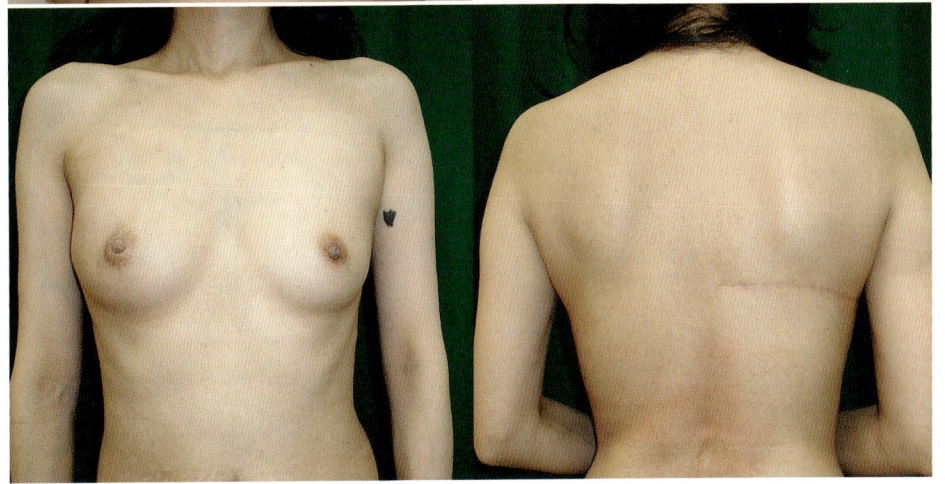

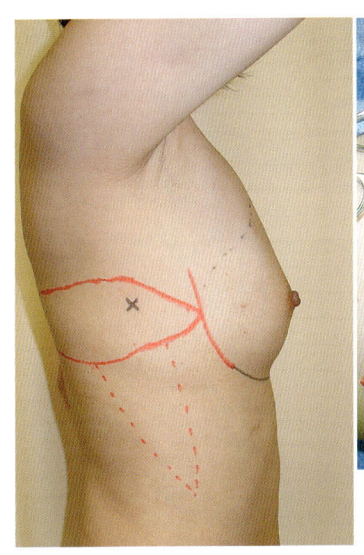

(b) デザイン
乳房外側切開にてC領域Quadrantectomyを行い，胸背動脈の穿通枝を含めて横軸型の紡錘形の皮島をデザインした．

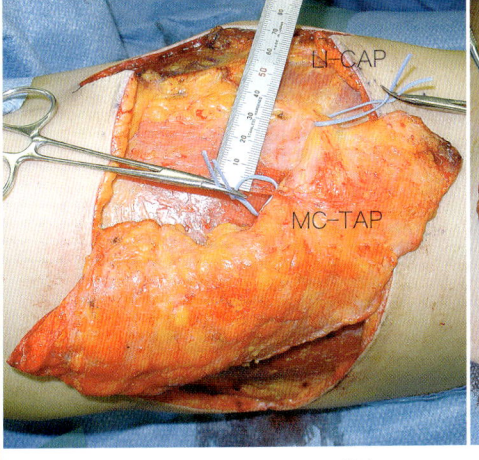

(c) TAP/LI-CAP flapの挙上
左側臥位で，広背筋前縁より0.8cm後方にMC-TAPを，2.5cm前方の第6肋間に前鋸筋から派生するLI-CAPを確認し，これら2本の穿通枝を含めて皮弁を挙上した．

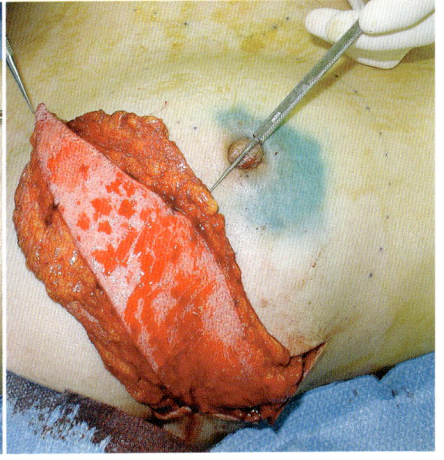

(d) 皮弁の移行
採取部の閉鎖後に，皮島を脱上皮してQuadrantectomy後の欠損部に皮弁を充填した．

図6 症例1：44歳，右乳癌，C領域のQuadrantectomy後，TAP/LI-CAP flapによる一次再建例

9．穿通枝皮弁による乳房再建 | 87

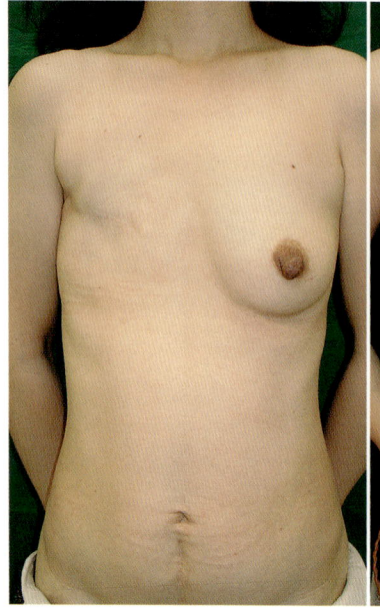

(a) 術前
右側胸筋の萎縮は軽度で，皮下脂肪も温存されていたため皮下へのエキスパンダー留置を行った。帝王切開による下腹部正中瘢痕が認められた。

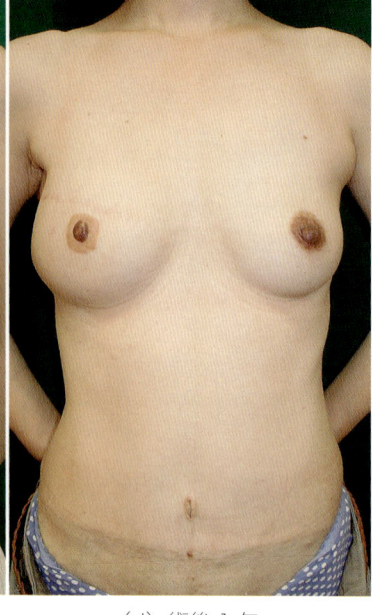

(d) 術後 1 年
術後 10 カ月に乳頭乳輪再建術を施行した。再建乳房の大きさ，形は良好である。採取部の形態も良好で，腹壁弛緩なども認めていない。

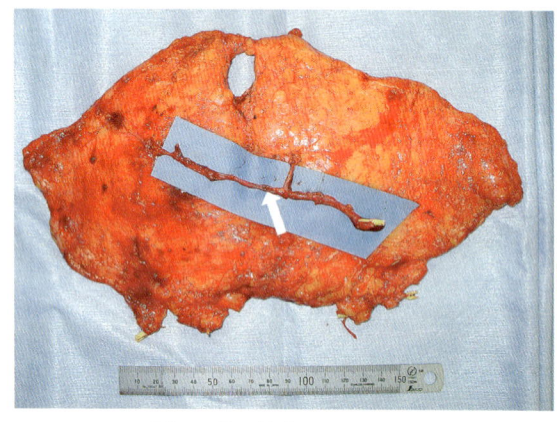

(b) 一茎二連合の DIEP flap
両側血管柄の DIEP flap を挙上したのちに，左深下腹壁動静脈の中枢側断端を，右深下腹壁動静脈の末梢側断端に端々吻合することで，一茎二連合の DIEP flap を作製した。(⇨ 端々吻合部)

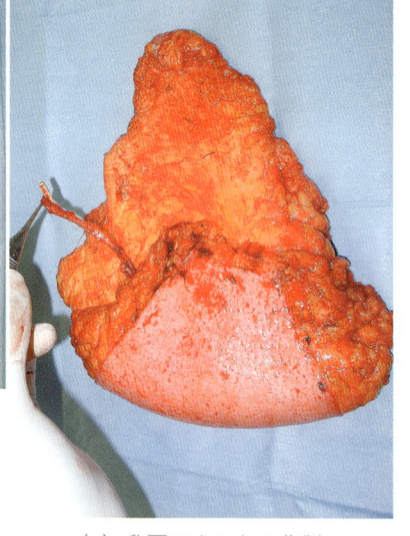

(c) 乳房マウントの作製
皮弁を 2 つ折りにしたのちに，乳房の形態に合わせて辺縁のトリミングを行い，右深下腹壁動静脈を内胸動静脈に端々吻合した。

図 7 症例 2：47 歳，右乳癌，胸筋温存乳房切除術後の二次乳房再建・組織拡張術後に DIEP flap による再建を施行した例

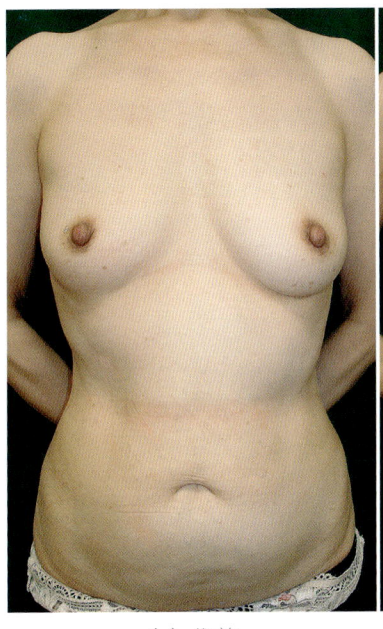

(a) 術前
腹部手術の既往は認めなかった。

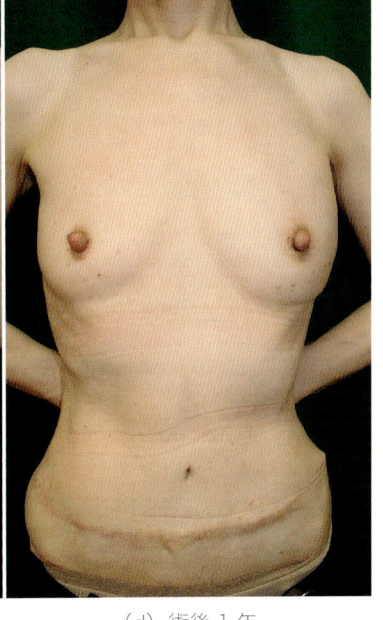

(d) 術後1年
再建乳房の大きさ，形ともに良好である。採取部では，下腹部左端のdog earが目立つ。

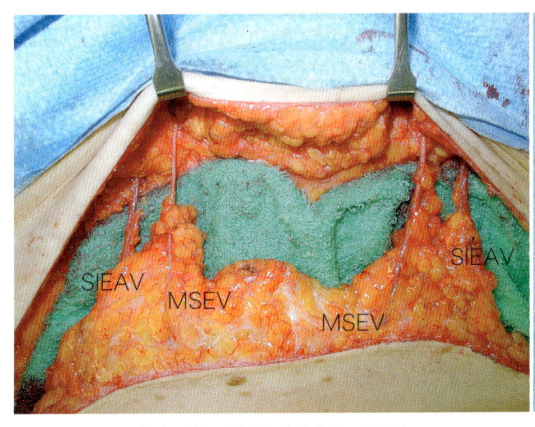

(b) 浅下腹壁動静脈の確認
まず皮島下方の皮膚切開より浅下腹壁動静脈および内側浅腹壁静脈を確認したところ，いずれも1.0mm以上の外径であったためSIEA flapによる再建を行う方針とした。

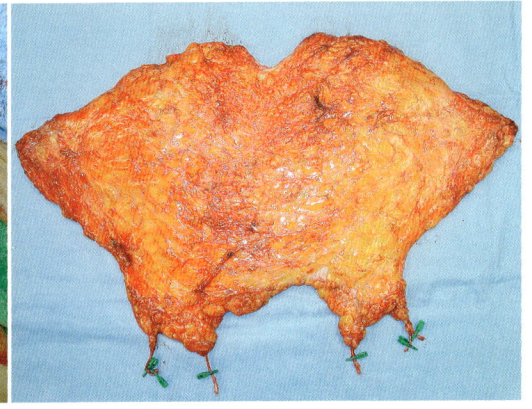

(c) SIEA flapの挙上
両側のSIEA flapとして挙上したが，血行再建は左浅下腹壁動静脈を胸背動静脈前鋸筋枝（動脈1本，静脈2本）に，内側浅腹壁静脈を胸背静脈広背筋枝（静脈1本）に，それぞれ端々吻合した。

図8 症例3：54歳，左乳癌，nipple-sparing mastectomy後，SIEA flapによる一次再建例

(a) 術前　　　　　　　　　　　　　　　　　(d) 術後 2 年

再建乳房の形は良好であるが，大きさがやや小さい。採取部である臀部下方は，外側部分がやや陥凹しているが坐骨部分の皮下脂肪の厚みは保たれている。

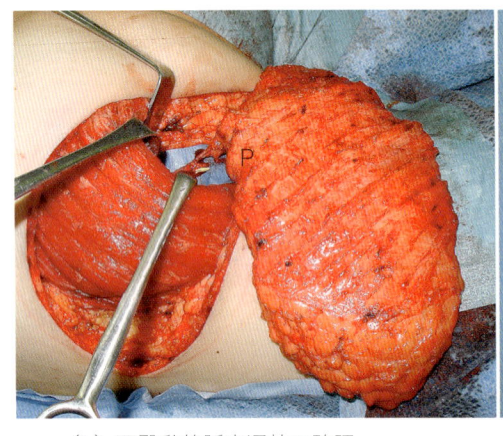

(b) 下臀動静脈穿通枝の確認

臀部下方の皮島の内外側から筋膜を含めて皮弁の挙上を行ったところ，大臀筋内側縁と肛門筋群との筋間にて，最も太い穿通枝が確認できたため，この穿通枝を大臀筋裏面，梨状筋後縁へと追った。(P：septocutaneous perforator from inferior gluteal vessel)

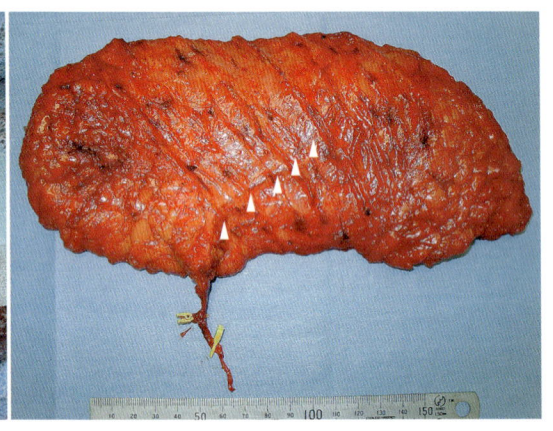

(c) 挙上した I-GAP flap

長さ 6.0cm の血管柄をもつ I-GAP flap を得たが，穿通枝が皮下脂肪内を長く走行しているのが確認できる（△）。血行再建は下臀動静脈分枝と外側胸動静脈を端々吻合した。

図 9　症例 4：33 歳，左乳癌，nipple-sparing mastectomy 後，I-GAP flap による一次再建例

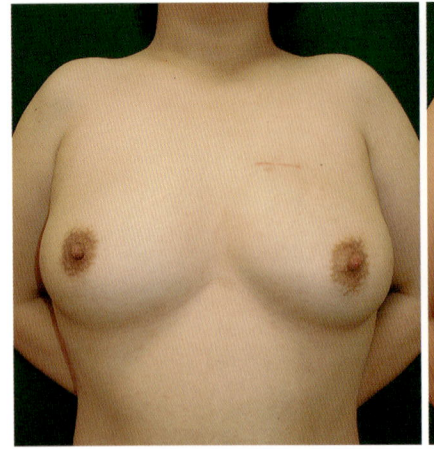

枝を認めたため，大臀筋裏面で梨状筋後縁に向かって剝離し，長さ約 6.0cm の血管柄を得た。I-GAP flap の血行再建は，下臀動静脈分枝と外側胸動静脈に端々吻合した。皮弁を脱上皮したのちに欠損部に充填した。術後 2 年を経過し，再建乳房はやや小さく乳頭乳輪の非対称が認められる。採取部である臀部下方は外側部分がやや陥没しているが，傷痕は目立ちにくい（図 9）。

症例 5　33歳，左乳癌，Skin-sparing mastectomy後のPMT perforator flapによる一次再建例

左 skin-sparing mastectomy と挙児希望がある

ため，大腿部内側～後面からの同時乳房再建を予定した。大内転筋からの穿通枝を大腿深動脈の分枝まで追って長さ 4.3cm の血管柄を得た。血行再建は外側胸動静脈と端々吻合した。乳房マウントの作製は皮弁の両端を一致させて円錐形とし，皮島の一部分にて乳頭も同時再建した。術後経過は順調で 1 年目で再建乳房は若干大きい。採取部である大腿はやや内側が陥凹しているが，下肢の運動機能は問題ない（図 10）。

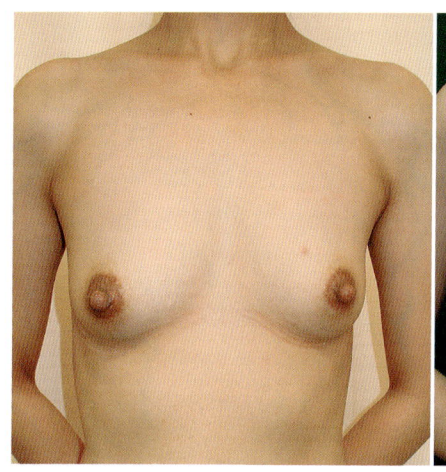

(a) 術前
乳頭からは血性の分泌が認められた。

(b) 術後1年
再建乳房はやや大きい。採取部である大腿内側部がやや陥凹しているが傷痕は比較的目立ちにくい。

図10 症例5：33歳，左乳癌 skin-sparing mastectomy 後，PMT perforator flap による一次再建例

考 察

採取部の侵襲を少なくするために

下腹部を採取部とした乳房再建では，TRAM flap を採取することにより発生しうる腹壁弛緩，腹壁瘢痕ヘルニアなどの合併症を回避するために，muscle-sparing（MS）TRAM flap や DIEP flap が，より現実的な選択肢となりつつある。しかしながら，このように腹直筋や腹直筋前鞘を温存する手術法で再建を行っても，腹壁弛緩や瘢痕ヘルニアの合併症を経験することがある[2]。

DIEP flap にて乳房再建を行う場合，腹壁弛緩や瘢痕ヘルニアなどの合併症を回避するためは，まず手術時に腹直筋および腹直筋鞘，肋間神経に対する愛護的操作が必須である。

Rosenら[12] は，臍以下の腹直筋は T9～L1 の肋間神経の支配を受けており，深下腹壁動脈の外側枝およびその穿通枝と併走し，腹直筋裏面から運動神経の線維が流入している。そのため，腹直筋の脱神経支配を避けるには，内側列の穿通枝を用いた DIEP flap が理想的であると述べている。また温存された腹直筋の血行にも配慮すべきである。皮弁の血管柄についても外腸骨動静脈の起始部まで長く採取するのではなく，皮弁設置と血管吻合ができる長さと口径であれば十分である。弓状線付近の腹直筋下方に分布する深下腹壁動静脈や肋間動静脈を温存することも，腹壁弛緩の予防のためには重要であると考えられる。

皮弁の血行支配領域について

近年，下腹部の穿通枝皮弁に関する詳細な血行動態，血行支配領域の解析に関する報告が相次いでいる。SIEA flap の血行支配領域については，もともと hemi-lower abdominal flap として使用するべきであるとの報告や，zone IV も含めた entire abdominal flap の使用も可能であるとの報告までさまざまである[13)～15)]。

DIEP flap においては，術中の内側列もしくは外側列穿通枝の選択は非常に重要な過程であり，血行支配領域も左右することになる。特に内側列穿通枝からの血行は，対側の下腹部皮弁の血行を考えるうえで重要である[16]。

このように同じ下腹部からの皮弁であっても，選択する血管柄の違いや穿通枝の選択によってその血行支配領域が大きく異なってくるため，乳房再建の前には，必要とされる組織量を正確に予測して，再建法を十分に検討しておく必要がある。

文 献

1) Koshima I, Soeda S : Inferior epigastric artery skin flaps without rectus abdominis muscle. Br J Plast Surg 42 : 645–502, 1989
2) Vyas RM, Dickinson BP, Fastekjian JH, et al : Risk factors for abdominal donor-site morbidity in free flap breast reconstruction. Plast Reconstr Surg 121 : 1519–1526, 2008
3) Yano K, Hosokawa K, Nakai K, et al : A rare variant of the deep inferior epigastric perforator ; Importance of preoperative color-flow duplex scanning assessment.
Plast Reconstr Surg 111 : 1578–1579, 2003
4) Rosen WM, Phillips TJ, Ashton MW, et al : Preoperative Imaging for DIEA perforator flaps ; A comparative study of computed tomographic angiography and Doppler ultrasound. Plast Reconstr Surg 121 : 9–16, 2008
5) Rosen WM, Palmer KP, Suami H, et al : The DIEA branching pattern and its relationship to perforators ; The importance of preoperative computed tomographic angiography for DIEA perforator flaps. Plast Recontr Surg 121 : 367–373, 2008
6) Mosahebi A, Lio AD, Mehrara B : The use of a pectoralis major flap to improve internal mammary vessels exposure and reduce contour deformity in microvascular free flap breast reconstruction. Ann Plast Surg 61 : 30–34, 2008
7) Hamdi M, Landuyt KV, Hijiawi JB, et al : Surgical technique in pedicled thoracodorsal artery perforator flaps ; A clinical experience with 99 patients. Plast Reconstr Surg 121 : 1632–1641, 2008
8) Hamdi M, Spano A, Landuyt KV, et al : The lateral intercostals artery perforators ; Anatomical study and clinical application in breast surgery. Plast Reconstr Surg 121 : 389–396, 2008
9) Guerra AB, Metzinger SE, Bidros RS, et al : Breast reconstruction with gluteal artery perforator (GAP) flaps ; A critical analysis of 142 cases. Ann Plast Surg 52 : 118–125, 2004
10) Granzow JW, Levine JL, Chiu ES, et al : Breast reconstruction with gluteal artery perforator flaps. J Plast Reconstr Aesth Surg 59 : 614–621, 2006
11) Angrigiani C, Grilli D, Thorne CH : The adductor flap ; A new method for transferring posterior and medial thigh skin. Plast Reconstr Surg 107 : 1725–1731. 2001
12) Rosen WM, Ashton MW, Murray ACA, et al : Avoiding denervation of rectus abdominis in DIEP flap harvest ; The importance of medial row perforators. Plast Reconstr Surg 122 : 710–716, 2008
13) Ulusal BG, Cheng M, Wei F, et al : Breast reconstruction using the entire transverse abdominal adipocutaneous flap based on superficial or deep inferior epigastric vessels. Plast Reconstr Surg 117 : 1395–1403, 2006
14) Holm C, Mayr M, Hofter E, et al : Interindividual variability of the SIEA angiosome ; Effects on operative strategies in breast reconstruction. Plast Reconstr Surg 121 : 1612–1620. 2008
15) Wong C, Saint-Cyr M, Arbique G, et al : Three-and four-dimentional computed tomography angiographic studies of commonly used abdominal flaps in breast reconstruction. Plast Reconstr Surg 124 : 18–27, 2009
16) Schaverien M, Saint-Cyr M, Arbique G, et al : Arterial and venous anatomies of the deep inferior epigastric perforator and superficial inferior epigastric artery flaps. Plast Reconstr Surg 121 : 1909–1919, 2008

10 乳癌切除後の乳房再建：自家組織 vs インプラント

辻 直子，多久嶋 亮彦

Summary

　乳房再建の方法は，一般的に自家組織移植法（主に皮弁法）と乳房インプラント法（またはバッグ・プロテーゼ）から選択される。しかし，両者にはそれぞれに利点と欠点があり，どちらの方法でより満足の行く結果が得られるかは，患者の状態や患者個人の要求に応じて異なってくる。

　皮弁による再建は現在の乳房再建法の標準術式と言える。再建乳房は柔らかく，下垂も再現しやすいが，長時間の手術や皮弁採取部の瘢痕など身体的侵襲の大きさが問題となる。

　一方，乳房インプラントの使用に関しては健康保険適用の問題があり，選択に制限があるが，手術侵襲の小ささからその需要は急増しつつある。ただし，乳房インプラントは既製の形であるため乳房切除後の欠損や変形にすべて対応できるわけではない。特に周辺部の欠損は充填できず，下垂乳房の再建の場合は健側乳房の修正を必要とするなど，完全に左右対称の乳房を作るのは難しい。

　当院では2006年より院内倫理委員会の承認を得て大学病院内での乳房インプラントによる乳房再建も行っている。乳房インプラント法には健康保険が適用されないため，これに関する一連の治療については自費診療となるが，患者自身が自由に再建方法を選択した結果，乳房インプラントによる再建の割合が急増して来ている。その理由として，手術侵襲の小ささ（皮弁採取部の瘢痕などを含む），入院期間の短さなどを挙げる患者が最も多かった。このことから，患者は再建乳房の出来上がりだけでなく，入院期間や手術侵襲も考慮したうえでの総合的判断のもとに，再建方法を選択していることが伺える。

　今後も乳房インプラントによる再建の割合は増加することが予想されるが，皮弁による再建乳房の自然さにはいまだかなうことはなく，今後も両術式はそれぞれに発展していくと予想される。

はじめに

　乳癌術後の乳房再建は，近年，ますます手術法の選択肢が増加しているが，最終的な乳房マウンドの形成においては，皮弁などの自家組織（主に皮弁）移植法と人工物であるシリコン乳房インプラント（あるいは，シリコン・バッグ・プロテーゼ。以下，単にインプラントと略す）法のいずれか，あるいは両者を併用する方法を選択することになる。しかし，これらの方法にはそれぞれの利点や欠点があるため，その選択の際には，組織欠損の状態や，放射線照射を含めた治療歴など患者側の要因（年齢，既往歴，全身状態など）を考慮しなければならない。

　一方，インプラントは健康保険適用の問題など医療体制に起因する理由で選択が限られることも少なくない。インプラントの使用に関しては，2009年現在，厚生労働省の薬事承認が得られておらず，健

康保険診療が不可能で，自費診療となっている。
　本稿では一般的な皮弁法とインプラント法を用いた再建のそれぞれの特徴について述べ，われわれの施設での適用方法と患者の選択状況の変遷について述べる。また，皮弁移植による再建法にはさまざまな皮弁の種類や術式が開発されているが，本稿では主に腹直筋皮弁移植を中心としてインプラントとの比較を行う。

概　念

　1970年代より行われ始められた筋皮弁による乳房再建は，腹直筋皮弁，広背筋皮弁を用いた方法が現在でも乳房再建における標準術式の1つである[1~3]。これらの方法は乳房マウントの下垂などを作製しやすいため，左右対称な乳房を再建することができる。一方，インプラントによる乳房再建は，手術侵襲が小さい，皮弁採取部の合併症がない，などの利点を有している[4]。その開発の歴史は1960年代からと古い[5]が，当初は破損や拘縮などの合併症が多く見られたため[6)7)]，訴訟問題がたびたび生じていた。また，ヒトアジュバント病や膠原病との関連が指摘され，さらには発がん性の疑いもあったため，1992年にFDAがシリコンインプラントの一時使用停止を決定した。その後，膠原病との関連や発がん性は否定され[8)9)]，コヒーシブシリコンの開発によりインプラントの質も著しく改善された。そのため，スムース・ラウンド・コヒーシブシリコンジェルインプラントの一部の製品に対しては，2006年11月米国FDAにより使用許可が出された。ただし，現在，乳房再建に最適であるとされているテクスチャード・アナトミカル・コヒーシブシリコンジェル・インプラントに関しては承認が得られていない。日本においては，まだすべてのインプラントが薬事未承認であり，健康保険診療での使用は不可能（自費診療）である。しかし，皮弁採取部の瘢痕が無い，手術侵襲が小さい，などの理由から，インプラント法を希望する患者も多く，乳房再建のもう1つの選択肢として需要が急増しつつある。

術前の評価

乳房の状態の評価

　患側乳房については，乳房切除術式，腋窩郭清の有無，大胸筋や乳輪乳頭の温存の有無，瘢痕の位置，残存する皮下組織の量などの検討を行う。健側の乳房に合わせて再建を行う場合は，健側の乳房の大きさ，形，下垂程度の評価を行い，患側乳房との比較を行う。さらに，患者が健側乳房の豊胸，縮小，吊り上げを再建と同時に希望する場合は，両側の乳房が最終的に対称性を得られるように，手術法を考慮しておく。
　放射線照射例に関しては，照射により皮膚硬化や放射線性皮膚炎を生じたり，再建に際して感染や皮膚壊死などの合併症を生じたりすることがある。また，皮弁で再建を行う場合は皮弁の萎縮による再建乳房の変形などの可能性があり，インプラントで再建を行う場合は被膜拘縮などの可能性がある[10)~12)]。そのため，照射時期と再建時期，再建方法については慎重に検討する。

皮弁再建の際の術前評価

腹直筋皮弁採取部の評価
　下腹部の脂肪量，瘢痕（手術歴）の有無，年齢，今後の妊娠出産の希望の有無も確認しておく。必要な組織量に応じて皮弁やデザインを決定する。瘢痕の存在や脂肪量の不足などで再建に十分な組織量が得られないと判断された場合は，インプラントとの併用を考慮する。

移植床の評価
　遊離皮弁による再建を行う場合は，血管の状態（瘢痕，放射線照射の有無など）を確認する。二次再建を行う際，移植床血管が結紮損傷されている可能性がある場合には，術前にドップラーエコー検査や近年発達してきているMDCT[13)]などで移植血管の有無を確認しておく。

インプラントによる再建の際の術前評価

胸部の評価

インプラントを十分に被覆できる組織が胸部に残存している必要があるため，まず大胸筋が温存されていることが重要な条件となる。腫瘍切除に伴って皮膚がある程度切除されている場合や，二次再建の場合は皮膚組織量が不足するため，まず，ティッシュエキスパンダー（以下，TE）を用いて皮膚の拡張を行ったのちにインプラントを挿入する。また，乳房切除の際に側胸部や鎖骨下の軟部組織が切除される場合，インプラントではその組織欠損を再建できないため，陥凹変形やインプラントの輪郭が目立つことがある。その場合は，自家脂肪移植などの併用も考慮する[14]。

一方，インプラントによる再建のみでは乳房の下垂を再現することは困難である。したがって，健側乳房の下垂が強く，左右差が生じる可能性が高い場合は，対称性を得るために健側乳房の吊り上げなどを考慮する必要がある。

インプラントの選択

使用するインプラントの大きさは術前に決定し準備しておく。その大きさは，健側乳房の計測値（乳房の幅，高さ，突出度）とTEの注入量，残存する皮下組織の厚さなどから総合的に判断する。現在当院で最も多用しているのはテクスチャード・アナトミカルタイプのコヒーシブシリコン・インプラントである（McGhan style410，INAMED社）。

両手技の比較

当科における皮弁再建と乳房インプラントによる再建の比較を示す（表1）。それぞれ利点・欠点があり，一概にどちらがより優れているとは言いがたい。再建方法は最終的には患者の希望に従って決定されるが，より良い結果が予想される選択があれば医師側からも提案を行っている（表2）。

手術適応

皮弁による再建では皮膚欠損も補填できるため，皮膚が切除されている症例でも切除術との同時再建が可能である。一方，インプラントの場合，皮下乳腺切除術でない限り，切除と同時に再建するのは難しい。

手術手技，時間

皮弁の場合は，血管吻合の有無，体位変換の有無など使用する皮弁により異なるが，通常3，4人の医師が行い4～8時間の長時間の手術となる。また，手技としては，血管の剥離，マイクロサージャリーに習熟を要し，皮弁のデザインや配置などには多くの経験が必要とされる。

一方，インプラントの場合は，術者と助手の2人のみで手術を行うことができ，TEなどですでにポケットがある場合は1時間程度，ポケット作製や乳

表1 再建方法の比較

	自家組織	シリコンインプラント
保険適用	あり（保険診療）	なし（自費診療）
手術侵襲※	大きい 長時間の手術（平均545分） 入院約2週間	少ない 短時間の手術（平均106分） 入院2～4日
新たな傷	皮弁採取部の瘢痕	なし
感染への抵抗性	高い	低い 感染時は抜去の可能性
特有の合併症	皮弁の（部分）壊死 ヘルニア（腹直筋皮弁）	破損・露出 被膜拘縮
共通の合併症	感染，血腫，奨液腫，修正等，再手術の可能性	

※当院における平均的な入院日数を示す
手術時間：2002～2008年の当院における再建症例（腹直筋皮弁14例，乳房インプラント44例）の手術時間の平均

表2　どちらかの再建方法を勧める条件とその理由

	条件	理由
皮弁による再建を勧める場合	皮膚切除量が多く一次縫合閉鎖が不可能	TEを使用しても被覆皮膚の絶対量が足りない
	痩せていて胸部の残存皮弁が薄い	インプラントのみでは辺縁が浮き出し，リップリングが起こる。広背筋皮弁などとの併用を勧める
	腋窩，鎖骨下の残存皮下組織量が少なく，えぐれている	インプラントでは充填できず陥凹が残存するが，自家組織では充填できる
	TE挿入中の違和感を強く訴える	インプラントに入れ替えても違和感は多少続くため満足度が低い
	健側乳房の下垂が強く，健側乳房の修正手術を希望しない	インプラントでは左右対称性は得られない。自家組織では下垂乳房も再建可能
	乳腺部分切除後	さまざまな大きさ，形の欠損を充填可能
乳房インプラントを勧める場合	将来妊娠出産を希望している	腹直筋以外の皮弁かインプラントを勧める
	乳癌の再発リスクが高い（腋窩リンパ節転移陽性，遺伝子増幅例，ホルモン非反応性など）	インプラントは再発時簡単に抜去が可能局所再発の精査も簡便
	基礎疾患（糖尿病，心疾患など）のコントロール不良，喫煙，肥満	皮弁手術の場合，皮弁壊死や長時間手術の合併症のリスクが高い

房下溝のタッキングなどを行っても2時間程度で手術は終了する。インプラントのサイズ選択，挿入の位置やカプセルの扱いに多くの経験が必要であるが，手技自体は特に難しいものはない。

術後管理

腹直筋皮弁を選択した場合，術後は腹部の安静のために，数日間は創部の圧迫のうえ，歩行禁止とするが，深部静脈血栓予防に注意する。われわれは歩行禁止の間，下肢にポンプ式の間欠的空気圧迫装置を装着して予防に努めている。広背筋皮弁の場合は，採取部に漿液腫を形成しやすいため背部の圧迫を行うが，歩行は術翌日から可能である。

インプラントの場合，剝離操作が小さければ術後のドレーンからの出血や疼痛も少ない。しかし，術後の血腫は被膜拘縮の原因となるため，血腫予防のために1週間程度は形取ったスポンジなどを用いてインプラント周囲を厳密に圧迫する必要がある。歩行などの安静度はそれほど制限しなくてよい。

入院日数

腹直筋皮弁で再建を行った場合には2週間程度の入院を必要とする（ただし，広背筋皮弁の場合には数日間は短縮できる）。一方，インプラントの場合は，日帰り手術を行っている施設もあるが，われわれは術後1〜2日経過観察し，圧迫を継続したまま退院としている。

短期合併症

皮弁移植後は皮弁の血行不全に最も注意しなければならない。皮膚をdenudeした軟部組織のみの遊離腹直筋皮弁移植などの際には，ドップラー検査により皮弁の血行モニタリングを行う。血栓形成が疑われた場合は，速やかに血栓除去・再吻合術を行い，皮弁壊死を回避する。そのほかの局所的な合併症として血腫や漿液腫が挙げられるが，全身的には深部静脈血栓に注意を要する。

インプラントは術後の小さな皮膚壊死や血腫形成から感染を生じ，結果的にインプラント抜去に至ることがあるためこれらに注意する。

長期合併症

筋体温存による腹直筋皮弁や腹直筋穿通枝皮弁の採取が一般的となった現在，腹直筋皮弁採取後の腹筋力低下や下腹壁ヘルニアを生じることは少なくなっている。しかし，常に念頭においておくべき重大な合併症である。一方，広背筋皮弁では機能的な合併症はほとんど見られないが，皮弁採取部の瘢痕や

陥凹変形が目立つことがある。

インプラントは長期的にインプラントの破損，露出，被膜拘縮などの合併症が常に生じる可能性がある。

再建乳房の比較

腹直筋皮弁で再建した乳房は柔らかく，下垂や揺れなどの動きも再現でき，皮膚の感覚もかなり回復するため，患者自身の違和感も少ない。また体重の増減や加齢とともに健側の乳房と同様に下垂し変化していくため，持続的な左右の対称性が得られやすい。

一方，インプラントの場合，再建乳房は胸壁に固定されるため，多少の違和感があり，臥位になると左右の非対称が生じやすい。アナトミカルタイプのインプラントを使用した場合，自然な乳房の形は再建できるが，鎖骨下や前腋窩部（C'領域）などの乳腺と皮下組織を切除された場合の欠損は充填できないため，陥凹変形が残ったり，インプラントの辺縁がはっきり浮き上がって見えるなどの課題も残る。

局所再発のチェック

皮弁による再建例では，通常の乳房切除後と同様に，定期的な触診とマンモグラフィー，超音波検査を行い局所再発の検査を行う。術後に腫瘤を触知した場合，脂肪壊死や瘢痕組織との鑑別が必要であるため，画像検査や針生検を行い診断する[15)16)]。再発部を切除する場合には，移植した皮弁の部分切除が必要であるが全切除が必要になることは比較的少ない[17)]。しかし，再発癌が皮弁内に進展することがあり，皮弁の全切除を余儀なくされることもある。

一方，インプラントで再建した場合はマンモグラフィー検査が困難になるため，おもな検査方法は触診と超音波検査となるが，インプラント周囲が境界明瞭な被膜で包まれているため，再発の発見は容易である。また，再発の場合も，インプラントの抜去は容易であるため患者への負担は少ないし，再度の再建に必要な皮弁が温存されている利点は大きい。

当科における患者の選択状況の変遷

2006年11月に米国FDAで一部のシリコンインプラントが承認され，豊胸術を中心に広く使用されている。日本でも，2006年9月にNPO法人日本インプラント研究会*が発足し，2006年10月から2007年10月までの1年間における国内でのインプラントの使用状況の調査より，43施設2,000例超の症例を集積し合併症などの分析を行い，厚生労働省に認可への働きかけを行っている。アメリカの動向および乳癌患者の強い要望からも，日本の厚生労働省の薬事承認ができるだけ早期に下りることを期待したい。

当科では，乳癌患者のインプラントによる再建への要望の増加から，2006年に院内倫理委員会の許可を得て大学病院でのインプラントによる乳房再建を正式に開始した。倫理委員会への提出書類にはインプラントに関する資料や国内での使用状況，利用する輸入代行業者などを含み，料金設定や合併症発生時の対応なども記載されている。いずれの施設でも，院内規定に沿って承認を受けたうえでインプラントを使用すべきであろう。それにより，患者に自家組織（特に皮弁）とインプラントの両方の再建方法について十分に説明を行え，患者が再建方法を選択することができる。

当院でのインプラント使用の際の手順

輸入代行業者への注文は医師がFaxで行い，薬監証明による個人輸入の形をとるが，その請求は病院事務で処理する。インプラント再建にかかわる診察，検査，入院，手術はすべて自費診療となり，入院手術の費用に関しては入院日数などに応じて設定している。

インプラントの利点・欠点や合併症に関しては術前に患者に十分な説明を行い所定の同意書を取得する。米国FDAのインプラントの承認の際の条件として術後は10年間の経過観察を行うことが義務付けられているため，これに準じて定期的に術後の診察を行う。

以上の手続きを経て，再建術式の選択の際，皮弁

---

*NPO法人日本インプラント研究会
　Japan Association of Mammary Prosthesis（略称JAMP），波利井清紀理事長，http://npo-jamp.jp/

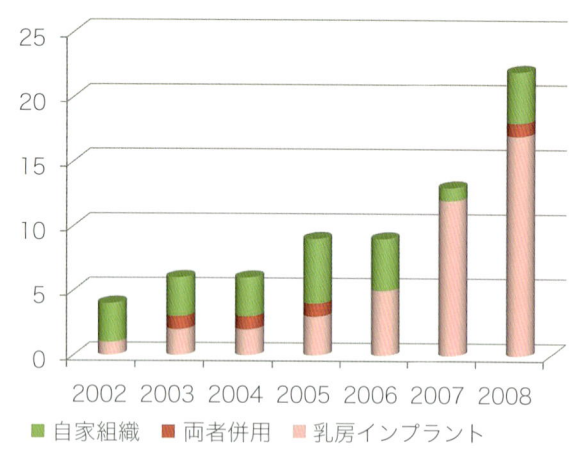

図1 当科における乳房再建方法の内訳の推移
全体の症例数も増加しているが，2006年の乳房インプラントの院内倫理委員会承認後に，特に乳房インプラントによる再建数が増加している。2006年以前は20〜30%であったが，2008年は77%の患者が乳房インプラントを選択している。

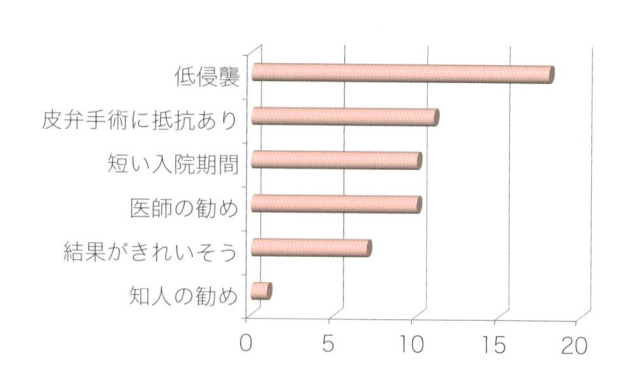

図2 乳房インプラントによる再建を希望した理由
2006年10月〜2009年3月までに乳房インプラント再建した患者29名に対するアンケートの結果（複数回答）。選択理由として低侵襲であることを挙げる患者が多い。

法（特に，腹直筋皮弁法）とインプラント法による再建法をなるべく同比重に説明し，ほぼ完全に患者が自由に選択できるようにしている。その結果，倫理委員会の承認前後を比較すると，承認後はインプラントでの再建を希望する患者の比率が急激に増加している（図1）。患者がインプラントによる再建を希望した理由は，皮弁採取部の瘢痕がなく低侵襲であり，入院期間が短いことが最大の理由であった（図2）。人工物を使用することにより，多少の違和感や合併症の可能性があるとしても，乳癌の告知で落胆している患者ができるだけ手術侵襲は小さくしたいと考えた結果であろう。

症　例

症例1　46歳，左乳癌，皮弁再建症例

左乳癌に対する胸筋温存乳房切除術後に二次再建を行った。胸部皮膚は瘢痕が多いため，エキスパンダーの使用はせず，縦型有茎腹直筋皮弁（VRAM皮弁）で再建した。健側乳房は大きく，また，下垂しているが，VRAM皮弁は多量の軟部組織量を含めることができるため，下垂乳房の形態や前腋窩線もよく再建できている。しかし，皮弁と胸部皮膚のテクスチャーマッチは不良で，胸部と皮弁採取部の瘢痕も目立つ（図3）。

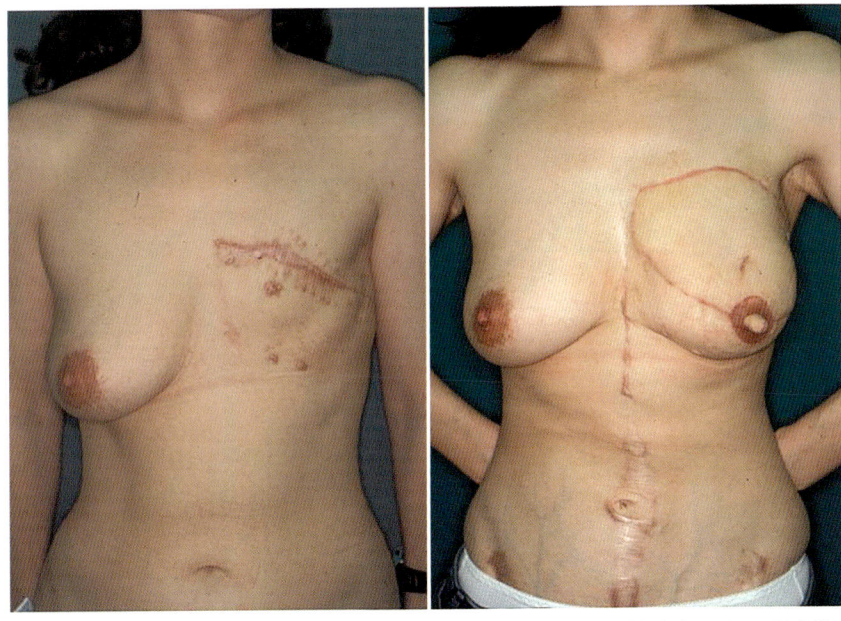

(a) 術前。胸筋温存乳房切除後。　(b) 縦型有茎腹直筋皮弁による再建後10カ月の状態。乳房形態は良好であるが、瘢痕が目立つ。

図3　症例1：46歳，左乳癌，皮弁再建症例

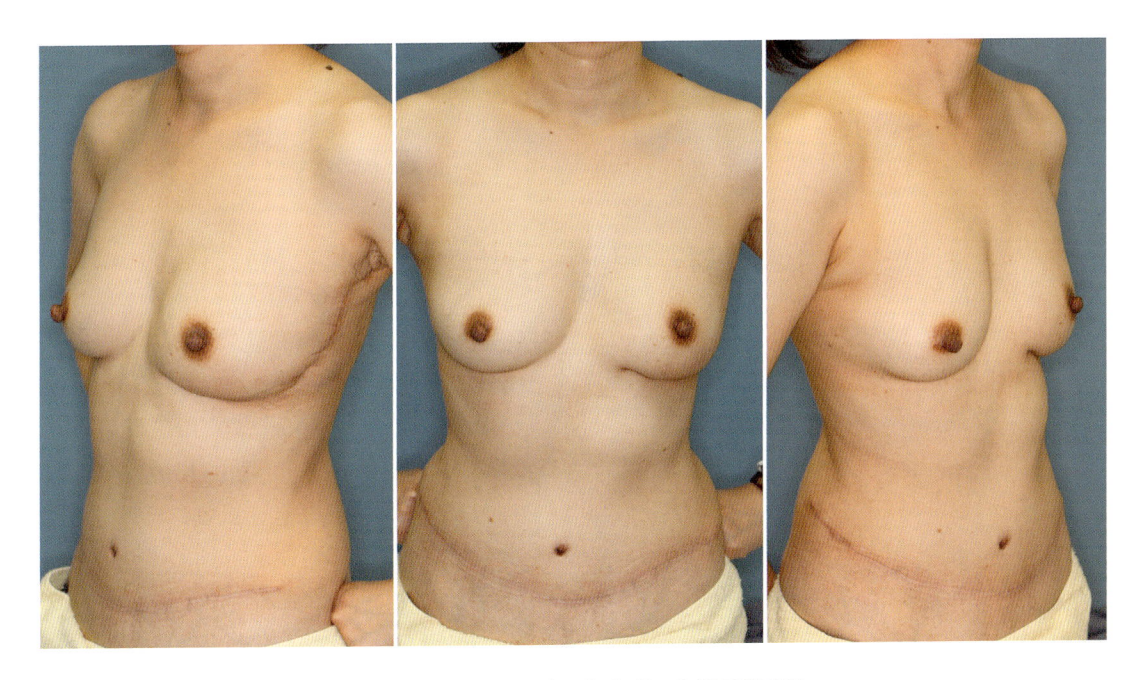

図4　症例2：45歳，左乳癌　皮弁再建症例
　術後8カ月の状態。瘢痕は乳房外側にある。下垂程度も左右対称性が保たれている。乳房正面から瘢痕は見えない。

症例2　45歳，左乳癌，皮弁再建症例

　左乳癌に対し乳輪乳頭温存乳腺切除後，一次的に大胸筋下にTE挿入（スムース・ラウンドタイプ12.5×12.5cm 600ml，PMT社）した。皮膚をやや過伸展させ，約4カ月後に有茎横軸型腹直筋皮弁（同側下腹壁動静脈の血管吻合付加）による再建，さらに7カ月後に皮弁のdefattingによる修正を行った。皮下乳腺切除術は乳房正面に瘢痕がなく整容性に優れている。再建乳房は柔らかく自然な下垂形態である（図4）。

10．乳癌切除後の乳房再建：自家組織 vs インプラント

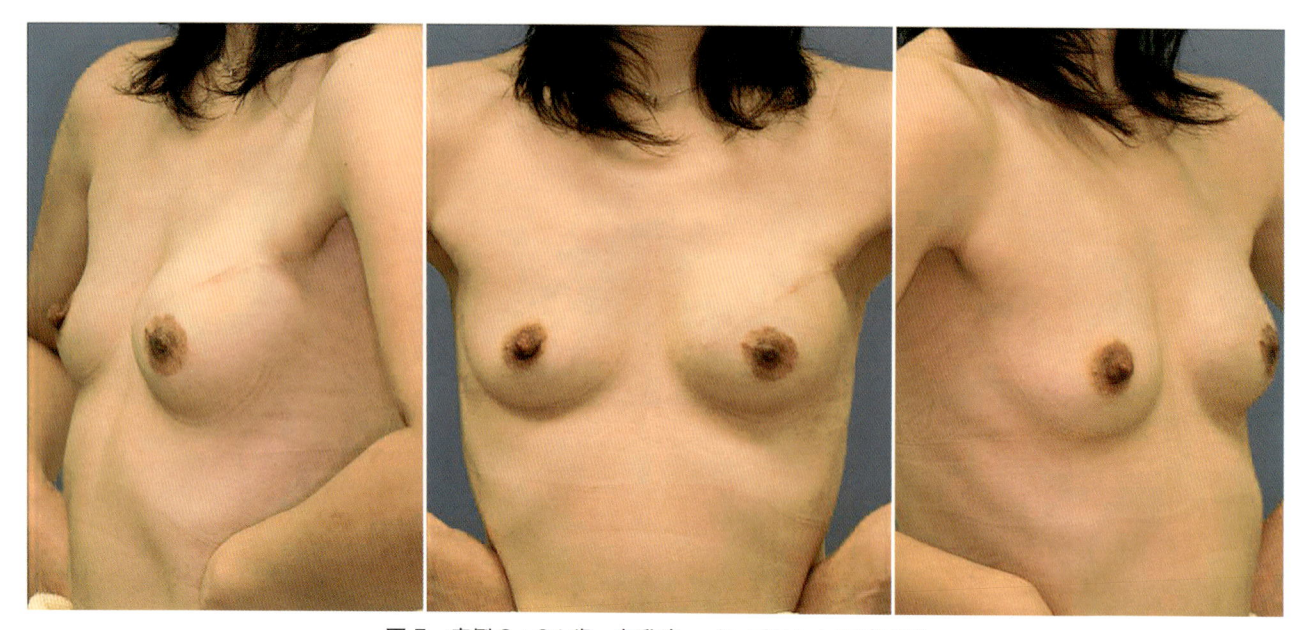

図5 症例3：34歳，左乳癌，インプラント再建症例
術後2年2カ月の状態。健側乳房の下垂のない症例では良好な対称性が得られる。

症例3　34歳，左乳癌，インプラント再建症例

　左乳癌に対し胸筋温存乳房切除術，センチネルリンパ節生検後に一次的にTE挿入（スムース・ラウンドタイプ12.5×12.5cm 600ml，PMT社）し皮膚を伸展した。6カ月後，インプラント（テクスチャード・アナトミカルタイプ，ST-LM-190, McGhan style410, INAMED社）に入れ替え，そののち乳輪乳頭を作製した。健側乳房の下垂もないため良好な対称性が得られている（**図5**）。

症例4　48歳，右乳癌，インプラント再建症例

　右乳癌に対し胸筋温存乳房切除術，センチネルリンパ節生検と同時に大胸筋下にTE（スムース・ラウンドタイプ12.5×12.5cm 600ml，PMT社）を挿入した。皮膚を伸展し，6カ月後に乳房インプラント（テクスチャード・アナトミカルタイプ，ST-MF115-255, McGhan style410, INAMED社）に入れ替えた。健側の下垂が強いため，インプラントでは対称性が得られないので，さらに4カ月後に患側の乳輪乳頭形成に伴って，健側乳房の吊り上げを行った。健側の吊り上げによりある程度の対称性は得られたが，インプラント周囲の陥凹は残存している（**図6**）。

考　察

インプラントの現状

　インプラントは，1960年代より豊胸を目的として開発され，乳房再建にも使用されていたが，1990年代の米国での訴訟問題に端を発する騒動のため10余年間使用中止を余儀なくされた[18]。その間に自家組織（特に皮弁）による再建術が発達し，乳房再建の主軸となっていった。しかし，乳房インプラントの自己免疫疾患や発癌との関連性が否定され，インプラント自体の改良も加わえられた今日では，徐々に乳房再建における使用数が増加しつつある。

　一方，わが国では薬事未承認のため，大学病院や公的病院での使用にはさまざまな制限があるのもやむを得ない。当院では院内の倫理委員会の承認を得ることによって使用が認められているが，この数年で全国でも当院と同様に乳房インプラントの使用を開始した施設が増加しており，患者のインプラントに対する認知度の上昇とともに，インプラントを用いた再建症例は年々増加しつつある。

　当院の場合は，それぞれの方法について偏りなく説明したのちに患者の希望を聞くと，インプラントが選択されることが多い。主な理由は体への負担が少ない，というものであるが，今後，インプラント

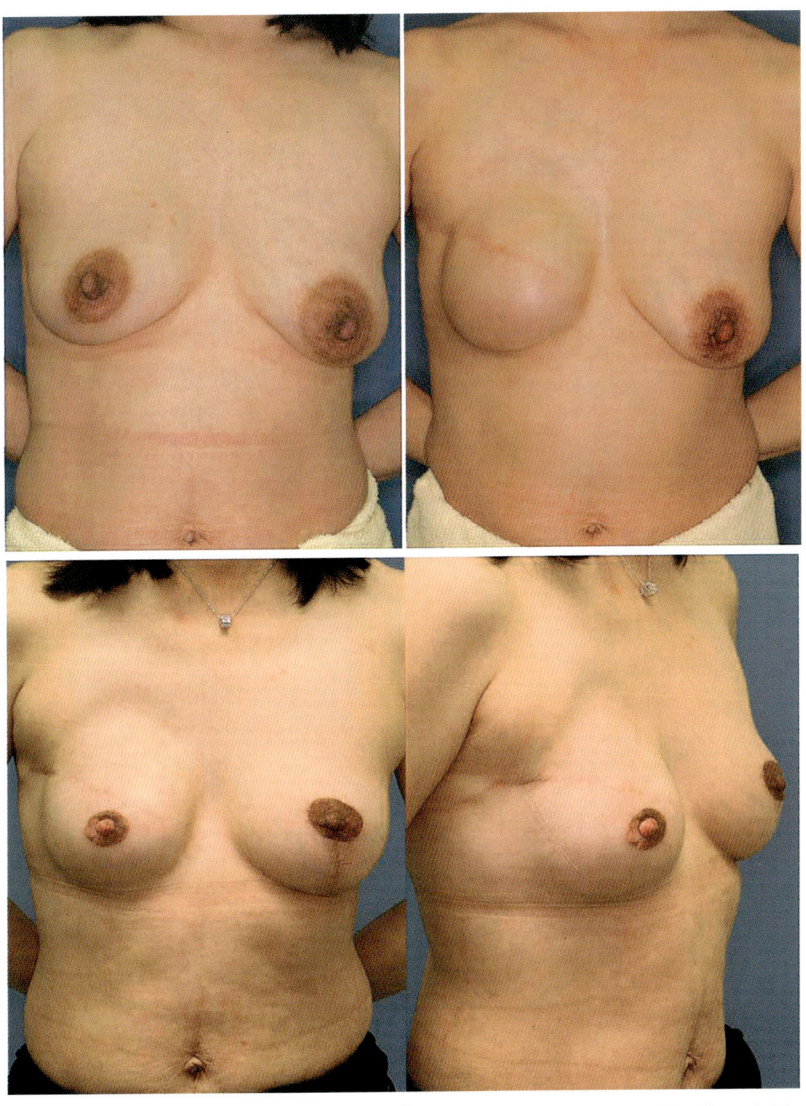

(a) 術前。下垂乳房である。

(b) 乳房インプラント挿入後4カ月の状態。健側の下垂のため左右差がある。

(c) 乳輪乳頭形成と健側乳房吊り上げ術を行った術後1年の状態
乳房の対称性は得られたが，鎖骨下の陥凹は残存している。前腋窩部の陥凹が残存している。

図6 症例4：48歳，右乳癌，インプラント再建症例：健側の下垂，皮下組織の切除による陥凹症例

10．乳癌切除後の乳房再建：自家組織 vs インプラント | 101

が薬事承認された場合は，皮下乳腺切除術と同時にインプラントで再建を行うという選択肢も増えるため，乳房再建に占めるインプラントの割合はますます増加することが予想される。

インプラント法 vs 皮弁法

インプラントを用いた場合の，皮弁採取部の瘢痕や機能障害がなく，低侵襲である利点は大きい。手術手技は簡単であると思われがちであるが，インプラント自体が定型的な形状をしているため，健側乳房と対称な乳房を作るのは難しく，乳腺とさらに周囲の皮下脂肪やリンパ組織を切除されたのちの欠損は，既製のインプラントでは充填しきれずに前腋窩線や鎖骨下の陥凹が残存する。また，健側乳房の下垂による左右差を避けるためには健側の乳房の修正操作が必要となる。さらに，術後の結果としては，胸壁に張りついたインプラントは揺れや体位による変形がほとんどなく，不自然さが問題となる。この不自然さは患者に違和感を与えるため，体動するたびに乳癌の治療をしたことを思いだしてしまう，と訴える患者も見られる。そして，患者はインプラントの破損や被膜拘縮といった合併症に対する不安感を持ち続けることになる。

これに対し皮弁での再建乳房は自然な柔らかさを持ち，腋窩の欠損に対しても充填が可能である。長期的な合併症はほとんどなく，加齢や体重の増減に応じて再建乳房も変化するため，術後落ち着いてしまえばいろいろな不安感をもたずに日常生活を送ることができる。反面，皮弁採取部の瘢痕や腹部ヘルニア，筋力低下など整容的，機能的障害に悩む患者もある。

皮弁とインプラントには，どちらの再建方法も利点と欠点があり，どちらが満足のいく結果を得られるかは患者個人によって異なる。乳癌の治療がそのホルモンステイタスや遺伝子タイプによって患者ごとに個別化（オーダーメイド治療）[20)21)]されている近年，乳房再建も患部の状態や社会的・経済的・精神的状態に合わせて再建方法を選択する"オーダーメイド再建"が求められている。そのためには，形成外科として乳房再建の手術手技を向上させることだけではなく，患者の満足度とQOLをさらに高めるために再建方法の選択肢として，公的に乳房インプラントの使用ができる状況にしておくことが望ましい。

患者の選択の理由

乳房再建方法の選択の際，患者が考えることは術後の再建乳房の結果だけではない。即時再建の場合，患者は乳癌の告知後まもなくでショックと不安を抱えたまま形成外科での再建の説明を受けることとなる。そのため再建の説明を行っても，乳房切除だけでなくさらに再建のために何度か手術を要する，ほかの部位もメスが入る，ということに患者が拒否反応を示すことも少なくない。そのような患者に対しては，考える時間をとるためにTEを挿入後，二期的に再建する方法が適しているが，TE拡張中に改めて選択する場合，当院ではインプラントでの再建を希望する患者の方が多い。これは再建乳房自体の結果に関することだけでなく，入院期間や安静期間などの社会生活への影響や，手術時間や皮弁採取部の障害などの肉体的な侵襲も考慮しての決定と思われる。経済的には健康保険診療下の皮弁再建に比べて約3，4倍の費用がかかるにもかかわらず，総合的な負担を考えて最終的にインプラントが選ばれているのだろうと推測する。

文　献

1) Schneider WJ, Hill HL Jr, Brown RG : Latissimus dorsi myocutaneous flap for breast reconstruction. Br J Plast Surg 30 : 277-281, 1977
2) Hartrampf CR, Scheflan M, Black PW : Breast reconstruction with a transverse abdominal island flap. Plast Reconstr Surg 69 : 216-225, 1982
3) Nahabedian MY, Momen B, Galdino G, et al : Breast Reconstruction with the free TRAM or DIEP flap ; Patient selection, choice of flap, and outcome. Plast Reconstr Surg 110 : 466-475 ; discussion 476-477, 2002
4) Spear SL, Spittler CJ : Breast reconstruction with implants and expanders. Plast Reconstr Surg 107 : 177-187, 2001
5) Cronin TD, Gerow FJ: Augmentation mammoplasty : A new 'natural feel' prosthesis. Transactions Third International Congress Plastic Surgery, pp41-49, Excerpta Medica, Amsterdam, 1964
6) Johnson HA : Silastic breast implants ; Coping with complications. Plast Reconstr Surg 44 : 588-591, 1969
7) Asplund O : Capsular contracture in silicone gel and saline-filled breast implants after reconstruction. Plast Reconstr Surg 73 : 270-275, 1984
8) Janowsky EC, Kupper LL, Hulka BS : Meta-analyses of the relation between silicone breast implants and the risk of connective-tissue diseases. N Engl J Med.16 : 781-790, 2000
9) Kern KA, Flannery JT, Kuehn PG : Carcinogenic potential of silicone breast implants ; A connecticut statewide study. Plast Reconstr Surg 100 : 737-747, 1997
10) Whitfield GA, Horan G, Irwin MS, et al : Incidence of severe capsular contracture following implant-based immediate breast reconstruction with or without postoperative chest wall radiotherapy using 40 Gray in 15 fractions. Radiother Oncol 90 : 141-147, 2009
11) Anderson PR, Freedman G, Nicolaou N, et al : Postmastectomy chest wall radiation to a temporary tissue expander or permanent breast implant—Is there a difference in complication rates? Int J Radiat Oncol Biol Phys 74 : 81-85, 2009
12) McCormick B, Wright J, Cordiero P : Breast reconstruction combined with radiation therapy ; Long-term risks and factors related to decision making. Cancer 14 : 264-268, 2008
13) Clavero JA, Masia J, Larrañaga J, et al : MDCT in the preoperative planning of abdominal perforator surgery for postmastectomy breast reconstruction. AJR Am J Roentgenol 191 : 670-676, 2008
14) Spear SL, Wilson HB, Lockwood MD : Fat injection to correct contour deformities in the reconstructed breast. Plast Reconstr Surg 116 : 1300-1305, 2005
15) Shaikh N, LaTrenta G, Swistel A, et al : Detection of recurrent breast cancer after TRAM flap reconstruction. Ann Plast Surg 47 : 602-607, 2001
16) Helvie MA, Bailey JE, Roubidoux MA, et al : Mammographic screening of TRAM flap breast reconstructions for detection of nonpalpable recurrent cancer. Radiology 224 : 211-216, 2002
17) Kropf N, McCarthy CM, Disa JJ : Breast cancer local recurrence after breast reconstruction. Handchir Mikrochir Plast Chir 40 : 219-224, 2008
18) 谷野隆三郎：乳房インプラントの国際動向について．形成外科 50：1369-1374, 2007
19) 明石定子, 寺田琴江：遺伝子多型・突然変異・遺伝子発現情報による診断　癌での遺伝子発現情報を利用した診断　実用段階を迎えたテーラーメードな乳癌予後予測；MammaPrint と OncotypeDXTM を用いて．実験医学 25：2648-2652, 2007
20) Hitoshi T : Individualization of breast cancer based on histopathological features and molecular alterations. Breast Cancer15 : 121-132, 2008
21) 増田慎三：乳がん治療の現状と展望；個別化治療をめざして．綜合臨 56：3103-3105, 2007

Tissue expansion法と自家組織移植による乳房再建

本田 隆司，櫻井 裕之，野﨑 幹弘

Summary

　乳房再建におけるティッシュエキスパンジョン法は，近年ではむしろ，乳房インプラントによる一次的乳房再建の第一段階として汎用されており，自家組織の移植充填による乳房再建に併用された報告は前者に比較すれば寡少である。しかしながら，自家組織移植と併用する場合，欠損した乳房皮膚を伸展された皮膚で再建することにより，本来の乳房の質感，色感とともに皮膚感覚を温存できる，パッチワーク様の瘢痕を残さないなど，その利点は少なくない。また，二次的にエキスパンダーとインプラントによる再建を行う場合でも，大胸筋の欠損や前胸部皮膚・皮下組織に目立つ瘢痕，瘢痕拘縮，放射線照射後皮膚障害などがあれば，ティッシュエキスパンジョン法を自家組織移植と併用して行うことにより，合併症を回避できるばかりでなく，整容的にもよりすぐれた結果が得られる。
　第二段階の手術として移植される組織には，広背筋皮弁，腹直筋皮弁，大臀筋皮弁などが利用される。

はじめに

　ティッシュエキスパンジョン法（以下，TE法とする）に自家組織移植を併用する乳房再建法は，用いる自家組織や再建の対象となる原疾患によってその手技は一様でない。そこで本稿では，個々の自家組織移植法や再建手技には言及せず，原疾患として最も頻度の高い乳癌術後の乳房欠損に対する再建を前提に，乳房再建にTE法を適用する場合の，基本的手技，留意点などについて述べる。

概　念

　TE法を応用した乳房再建は1982年のRadovanの報告[1]に始まる。その手技は，乳癌切除後の乳房欠損に対し，二次再建法として皮下にTEを挿入し，数カ月かけて皮下ポケットの拡張を行ったのちに永久プロテーゼと交換するものであるが，その後，諸家により，手技に改良が加えられるとともに自家組織移植による再建や一次再建にも応用されるようになった。

　TE法と自家組織移植を併用した乳房再建法については，次のような報告があり，TE法の用途が多少とも異なる。

①広背筋皮弁や腹直筋皮弁などの自家組織移植を再建の主柱とし，組織充填のためのポケット作製を目的としてTEを用いる方法[2〜4]

②自家組織移植を再建の主柱とし，さらにvolume augmentationのための乳房インプラントを挿入するポケット作製にTEを用いる方法[5]

③TEとインプラント再建を主柱とし，既存の瘢痕拘縮の解除や乳房皮膚の循環障害に起因する合併症回避を目的として自家組織移植を併用する方法[6,7]

術前の評価

本法の適応となる原疾患

①乳癌術後
② Poland 症候群
③漏斗胸
④乳房異物
⑤熱傷後瘢痕拘縮
⑥幼小児期の腫瘍切除，心臓手術などに起因する後天性胸郭変形

最も優れた適応は乳癌切除後の再建で，乳房インプラントの使用を好まず，かつ皮弁移植に伴うパッチワーク様瘢痕の回避も求める患者である。基本的に乳癌の切除術式は問わないが，胸筋温存乳房切除術，skin sparing mastectomy（以下 SSM），nipple sparing mastectomy（以下 NSM）など大胸筋が温存されている場合がよい適応である。

一方，大胸筋の低形成ないし欠損，あるいは前胸部に高度の瘢痕拘縮や放射線皮膚障害などを認める場合は，まず隣接する筋膜皮弁や広背筋皮弁など自家組織移植を行い，ついで TE 法を適応している。

再建時期

一次再建

乳腺外科医に乳腺切除術式，腋窩リンパ節郭清の要否などを確認したうえで TE 法の適用の可否について最終的に判断する。乳腺切除に際しては，根治性を低下させない範囲での前胸部皮膚・皮下組織の温存を促す。TE 法では，術後の創縁や乳頭の壊死は，重大な合併症を招く原因となり得るため，乳腺切除直後の乳房皮膚の血行には細心の注意が必要である。

二次再建

TE の挿入部位にはある程度，伸展性と厚みを有する皮膚および皮下脂肪織が温存されていることが前提であるため，症例によっては縫縮可能な範囲での手術瘢痕や植皮痕の切除，広背筋皮弁の前胸部への移行による瘢痕拘縮の解除と組織補充なども考慮する。特に乳癌では，放射線療法後の線維化が著しい場合，そのまま TE 法を行っても十分な組織拡張を得られない場合が少なくない。

乳房の大きさと形状

乳房の大きさや形状は問わないが，TE の大きさと容量を決定するうえで，健側乳房の横径，高さ，突出度などの計測が重要である。乳癌の場合は，乳腺切除重量がわかれば，有力な情報となる。充填組織としては，患者の年齢や希望を考慮したうえで再建に十分なボリュームを有する皮弁を選択するが，それでも不足する場合はインプラントとの併用や健側乳房の縮小術を検討する。

また，下垂した乳房では，インプラントより自家組織移植がその形態を再建しやすいとされるが，TE の挿入位置や伸展量などを変化させることにより，ある程度対応できる。その際の乳房下溝形成は重要である。さらに下垂が著明な場合は，健側の吊り上げ術が必要となる。

手 技

TE の選択

立位で健側乳房の横径と高さを測定し，TE の底面の大きさの目安とする。容量は下着のカップサイズを参考にするが，一次再建では，切除標本重量が有用な指標となる。保険適用となっている TE は PMT，高研の 2 社の製品であるが，ラウンドタイプの 300〜600ml を用いることが多い。500g を超えるような大きく下垂した乳房では 1,000ml の TE を使うこともあるが，横径も大きくなるため，著者らはむしろ 600ml（直径 12cm），690ml（直径 12.5cm）を用いて過伸展することが多い。したがって，小さめの乳房に対しては 300〜400ml を用いるが，中等度〜大きめのサイズに対してはほとんど 600ml，または 690ml の TE を用いている。

これらスムースタイプの TE に比べ，テクスチャードタイプは，被膜が薄く拘縮が少ない，挿入位置のずれを生じにくいなどの利点があるとされるが[8]，保険適用や入手手続きの問題もあり，著者らは使用していない。

また，下垂乳房ではアナトミカルタイプの方が，

その形態を再建しやすいとの報告もあるが[9]、一方で、ポケット内で回転すると予定した部位が十分に拡張されないなどの欠点もあるため、著者らは下垂乳房の場合もTEの形状にはよらずラウンドタイプを用いている。

TE挿入法

(1) ポケットの剥離

①術前に立位で健側乳房下溝（以下IMF）と対象な位置に再建側IMFをマーキングしておき、それを基準に尾側の剥離範囲を決定する。スムースタイプのTEでは通常IMFの2cmないし1～2横指尾側であるが[7)10)11]、下垂傾向の強い乳房では、のちに深いIMFを作製するため、著者らは4～5cmまで拡大している。

②頭側はその尾側縁からTE底面の直径よりやや大きい範囲までとする。頭側へ必要以上に剥離するとTEの頭側への偏位を招き、後のIMF作製の際に手間取るので過剰に剥離しないよう注意する。

③最内側は内胸動静脈の穿通枝に注意しながら胸骨縁まで剥離する。

④外側はTE底面の直径により多少異なるが、おおよそ中腋窩線までである。

(2) ポケットの作製

● 大胸筋が温存されている場合

⑤大胸筋外側縁より大胸筋下小胸筋上を上記の範囲を越えないようにまず頭側を剥離し、ついで尾側は大胸筋肋骨起始部から腹直筋鞘前葉に連続する筋・筋膜性ポケットを作製する（図1-a）。この操作は、特に一次再建で乳腺切除時に大胸筋深筋膜が切除されている場合には、連続した剥離が困難となり下方は皮下ポケットとなりやすい。その際は、できるだけ大胸筋の切離端が頭側に偏位しないよう皮下に筋腹を数カ所縫合固定しておく。また、二次再建で大胸筋や前胸部皮膚・皮下組織の萎縮ないし瘢痕化が著しい場合には、特に皮下ポケットが薄くなりすぎないよう十分注意する。

外側ポケットは、前鋸筋ないし前鋸筋筋膜下を予定範囲まで剥離・作製する報告が多いが、肋間動静脈の前鋸筋枝から出血しやすいので注意する。また、一次再建で大胸筋外側縁から広背筋に連なる浅胸筋膜が温存されている場合には、前鋸筋は剥離せず、この筋膜下にポケットを作製する。

● 大胸筋が欠損している場合

⑤皮膚・皮下組織にある程度の厚みがあれば、皮下ポケットでよいが、薄い場合は、広背筋弁を移行し、その下層にTEを挿入するなどの工夫が必要である。植皮の瘢痕や幅広い瘢痕が残存している場合も、瘢痕を切除し、筋皮弁を移行した方が整容的にはよい。いずれにしてもTEが完全に筋肉で被覆されることが望ましいが、少なくとも皮膚縫合線の直下のTEは筋肉で被覆されているように留意する。

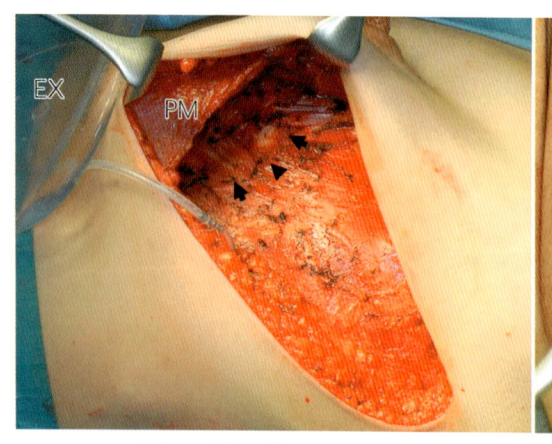

（a）TE挿入ポケットの作製
尾側は大胸筋肋骨起始部から腹直筋鞘前葉を連続的に剥離し（→）、筋・筋膜性ポケットを作製する。

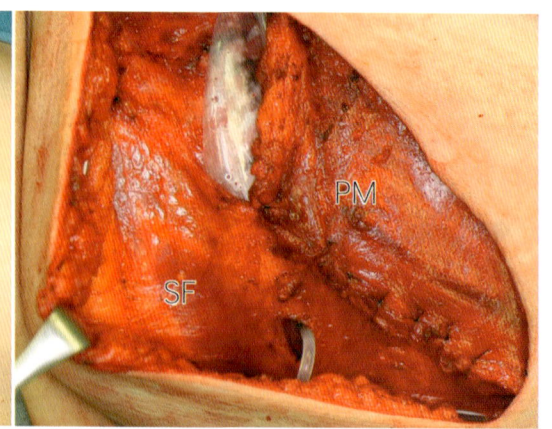

（b）TEの埋入
ポケット外側は浅胸筋膜（SF）が温存されていれば、前鋸筋ないし前鋸筋筋膜は挙上せず、大胸筋（PM）と浅胸筋膜で閉鎖する。

図1　手技

(3) TE の挿入と閉創

⑥挿入にあたっては，表裏を確認し，TE の折れ曲がりによる突出部位ができないように注意する。また，大胸筋温存例では，その外側縁と前鋸筋筋膜ないし浅胸筋膜を縫合し，TE を完全に剥離ポケット内に埋入する（図1-b）。

⑦インジェクションポートは注入に際して，触知しやすいよう側胸部〜季肋部の皮下浅層に埋入する。拡張につれポートが本体に隠れてしまわないように，ある程度距離をおく。本体とインジェクションポートの連結部ははずれないように結紮しておいた方が無難である。

⑧持続吸引ドレーン1本を腋窩皮下から大胸筋下に留置するが，抜去の際に上記の連携チューブが引っかからないように挿入位置を配慮する。大胸筋上皮下にもドレーン留置をしている報告が多いが，著者らは留置せず問題はない。閉創は伸展時に創縁が離解しないように，皮下縫合，真皮縫合をやや密に行い，ガーゼと絆創膏で軽度に圧迫固定する。

⑨閉創後，TE の注水と抜水が円滑に行うことができるか否かをインジェクションポートより生食水を注入して確認する。問題がなければ，創縁に緊張がかからない程度に注入するが，一次再建であれば，著者らは乳房切除術のように皮膚の切除を伴う場合でも 100ml 前後，NSM や SSM では乳腺切除量の 70〜80% まで注入している。

(4) 術後管理

術後，約1週間は患側上肢を大きく動かすことは禁止し，ドレーンは1日の排液量が 30ml 以下になった時点で抜去する。TE の注入は術後10日から2週間より開始する。1回の注入は TE 容量の10%程度を目安に週1回を標準としている。皮膚の拘縮を伴う二次再建や乳房皮膚の縫縮を伴う乳房切除術では皮膚の緊張を見ながら注入量を加減するが，SSM や NSM の一次再建のように皮膚の緊張がほとんどない場合は，1回の注入量を増やし，早めに予定量に達しても問題はない。経過中，健側乳房と大きさが均衡した時点での総注入量を記録しておけば，再建材料の必要ボリューム決定の有力な指標となる。

最終的な注入量については健側の 0〜100% 増し，あるいは 100〜200ml 増しとする報告など[7)10)〜13)] 多少幅があるが，著者らは通常で 30〜50% 増し，下垂した大きい乳房の場合には 50〜100% 増しとしている。

また伸展の期間についても最終注入から最低1カ月は待機する，TE 挿入から6カ月は必要，など諸家により多少違いがある[7)10)〜13)]が，著者らは一次再建では，平均3〜4カ月，二次再建では 4〜6カ月である。

TE の抜去と自家組織移植

TE の抜去にあたっては，挿入時の瘢痕よりアプローチし，皮膜を電気メスにて切開後，インジェクションポートを剥離し TE を抜去する。この際，乳房皮膚の拘縮が強ければ，被膜を縦横に切開して伸展させ，拘縮を可及的に解除する。被膜の切除は出血や乳房皮膚の血行障害の原因となるので原則として行わない。

ポケットに充填する組織としては，有茎皮弁では，広背筋皮弁，TRAM flap, supercharged TRAM flap が，また遊離皮弁では，DIEP（深下腹壁動脈穿通枝）皮弁[14)]，大臀筋皮弁[15)]，深腸骨回旋血管皮弁（Rubens flap）[16)]，前外側大腿皮弁[17)]などが用いられる。皮膚の補填を要しない場合でも，充填組織のボリューム増大と皮弁血行維持を目的として皮島を脱上皮して用いるのが一般的である。この際，皮島をデザインした時点で皮弁挙上前にデルマトームでこの操作を行うと簡便である。自然な下垂形態を得る目的で移植皮弁を TE で作製したポケットではなく，あらたに大胸筋上に皮下ポケットを作製して移行する報告もある[4)]。

術後管理と合併症

TE 法には種々の合併症が起こり得るが，比較的頻度の高いいわゆる大合併症は感染，創離解，皮膚壊死で 7〜20% に見られる。特に放射線照射治療例では，30% 以上の高率になるとの報告もあり，本法の適応決定にはより慎重な判断を要する[13)18)19)]。

創離開

乳腺切除時の剥離操作，TE の過剰注入，放射線照射などが原因で創部に循環障害を生じ，創離開，

皮膚壊死に至る。小範囲の壊死に対しては，再縫合や軟膏療法，TE内の生食水減量など保存的に対応し得るが，広範な壊死では，早晩TEが露出，感染を来たすため，TEを抜去して二次再建に切り替える。

感染

早期診断と迅速な処置が重要である。局所の発赤・疼痛などに留まる軽度感染を疑う場合には，抜水と抗生物質投与・安静にして改善をはかる。増悪傾向にある場合には，洗浄と抗生物質投与で消退することもあるが，感染の遷延は皮膚壊死やTE露出などを惹起する可能性が高いため，早期に治癒傾向がない場合には迷わずTEを抜去する。感染消退後の創部の状態により，TEを再度挿入してTE法を継続するか，断念して自家組織移植のみで再建するか判断する。感染は外来での生食水注入操作によっても起こるので，清潔操作を徹底する。

皮膚壊死，TE露出

感染以外にも，TEの一部が皮膚を皮下側から慢性的に圧迫し，皮膚壊死を招き，TE露出に至ることがある。ラウンドタイプのTEでも，特に十分に伸展していない段階で屈曲したエンベロープが角を形成し，このようなことが起こり得る。TE挿入時に底面よりやや大きめに剝離して余裕のある空間を確保することにより防止できる。

Deflation

順調に拡張していたTEが突然縮小した場合には，本体の破損による内容漏出もしくは本体とインジェクションポートの接続部分断の可能性が高い。予定注入量の半分にも満たないような場合には，TE交換を要するため，挿入時に本体に小孔などの欠陥がないことの確認や，連結チューブの接続部を結紮固定するなどの細かい配慮が重要である。

血腫，漿液腫

TE挿入後の血腫や漿液腫は，穿刺吸引操作が困難であるため予防が重要で，術中の止血は入念に行いたい。術後ドレーンからの出血が多い場合には迅速に再開創，止血を行う。また，ドレーンが効果的に作用しているかどうかも術後早期に確認し，排液量が過少の場合は，ミルキングやドレーン位置を修正するなどの処置を講じる。著者らの経験では，TE挿入後数日は50〜100ml程度の淡血性の排液を認めるのが普通である。

注入時の疼痛

TE内への生食水注入時に疼痛を訴えることがある。特にある程度伸展され，皮膚の緊張が強くなってきた時点で起きやすい。1回の注入量を減らすか，注入間隔を長くするなどの対処により，伸展を継続できる場合が多いが，必要なら注入生食水に1%リドカイン溶液を2.5ml混注する方法も数日間有効である[20]。

TEの位置異常

特に一次再建では，術後TEが頭側へ移動してしまい，目的とした部位の伸展を十分に行うことができなくなることがある。ポケット作製の際，頭側の剝離を必要以上に行わないこと，大胸筋から腹直筋鞘前葉に連続するポケット作製の際に大胸筋起始部は肋骨から十分剝離することなどが肝要である。また，術後早期の上腕から肩関節の大きな運動は，TEの移動を招く可能性があるため，1週間程度は控えさせる。

胸郭変形

TE法による肋骨骨折，変形が報告されている[13]。放射線照射歴，高齢者（骨粗鬆症），長期のステロイド投与などが危険因子である。

症　例

症例1　53歳

　右乳癌に対し，他病院でNSMを施行され，二次的乳房再建を希望して当科を受診した．病理所見は非浸潤癌，腋窩リンパ節転移陰性であった．乳癌手術より1年8カ月後に大胸筋下にラウンドタイプ690mlのTEを挿入し，5カ月かけてフルエキスパンジョンとし，有茎腹直筋皮弁で再建した．

　まず，被膜切開を全周性に加え，拘縮を十分解除したのち，皮弁を挙上，ついで皮弁を胸部に移動後，坐位にて位置とボリュームの調整を行った．その際，頭側に移動した乳輪乳頭の位置を修正し，脱上皮し埋入した皮島部分に固定した．ZoneⅣは切除し，superchargingは行っていない．

　術後2年，ボリューム，乳房下溝の高さとも対称で良好な形態である（図2）．

症例2　34歳

　右上肢から右前胸部にかけてのリンパ管腫に対し，幼小児期に多数回の手術を施行された．成長とともに右乳房変形が著明となってきたため，自家組織移植とTEとインプラントを併用した乳房再建術を施行した．

　まず，腋窩から前胸部の広範な瘢痕拘縮の解除および軟部組織の補充を目的とした広背筋皮弁（19×11cm）の前胸部への移動と筋肉下層へのTEの挿入を行った．TEはラウンドタイプ600mlで，約3カ月で330mlまで伸展し，190gのシリコンジェルインプラントと交換した．前胸部に移行した広背筋皮弁が十分に伸展され，良好なポケットが形成されたことにより，軟らかい対称な乳房が再建された（図3）．

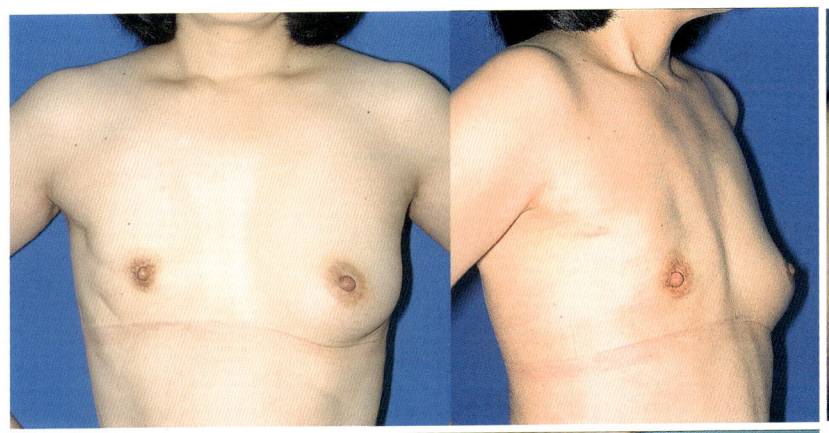

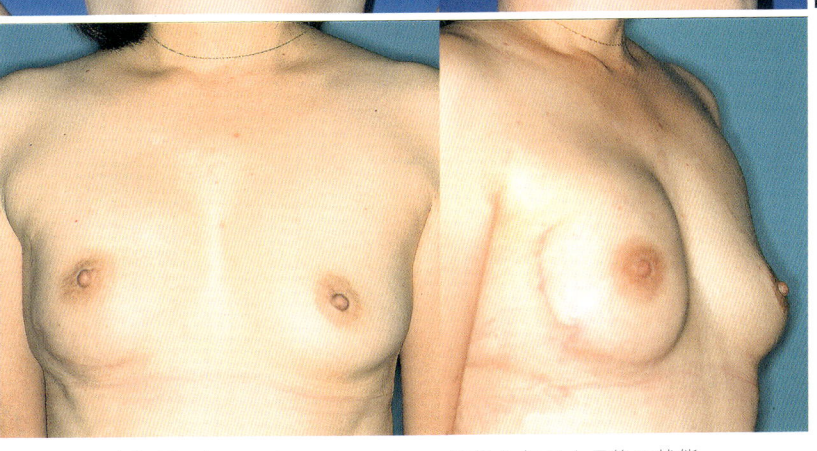

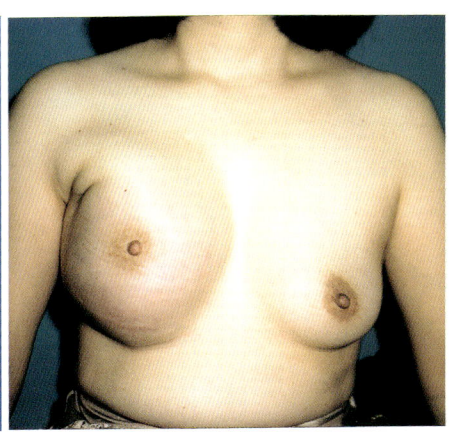

(a) Nipple sparing mastectomy 術後1年8カ月後の状態
(b) 690mlラウンドタイプのTEを大胸筋下に挿入し，5カ月でフルエキスパンジョンとした．
(c) 脱上皮した有茎腹直筋皮弁で再建後2年の状態

図2　症例1：53歳

(a) 小児期に施行された複数回のリンパ管腫切除術後の右胸部変形

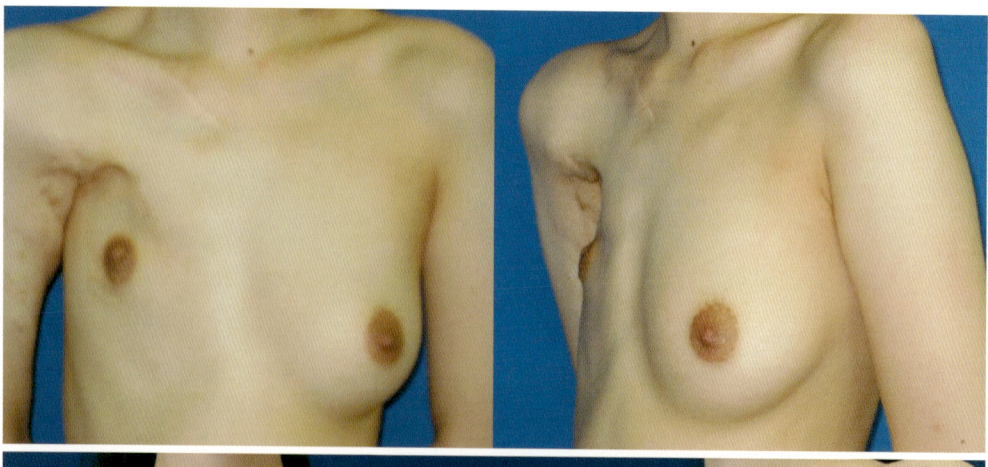

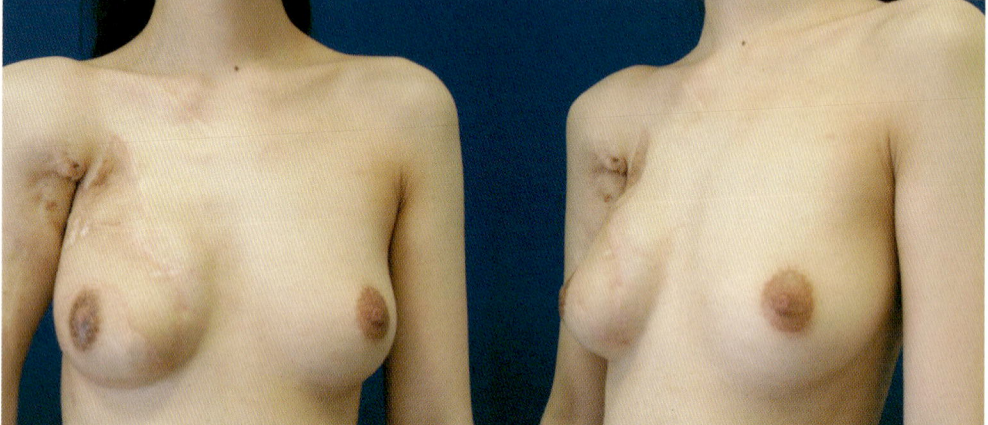

(d) インプラント挿入後6カ月の状態

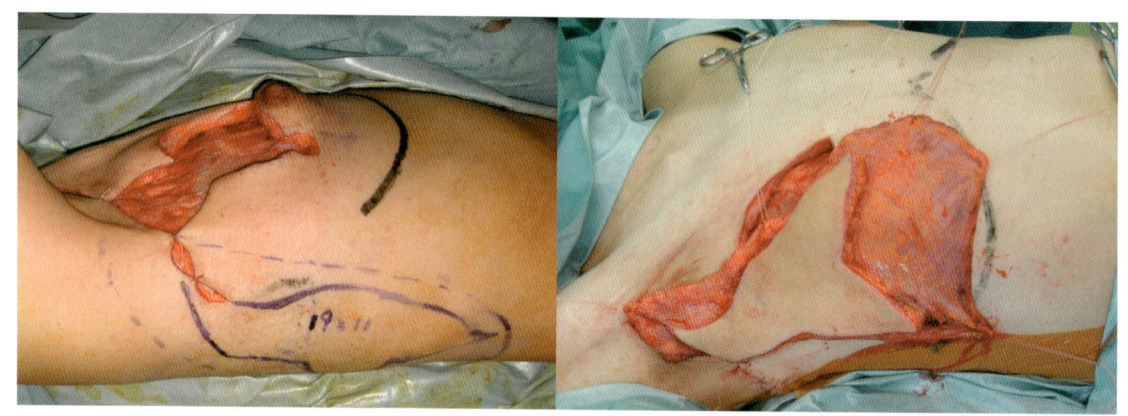

(b) 腋窩から前胸部に及ぶ瘢痕拘縮を解除したのち、広背筋皮弁を欠損部に移動し、筋肉下へラウンドタイプ600mlのTEを挿入した。

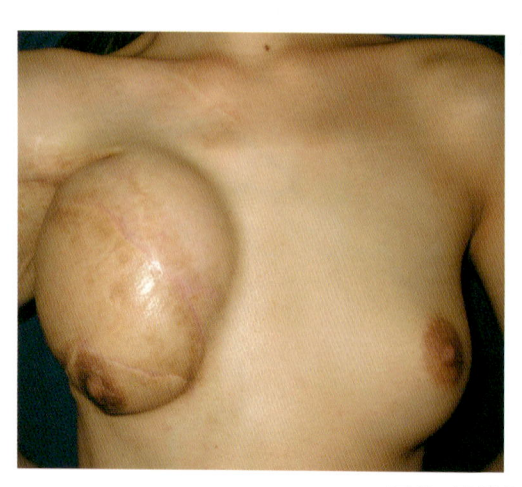

(c) 3カ月で330mlまで伸展し、190gのシリコンジェルインプラントと交換した。

図3 症例2：34歳

I．乳癌術後の乳房再建

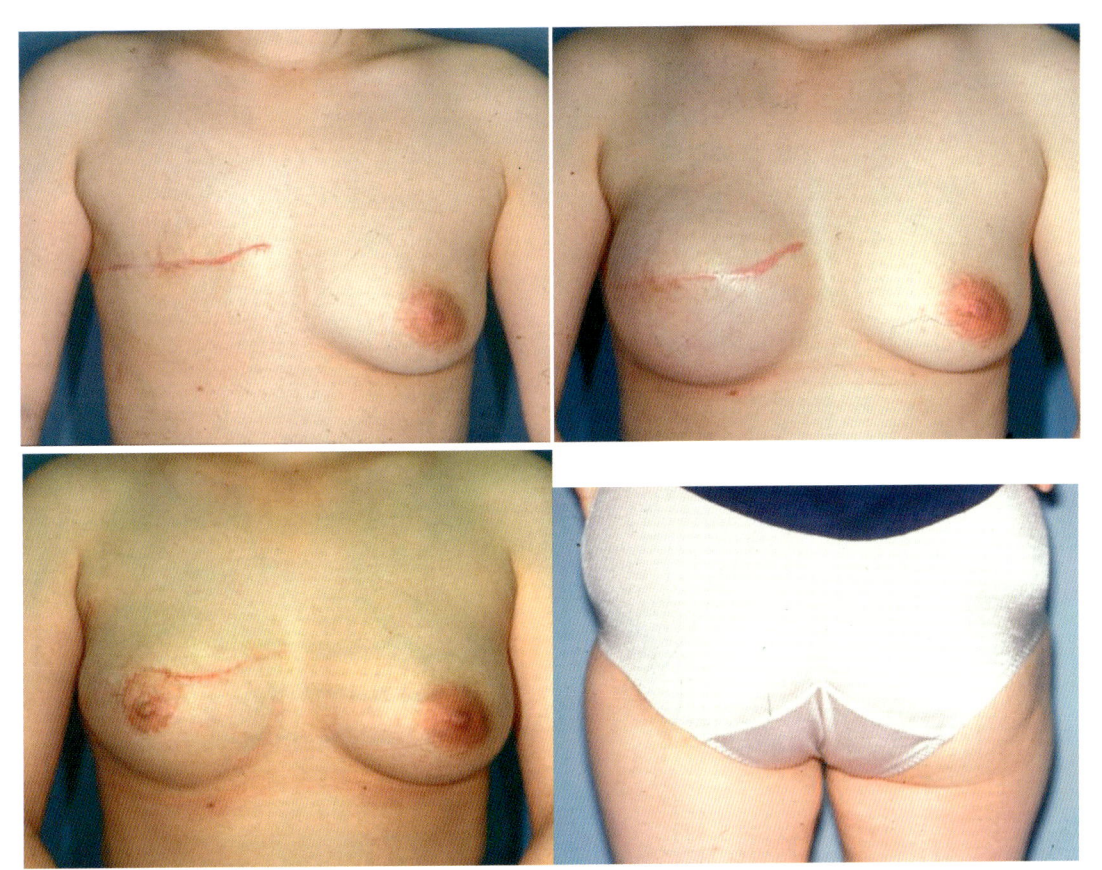

(a) 胸筋温存乳房切除術後1年の状態　(c) 510mlまでオーバーエキスパンジョンした3カ月後の状態
(g, h) 術後4年の状態。皮弁採取部の瘢痕は目立たないが，左右が非対称である。

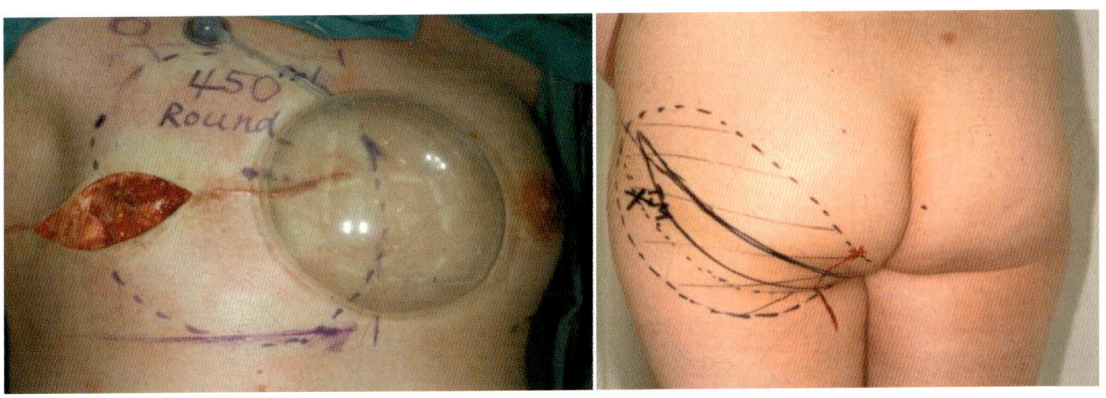

(b) 大胸筋下にラウンドタイプ450mlのTEを挿入した。　(d) 下部大臀筋遊離皮弁のデザイン

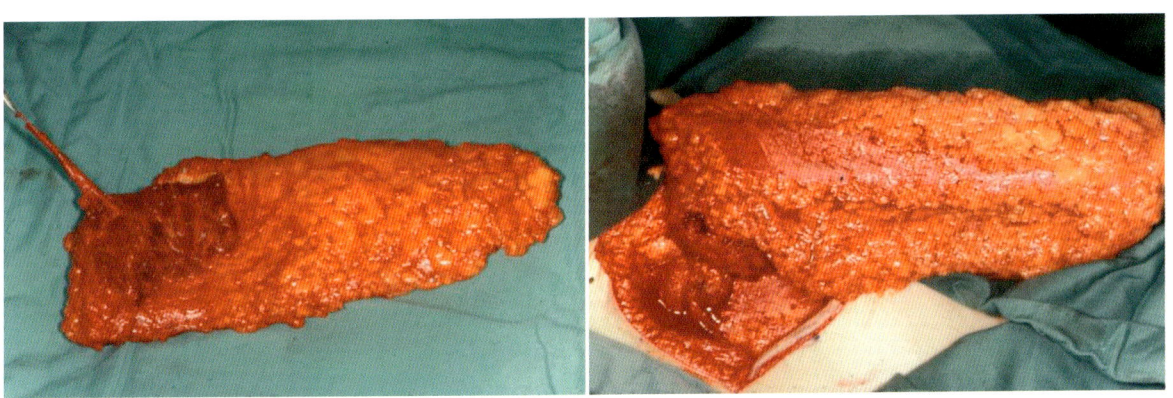

(e) 挙上切離後の皮弁。血管柄は長さ6cmで，筋肉採取は最小限に留めた。　(f) 血管吻合直後の皮弁。脱上皮した部分から出血を認める。移植床血管は胸背動静脈である。

図4　症例3：27歳

症例 3　27歳

　右乳癌に対し，胸筋温存乳房切除術を施行され，1年後に乳房再建術を希望して，当科を受診した。未婚であり，将来妊娠出産を希望したため，TE法と遊離大殿筋移植による乳房再建を計画した。温存されていた大胸筋下にラウンドタイプ450mlのTEを挿入し，5週間で510mlまでオーバーエキスパンジョンし，3カ月後に脱上皮した遊離下部大殿筋皮弁を移植した。さらに8カ月後に乳輪乳頭形成を行った。術後4年，やや小さめであるが，健側同様，下垂感のある柔らかい乳房が再建されている。皮弁採取部は非対称であるが，機能障害はない（**図4**）。

考　察

　自家組織移植による乳房再建にTE法を併用する方法の特徴は，次のようなことが挙げられる[7)18)19)]。

利点
- 再建乳房皮膚の色調および質感に優れている
- 皮膚の感覚を温存できる
- パッチワーク様の不自然な外観を生じない
- TEの注入量から再建乳房のボリュームを推定できる
- 一次再建では，乳房の喪失感がなく患者の精神的負担を軽減できる
- 再建方法の選択に患者の迷いがある場合，最終的な決定までに時間的余裕ができる

欠点
- 2回の手術を要する
- 外来通院回数が多くなる
- TE法を併用したことによる合併症のリスクが増大する

　したがって，自家組織移植のみで再建可能な症例におけるTE法の併用は，その欠点を差し引いてなお十分な利点を得られる場合に，考慮されるべきものであろう。

　一方で，冒頭で述べたように再建組織の不足をインプラントで補う場合のポケット作製や，症例2のように前胸部の瘢痕拘縮の解除と筋肉を含む軟部組織補填に筋皮弁を移動したうえでスペース作製にTEを用い，ボリュームはインプラントで再建する場合など，人工物再建と自家組織再建を併用することにより，それぞれの利点を生かした，より優れた再建が可能となる。そのような症例では，TE法の適用は，むしろ積極的に考慮されるべきであろう。

　手術が2回に及ぶことを利用して有茎腹直筋皮弁の血流増大を目的としたsurgical delayを施行し，TE法の利点を生かすばかりでなく，delay効果により合併症も軽減できたとの報告もある[2)3)]。

　放射線照射例に対してTE法は適応外としている報告もあるが，用いるTEの種類やエキスパンジョンの方法に十分留意して行えば，可能と思われる。ただし，放射線照射後の瘢痕化により元来の皮膚軟部組織の伸展が困難と思われる場合には，広背筋や腹直筋皮弁を前胸部組織に置換ないし補填後，エキスパンジョンする[21)22)]ことにより本法を安全に遂行できる可能性は高い。

文 献

1) Radovan C : Breast reconstruction after mastectomy using the temporary expander. Plast Reconstr Surg 69 : 195-206, 1982
2) Hudson DA, Jacobus E, van Zyl JE, et al : Staged TRAM breast reconstruction ; Combining the advantages of tissue expansion with surgical delay. Aesthetic Plast Surg 24 : 202-205, 2000
3) Kajikawa A, Ueda K, Tateshita T, et al : Breast reconstruction using tissue expander and TRAM flap with vascular enhancement procedures. J Plast Reconstr Aesthet Surg 20 : 1-6, 2008
4) 三鍋俊春, 波利井清紀：Tissue expander と denuded flap による再建. 形成外科 52 : 639-647, 2009
5) Fisher J, Hammond DC : The combination of expanders with autogeneous tissue in breast reconstruction. Clin Plast Surg 21 : 309-320, 1994
6) Slavin SA : Improving the latissimus dorsi myocutaneous flap with tissue expansion. Plast Reconstr Surg 93 : 811-824, 1994
7) Argenta LC : Reconstruction of the breast by tissue expansion. Clin Plast Surg 11 : 257-264, 1984
8) Maxwell GP, Falcone PA : Eighty-four consecutive breast reconstructions using a textured silicone tissue expander. Plast Reconstr Surg 89 : 1022-1034, 1992
9) Hammond DC, Perry LC, Maxwell GP, et al : Morphologic analysis of tissue-expander shape using a biomechanical model. Plast Reconstr Surg 92 : 255-259, 1993
10) Spear SL, Spittler CJ : Breast reconstruction with implants and expanders. Plast Reconstr Surg 107 : 177-187, 2001
11) 野﨑幹弘, 植木伊津美, 佐々木健司ほか：乳房再建における tissue expander の使用経験. 乳癌の臨床 2 : 487-495, 1988
12) Ward J Cohen IK, Knaysi GA, et al : Immediate breast reconstruction with tissue expansion. Plast Reconstr Surg 80 : 559-566, 1987
13) Dikson MG, Sharpe DT : The complications of tissue expansion in breast reconstruction ; A review of 75 cases. Br J Plast Surg 40 : 629-635, 1987
14) Allen RJ, Treece P : Deep inferior epigastric perforator flap for breast reconstruction. Ann Plast Surg 32 : 32-38, 1994
15) Guerra AB, Metzinger SE, Bidros RS, et al : Breast reconstruction with gluteal artery perforator (GAP) flaps ; A critical analysis of 142 cases. Ann Plast Surg 52 : 118-125, 2004
16) Hartrampf CR, Noel TR, Drazan E, et al : Rubens's fat pad for breast reconstruction ; A peri-iliac soft-tissue free flap. Plast Reconstr Surg 93 : 402-407, 1994
17) Kaplan J, Allen R, Guerra A, et al : Anterior thigh flap for breast reconstruction ; Review of the literature and case reports. J Reconstr Microsurg 19 : 63-68, 2003
18) Olenius M, Jurell G : Breast reconstruction using tissue expansion. Scad J Plast Reconstr Hand Surg 26 : 83-90, 1992
19) Alderman AK, Wilkins EG, Kim HM, et al : Complications in post mastectomy breast reconstruction ; Two-year results of the Michigan breast reconstruction outcome study. Plast Reconstr Surg 109 : 2265-2274, 2002
20) Cohen IK : Lidocaine to relieve pain with tissue expansion of the breast (letter to the editor). Plast Reconstr Surg : 489, 1987
21) Spear SL, Boehmler JH, Taylor NS, et al : The role of the latissimus dorsi flap in reconstruction of the irradiated breast. Plast Reconstr Surg 119 : 1-9, 2007
22) Kronowitz SJ : The role of tissue expansion in patients who may requiree postmastectomy radiation therapy and desire breast reconstruction. Innovations in Plast Surg 1 : 41-69, 2005
23) 岩平佳子：放射線照射例に対する人工物による乳房再建の検討. 日形会誌 29 : 337-346, 2009

12 Tissue expansion 法と乳房インプラントによる乳房再建

岩平 佳子

Summary

ティッシュエキスパンダーと乳房インプラントによる乳房再建は、一次再建であれ、二次再建であれ、エキスパンダーは大胸筋下に挿入されるが、その選択には健側の幅、高さ、厚み（突出度）を正確に測定することが重要である。正しいサイズ、形態のエキスパンダーが正しい位置に挿入されていれば、その後のインプラントの入れ替えも容易になり、対称的な乳房が再建できる。また、伸展のための生理食塩水注入は、患者の生活に支障を来たさない程度の量を約6カ月かけて行うが、これは後の被膜拘縮を防ぐうえでも重要である。十分な伸展皮膚が得られたら乳房インプラントに入れ替えるが、この選択にも健側乳房の幅、高さ、厚みの測定が大切である。健側の下垂や過小が見られる例では挙上術や豊胸術を行うことも考慮する。

合併症としては、再建途上には感染、血腫、血行障害などが挙げられ、再建後には被膜拘縮、rippling などが見られる。

人工物再建の整容性を左右する因子としては、乳癌術後の皮膚軟部組織残存量、放射線照射などが挙げられる。軟部組織が薄い例では、十分な伸展皮膚が得られず、エンベロープが小さくなってインプラントの柔らかさが感じられなかったり、後に拘縮を起こすこともあり得る。放射線照射例の中には、皮膚が硬化しているものもあり、これも伸展中に皮膚が破けたり、再建後に被膜拘縮を起こすこともあるため、症例の選択には十分な評価が必要である。

はじめに

ティッシュエキスパンダー（以下エキスパンダー）と乳房インプラントを使用した乳房再建は、ほかの部位に新たな傷をつけることがなく、患者の肉体的負担が軽いことから、これを希望する患者は増加している。使用する人工物もバリエーションが豊富で安全性の高い製品へと確実に進化している。しかし、いずれのインプラントも薬事承認されておらず、また、わが国の健康保険制度の問題から、方法としては手軽であるが、一般的に普及しているとは言いがたい現実がある。ここではエキスパンダーと乳房インプラントを使用した乳房再建の実際について詳述する。

概　念

ティッシュエキスパンダー

ティッシュエキスパンダーは元来、隣接した正常皮膚を伸展し、これを advancement flap として使用することによって広範囲な母斑や瘢痕を切除、再建する治療機器である[1]。乳房再建にエキスパンダーを使用する場合は、この伸展した皮膚が乳房インプラントを入れる袋（エンベロープ）となるわけで、そのエンベロープがいかにスペーサーとして長期にわたり大きさと柔らかさを維持するかが本法の成功の秘訣と言える。エンベロープが縮めば拘縮が

起こり，再建された乳房は硬く，小さくなる．できる限り拘縮を起こさないようにすることが大切である．

適応と術前の評価

適応について

昨今の乳癌治療の縮小化により，わが国における乳癌手術は乳房温存術が全摘術を凌駕することとなった[2]．全摘術においても，早期発見，術前化学療法，センチネルリンパ節生検の普及によりHalstedなどの拡大手術は淘汰され，腋窩郭清も省略できる症例も増え，乳輪乳頭や皮膚をほとんど切除しないskin sparing mastectomy, nipple sparing mastectomyが盛んに行われるようになってきた．よって以前のように大胸筋がなく人工物ではできない症例はなくなってきたと言っても過言ではない．しかし再建ができることと，きれいな再建結果が得られることは異なる．乳房の形態や乳房切除後の組織量によって，再建に必要なだけの伸展皮膚を得ることが難しそうな例や，被膜拘縮が予想される例には，これらをきちんと伝えて自家組織再建を勧めることも大切である．

また，健側乳房の下垂が著しい例や，小さすぎる，大きすぎる例では，健側を挙上，豊胸，縮小することによって対称性が得られることも考慮する．

術前の評価

著者は日本人の乳房形態を分類してきた[3]が，最も単純には4つに分類できる（図1）．日本人の乳癌好発年齢である四十代後半から五十代のいわゆる中年女性の乳房形態は，このうち幅が広く，厚み（projection）の薄いTypeⅡのSquareと下垂の著しいTypeⅢのTriangleが多く，これが欧米人と異なる点である．よって豊胸術にも使用できるようなラウンド型のインプラントでは乳房形態が描出できないケースは少なくない．健側を豊胸，挙上することで対称性を得ることもあるが，健側に傷をつけたくないという患者が多いのも日本人の特徴と言える．エキスパンダーを選択する時点から，このような話し合いを患者と行うことが大切である．

なお，再建結果を評価する簡便な項目として著者は5S（Size, Shape, Softness, Scar, Symmetry）を提唱している[4)5]．この5Sを念頭に，健側の乳房サイズを測定して人工物を選択することが重要である．

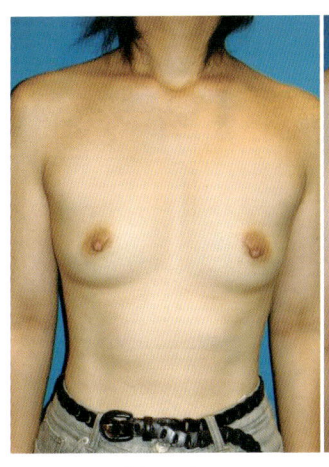

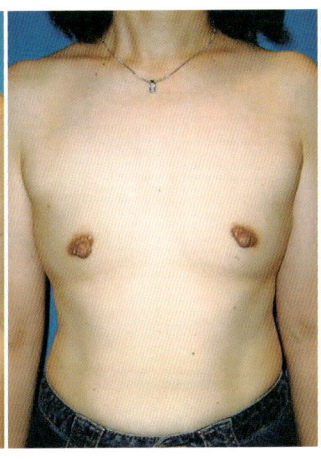

Type Ⅰ Round
丸みを帯びており，若い女性に多い．

Type Ⅱ Square
幅が広く，厚みが薄く，中年層に多い．

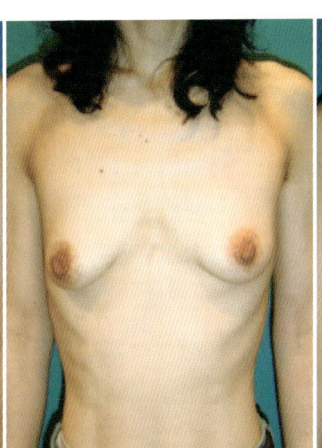

Type Ⅲ Triangle
下垂している．授乳経験例に多い．

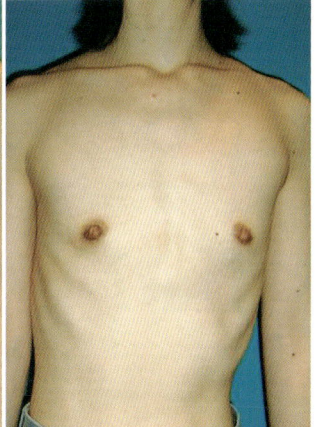

Type Ⅳ Flat
平坦で乳房下溝も不鮮明である．

図1　日本人の乳房形態[3]
（岩平佳子ほか：乳房形態の分類．セレクト美容塾・乳房，pp16-17，克誠堂出版，東京，2008 より引用）

手 技

エキスパンダーの選択

　健側乳房と対称的な乳房を再建するためにエキスパンダーの選択と挿入，留置は非常に重要なポイントである．まず健側乳房の幅（width），高さ（height），厚み（突出度）（projection）を測定し（図2），さらに患側の皮膚軟部組織がどの辺りまで，どのくらいの厚さで残存しているかを見定める．特に高さと突出度は，正面のみでなく斜位，側面で乳房下溝から前胸部にかけての軟部組織の不足部までの距離，乳房下溝から乳頭基部までの乳房の突出度を測定し，それに合致したエキスパンダーを選択，健側と対称的な位置に挿入することが必要である．

　現在保険適応となっているエキスパンダーは元来，乳房再建専用ではないため乳房形態を意識したものは少ない．それでもそれらを使わなければならない場合は，極力健側乳房の幅と合ったラウンドタイプを選択するのがよい．著者が用いているアラガン社製の乳房用テクスチャードタイプのエキスパンダー（133シリーズ）は，まだ薬事承認はされていないが，FV，MV，SV，LVの高さの異なる4タイプにおのおの幅の異なる6種類，計24種類，より厚みの出るものが18種類，計42種類存在し，ほとんどの症例に対応できる[4)～6)]（図3）．

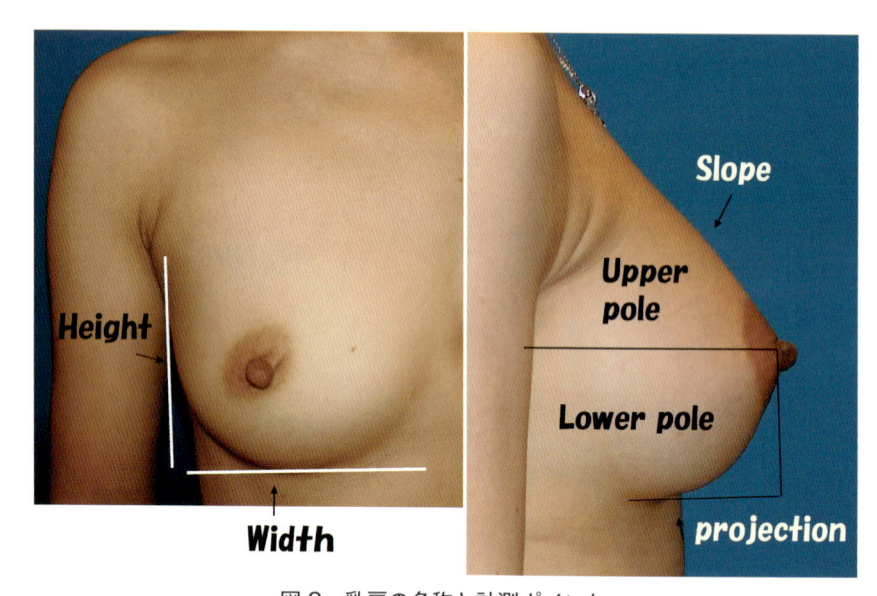

図2　乳房の名称と計測ポイント
幅，高さ，厚みを計測することが，人工物選択のうえで重要である．

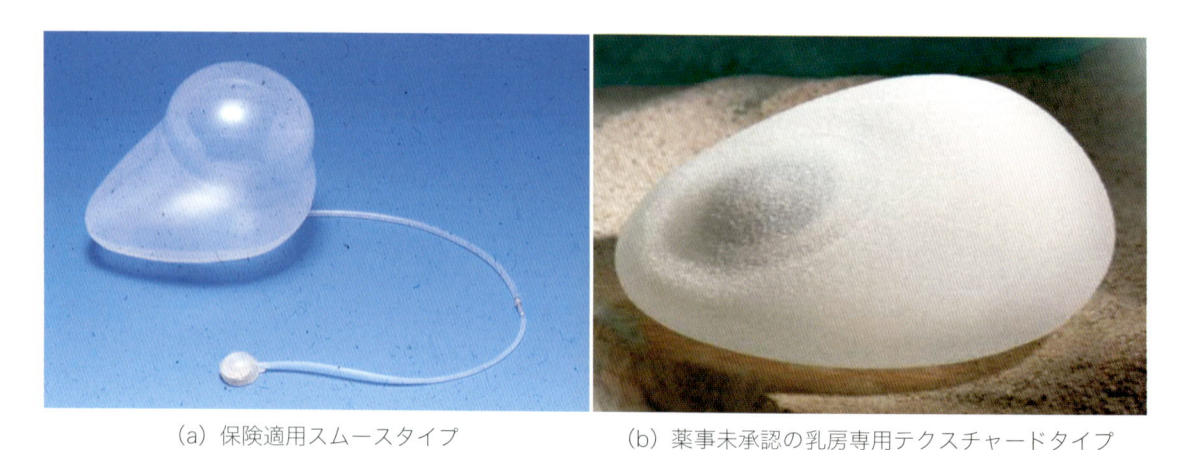

（a）保険適用スムースタイプ　　　　　（b）薬事未承認の乳房専用テクスチャードタイプ
図3　エキスパンダー

エキスパンダーの挿入

乳癌術後に一期的に挿入する場合と，乳癌手術後時間が経ってから挿入する二期再建とではやり方が若干異なるが，どちらの場合も術前に立位で両側の乳房下溝を記しておくことが必須である。また，体位は水平仰臥位とし，両腕を対称的にする。著者は両腕を90°開いて十字架の状態にして行っている。

一期再建

①切除された乳房は大胸筋上にあるが，エキスパンダーは大胸筋下に留置する。その際，大胸筋の肋骨への付着部を切離する。記した健側の乳房下溝よりテクスチャードタイプでは約1cm，スムースタイプでは約3cm下方にエキスパンダーの下縁が来るように留置する。

②上から大胸筋をかぶせるが，外側はエキスパンダーが筋肉からはみ出していることがある。しかし，これを無理に被覆する必要はない[7]。前鋸筋などを挙上して覆おうとすると，組織が伸展しづらくなったり，患者が痛がることが多い。人工物であるエキスパンダーの周囲にはまもなく血行豊富な被膜が張るため，被覆するよりも，この部分の皮膚組織を厚く残してもらうように乳腺外科医に要請する方がよい。

特にスムースタイプのエキスパンダーでは，術後エキスパンダーがすべって上方外側へ変位することがあるため，大胸筋の上方を下部に縫縮するとこれが防げる。

③留置後，ドレーンを挿入したのち閉創する。

・術中の生理食塩水注入は，エキスパンダー周辺に浸出液がたまることを防ぐ意味でも，創に緊張がかからない限りできるだけ大量に注入することも大切である。

二期再建

①原則としてエピネフリン入りキシロカインを挿入部全体に局注後，瘢痕部を切開し，大胸筋下を剥離する。この際，エキスパンダーの大きさの分だけ剥離することが重要である[8]。

②剥離後，綿密に止血する。乳癌手術から時間がたっている症例では，癒着も激しいため，エピネフリンの効果が切れた頃にじわじわと出血してくる。手術中に瘢痕に緊張がかからない程度まで生理食塩水を注入することで，圧迫止血する。

一期でも二期でもエキスパンダーを留置する際に，エキスパンダー本体がきちんと広がっていることを確認する。辺縁が折れていると広がってこなかったり，その部分が角になって圧迫壊死を生じることもあるので注意する。

エキスパンダーへの注入量と期間

エキスパンダーへの1回注入量

著者は（1）皮膚の色調，（2）皮膚の緊張度，（3）患者の疼痛・圧迫感の3点を目安に入れると述べてきた[4)6)8]。それについては変わりなく，1回注入量に規定はない。しかしエキスパンダー挿入直後に比べ，時間が経つにつれて皮膚は確実に伸びにくくなっていくため，最初の2カ月の間にできるだけ注入することが大切であることを付け加えたい。

注入間隔

患者の通院頻度にもよるが，"緩んだら張ってくるまで注入する"ことが基本であり，3週〜1カ月に1回の頻度で行う。患者が圧迫感や苦しさを訴えれば我慢せずに抜水すれば楽になることを話しておく。大切なことは伸展期間中も日常生活に支障がないようにすることであり，注入後，自覚的にも他覚的にもある程度の張り感を感じる程度までに留める。

生食水の総注入量

エキスパンダーは幅と高さで選択しているため，総注入量は必ずしもエキスパンダー容量と一致しない。テクスチャードタイプのエキスパンダーは，被膜も薄く拘縮も少ないため，健側とほぼ同等の大きさのポケットが得られれば十分である。結果的にフルエキスパンションとならないことも，over inflated expansionとなることもある。目標とする伸展が得られたとしても，そのままの状態で維持し，乳房の大きさにもよるが入れ替えまでに最低6カ月は必要である。早く入れ替えれば入れ替えるほど伸展皮膚が縮むのも早く，特にスムースタイプのエキスパンダーを使用した場合は，ポケットの内側に厚い被膜がテント状に張るため，伸展期間，量とも十分保つことが被膜拘縮を防ぐコツである。瘢痕幅が広い例や，健側乳房の下垂が著しい例では，健側よりも1〜2割増で伸展させるようにしている。

インプラントの選択

現在，わが国には薬事承認されたインプラントは存在しないため，すべて厚生労働省に申請して個人輸入することになる。

インプラントの選択もエキスパンダーと同様に健側乳房の幅，高さ，厚み，軟部組織の残存による皮膚厚を考慮して行う。また乳房の upper pole と lower pole の長さと乳輪乳頭の位置により決定される乳房形態も重要である。著者が用いているアラガン社製のアナトミカルタイプ・ソフトコヒーシブシリコンインプラント（410 シリーズ，510 シリーズ）には 150 種類以上のバラエティーがあるが，これらもすべて幅，高さ，突出度に加え，トップの位置によって選択できるようになっている。

しかし，前述のように，わが国の乳癌の好発年齢である 40～50 歳代の乳房は Type II の幅が広く，厚みが薄く，トップの位置が低い特徴があり，欧米のインプラントにこのタイプが少ないことは事実である。

いずれにしても，インプラントの選択は初めに容量ありきではなく，これらの測定の結果として容量が決まることを知る必要がある。もし測定上，インプラントの選択に迷う際は 2 個以上用意し，挿入したら坐位にして対称性を確認するようにする。患者にとっては一生抱える乳房であるため，形成外科医としてより良い再建ができるよう努力するべきである。

起こり得る合併症

人工物による乳房再建における合併症はその発症時期によって大別でき，それぞれの時期の代表的なものとその予防法は以下のとおりである。

再建途上における合併症
1）血腫

手術中は綿密に止血し，特にインプラントへの入れ替えにおいて被膜切開，切除をした場合はドレーンを挿入する。

2）感染

注入の際の清潔操作に気を配ることはもちろん，エキスパンダーやインプラントに術者以外は触れないように留意する。感染は初発症状として局所の発赤や熱感が必ず見られる。早期であれば抗生剤の投与で治まることもあり，また，炎症が進んでも，洗浄と人工物の入れ替えにより救済し得ることは多い。術前から患者に感染の可能性を理解させ少しの症状も見逃さずに来院してもらうことが重要である。

3）皮膚血行障害，人工物露出

皮膚血行障害は，乳房切除後の皮弁の薄さや瘢痕部を剥離することで生じるものもあれば，エキスパンダーが挿入時，折れ曲がって角になり，圧迫壊死となって露出することも少なくない。エキスパンダーを挿入したら，生理食塩水を少量注入して全体がきちんと広がっているかを確認する。

再建完成後の合併症
1）被膜拘縮

テクスチャードタイプのエキスパンダーとインプラントを使用するようになってから被膜拘縮は劇的に減少した。しかし，乳癌術後の軟部組織が薄い例では，皮膚が伸展しづらく，人工物の形態が浮き出たり，触感が硬くなることは否めない。症例の適応を考慮することはこういった結果に通じる。スムースタイプのエキスパンダーを使用する場合は特に，術中の出血を減らすこと，十分な伸展期間と伸展量を得ることが大切である。

2）非対称

人工物の選択には細心の注意を要する。またデザインの際にも，細部まで距離を測りながら，できるだけ左右対称となるように描く。

3）インプラントの回転

特にスムースタイプのエキスパンダーを使用した場合や，一期再建術後に乳癌手術による浸出液の貯留があった場合など，ポケット内の被膜がツルツルすることで，アナトミカルのインプラントが回転し，本来の形態と異なった不自然な再建乳房になることがある。ポケットに対してインプラントが小さい場合は，capsulorrhaphy を行って内腔を小さくし，不要なマッサージは避けるようにする。

4）Rippling

乳房切除後の皮弁の薄さによりインプラントのしわが描出されることが意外と多い。軟部組織の少ない症例では術前からその可能性を話しておき，再建後に患者が望めば脂肪注入や広背筋皮弁の併用も考慮する。

症 例

症例 1 58歳

1年9カ月前に右乳房切除術施行。術後，ホルモン剤の内服を続けている。友達に温泉に誘われても行けないことが苦痛であるため，再建を希望した。同時に健側の豊胸も希望した。

右にLV400（アラガン社製）のエキスパンダーを挿入し，手術中に120ccの生理食塩水を注入した。同時に健側の大胸筋下豊胸術も施行した。術後1カ月より注入を開始し，約7カ月後，総生食水量585ccでインプラント（アラガン社製，MX410）への入れ替えを行った。1カ月後にtattooで乳輪を，健側からの移植で乳頭を作製した。乳癌術後の軟部組織が厚く残っていたためインプラントの辺縁も見えず，患者は非常に満足して温泉旅行に出かけている（図4）。

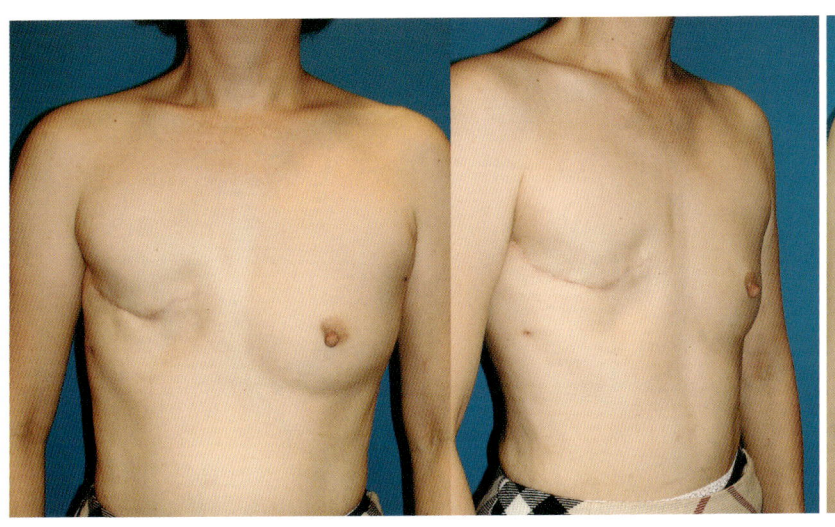

（a）術前
右乳癌手術後。皮膚軟部組織は比較的厚く残存している。

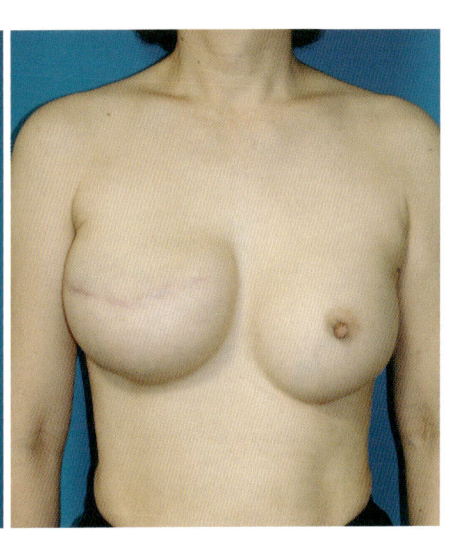

（b）フルエキスパンジョンした状態
LV400のエキスパンダーに585ccまで注入した。

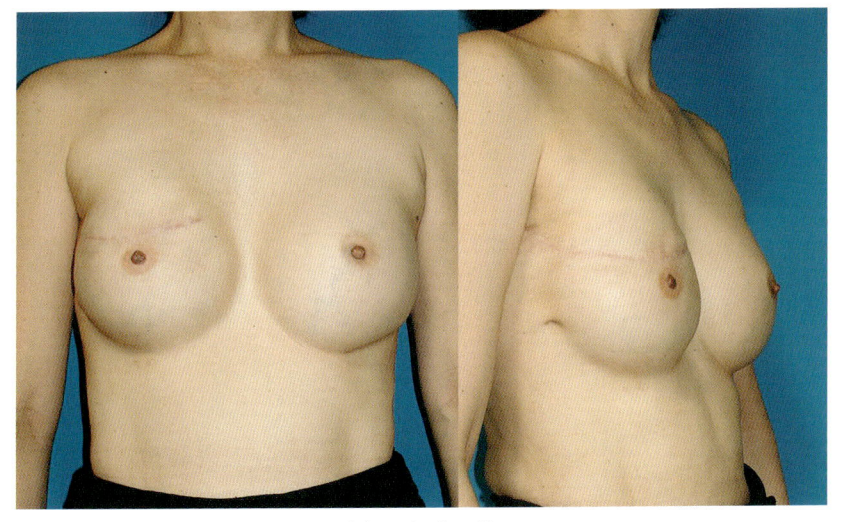

（c）入れ替え後
MX410のソフトコヒーシブシリコンインプラントを挿入した。乳輪はtattoo，乳頭は健側からの移植で作製した。自然なcontourが得られている。

図4 症例1：58歳

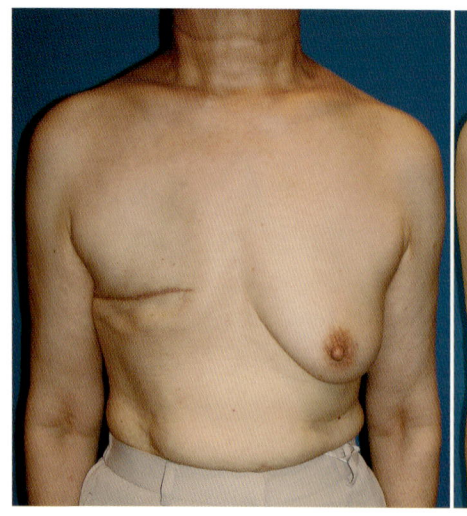

(a) 術前
MV500 のエキスパンダー挿入を予定した。健側は下垂しているため，挙上術も行うこととした。

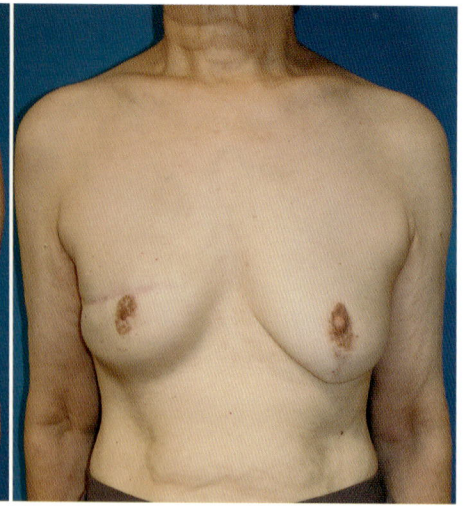

(b) 入れ替え後 3 年 6 カ月の状態
LL180 のインプラントへ入れ替え，乳輪乳頭は健側から移植した。年齢相応の対称的な再建乳房が得られている。

図 5　症例 2：69 歳

症例 2　69 歳

3 年前に乳癌手術施行。孫ができて，一緒に風呂に入りたいという気持ちになって再建を決意した。
MV500（アラガン社製）のエキスパンダーを挿入，術中注入量は 200cc とした。同時に健側にvertical mastopexy も行った。注入は順調で 8 カ月後総生食水量 415cc でインプラント LL180（アラガン社製）に入れ替えた。乳輪乳頭は健側からの移植で行った。どちらも年齢相応に下垂していると喜んでいる（図 5）。

症例 3　47 歳

自分で右乳房にしこりを発見し，精査の結果，非浸潤癌と診断された。術前化学療法を施行したが温存可能なほどは縮小せず，全摘を予定した。喪失感に耐えられないということから一期再建を予定した。乳房切除後，大胸筋下に LV200（アラガン社製）のエキスパンダーを挿入した。術中注入量は80cc であった。術直後，エキスパンダー位置はやや下方に思われるが，注入を進めるにつれて上方へ上がり，総量 270cc のときには健側の乳房下溝とほとんど同じ位置になった。術後 7 カ月でインプラント（アラガン社製 ML195）に入れ替えた。乳輪はtattoo で，乳頭は健側からの移植で作製した。現在は再発もなく，快適な生活を送っている（図 6）。

考　察

患者が再建を希望する理由はさまざまであるが，欧米人との一番の違いは日本の文化である「温泉」「入浴」がキーワードになっていることである。また最近の高齢化社会を反映してか「介護」を意識した動機も増加している。したがって年齢や，未婚，既婚に関係なく再建を希望する患者は多く，また再建を行うにあたって「他の部位に傷をつけたくない」という希望から人工物再建の需要が多い。

人工物による乳房再建の整容性を決定する因子としては以下のものが挙げられる。
・残存軟部組織量
・放射線照射
・アジュバント療法
・人工物の種類

残存軟部組織量

最近は乳癌手術の縮小化に伴なって皮下乳腺全摘術や skin sparing mastectomy といった手術が主流となってきているが[2)9)]，従来の胸筋温存乳房切除

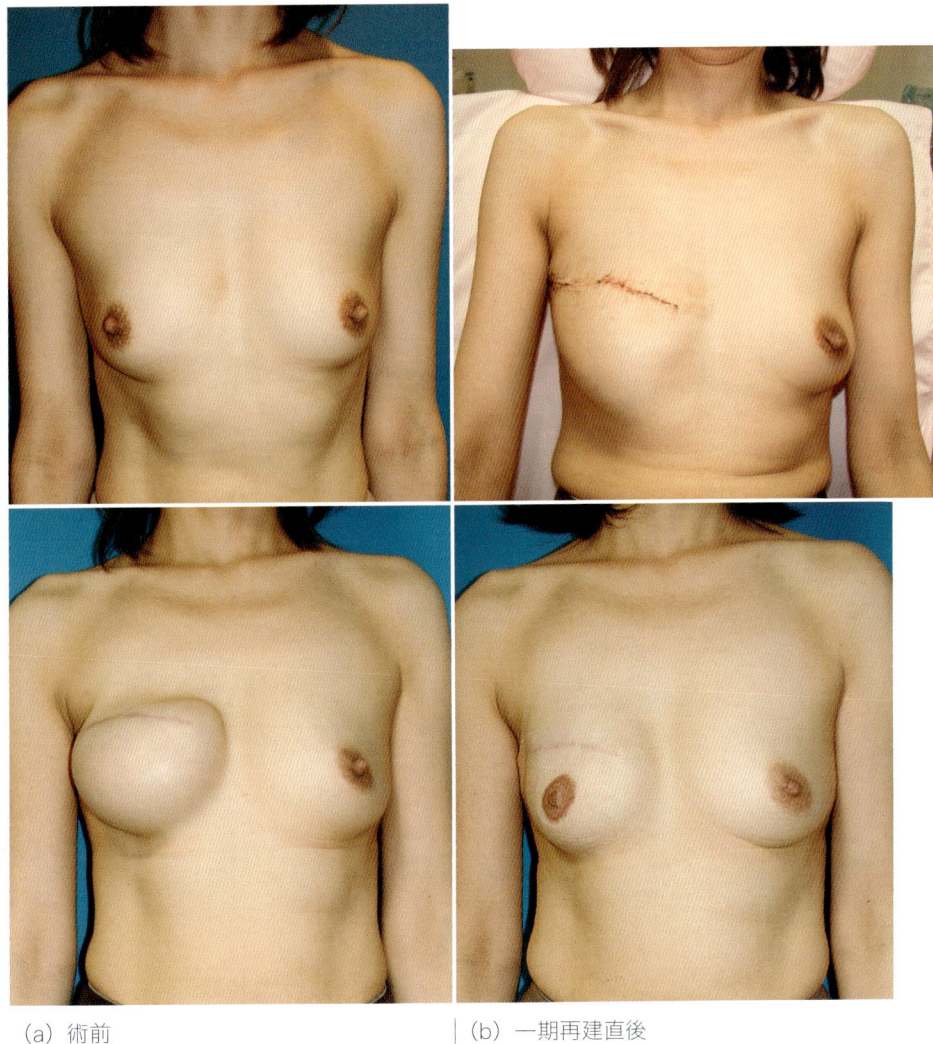

(a) 術前
喪失感を味わいたくないという要望から，一期的にエキスパンダーを挿入することとした。

(b) 一期再建直後
LV200のエキスパンダーが挿入されている。まだ腫脹しており，エキスパンダーの位置も下方に見える。

(c) フルエキスパンジョンした状態
生理食塩水は270cc注入されている。エキスパンダーの下縁はほぼ健側乳房下溝と合致している。

(d) 入れ替え後2年9カ月の状態
ML195のソフトコヒーシブシリコンインプラントが挿入されている。乳輪乳頭はtattooと移植で作製した。拘縮もなく，対称的な結果が得られている。

図6 症例3：47歳，右乳癌

では皮膚と皮下軟部組織が多量に切除されている症例を見ることも少なくない。このように残存軟部組織の少ない症例は，エキスパンダー挿入後の皮膚の伸びも悪く必要な伸展がなかなか得られないことが多い。また再建後も鎖骨下の凹みが埋まらないことや，人工物の上縁がくっきりと出たり，ripplingが見えてしまうことを訴える患者も多いため，当初から人工物再建の限界について話しておく必要がある。

放射線照射

温存後や全摘後に放射線照射した例では，皮膚が変性し人工物での再建は難しい。また再建中に放射線照射した例では血行障害や露出など合併症を生じることが多い[10]。しかしすべての照射例で人工物再建が不可能かというとそういうわけでもない。著者の経験では人工物のみで再建し得た例は70％以上

である[11]．しかし，たとえ再建を完遂したとしても，硬化した皮膚に包まれたインプラントは本来の形態や柔らかさが感じられないことが多い．また被膜拘縮が起こる可能性が高いことを説明することが重要である．

アジュバント療法

乳癌細胞がホルモン感受性を有する場合は，術後に再発予防としてホルモン剤の内服，注射を行う症例が増加している[12]．これは女性ホルモンを抑制することで乳癌の発生を予防するものであるが，その副作用として健側の乳房が萎縮することがある．通常ホルモン剤の注射は2年，内服は5年であり，その後月経が再開する年齢であれば，萎縮した乳房は再び増大する．インプラント選択時にはホルモン療法を行っているか否かも考慮する．

人工物の種類

保険適用のスムースタイプのエキスパンダーのうち円形のもの，涙型のものは乳房再建に使用できるが，やはり圧倒的にバリエーションが少ない．また長期経過において被膜拘縮が起こる可能性は高い．一度大胸筋下にスムースな被膜が形成されてしまうと，その中にテクスチャードのインプラントを挿入しても意味がない．インプラントとともに乳房再建専用のテクスチャードタイプのエキスパンダーの早期薬事承認に向けての企業努力が求められる．

文 献

1) 岩平佳子，丸山優，蛯原啓文ほか：Tissue expander の使用経験．日形会誌 7：141-148, 1987
2) Sonoo H, Fukuda M：Results of questionnaires concerning breast cancer surgery in Japan 1980〜2003. Breast Cancer 12：1-2, 2005
3) 岩平佳子，菅原康志，福田慶三：乳房形態の分類．セレクト美容塾・乳房．p.16-17, 克誠堂出版，東京，2008
4) 岩平佳子：Tissue expander と乳房インプラントによる二次再建．形成外科 52：657-665, 2009
5) 岩平佳子：Ⅱ．カウンセリングから方法決定まで．乳房再建術：スペシャリストの技のすべて（第1版）．岩平佳子編．pp9-13, 南山堂，東京，2005
6) 岩平佳子，山川知巳，丸山優ほか：注入ポート一体型 textured type テイッシュエキスパンダーによる乳房再建．日形会誌 24：771-778, 2004
7) 岩平佳子：人工物による一期的乳房再建術のコツと注意点．手術 63：1499-1503, 2009
8) 岩平佳子：Ⅳ．Tissue expander とソフトコヒーシブシリコンによる再建 C．二期再建．乳房再建術：スペシャリストの技のすべて（第1版）．岩平佳子編．pp36-46, 南山堂，東京，2005
9) Toth BA, Forley BG, Calabria R：Retrospective study of the skin-sparing mastectomy in breast reconstruction. Plast Reconstr Surg 104：77-84, 1999
10) Spear SL, Schwarz K：Prosthetic reconstruction in the radiated breast；Surgery of the breast. Principles and Art（2nd ed），edited by Spear SL, Ⅱ pp515-530, Lippincott Williams & Wilkins, Philadelphia, 2005
11) 岩平佳子：放射線照射例に対する人工物による乳房再建の検討．日形会誌 29：337-346, 2009
12) 日本乳癌学会ガイドライン作成委員会：ホルモン療法．科学的根拠に基づく乳癌診療ガイドライン 1．薬物療法（第1版），日本乳癌学会編．pp26-65, 金原出版，東京，2008

13 皮下乳腺全摘と自家組織移植による乳房再建

乳癌術後の乳房再建

森 弘樹

Summary

皮下乳腺全摘は即時再建を前提とし，乳房皮膚の多くが温存されるため，自家組織再建を組み合わせることで，自然な形態を得やすい。

皮下乳腺全摘には乳頭乳輪と腫瘍直上，生検部などの最小限の皮膚切除を行う skin-sparing mastectomy（SSM）と乳頭乳輪の皮膚組織を温存した nipple-sparing mastectomy（NSM）がある。SSM は広く認められているが，NSM はまだ一般化しているとは言えない。SSM, NSM は非浸潤性乳管癌や早期癌を対象とする。

SSM の切開線として乳房縮小に準じた切開，乳輪周囲切開と下溝線切開の併用，乳輪縁外側延長切開，乳輪部紡錘形切開，NSM の切開線としては外側横切開，放射状切開，外側縦切開が挙げられる。再建方法が遊離深下腹壁動脈穿通枝皮弁の場合，吻合血管が内胸動静脈であれば乳房縮小に準じた切開，胸背動静脈であれば外側縦切開が選択されることが多い。有茎横型腹直筋皮弁，広背筋皮弁の場合には外側縦切開が良い適応である。

SSM, NSM に関する合併症として乳頭乳輪壊死を含む乳房皮弁壊死が挙げられるが，多くは辺縁の小範囲であり保存的に治癒する。

はじめに

近年，乳房再建手術は一般化し，即時再建も多くの施設で行われるようになった。この流れの中で1990年ころより即時再建を前提とし，できるだけ乳房皮膚を温存する手術が行われるようになってきた。それが皮下乳腺全摘術である。本稿では自家組織による再建を組み合わせた皮下乳腺全摘術について概説する。

概　念

従来の胸筋温存乳房切除が腫瘍上皮膚を含め紡錘形に皮膚切除を行うのに対し，皮下乳腺全摘は即時再建を前提とし，皮膚切除をごく限られたところのみ行い乳房皮膚の多くが温存されるため，自家組織再建を組み合わせることで自然な形態を得やすい。皮下乳腺全摘については用語がいくつかあり，それぞれについて述べる。

Subcutaneous mastectomy

良性疾患を対象として1962年に報告された[1]。1984年に乳癌患者に対して本術式を用い，局所再発率，生存率ともに通常の乳房切除と変わらないとした報告[2]があるものの，乳頭乳輪部は潜伏癌が存在することがあるため温存すべきでないという考えが優勢であり Subcutaneous mastectomy は良性疾患，予防的乳房切除に使用されることが多い。

Skin-sparing mastectomy

一方，1991年に再建を前提とし，乳房皮膚をできるだけ温存する skin-sparing mastectomy（SSM）が報告された[3]。この方法は乳頭乳輪と腫瘍直上，生検部などの最小限の皮膚切除しか行わないため，多くの乳房皮膚と乳房下溝線が温存される。したがって整容的に優れているばかりでなく，局所再発率，生存率ともに通常の胸筋温存乳房切除と変わらないことがわかり[4]，欧米のみならず国内でも報告が増えてきた。National Comprehensive Cancer Network（NCCN）の2009年版乳癌ガイドラインにおいても"There is a risk of local and regional cancer recurrence, and evidence suggests skin-sparing mastectomy is probably equivalent to standard mastectomy in this regard. Skin sparing mastectomy should be performed by an experienced breast surgery team"という表現があり，SSMは乳癌の切除術式として認められていると判断する[5]。

Nipple-sparing mastectomy

従来の subcutaneous mastectomy とは異なる nipple-sparing total mastectomy が1998年に報告された[6]。この報告では乳頭乳輪の皮膚組織を温存した SSM という意味合いを持つものと定義された。Nipple-sparing mastectomy（NSM）が用語として用いられたのは2001年の Cense らの総説[7]からであり，この中で NSM を行い得る症例は温存療法で良好な結果が得られるので NSM の適応は少ないと結論づけた。また名称が異なる報告[8)9)]，乳頭乳輪に術中照射を行うものを NSM と定義する報告[10]もあり，名称やその意味は統一されていないが，適応を限り乳頭乳輪を温存する報告は欧米でも近年増加してきた[9)11)12)]。しかし，乳頭乳輪部の温存については否定派が多いと思われ，NCCN のガイドライン上も「The nipple-areolar complex is sacrificed with skin-sparing mastectomy for cancer therapy」という表現が採用されている[5]。

本稿では前述の理由から subcutaneous mastectomy という用語は用いず，SSM，NSM を用いる。また NSM を乳頭乳輪の皮膚組織を温存した SSM という意味で使用する。

当院では1998年から乳腺外科と協力して皮下乳腺全摘術後の即時再建を取り入れてきた。以後2008年までに当院での乳房即時再建は207例となり，91％の乳房切除が SSM，NSM で行われ，自家組織による再建は48％を占める。

術前の評価

当院では，早期癌のうち温存療法ガイドラインからはずれ乳房切除が必要な症例，また温存療法の適応内であっても温存療法では変形が強くなるか患者が全摘・再建を希望する場合を，SSM の対象としている。乳頭乳輪は MRI 検査で病変が乳頭から1cm 以上離れていれば温存の対象としている。

再建術式の方針は施設によりさまざまだが，当院では乳癌切除手術前の段階で再建希望があれば形成外科を受診してもらい，患者の希望と医学的な適応を合わせて検討し再建時期・術式を決定する。切除術式が SSM，NSM の場合には多くの症例で人工物での再建が可能となるが，自家組織はより自然な仕上がりを望む場合や人工物に対して抵抗がある場合に選択される。

腹部瘢痕がある症例に腹部皮弁を行う場合には瘢痕部を避ける工夫が必要になる。遊離深下腹壁動脈穿通枝皮弁での再建を希望した場合には，術前にマルチスライス CT による穿通枝，内胸血管を評価し安全性を高めている。

手 技

乳房の切開線

当院では乳輪縁外側延長切開から始まり，乳輪縁の切開を省略した外側横切開を経て，現在は外側縦切開を主に用いている。遊離深下腹壁動脈穿通枝皮弁症例では乳輪縁切開から尾側に延長する切開を用いている（図1）。

広背筋皮弁による再建

当院では脂肪を多めにつける拡大広背筋皮弁を用いているが，あまり大きな乳房には向かない。

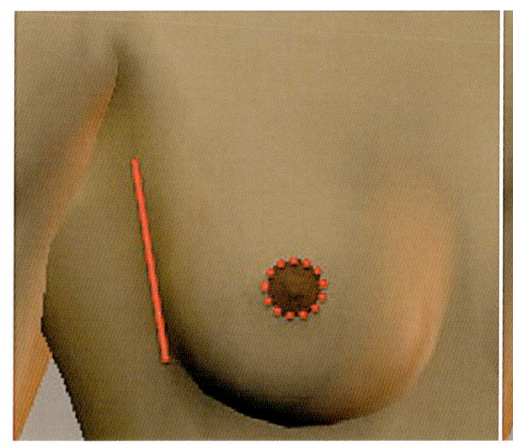

（a）外側縦切開
必要により点線部位に乳輪半周切開を置く。SSM では乳頭乳輪を切除する。

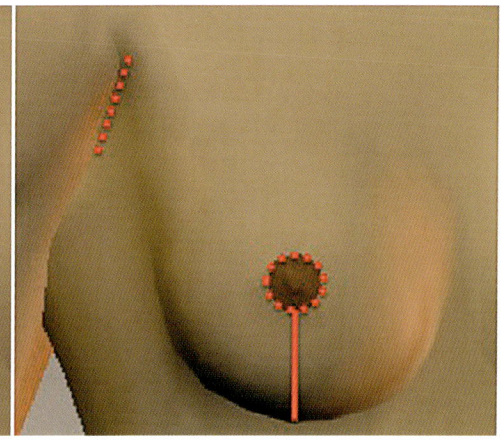

（b）下方への放射状切開
必要により点線部位に乳輪半周切開を置く。また腋窩郭清や生検を行う場合は腋窩に別切開（点線）を置く。SSM では乳頭乳輪を切除する。

図 1　SSM，NSM での切開線

SSM の場合，移動後に乳頭乳輪部に皮島が露出するよう考慮する。皮島幅は 7〜8cm とすることが多い。挙上は浅筋膜下と腸骨稜より頭側の脂肪を付加して行う。背部切開と外側縦切開の間はトンネル操作になるので，ヘッドライトやライト付き鉤を使用する。背部閉創後に仰臥位とし，皮弁末梢の脂肪に血流不全があれば切除する。皮弁折りたたみ位置を調整し，SSM では部分的な denude，NSM ではすべて denude の後，乳房ポケット内の主に頭側，内側を吸収糸で固定する。半坐位として形態の確認をし，必要であれば固定をやり直す。SSM では固定後に最終的な denude を行う。

有茎横型腹直筋皮弁による再建

同側，対側の筋を用いるかは症例ごとに検討するが，対側では血管茎の捻れが少なく，同側では茎の緊張が少ない。横型皮島の場合，正中を越えたいわゆる zone II の対側浅下腹壁静脈を含めた外側を切除し，また対側 Scarpa 筋膜下の脂肪を切除する。対側臍部周囲もしばしば脂肪硬化を起こすので，可能であれば切除する。これにより部分壊死・脂肪硬化はかなり減少する。胸部への移動前に SSM では部分的な denude，NSM ではすべて denude を行う。その後の処理は広背筋皮弁と同様である。腹部は腹直筋前鞘を非吸収糸で縫合後に閉創する。

遊離深下腹壁動脈穿通枝皮弁による再建

当院では 2008 年から自家組織再建の第 1 選択としている。2 チームに分かれ，内胸血管の準備と皮弁挙上を並行させる。血管吻合の視野をとるために乳房皮弁を釣り針などで頭内側に牽引し展開する。皮弁挙上後は，乳房皮弁外に固定し，血管吻合を行う。血管吻合後に部分的な denude を行い，皮弁固定を行う。乳房ポケット内の主に頭側，内側を吸収糸で固定する。半坐位として形態の確認をし，必要であれば固定をやり直す。固定後に最終的な denude を行い，NSM ではモニター皮弁を乳房皮弁切開線の一部に露出させる。閉創前に血管茎の配置，捻れがないかを確認する。腹部は腹直筋前鞘を非吸収糸で縫合後に閉創する。内胸血管展開時に摘出した肋軟骨は腹部皮下に保存し，乳頭再建に備える。

術中の留意点

・乳房皮弁の血流の判断は SSM，NSM での問題点の 1 つである。稀に広い範囲の壊死に陥ることがあるので，皮弁色と断端からの血色から，注意深く血流を判断する。場合によりデブリードマンを追加し，露出させる皮島範囲を調整する。
・乳房皮弁辺縁は牽引などで挫滅していることが多く，ほとんどの症例で辺縁数 mm のデブリード

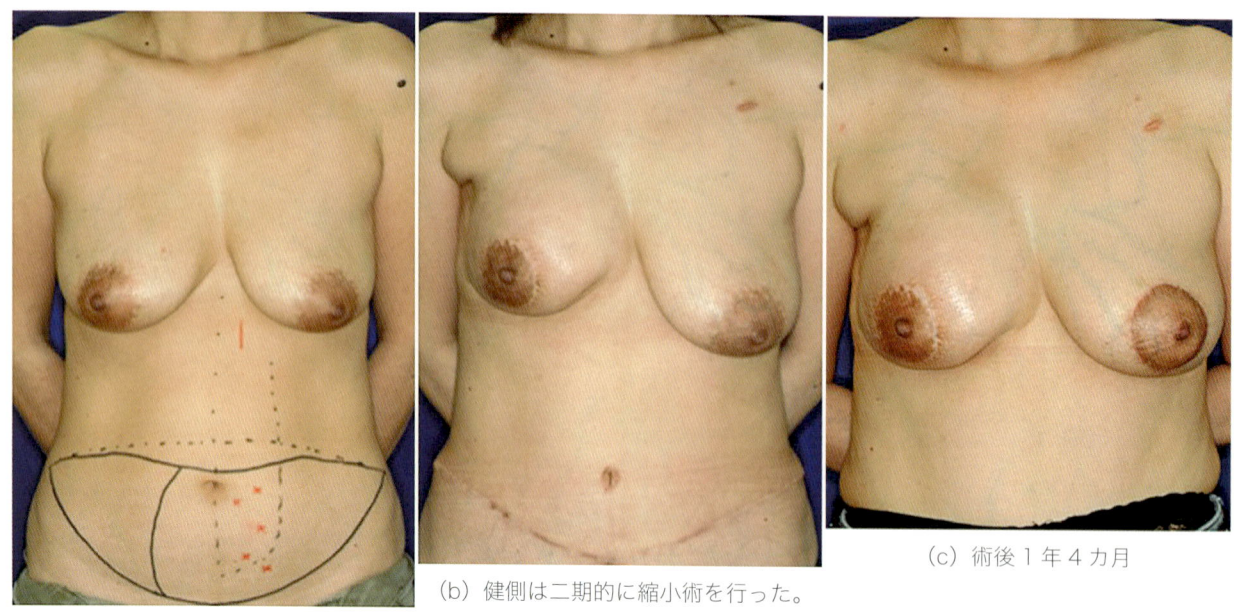

(a) デザイン
(b) 健側は二期的に縮小術を行った。
(c) 術後1年4カ月

図2　症例1：48歳，右乳癌，NSMと対側有茎横型腹直筋皮弁術を行った例
外側縦切開と乳輪半周切開によるNSMを行った。健側は二期的に縮小術を行った。

マンを必要とする。
・Denudeした皮膚は念のため冷蔵保存することもある。

術後管理

　SSMの場合には移植皮弁の皮島が乳頭乳輪部に露出するのでモニターとして使用する。NSMの場合には有茎皮弁ではすべてdenudeし，遊離深下腹壁動脈穿通枝皮弁の場合のみモニター皮弁を露出させ，術後1週に局所麻酔下で切除する。
　乳房皮弁壊死は多くの場合，保存的治療で治る程度の範囲であるが，時にデブリードマン，縫合や植皮を要することがある。
　SSMの場合は乳房再建後3〜6カ月してから乳頭再建，さらに数カ月後に刺青を行う。露出した皮島は刺青により目立たなくすることができるので，皮島が反対側乳輪径と同じであれば理想的で，乳輪径より大きければ乳頭再建もしくは刺青時に調整することが可能である。対側の固定術や縮小術を組み合わせる場合もこの時に行う。

症　例

症例1　48歳，右乳癌，NSMと対側有茎横型腹直筋皮弁術を行った例

　外側縦切開と乳輪半周切開を用いた。健側は二期的に縮小術を行った（図2）。

症例2　45歳，右乳癌，NSMと同側有茎横型腹直筋皮弁術を行った例

　外側縦切開と乳輪半周切開を用いた。数カ月前にできた下腹部正中瘢痕があり，腹部対側の皮島はすべて切除した（図3）。

症例3　38歳，右乳癌，NSMと右広背筋皮弁術を行った例

　外側縦切開と乳輪半周切開を用いた。乳房皮弁の辺縁壊死を起こしたが保存的に治癒した（図4）。

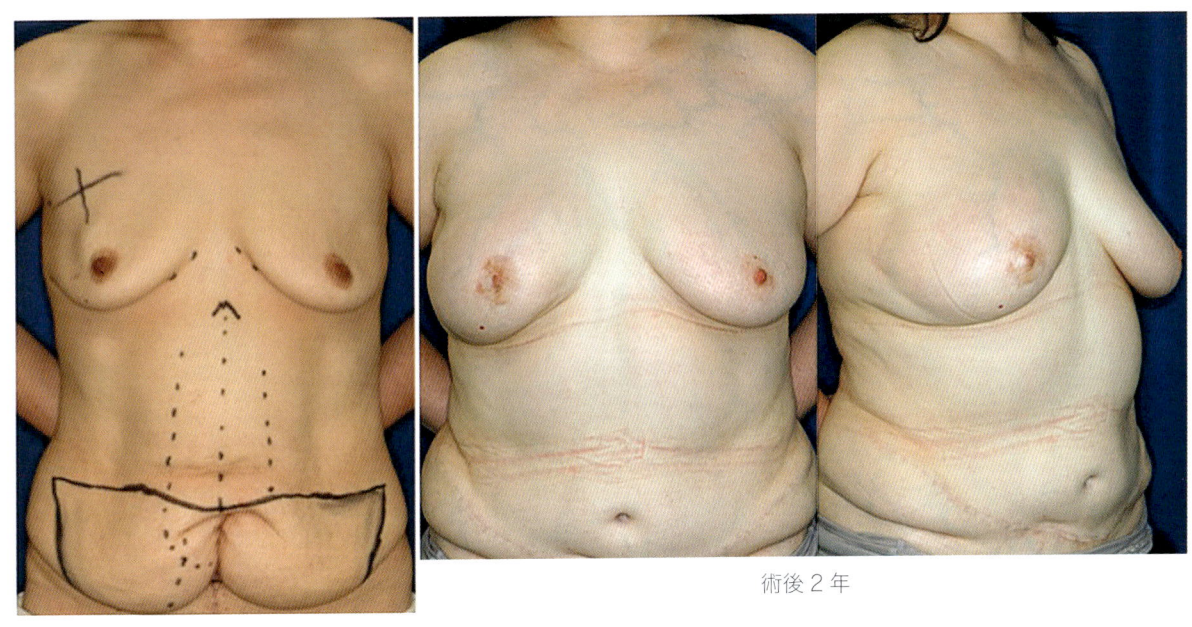

デザイン 術後2年

図3 症例2:45歳,右乳癌,NSMと同側有茎横型腹直筋皮弁術による再建例
外側縦切開と乳輪半周切開によるNSMを行った。外側縦切開の瘢痕は目立たない。

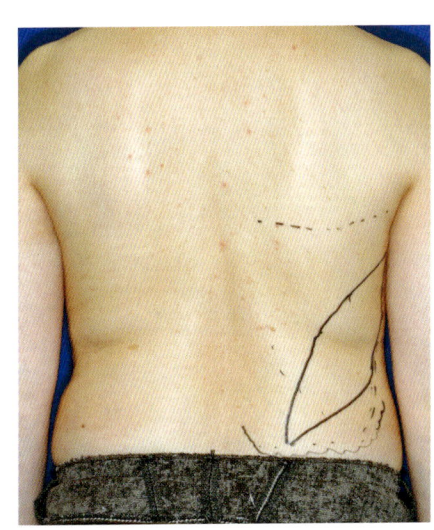

デザイン

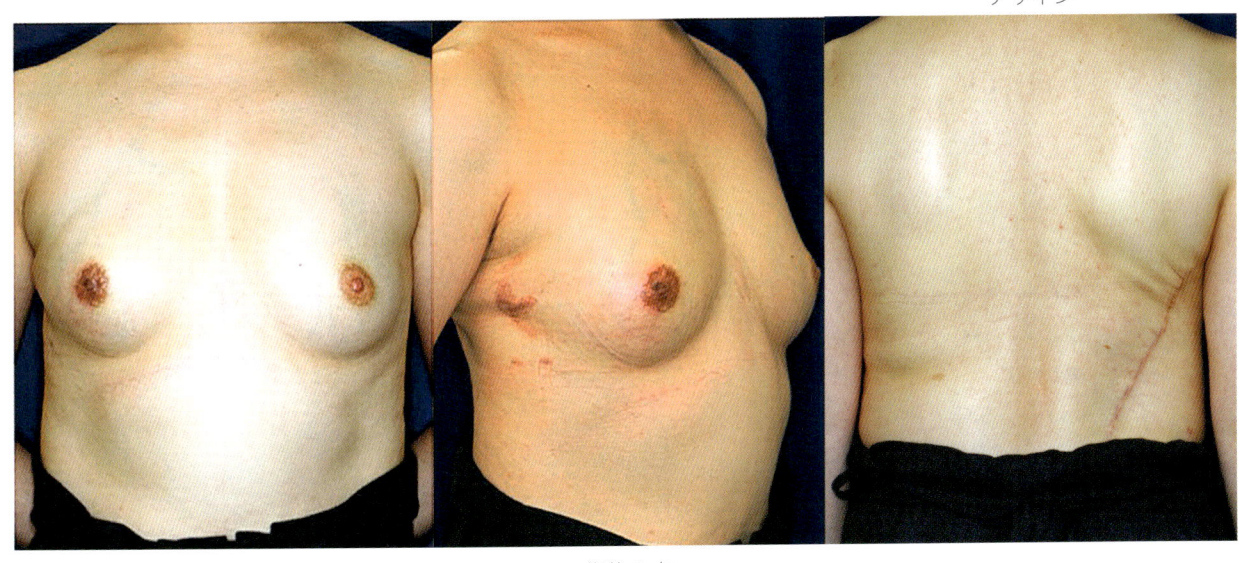

術後1年

図4 症例3:38歳,右乳癌,NSMと右広背筋皮弁術による再建例
外側縦切開と乳輪半周切開によるNSMを行った。乳房皮弁の辺縁壊死を起こしたが保存的に治癒した。

13. 皮下乳腺全摘と自家組織移植による乳房再建

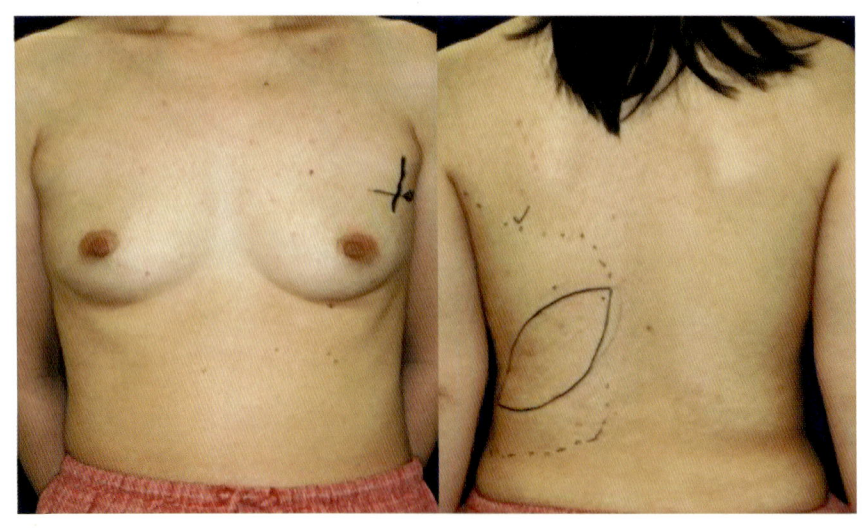

(a) デザイン

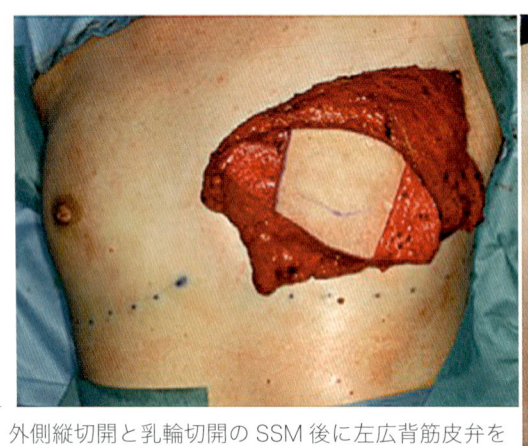

b|c
(b) 外側縦切開と乳輪切開の SSM 後に左広背筋皮弁を胸部に移動し折りたたみ，部分的な denude を行った状態。この後，乳房ポケット内に固定する。
(c) 術後 1 年。二期的に乳頭乳輪再建を行った。

図 5　症例 4：43 歳，左乳癌，SSM と広背筋皮弁術による再建例

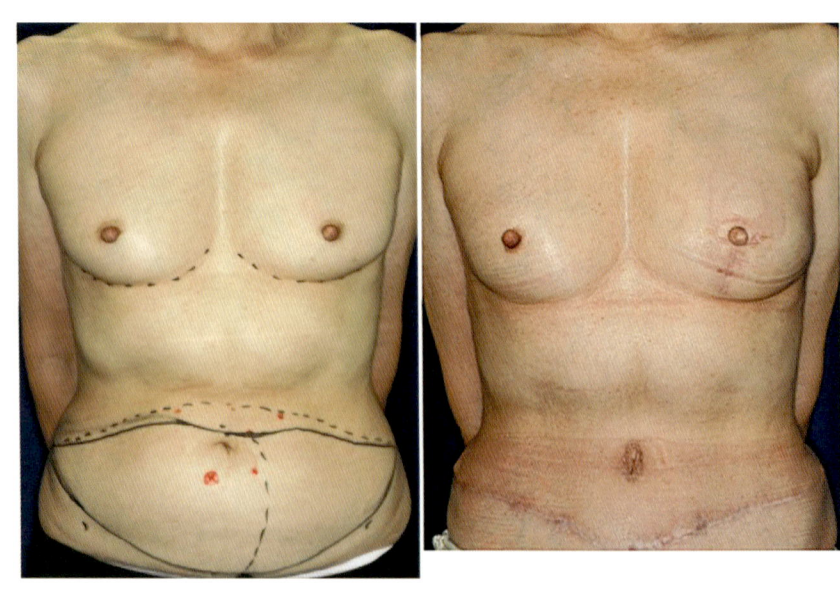

デザイン　　　　　　　　　　　術後 1 年

図 6　症例 5：62 歳，左乳癌，SSM と遊離深下腹壁動脈穿通枝皮弁による再建例
下方への放射状切開と乳輪切開による SSM を行った。二期的に乳頭乳輪再建を行った。

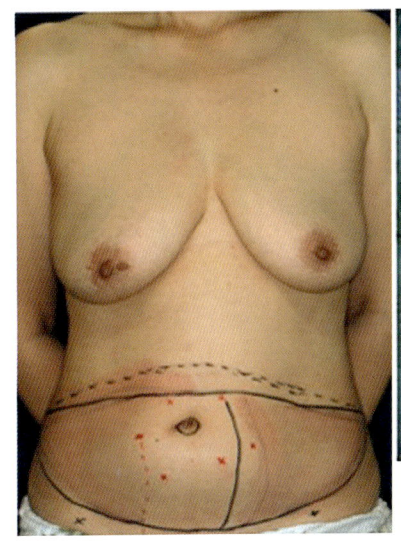

(a) デザイン

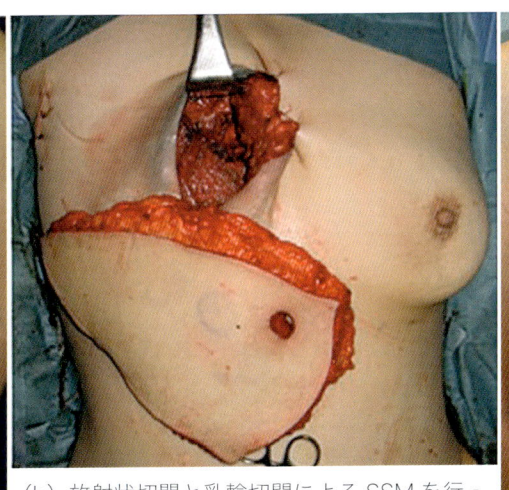

(b) 放射状切開と乳輪切開によるSSMを行った。SSM後に遊離深下腹壁動脈穿通枝皮弁を乳房皮弁外に固定し，内胸動静脈と血管吻合を行った状態。

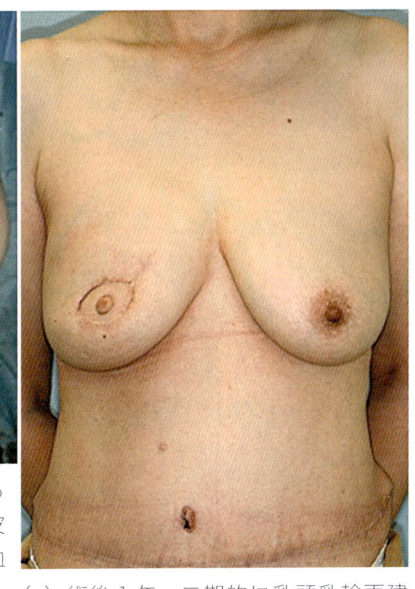

(c) 術後1年。二期的に乳頭乳輪再建を行った。

図7　症例6：51歳，右乳癌，SSMと遊離深下腹壁動脈穿通枝皮弁による再建例

症例4　43歳，左乳癌，SSMと左広背筋皮弁術を行った例

外側縦切開と乳輪切開を用いた。二期的に乳頭乳輪再建を行った（図5）。

症例5　62歳，左乳癌，SSMと遊離深下腹壁動脈穿通枝皮弁術を行った例

下方への放射状切開と乳輪切開を用いた。血管吻合は内胸動静脈で行い，その時摘出した肋軟骨を腹部に保存して二期的に乳頭乳輪再建を行った（図6）。

症例6　51歳，右乳癌，SSMと遊離深下腹壁動脈穿通枝皮弁術を行った例

放射状切開と乳輪切開を用いた。症例5と同様に乳頭乳輪再建を行った（図7）。

考　察

適応

SSM，NSMは一般的には非浸潤性乳管癌や病期I，IIの早期癌を対象とする[4]。乳頭乳輪の温存に関しては腫瘍径3cm以下で，乳頭から2cm以上離れ，多発性でなく，臨床的にリンパ節転移がないものとする報告[11]，術中迅速病理診断により判断する報告[8]などがある。

切開線

SSMの切開線についてTothら[3]は当初，乳房縮小に準じた切開（reduction）を示したが，のちに乳輪周囲切開（periareolar）と下溝線切開の併用，乳輪縁外側延長切開（tennis racquet）も報告された[13]。これらに乳輪部紡錘形切開（elliptical）を加えた4種類が代表的な切開で，英国では乳輪周囲切開が最も多いという[14]。NSMの切開線についてSpearら[11]はいくつかの文献から外側横，放射状，外側縦がよい切開で，いずれの場合も乳輪径の1/3を横切らないことを勧めている。わが国では外側縦切開の報告が散見される[15)16]。

当院の症例で外側縦切開と外側横切開を比較したところ，横切開が術野展開の点で容易であるものの，瘢痕が目立たない点と肥厚性瘢痕発生が少ない点で外側縦切開が優れていた[17]。

切開線と再建術式

遊離深下腹壁動脈穿通枝皮弁を乳房再建に用いる場合，移植床血管を内胸動静脈，胸背動静脈から選択することが多い。当院で内胸動静脈を用いる理由は血流がよいことのほかに，可能性が低いとは言え皮弁を失った場合に次の選択肢を残すためである。一般的には内胸動静脈の場合にはreduction型もしくは放射状（radial）切開[18]，胸背動静脈の場合には外側縦切開[16]が選択されることが多い。NSMと内胸血管を用いる遊離深下腹壁動脈穿通枝皮弁の組み合わせの報告[12]は少ないが，多くの症例でreduction型もしくは放射状（radial）切開で行うことができると考える。

有茎横型腹直筋皮弁，広背筋皮弁の場合には外側縦切開が術野的に無理なく，瘢痕が正面から見えにくいので良い適応である[9,15]。

乳房皮弁壊死

SSM，NSMに関する合併症として乳頭乳輪壊死を含む乳房皮弁壊死が挙げられる。Meretojaら[19]によると近年の文献から乳房皮弁壊死率を10.7～24.3％とし，彼らの施設で皮弁壊死は23.4％に起こったが20.3％は保存的に治癒したと報告している。当院でも多くは辺縁の小範囲であり，保存的に治癒した。

術中評価として蛍光色素を利用した診断方法が報告されている[20]が，このような客観的評価方法は今後の課題と思われる。

知覚回復

SSM，NSM後の知覚回復に関してはsubcutaneous mastectomy後には乳房中央部で知覚低下が認められるという報告[21]やNSM後の患者75％に乳頭の知覚回復を認めるものの，回復程度は低いとする報告[22]があるが，当院でも同様の結果[17]であり，乳房皮膚が温存されていても，知覚回復がよいわけではない。

乳癌切除後の即時再建は乳腺外科と形成外科のチーム医療であり緊密な連携が必要となる。SSM，NSMは再建を前提に低侵襲化を進めた1つの結論である。自家組織による再建はより美しい乳房を再建でき，乳腺外科と形成外科のハーモニーというのに相応しい結果を得ることができる。

文 献

1) Freeman BS : Subcutaneous mastectomy for benign breast lesions with immediate or delayed prosthetic replacement. Plast Reconstr Surg Transplant Bull 30 : 676-682, 1962
2) Hinton CP, Doyle PJ, Blamey RW, et al : Subcutaneous mastectomy for primary operable breast cancer. Br J Surg 71 : 469-472, 1984
3) Toth BA, Lappert P : Modified skin incision for mastectomy ; The need for plastic surgical input in preoperative planning. Plast Reconstr Surg 87 : 1048-1053, 1991
4) Cunnick GH, Mokbel K : Skin-sparing mastectomy. Am J Surg 188 : 78-84, 2004
5) NCCN Clinical Practice Guidelines in Oncology™ Breast Cancer V.1.2009. www.nccn.org
6) Verheyden CN : Nipple-sparing total mastectomy of large breasts ; The role of tissue expansion. Plast Reconstr Surg 101 : 1494-1500, 1998
7) Cense HA, Rutgers EJ, Lopes Cardozo M, et al : Nipple-sparing mastectomy in breast cancer ; A viable option?. Eur J Surg Oncol 27 : 521-526, 2001
8) Gerber B, Krause A, Reimer T, et al : Skin-sparing mastectomy with conservation of the nipple-areola complex and autologous reconstruction is an oncologically safe procedure. Ann Surg 238 : 120-127, 2003
9) Mosahebi A, Ramakrishnan V, Gittos M, et al : Aesthetic outcome of different techniques of reconstruction following nipple-areola-preserving envelope mastectomy with immediate reconstruction. Plast Reconstr Surg 119 : 796-803, 2007
10) Petit JY, Veronesi U, Orecchia R, et al : The nipple-sparing mastectomy ; Early results of a feasibility study of a new application of perioperative radiotherapy (ELIOT) in the treatment of breast cancer when mastectomy is indicated. Tumori 89 : 288-291, 2003
11) Spear SL, Hannan CM, Willey SC, et al : Nipple-sparing mastectomy. Plast Reconstr Surg 123 : 1665-1673, 2009
12) Stolier AJ, Sullivan SK, Dellacroce FJ : Technical considerations in nipple-sparing mastectomy ; 82 consecutive cases without necrosis. Ann Surg Oncol 15 : 1341-1347, 2008
13) Toth BA, Forley BG, Calabria R : Retrospective study of the skin-sparing mastectomy in breast reconstruction. Plast Reconstr Surg 104 : 77-84, 1999
14) Rainsbury RM : Skin-sparing mastectomy. Br J Surg 93 : 276-281, 2006
15) 大慈弥裕之,古賀淳,福田正ほか.乳房外側切開法による皮下全乳腺切除術と乳房再建術.日形会誌 21：631-638, 2001.
16) 矢野健二,久保盾貴,辻隆治ほか；Skin-sparing Mastectomy 後の一期的乳房再建.日形会誌 25：575-582, 2005
17) 森弘樹,植村法子：Skin-sparing mastectomy と乳房一次再建.形成外科 52：677-684, 2009
18) Scholz T, Kretsis V, Kobayashi MR, et al : Long-term outcomes after primary breast reconstruction using a vertical skin pattern for skin-sparing mastectomy. Plast Reconstr Surg 122 : 1603-1611, 2008
19) Meretoja TJ, von Smitten KA, Kuokkanen HO, et al : Complications of skin-sparing mastectomy followed by immediate breast reconstruction ; A prospective randomized study comparing high-frequency radiosurgery with conventional diathermy. Ann Plast Surg 60 : 24-28, 2008
20) Losken A, Styblo TM, Schaefer TG, et al : The use of fluorescein dye as a predictor of mastectomy skin flap viability following autologous tissue reconstruction. Ann Plast Surg 61 : 24-29, 2008
21) Benediktsson KP, Perbeck L, Geigant E, et al : Touch sensibility in the breast after subcutaneous mastectomy and immediate reconstruction with a prosthesis. Br J Plast Surg 50 : 443-449, 1997
22) Yueh JH, Houlihan MJ, Slavin SA, et al : Nipple-sparing mastectomy ; Evaluation of patient satisfaction, aesthetic results, and sensation. Ann Plast Surg 62 : 586-590, 2009

14 乳房インプラントによる乳房一次再建

I 乳癌術後の乳房再建

南雲 吉則

Summary

　全摘術でも温存療法でも生存率が変わらないことが科学的に証明されてから，乳癌手術の目的は局所再発の制御と整容性の向上，すなわち整容的局所制御に移行した．無理な温存は局所再発率が高く整容性も劣る．しかしこれまでの全摘後の再建は身体的・時間的・経済的負担が大きかった．そこで採取部を必要としないインプラントを用いた一次一期再建を行っている．術前の身体計測によって挿入するインプラントのタイプとサイズを決定する．乳腺切除は乳輪縁から行い，大胸筋から広背筋に連なる浅胸筋膜を温存する．次に乳房下溝切開から胸筋下を剝離してインプラントを挿入する．再建を前提とした乳癌手術と，組織拡張器を用いないアナトミカルインプラントの使用によって一次一期再建が可能となる．

はじめに

　乳房手術における整容性は，単なる生存のためには必要ないが，よりよく生きるためには不可欠である．やむを得ず全摘となった場合も，乳房再建によって乳房をよみがえらせることはできるが，新たな身体的・精神的・時間的・経済的負担を強いることになる．それを軽減するために乳房インプラント単純挿入法による一次再建を行っているので報告する．

概　念

インプランテーションの概念

　著者はインプラントの種類と使用法を mobile と stable に大別している[1)～4)]．

mobile concept

　スムースでラウンドのソフトコヒーシブジェルインプラントが広い被膜内を自由に移動するイメージである．被膜が薄く広ければ，軟らかく動きがあり体位によって形が変化する．しかし被膜拘縮を起こせば硬く変形して上方偏位を来たす．

stable concept

　テクスチャードのハードコヒーシブジェルインプラントが被膜に包まれて，そこに留まっているイメージである．テクスチャードの微細な凹凸はインプラント周囲に形成される被膜のコラーゲン配列を不規則にして被膜拘縮を予防すると言われているが，被膜の大きさはインプラントサイズと一致するため動きはない．またハードコヒーシブは体位や被膜拘縮によって形が変化しないため，立位時の乳房を模したアナトミカルという形状をしている．

mobile か stable か

（1）二期的 mobile 挿入：被膜拘縮があると，上方偏位を起こし球形に変形する．被膜拘縮がなくてもとがった乳房は形成できない．
（2）二期的 stable 挿入：とがった乳房を形成するために組織拡張後の大きな被膜内にアナトミカルを挿入する．中で向きが変化することがある．
（3）一期的 mobile 挿入：組織拡張器を用いないと，

(2) よりもさらに被膜拘縮を来しやすく，当初の位置と形状を維持できない。
(4) 一期的 stable 挿入：対側乳房の形状を模した，硬くとがった stable を挿入すると，組織拡張器を用いなくても形状を維持できる。

健側乳房の状況による術式の選択

しょせん乳房インプラントでは下垂乳房は再建できないのである。また規格外の小さな，または巨大乳房もできない。よって健側乳房の状況によって術式が異なる。
(1) 下垂がなく適度な大きさの場合：インプラントを第1選択とする。
(2) 過度に小さいか下垂はないが萎縮している場合：健側は平坦なインプラントで豊胸し，患側は stable で再建する。
(3) 過度に大きいか下垂している場合：健側は乳房縮小術または乳房固定術（mastopexy）を行って，患側は stable で再建する。健側の修正を希望しないときは，自家組織を胸筋上に移植する。

手　技

インプラントを用いた一次一期再建を容易にするためには，再建を前提とした乳房全摘術を行わなければならない。それが皮下乳腺全摘術で，英文表記では乳頭・乳輪を合併切除したときには skin sparing mastectomy，残したときは nipple sparing mastectomy と呼ぶ。ここでは後者と同時に stable implant の単純挿入を行う術式を紹介する。

インプラントの選択

一般の施設では，あらゆるタイプと大きさのインプラントを常時準備しておくことは不可能である。そこで手術数週間前の身体計測によって挿入するインプラントを決定する。

乳房は必ずしも左右対称ではないので，目標は患側乳房の形態を維持することではなく，健側乳房に近づけることである。健側乳房の皮膚を指でつまむ pinch test を行うと，厚さの違いによって乳腺の境

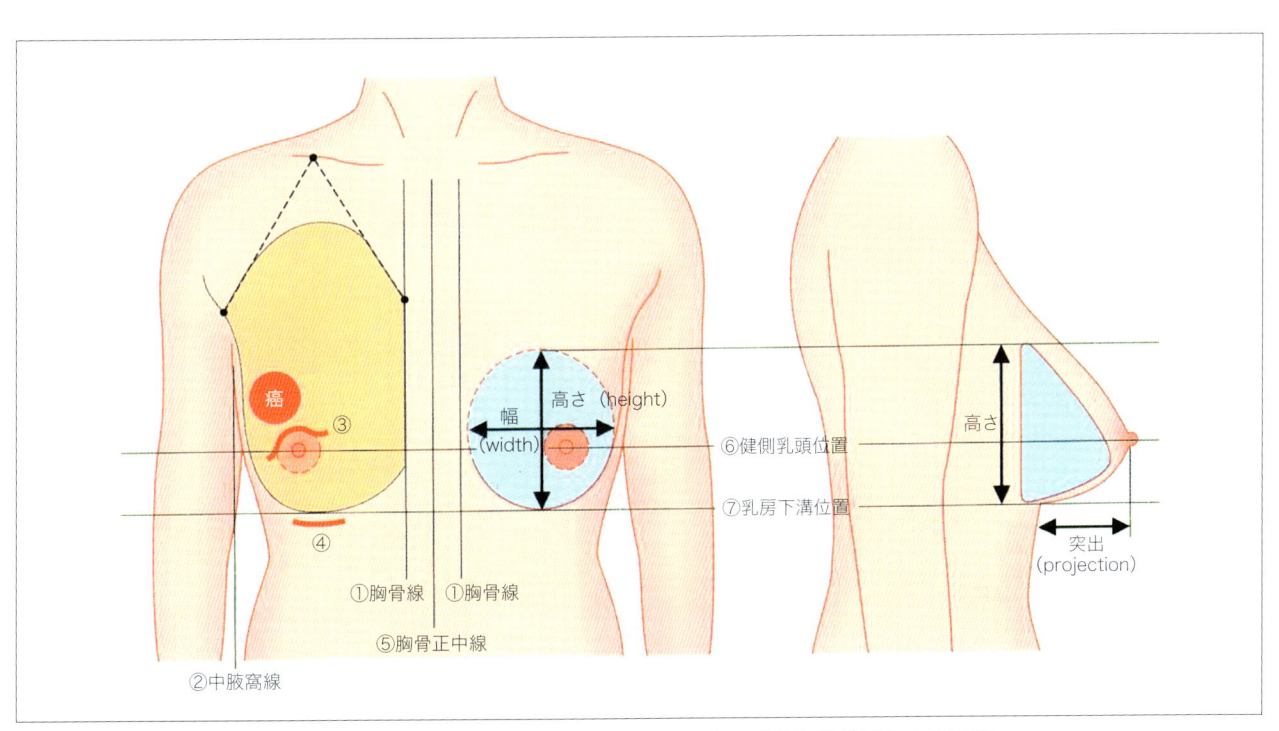

図1　一次再建におけるインプラントの選択，乳腺切除範囲と皮膚切開

健側乳腺の幅・高さ・突出を測定し，再建用インプラントを術前に準備する。

乳腺切除範囲は，内側は胸骨線①，外側は中腋窩線②，頭側は鎖骨中点と胸骨線第2肋間と腋窩屈曲線とを結んだ線に接する半円，尾側は乳房下溝とする。

乳腺切除は，癌に最も近い乳輪縁切開③から，胸筋下剥離は乳房下溝切開④より行う。胸骨正中線⑤上に立位の健側乳頭位置⑥，乳房下溝位置⑦を術前に印しておく。

（南雲吉則：乳房一次再建：皮下乳腺全摘と乳房インプラントを用いた再建術．形成外科 52：667-676, 2009 より引用，一部改変）

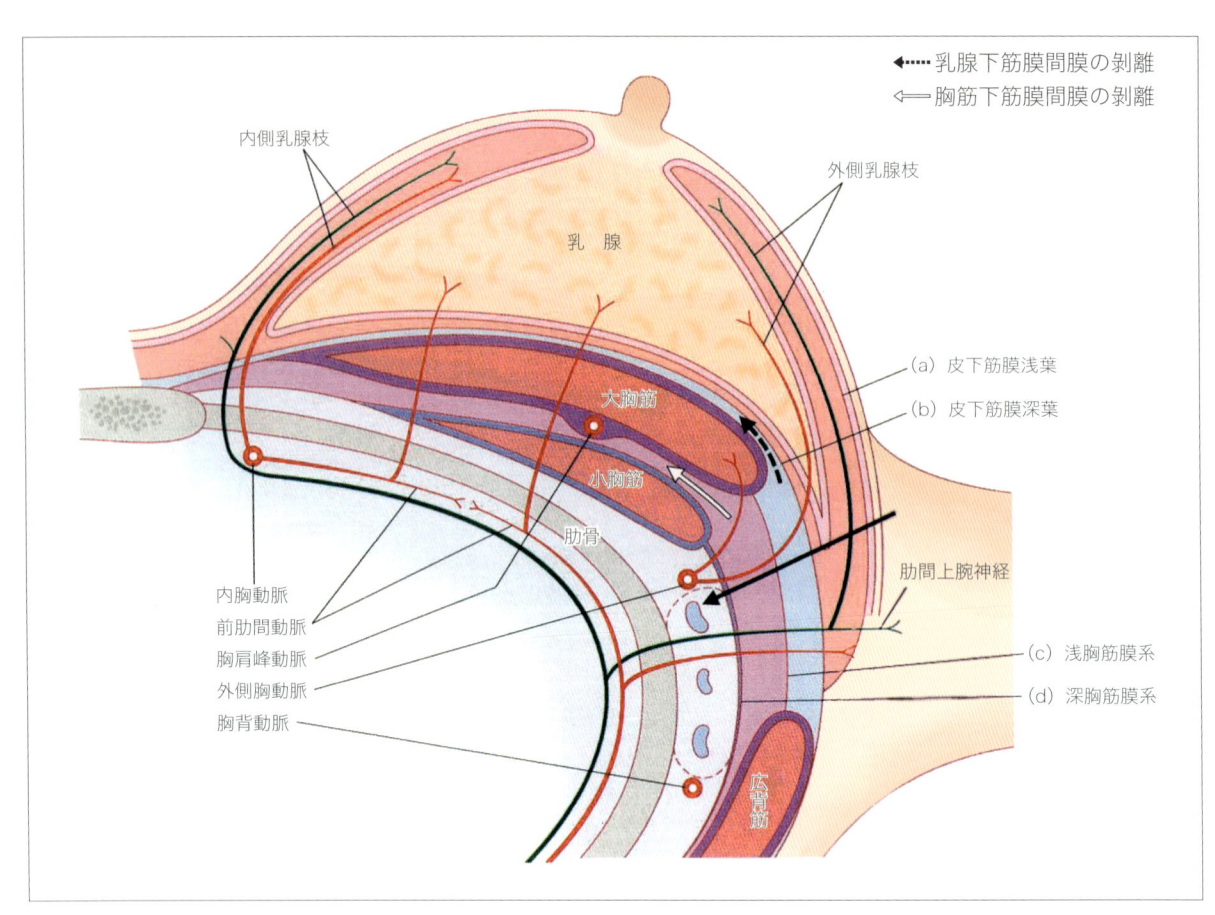

図2 筋膜・神経・動脈から見た乳房の横断面

乳房の筋膜には皮下筋膜（a, b）と胸筋膜（c, d）があり，それぞれ浅・深に分類される。乳腺は皮下筋膜浅葉（a）と深葉（b）との間に存在する。

浅胸筋膜系（c）は大胸筋膜と広背筋膜，そしてその間を連絡する浅胸筋膜によって構成される。深胸筋膜系（d）は小胸筋膜・烏口腋窩筋膜によって構成される。

乳腺の神経・血管は内側・外側乳腺枝と呼ばれ，神経はそれぞれ肋間神経の前皮枝・外側皮枝の枝である。血管は肋間動脈の枝ではなく，それぞれ内胸・外側胸動脈の穿通枝である。乳房の下半には前肋間動脈の穿通枝が存在する。

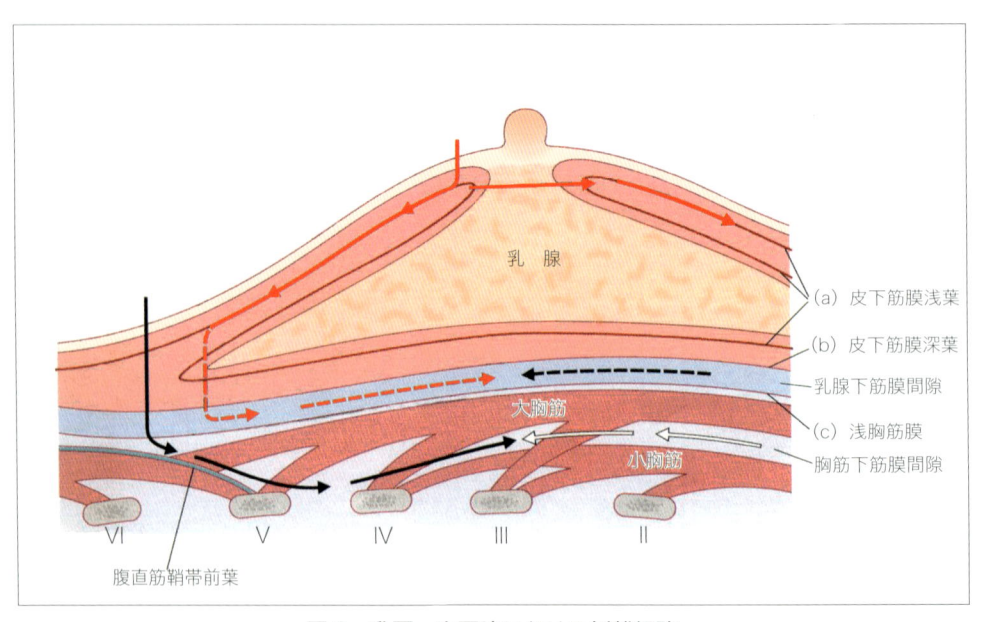

図3 乳房一次再建における剝離経路

皮下剝離は経乳輪的に皮下筋膜浅葉のレベルで行う（→）。
乳腺下筋膜間隙の剝離は腋窩から（┅▶）と乳腺尾側から（┄▶）行う。胸筋下の剝離は腋窩法（⇒）と乳房下溝切開法（→）がある。

（南雲吉則：乳房一次再建：皮下乳腺全摘と乳房インプラントを用いた再建術．形成外科 52：667-676, 2009 より引用，一部改変）

界が明らかになる。これをもとに立位で乳腺の幅（width）・高さ（height）・突出（projection）を計測する（図1）。サイズの一致する stable implant をカタログ（Allagan 社 410・510 シリーズ，Mentor 社 CPG シリーズ）の中から選択して入手しておく。

デザイン

乳腺は肋間神経前皮枝の内側乳腺枝と外側皮枝の外側乳腺枝に囲まれて存在するため（図2），乳腺切除の内側縁は胸骨線（図1-①），外側縁は中腋窩線（図1-②）とする。

乳腺切除の皮膚切開は腫瘍に最も近い乳輪縁 peri-areolar とする。乳腺量に比べて乳輪が小さい場合は，中心線外側に切開線を延長する cupid bow incision とする（図1-③）。

術中仰臥位では乳房皮膚が頭側に移動するため，体位による皮膚移動の少ない胸骨正中線上（図1-⑤）に，立位での健側乳頭および乳房下溝の高さを印しておく（図1-⑥，⑦）。

麻酔

執刀前に局所麻酔薬を皮下注射する。これはエピネフリン入り 0.5％リドカイン溶液 40ml を生理食塩水 160ml に溶いて濃度 0.1％にしたものである。その目的は，以下である[1)4)～6)]。
1. 麻酔効果の増強
2. 出血の制御
3. 剝離を容易にする hydro-dissection

剝離層を調節するために癌直上では真皮直下に，それ以外では皮下筋膜浅葉のレベルに注入する。

腋窩切開

①腋窩郭清（図2 →）
　腋窩皮膚屈曲線を切開すると以下の順番に組織が現れる。
　❶ axillary tail：白色の強靱な膜様物
　❷ 深皮下脂肪，皮下筋膜深葉，浅腋窩筋膜：明確な識別は困難。
　❸ 烏口腋窩筋膜：深胸筋膜の延長の強靱な筋膜。これを開放すると外側胸動脈と胸背動脈の間にレベル1のリンパ節がある。

②乳腺下筋膜間隙剝離（図2，3 ……▶）
　乳腺切除を容易にするために，大胸筋の外縁から浅胸筋膜浅葉（大胸筋膜）を温存しながら皮下筋膜深葉下を剝離する。
③胸筋下筋膜間隙剝離（図2，3 ⇒）
　烏口腋窩筋膜上を剝離すると大・小胸筋間に到達する。インプラント挿入のために乳房下溝切開から胸筋下を剝がすときの方向付けが容易となる。

皮下・乳腺下剝離

④皮下剝離（図3 →）
　切開した乳輪縁を先の鋭な布鉗子で把持し，局麻薬の注入層に沿って剪刀で剝離する。癌直上は真皮直下，他は皮下筋膜浅葉のレベルとする。
⑤乳頭・乳輪切離（図3 →）
　電気メスで乳輪直下の乳腺を水平に離断する。乳腺を残しすぎれば局所再発率は高くなり，取りすぎれば乳頭・乳輪の壊死を来すので，画像診断や組織型によって切離レベルを決定する。
⑥乳腺下筋膜間隙剝離（図3 ……▶）
　乳輪縁を小筋鉤で尾側に牽引し，電気メスで乳腺尾側を直視下に切開して皮下筋膜深葉と浅胸筋膜間の筋膜間隙に到達する。筋鉤で乳腺を挙上しつつ頭側に剝離を進めると腋窩からの剝離と交通する（図3 ……▶）。このとき浅胸筋膜浅葉（大胸筋膜）を温存しないと，胸筋下を剝離するとき筋体が裂けてインプラントが乳腺切除野に露出することがある。

乳腺摘出・止血

⑦乳腺周囲付着部切離
　皮下・乳腺下の剝離後，乳輪縁から電気メスを用い，乳腺尾側切開部から胸骨傍，鎖骨下，大胸筋外側縁まで切離する。ここで乳腺を切開創から引き出し，浅胸筋膜を温存しながら腋窩側に剝離を進める。Axillary tail 内を外側胸動脈外側乳腺枝が通過しているので，結紮・切離する。
⑧止血は次の手順で2回行う（図2）。
　❶外側胸動脈の外側乳腺枝
　❷❸第2・3肋間内胸動脈穿通枝
　❹❺第4・5肋間前肋間動脈穿通枝
　❻肋間動脈外側皮枝

胸筋下インプラント挿入

⑨胸筋下にインプラントを挿入する

インプラントの外尾側を被う組織には以下のようなものがある。

1. 何も被わない：乳腺切除野からの出血・セローマ・感染が波及したり，直上の皮膚が壊死したときインプラントが露出したりする可能性がある。
2. 前鋸筋：前鋸筋は肋間神経外側皮枝よりも背側にある背筋で，インプラントを背中に挿入することになる。
3. 外腹斜筋：第5以下の肋骨から起始する強靱な腹筋で，肋骨から切離するため侵襲が大きく，その収縮によってインプラントの頭側偏位が生じやすい。
4. 浅胸筋膜・浅腹筋膜：大胸筋を被って広背筋に連なり，尾側は外腹斜筋上を被う浅腹筋膜となる。著者はこれを推奨する[1〜7]。

浅胸筋膜は乳腺全摘時に外科医によって切除されてしまうことが多いので，あまり知られていないが，これを温存することによって，大胸筋の断裂を防ぎ，インプラントの外尾側を被うことができる。

胸筋下外尾側の剥離法

⑩浅胸筋膜下を剥離する

その方法について，著者は以下の報告をしている。

1. 腋窩法：腋窩郭清のための小切開から剥離用の大筋鉤を挿入して，盲目的に剥離をする[4〜6]。浅胸筋膜が裂けたり，外腹斜筋下を剥離したりすることが多い。
2. Peeping hole法：腋窩法の際に大胸筋尾側外縁の浅胸筋膜を切開して直視下に外腹斜筋上を剥離し，インプラント挿入後に縫合閉鎖する[1]。
3. 乳房下溝切開法（図4）：術前に立位で印した健側乳房の乳房下溝と同じ高さの皮膚を4〜5cm切開して，胸筋下を直視下に剥離する[1]。テクスチャード・アナトミカル・ハードコヒーシブジェルバッグを正しい向きで挿入しやすく，乳房下溝の位置を設定できる。

創部の縫合閉鎖

⑪乳頭のanchoring suture

皮下乳腺全摘後は乳頭・乳輪が頭側偏位するため，立位で印した健側乳頭の高さ（図1-⑥）に乳頭・乳輪を胸壁固定しておく。

⑫乳房下溝の胸壁固定

乳房下溝切開創の皮下筋膜浅葉を，立位で印した健側乳房下溝の高さ（図1-⑦）に胸壁固定する。インプラントの尾側偏位（bottoming out）を防ぎ，明確な乳房下溝を形成するためである。

⑬ドレーン挿入

Closed suction drainを皮下と胸筋下に挿入するが，その目的は出血の防止ではなく，出血を早期に発見するinformation drainである。

術後管理

血腫・セローマ

感染を避けるためにドレーンは翌日抜去する。術直後に血腫が疑われたときには超音波検査で出血部位を同定し，皮下の場合は乳輪切開から，胸筋下は乳房下溝切開からただちに開創止血を行う。術後のセローマも超音波検査による部位の同定後，穿刺吸引する。

皮膚壊死

乳癌は乳頭側に乳管内伸展しやすい。乳頭側を断端陰性にするためには乳輪直下の乳腺を十分に取る必要があるが，このために乳頭・乳輪の壊死を来しやすい。壊死部は境界が明瞭になった時点で切除するが，直下のインプラントが胸筋で被われていないと露出・感染を起こす。その予防には浅胸筋膜の温存が極めて重要である。

インプラントの露出・感染

ひとたびインプラントが露出または感染を来したときは，ためらうことなく乳房下溝切開から抜去し，創は開放とする。超音波検査で浸出液の貯留が認められなくなってから3カ月を経過すれば再挿入も可能である。

(a) 経乳輪縁皮下乳腺全摘術　(b) 経乳房下溝切開胸筋下剥離　(c) インプラント挿入

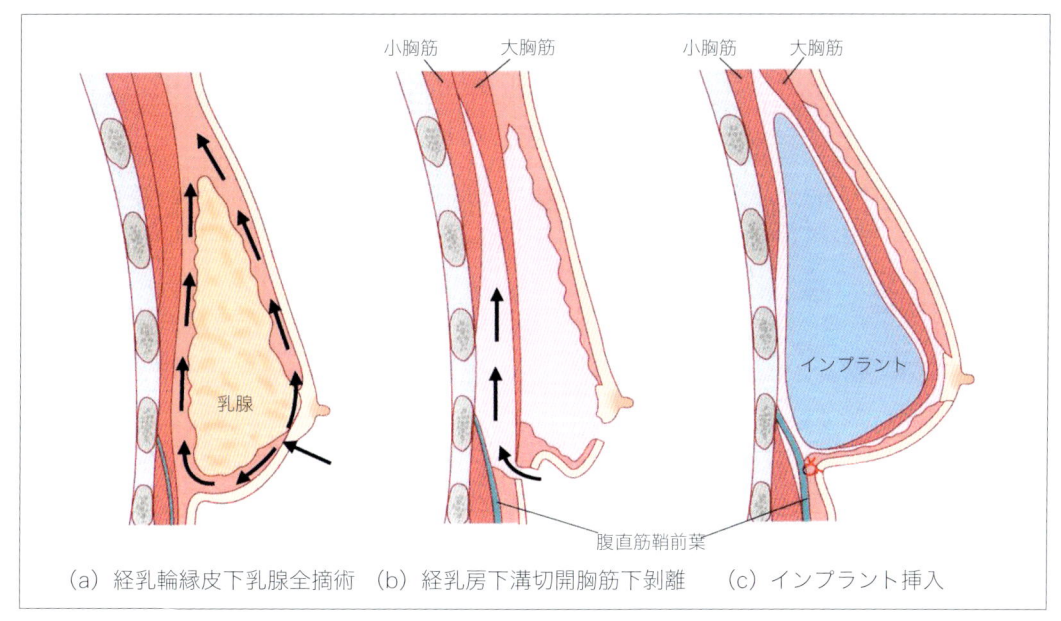

図4　皮下乳腺全摘術と乳房下溝切開法による一次再建術のシェーマ（縦断面）
インプラントは大胸筋をはじめとする浅胸筋膜系に被われ，乳腺切除野とは完全に隔絶されている。
（南雲吉則：乳房一次再建：皮下乳腺全摘と乳房インプラントを用いた再建術．形成外科 52：667-676, 2009 より引用，一部改変）

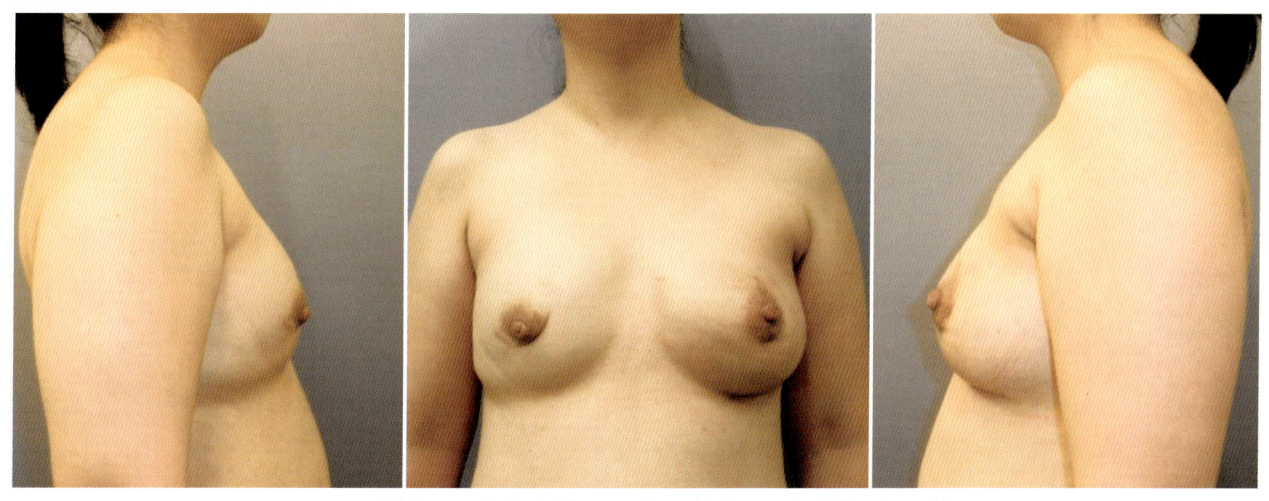

図5　症例：29歳時（右），31歳時（左）の両側乳癌一次再建例
31歳時。右術後2年，左術後6カ月の状態。
右乳房：腋窩胸筋下スムース・ラウンド・ソフトコヒーシブジェルバッグを挿入した。
左乳房：経乳房下溝胸筋下テクスチャード・アナトミカル・ハードコヒーシブジェルバッグを挿入した。

症　例

症例1　29歳時，31歳時の両側乳癌一次再建例

29歳時に右A領域の非浸潤癌，31歳時に左AC領域の非浸潤癌に罹患した。ともに経乳輪皮下乳腺全摘術と一次再建を行った。

右乳房：経腋窩胸筋下スムース・ラウンド・ソフトコヒーシブジェルバッグ挿入を行った。軽度の被膜拘縮と上方偏位を認める。

左乳房：経乳房下溝胸筋下テクスチャード・アナトミカル・ハードコヒーシブジェルバッグを挿入した。乳房下溝が明瞭で乳房の突出も良好である（図5）。

考 察

乳癌治療におけるエビデンス

大がかりな臨床試験並びに臨床報告の解析によって以下のエビデンスが確立している[8]。
- 乳房切除：大きく取っても小さく取っても生存率は変わらない。大きく取った方が局所再発率は低いが，整容的には劣る。
- リンパ節郭清：郭清しても生検でも生存率は変わらない。郭清した方が局所再発率は低いが，リンパ浮腫を来しやすい。
- 乳房再建：再建しても生存率と局所再発率は変わらない。
- 放射線照射：局所再発率は約1/3になる。進行癌（リンパ節転移が4個以上または腫瘍径が5cm以上）では生存率が若干向上するが，インプラントを用いた再建は被膜拘縮を来しやすくなる。
- 補助療法：化学療法・ホルモン療法・分子標的薬による補助療法によって生存率が向上する。

病期による治療法の選択

以上のエビデンスを元に根治性の向上を最優先にして治療法を選択する。
(1) 癌が小さくリンパ節転移がない場合：乳房温存療法（乳腺部分切除と放射線照射）。
(2) 癌が小さくリンパ節転移がある場合：乳房温存療法と術前または術後化学療法。
(3) 癌が大きくリンパ節転移がない場合：術前化学療法を行い，腫瘍が縮小すれば温存療法。縮小しなければ全摘。
(4) 癌が大きくリンパ節転移もある場合：術前化学療法を行い，腫瘍が縮小すれば温存療法。縮小しなければ全摘と術後胸壁照射。

インプラントを用いた一次再建の適応

前項（4）の理由で胸壁照射を行うときインプラントが非適応だとすると，適応となるのは（3）の術前化学療法で縮小しなかったときだけとなる。しかし以下の理由で全摘となるときも適応となる。

(1) 広がりが非浸潤癌成分の場合：広範な非浸潤癌，乳管内伸展（EIC：extended intra-ductal component）を伴った浸潤癌，多発癌，外科生検または温存術で多方面に断端陽性のとき。これらはいずれもDCIS（ductal carcinoma in situ）が根底にある癌で，小さく取ると断端陽性，取り切れても局所再発率は高く，大きく取れば変形する。
(2) 乳房下半の癌：乳腺部分切除を行うと変形しやすい。
(3) 豊胸術後乳癌：豊胸術後放射線照射を行うと被膜拘縮を来たしやすいため。

組織拡張法の限界

一次または二次的に組織拡張器を挿入して一定期間後インプラントに入れ替える方法を二期インプラント再建と呼ぶ。組織拡張法の目的は以下のとおりである。
- 自家組織移植なしに欠損した皮膚を補う
- 皮膚・皮下組織の瘢痕性拘縮を伸展する
- インプラント入れ替え後の被膜拘縮を予防する
- 皮膚のたるみを形成する

しかし長年の経験から，以下のことがわかった。
(1) どんなに長期かつ過度に組織拡張しても，抜去後の皮膚は速やかに平坦化し，下垂を維持することはできない。
(2) 頭側偏位した乳頭を尾側移動させることもできない。
(3) 入れ替え後のインプラントの形状がラウンドであれば丸い乳房しかできない。
(4) 最終的な再建乳房の位置・形の予測が困難である。

まとめ

(1) 乳房温存非適応症例に対する皮下乳腺全摘術は，根治性，局所制御において胸筋温存乳房全摘術と同等であり，一次再建が容易である。
(2) インプラントを用いた再建は自家組織のように採取部の犠牲がなく，アナトミカル・ハードコヒーシブタイプを用いれば組織拡張をせずに一期再建が可能となる。
(3) インプラントを用いた一次・一期再建は患者の時間的・経済的・身体的負担が少ない。

文　献

1) 南雲吉則：乳房一次再建：皮下乳腺全摘と乳房インプラントを用いた再建術．形成外科 52：667-676, 2009
2) 南雲吉則：乳房インプラントによる豊胸術の標準的方法．形成外科 50：S269-S279, 2007
3) 南雲吉則：豊胸術；術式とインプラントの選択．形成外科 48：S235-S242, 2005
4) 南雲吉則：Ⅵ乳房形成術 インプラントを用いた乳房再建術．乳癌の手術，霞富士雄ほか編：pp194-219, 南江堂, 東京, 2005
5) 南雲吉則, 岡田浩幸, 山口悟ほか：経乳輪的皮下乳腺全摘術とインプラントを用いた同時再建．手術 57：41-45, 2003
6) 南雲吉則, 有木かおり, 山口悟：乳房再建を前提とした経乳輪皮下乳腺全摘術．臨外 58：1089-1095, 2003
7) 南雲吉則：インプラントを用いた乳房形成術に必要な臨床解剖学的知識．日美外報 26：1-11, 2004
8) 日本乳癌学会編：科学的根拠に基づく乳癌診察ガイドライン①薬物療法，②外科療法，③放射線療法．金原出版, 東京, 2005

I 乳癌術後の乳房再建

15 遊離脂肪移植による乳房再建と豊胸術

吉村 浩太郎, 浅野 裕子, 青井 則之

Summary

脂肪注入移植による豊胸術は, 人工物による豊胸術と比べて, 手術瘢痕, 異物に伴うトラブルや後遺症がない, 乳房が柔らかく長期的に自然な加齢変化を示す, などの利点がある. しかし一方では, 遊離移植であるための不確実性や増大量の限界, 脂肪壊死による囊胞形成や石灰化などの問題点がある.

脂肪組織は, 体内の臓器において最も高い組織酸素分圧を示す毛細血管の豊富な組織であり, 機械的に脆く, 阻血に弱い扱いにくい組織である. 脂肪細胞は, 阻血により容易に壊死に陥るが, その前駆細胞は阻血下でも長く生存し, むしろ活性化されて, 増殖や分化をはじめ, 組織を修復しようと試みる. 生理的にも脂肪組織は, その前駆細胞により次世代の細胞に10年という遅いサイクルで継続的に置換されている.

脂肪組織の特徴を理解し習熟することにより, また近年の脂肪移植技術の進歩により, 従来不適切とされてきた乳房への応用も改めて評価する動きが見られる. 従来法に前駆細胞を加える新しい移植法 (CAL法) も行われて, 良好な臨床結果が得られている. 移植脂肪が組織の血行を改善し, 放射線照射後の組織においては前駆細胞を増やし, 人工物によるカプセルや手術瘢痕などの線維化を改善する効果も指摘されている. 今後, 長期的な評価とともに, 治療技術の改善が続けられ, 自家組織である利点を十分に生かした脂肪移植法が確立, 標準化されることが期待されるとともに, 対象により人工乳房との使い分けや併用法がさらに適応を広げていくと思われる.

はじめに

脂肪注入移植術は, 近年の技術の進歩により, 移植組織の生着, 合併症が改善したため, 従来不適切とされてきた乳房への応用も改めて再評価する動きが見られる. 脂肪組織は, 本来機械的に脆く, 阻血に弱い扱いにくい組織であるが, その特徴を理解し習熟することにより, 自家組織の利点を安定して活かすことが可能になると思われる. 本稿では, 脂肪移植術の乳房再建や豊胸術への応用に必要な科学的知見, 移植技術, および課題などについて述べる.

概念

脂肪組織は, その体積の9割以上を脂肪細胞が占めるが, 細胞数でみると脂肪細胞はわずか2割程度しかなく, 脂肪間質(前駆)細胞(ASC:この一部が脂肪幹細胞と呼ばれる), 血管内皮細胞, 血管壁細胞, 線維芽細胞, さらに脂肪組織内に存在する血球由来細胞(レジデントマクロファージ, リンパ球)など数多くの細胞が存在する[1,2](図1, 2).

脂肪組織の遊離移植を行った場合は, 移植床組織の損傷によりbFGFが放出されるとともに, 出血に伴う血小板活性化や炎症細胞浸潤により多数の増殖因子や遊走因子が分泌されるとともに, 移植脂肪

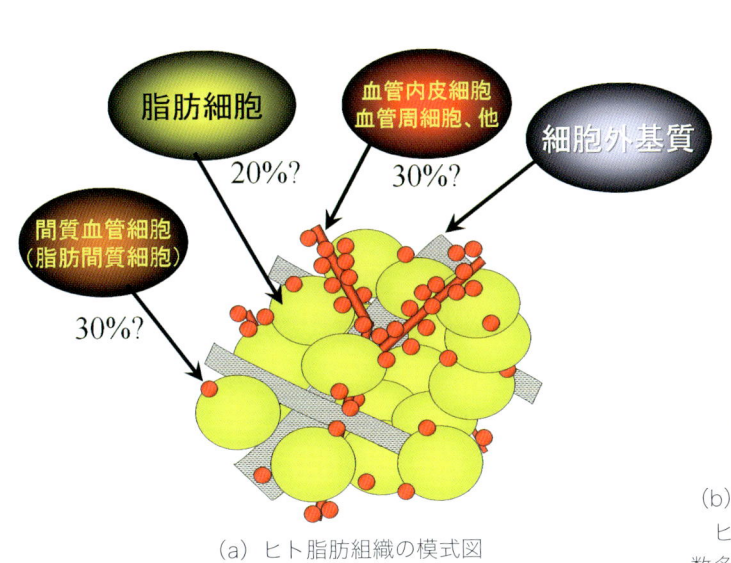

(a) ヒト脂肪組織の模式図
脂肪細胞は体積の90%以上を占めるが、細胞数では20%程度と思われる[2]。血管の周囲に脂肪間質細胞（ASC）が存在している。

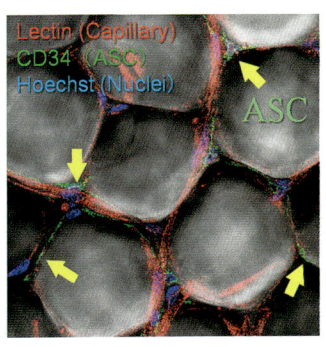

CD34 ［脂肪間質細胞（ASC）：緑色］
lectin ［血管：赤色］
ヘキスト［核：青色］
(b) ヒト脂肪組織のWhole mount染色像
ヒト脂肪組織には脂肪細胞以外の細胞も数多く存在している。脂肪細胞の間に毛細血管が走行しており、毛細血管はすべての脂肪細胞に接触している。脂肪細胞間、毛細血管の周囲にCD34陽性のASC（⇨）と思われる細胞が存在する。

図1　ヒト正常脂肪組織の構造

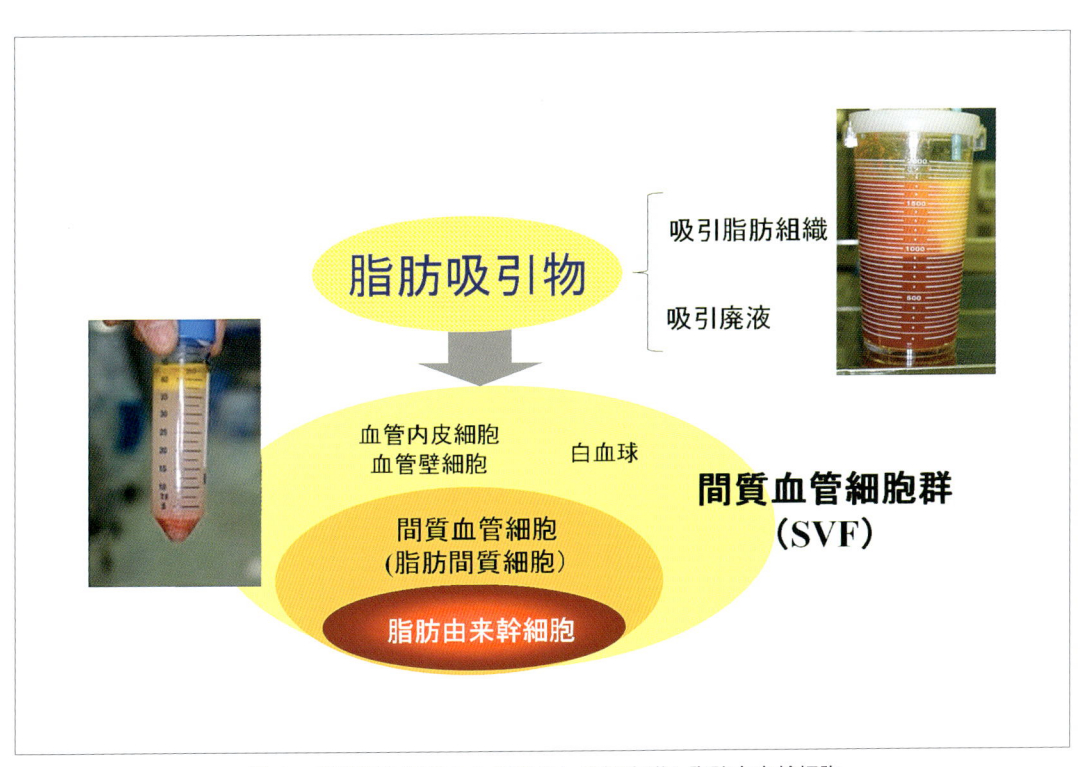

図2　吸引脂肪組織から採取される細胞群と脂肪由来幹細胞
　脂肪組織を処理することにより回収される細胞群を、間質血管細胞群（SVF）と呼ぶ。SVFは不均一な細胞群で、脂肪細胞以外の脂肪組織由来の細胞群、および一部に血液由来細胞（循環している白血球や脂肪組織に存在するレジデントマクロファージやリンパ球）が含まれている。脂肪組織特有の組織前駆細胞として機能する脂肪間質細胞（ASC）の中には、多分化能を持つ細胞（脂肪由来幹細胞）が含まれている。

15．遊離脂肪移植による乳房再建と豊胸術　141

組織は一定の期間，阻血状態に置かれるため，脂肪細胞や毛細血管の壊死と並行してASCの活性化に始まる再生変化（脂肪新生，血管新生）が惹起され，組織リモデリングが起こると考えられる（図3)[1]。移植脂肪組織の脂肪細胞は移植後の1〜2カ月の間にそのほとんどが次世代の脂肪細胞と入れ替わっている可能性が高い。このターンオーバーがどの程度正常に行われるかどうかが臨床結果（残存組織量）を決める。

術前の評価

　脂肪移植術は通常の美容目的の豊胸をはじめ，乳房の先天性発育不全・変形，乳癌術後の乳房欠損・変形，漏斗胸などあらゆる乳房の組織増大に対応可能である[3,4]。通常は大腿（全周），腹部，腰背部が採取部となる。採取部のセルライトの有無，瘢痕，特に過去の治療歴（脂肪吸引歴）に注意する。術前に，脂肪採取部位を慎重に評価し，採取可能な量を見積もる。

　脂肪移植術式は，従来法や脂肪前駆細胞を利用した方法などがある。吸引脂肪組織は血管や前駆細胞が正常脂肪組織に比べて少ないため，そのことが移植後の組織の再生に不利に作用し術後に移植脂肪の萎縮の原因になっている可能性がある[5]。こうした点を改善すべく，われわれは余分に採取した組織から単離した脂肪前駆細胞を補填した後で移植する新しい脂肪移植法（Cell-assisted lipotransfer：CAL法）を開発した（図4)[6〜8]。通常は余分に脂肪組織を採取してコラゲナーゼ処理にて細胞を採取する方法（Full-CAL）を行っているが，痩せている患者では，利用可能細胞数は少ないが，吸引廃液のみからの採取細胞を利用するMini-CALも行っている（図5)[1]。

乳房再建

　温存手術後放射線照射を受けた患者を含め，ほぼすべての患者が対象となりうるが，治療効果は，再建部の瘢痕，癒着および変形の程度，放射線照射の程度，皮膚の余剰の程度，残存皮下組織の量などに大きく影響を受ける。瘢痕で筋膜と皮膚が癒着している場合はその癒着を解除しなければ再建乳房の高さに制限があり，残存乳頭がある場合はその偏位の修正も必要なため，エキスパンダーを入れて癒着を解除するとともに可能な範囲で乳房皮膚を適宜拡張することを検討する。大きな組織や高さが欲しい場合には，インプラントとの併用を行う。併用することによりインプラントのカプセルができにくいことが指摘されている。全体的に皮下脂肪層を厚くするだけでなく，周囲ではカプセル拘縮による変形を隠すように厚めに注入する。

　放射線照射を受けた患者では皮膚の余裕があれば複数回の脂肪注入で完成させることを検討する。必要があればエキスパンダーを入れて癒着をはがし，拡張しすぎないように注意する。複数回の脂肪移植を前提に少量注入からはじめて組織の血行や幹細胞密度を高めてからエキスパンダーなどの伸展操作などを行うこと，ブラバ（外的陰圧による組織拡張器）による非侵襲的伸展[9]も一考の価値がある。放射線潰瘍に脂肪移植が奏効することも報告されている[10]。

豊胸術

　BMIが17以上（体重最低42kg程度），体脂肪率20％の患者を対象とすることが望ましい。痩せすぎや体脂肪率が低いアスリート系の患者では十分な移植組織を確保することが困難である。無論，体脂肪量が多い人に向いており，また乳房の皮膚の余剰程度が臨床結果に影響するため経産婦や下垂乳房，乳房インプラントを持つ患者も向いている。乳房が平坦で皮膚緊張の強い患者では皮膚の不足により大量の組織移植が不可能なので，インプラント豊胸を行い乳房皮膚の十分な伸展を待って，脂肪移植をすることも選択肢となる。1年程度の経過後に人工乳房抜去と同時に脂肪移植を行うと，複数回の少量脂肪移植を行っても得られない十分な乳房皮膚の伸展が得られるため，最終的な乳房形態に優れている[8]。同様の目的で，ブラバを術前・術後に使用して，脂肪移植豊胸術の臨床効果を改善させたとする報告[9]もある。

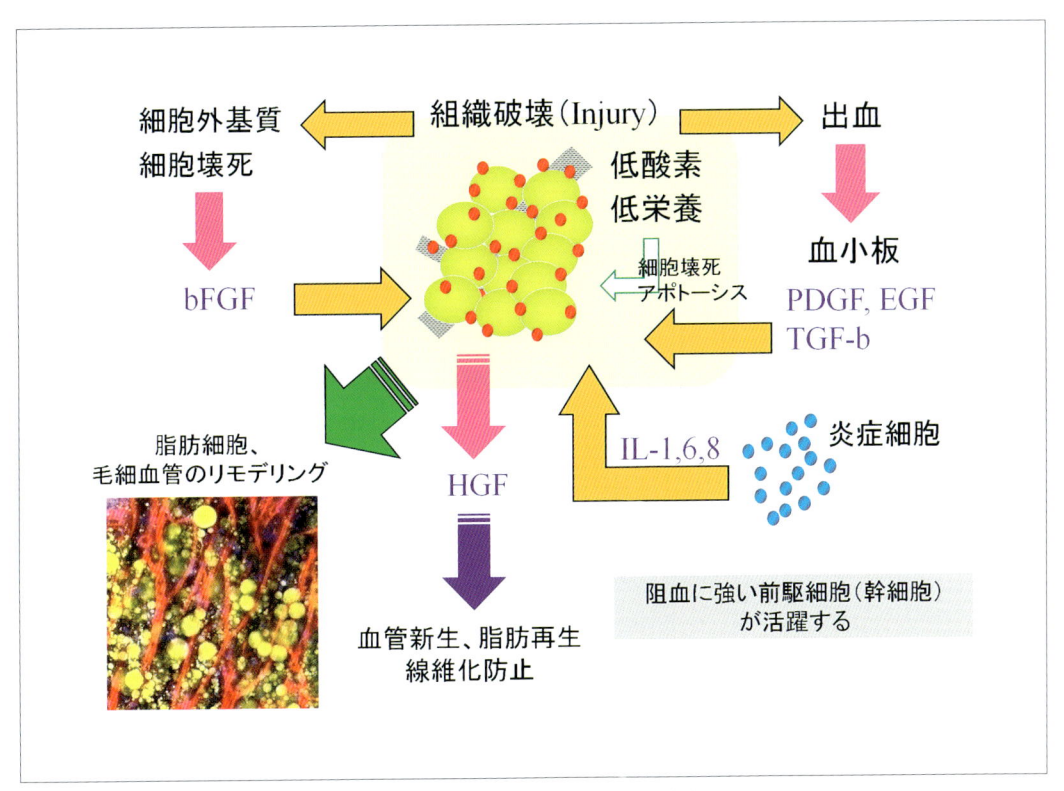

図3 脂肪移植後の治癒過程の模式図

　脂肪移植は創傷を引き起こし，移植床からの出血は血小板を活性化する。同時に，損傷を受けた細胞外基質や壊死細胞から bFGF が放出される。bFGF は脂肪組織内の前駆細胞に作用して HGF の分泌を誘導し，脂肪再生や血管新生を促す。さらに炎症細胞の浸潤は多くの遊走因子の分泌を誘発する。移植脂肪は阻血状態におかれ，脂肪細胞は死滅していくが前駆細胞は生存し，周囲からの刺激に反応して脂肪組織のリモデリングの中心的役割を演じる。脂肪細胞の新生および置換は急速に起こると考えられ，移植後の脂肪組織の脂肪細胞は術後 1～2 カ月の間に大半が置換されていると思われる。
（Yoshimura K, et al : Adipose-derived stem/progenitor cells ; Roles in adipose tissue remodeling and potential use for soft tissue augmentation. Regen Med 4 : 265-273, 2009 より引用改変）

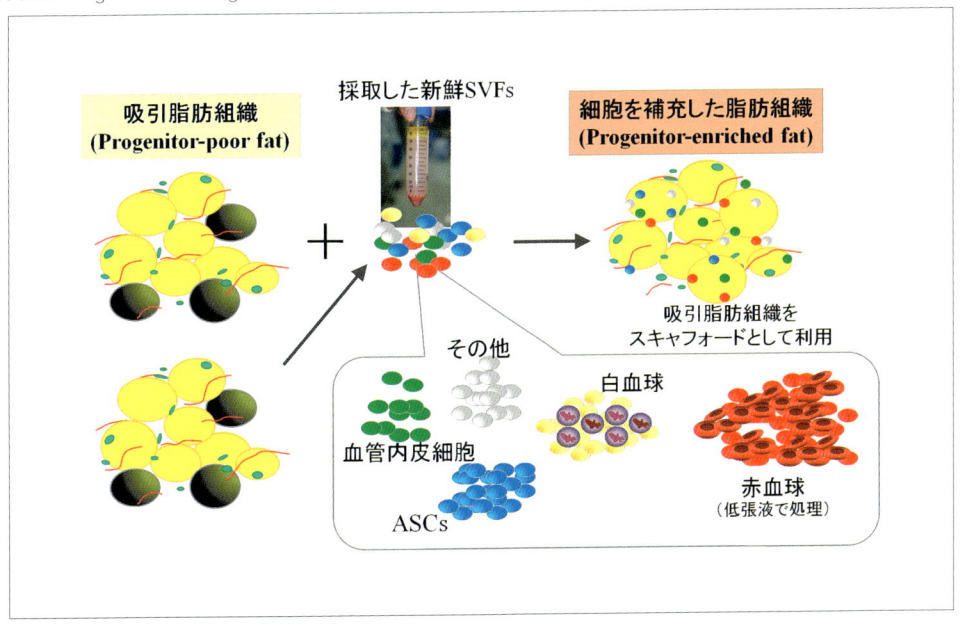

図4　Cell-Assisted Lipotransfer（CAL 法）の基本概念

　吸引脂肪組織は切除脂肪組織に比し，含まれている前駆細胞（ASC）の数が少ない。前駆細胞が相対的に欠乏している吸引脂肪組織を scaffold とみなして前駆細胞を加えて接着させることにより，前駆細胞リッチな脂肪組織として移植材料とする。実際には前駆細胞を含んだ間質血管細胞群（SVF）を加えている。
（Yoshimura K, et al : Adipose-derived stem/progenitor cells ; Roles in adipose tissue remodeling and potential use for soft tissue augmentation. Regen Med 4 : 265-273, 2009 より引用改変）

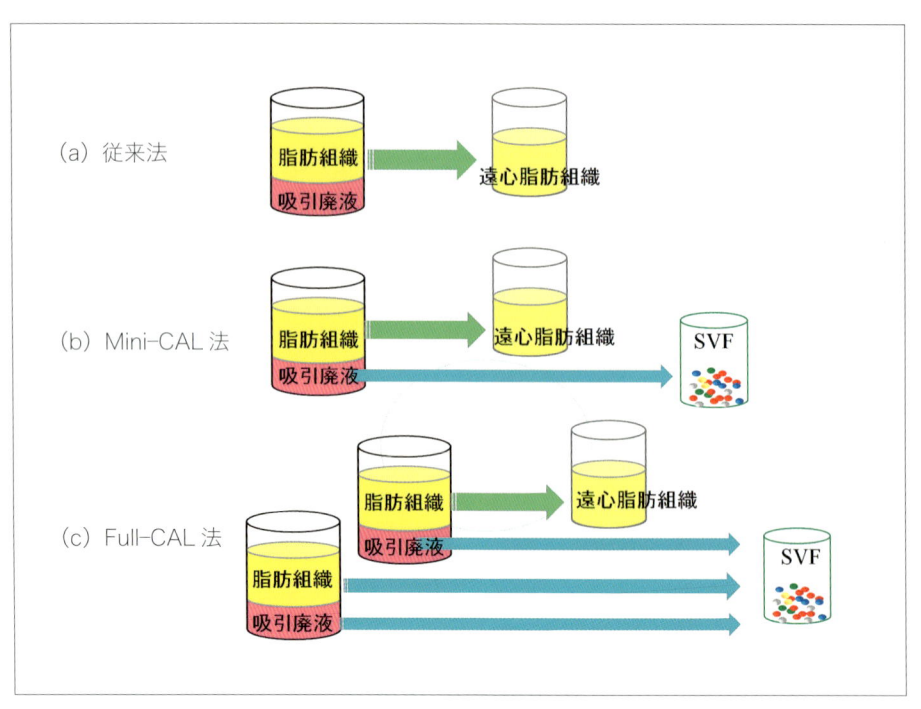

図5 脂肪移植法の種類
　Full-CAL法では追加して脂肪組織を採取し，その浮遊した吸引脂肪組織部分はコラゲナーゼ処理をしてSVFを採取する。一方，廃液部分は低張液処理をして赤血球を取り除いてSVFを回収する。Mini-CAL法では余分な脂肪組織の採取は行わずに，移植用の脂肪組織のみを採取して，その廃液部分からごく少量のSVFを回収する。

手　技

通常の脂肪移植術（従来法）

A）脂肪吸引

　採取部は通常は大腿（または＋腹部）である。
　移植材料は一般的な持続脂肪吸引機（500〜700mmHg）により採取する。超音波やパワーは使用しない。チューリップなどのシリンジタイプの吸引器では大量の脂肪吸引・注入術には不向きである。吸引カニューレは2mm以下の細いものは移植材料の採取には不向きで，内径3mm程度が望ましい。

B）移植脂肪の処理

　700〜1200g程度の遠心処理により，油分・水分・血液成分を可能な限り除去するとともに，移植脂肪の体積をコンパクトにする。移植体積あたりの組織増大体積は処理により大きく異なる[11]。陰圧脱水など遠心以外の方法もあるが，目的は同じである。室温で機械的な処理を行うことにより脂肪細胞はどんどん破壊されていくので注意を要する[12]。この処理過程前後は，脂肪組織は氷水に浸した容器などで密閉かつ冷却して保管することにより，汚染や劣化を防ぐ。

C）脂肪注入

　処理を終えたらできるだけ速やか（採取後1時間以内）に注入移植する。われわれは，血管造影用もしくはオリジナルのスクリュー式ディスポシリンジを使用している（**図6-a**）。いずれもプランジャーがスクリュー式のためアシスタントが必要になるが，極微量ずつの正確な注入が可能であるため，一気に入れ過ぎることがない。乳房に的確に層々で注入するには，長い注射針が必要である。われわれは肝生検用の150mmの18Gもしくは16G針（鋭針）を使用している（**図6-a**）。内筒もあるため，詰まった場合も中の掃除をすることができる。
　乳房下溝，乳輪辺縁などの数カ所から術者が針を刺入し，注入針を少しずつ引きながら，アシスタントがプランジャーを回して細い線状に注入していく（**図6-b**）。乳腺内への注入は避け，乳腺下の筋層など深い層から順に注入していき，最後に皮下に注入して仕上げる。術者が挿入角度や深さを少しずつ変えて分散されるように注入してい

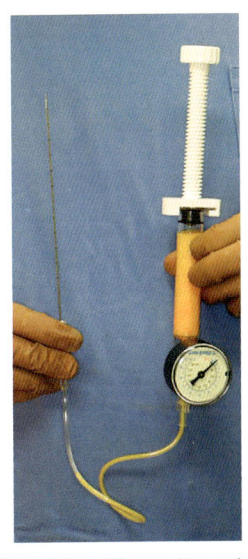

(a) 脂肪注入用のシリンジと注入針
微量注入が可能で，長い注射針により大胸筋内にも適切な注入が可能となる。

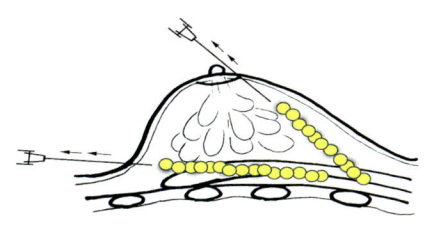

注入は注入する方向と層をずらしながら，細かく丁寧に小さい玉か細い糸を置いてくるように入れていく。

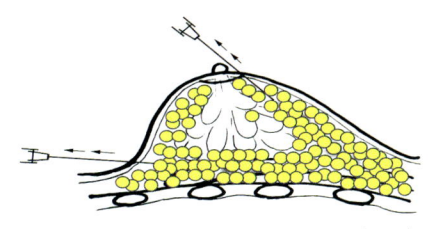

乳腺を避けて，皮下脂肪，乳腺下脂肪，胸筋内などに，深い層から順番に脂肪を積み上げるように移植していく。

(b) 脂肪注入の模式図

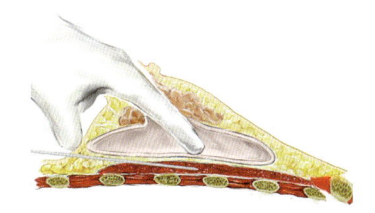

(c) 乳房インプラント抜去後の脂肪注入
インプラントは乳輪縁から抜去することにより，同時に脂肪移植を行うことが可能である。カプセルは切除，切開はせずにそのままにする。術者がカプセル内に指を入れて針の位置を確認しながら移植を行うことが可能である。また，注入後にカプセル内を洗浄して終了する。

図6　乳房への脂肪注入法

く。胸膜の損傷，穿刺を防ぐために，垂直方向の穿刺は避け，針は体表と平行に進めるように注意する。通常は乳房片側に200～300mlの脂肪組織を注入する（皮膚の緊張度合などで判断する）。注入穴は7-0で1針ずつ縫合する。

《補足》

人工物（エキスパンダーもしくはインプラント）の抜去と同時に脂肪注入を行う場合も多い[8]。抜去は挿入した瘢痕から，もしくは乳輪縁尾側1/3周を切開して抜去する。人工物のカプセルは切除せず，脂肪注入には乳房下溝とともに，切開部皮下も刺入部として使用する（図6-c）。人工物が大胸筋下に挿入されていた場合はカプセル下への注入は難しいが，乳腺下であれば胸筋内などカプセル下に注入していくことも容易である。最後にカプセル内を洗浄して創を縫合する。ドレーンは不要である。

CAL法（Mini-CAL法，Full-CAL法）

A）脂肪吸引，C）脂肪注入については基本的に従来法と同様である。Full-CAL法では従来法よりも多くの脂肪組織を吸引するため，脂肪量が多い患者に適している。生着する脂肪は体積で移植量の30～80％程度である[4]。

B）脂肪組織の処理

Mini-CAL法では吸引内容物のうち浮遊している脂肪組織の部分は遠心して移植材料とし，それ以外の廃液の部分から血管間質細胞群（SVF）を採取する[13]。この工程には約30分を要する。

一方，Full-CAL法では余分に採取した分の脂肪組織を酵素処理を経て脂肪部分および廃液部分よりそれぞれSVFを採取する[13]。この工程には約80分を要する。移植用脂肪組織は従来法同様に700gの遠心処理により，油分・水分・血液成分を可能な限り除去しておく。単離したSVFを遠心処理した移植用脂肪組織に接着させて移植材料とする（図5）。

術後管理

シャワーは翌日から，入浴は1週間後から可能である。術後は適切なサイズのブラジャーで寄せて挙上した状態を2週間維持させる。採取部は医療用のストッキングなどで圧迫を行う。移植脂肪は特に当初の1カ月は不安定な状態にあり，バストのマッサージは厳禁とし，できれば3カ月間継続する。乳房はおよそ6カ月で安定する。診察ごとに超音波検査を行い，1年後以後1年ごとにマンモグラフィー，MRIで石灰化，囊胞形成などの異常がないかをチェックする。2回目の脂肪移植を希望する場合は1年間以上の間隔をあけて行う。

症 例

症例1 26歳，右乳房の低形成および胸郭変形

Full-CAL法による豊胸術を行い，左に105ml，右に315ml移植した。移植後1年を経過しても十分な増大効果を保持している（図7）。

症例2 33歳，インプラントによるカプセル拘縮

術前は210mlの生理食塩水インプラントによるカプセル拘縮を来たしている。乳輪縁切開よりインプラントを抜去し，同時にFull-CAL法による脂肪移植術（左右ともに260mlずつ）を行った。術後1年，インプラントは抜去され，自然な形態の柔らかい乳房が再建されている。術後のマンモグラフィーでも異常所見は特に認められない（図8）。

症例3 43歳，左乳房温存術後

左乳房温存術後，放射線治療を受けている。温存手術後3年にFull-CAL法による脂肪移植を1回行った。患側に240ml，健側に100ml，移植した。患側乳房は，術後の経過とともに組織が柔らかくなり，瘢痕も徐々に目立たなくなった（図9）。

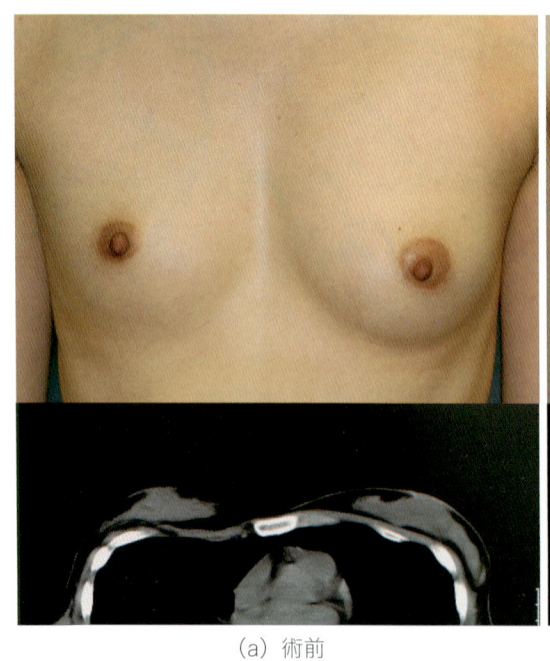

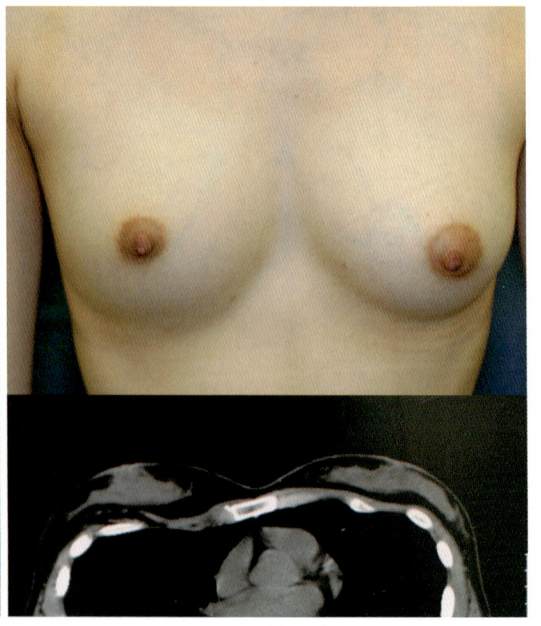

(a) 術前　　　　　　　　　(b) 術後1年
CT所見において乳腺周囲の脂肪組織が厚くなっている。形態は自然で，移植組織も柔らかい。

図7　症例1：26歳

臨床像

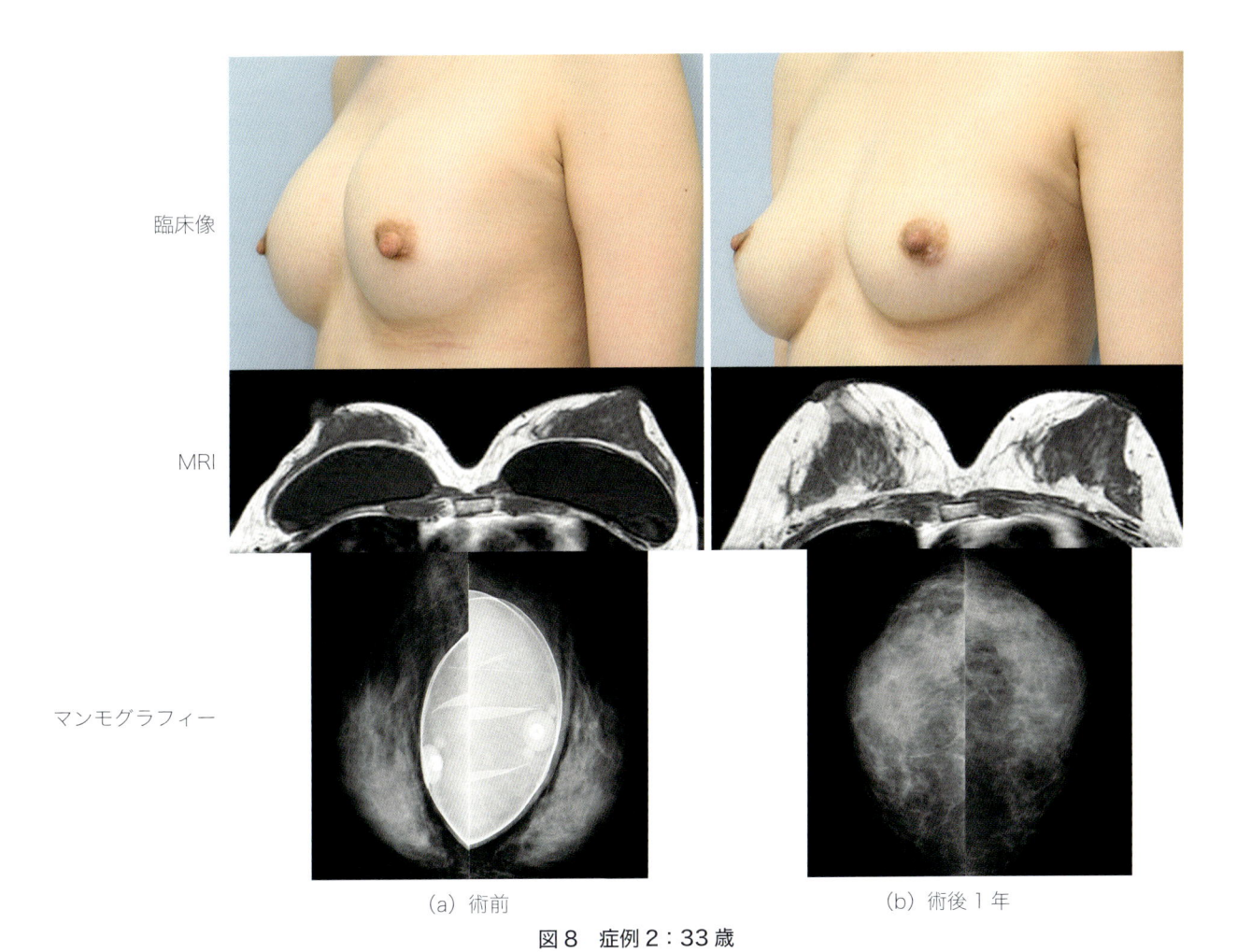

MRI

マンモグラフィー

(a) 術前　　　　　　　　　　　(b) 術後1年

図8　症例2：33歳
(Yoshimura K, et al : Progenitor-enriched adipose tissue transplantation as rescue for breast implant complications. Breast J, in press より一部引用)

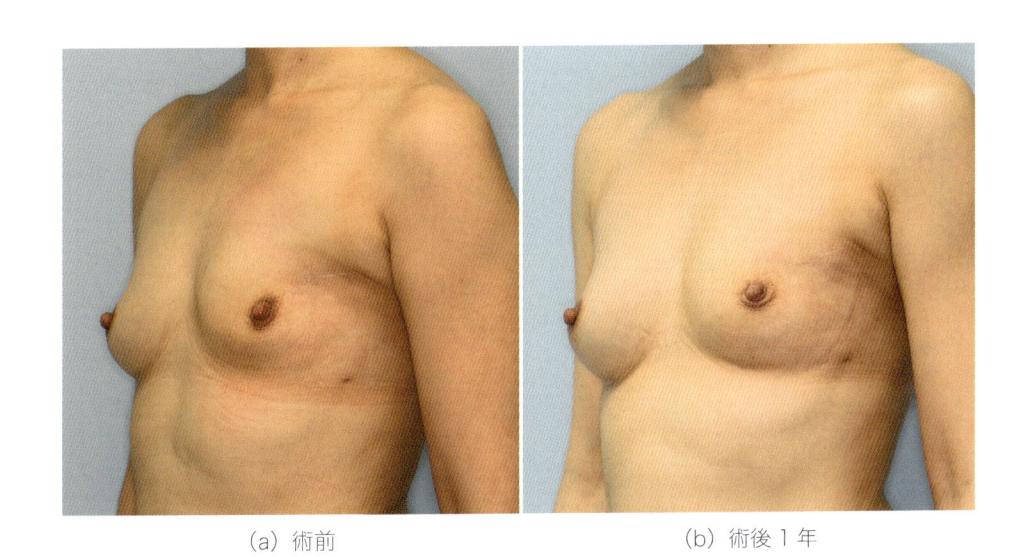

(a) 術前　　　　　　　　　　　(b) 術後1年

図9　症例3：43歳

15．遊離脂肪移植による乳房再建と豊胸術　147

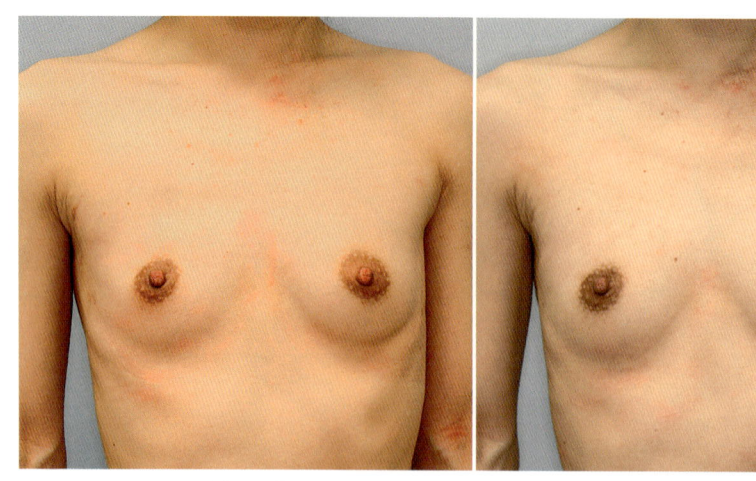

(a) 術前　　　　　　　　　　(b) 術後1年6カ月

図10　症例4：37歳

症例4　37歳，右乳房温存術後

　右乳房温存術後，放射線治療を受けている。温存手術後1年にFull-CAL法による脂肪移植を1回行った。患側に225mlを移植した。術後1年6カ月で超音波，マンモグラフィーにても現在までのところ異常を認めない。組織は柔らかく，自然な形態を示している（図10）。

考　察

脂肪移植による組織増大の効果

　組織増大の効果は移植量の100％が増大できる人工物に劣る。移植量は通常300ml程度までであり，生着率も10〜30％程度と一般的に言われているが，移植方法を工夫することにより80％程度の増大効果が得られた症例も見られる。脂肪移植の臨床結果は，症例によるばらつきが大きく，同じ方法を利用しても，悪い症例と良い症例では2倍程度の増大効果の差が見られることがある。このことは，脂肪組織という"生もの"を扱う手術が，個人差や手術の各工程における作業の出来栄えなど多くの因子の影響を受けることを示唆している（後述，「合併症とその予防」を参照）。

　採取した脂肪組織は，線維質に富む場合や，容易に分解してオイル状になる場合など大きな個人差が認められるが[4]，組織増大効果を左右する患者要因の第1は，乳房の皮膚の余裕（余剰）である。授乳経験がある症例，一度大きくなってから痩せた症例，インプラントを入れている（いた）症例など，皮膚の十分な伸展がある症例では，移植後の皮膚の緊張が緩いため，そのぶん移植組織に与える内圧，阻血の程度に影響しない。一方，乳房，乳腺が平たく，痩せていて，皮膚の緊張が大きい症例では，十分量の移植が難しく，内圧も高くなるため，組織増大効果に限界がある[4]。したがって，①100ml程度の脂肪移植を1年以上の間隔をおいて複数回行う，②人工乳房を入れて1年以上の経過を待ち，十分に乳房皮膚の伸展が得られてから，抜去と同時に脂肪移植を行う，③ブラバを術前だけでなく術後にも使用する（内圧を下げて血行を良くする），などの選択肢も重宝する。

　CAL法によりASC/脂肪細胞比を改善することにより治療成績の改善が認められた。2003年より300例を超える乳房へCAL法を適用し，三次元測定装置により乳房体積を立位で測定した症例において1年後の増大量/移植量比が約30〜80％，平均で56％であった（図11, 12）。

脂肪移植法を乳房に利用する利点と欠点

　利点は何と言っても組織が柔らかいこと，形態が自然であることである。さらに，傷がない，将来の変形や追加手術の不安がない，X線などの検査に写らない，検診や診察に対する抵抗感が少ない，治

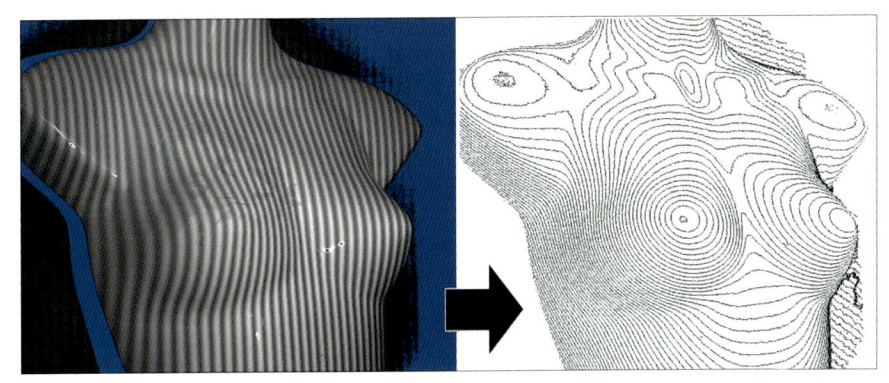

(a) 立位での体積を測定するために，縦縞の光線をあて，ステレオ写真を撮り，ソフトウェアで解析する．2つの写真の誤差より右図のように等高線が描かれる．胸鎖切痕，肩関節，剣状突起の3点を基準点として定義される標準平面より手前側の体積を測定して，乳房の組織量とした．

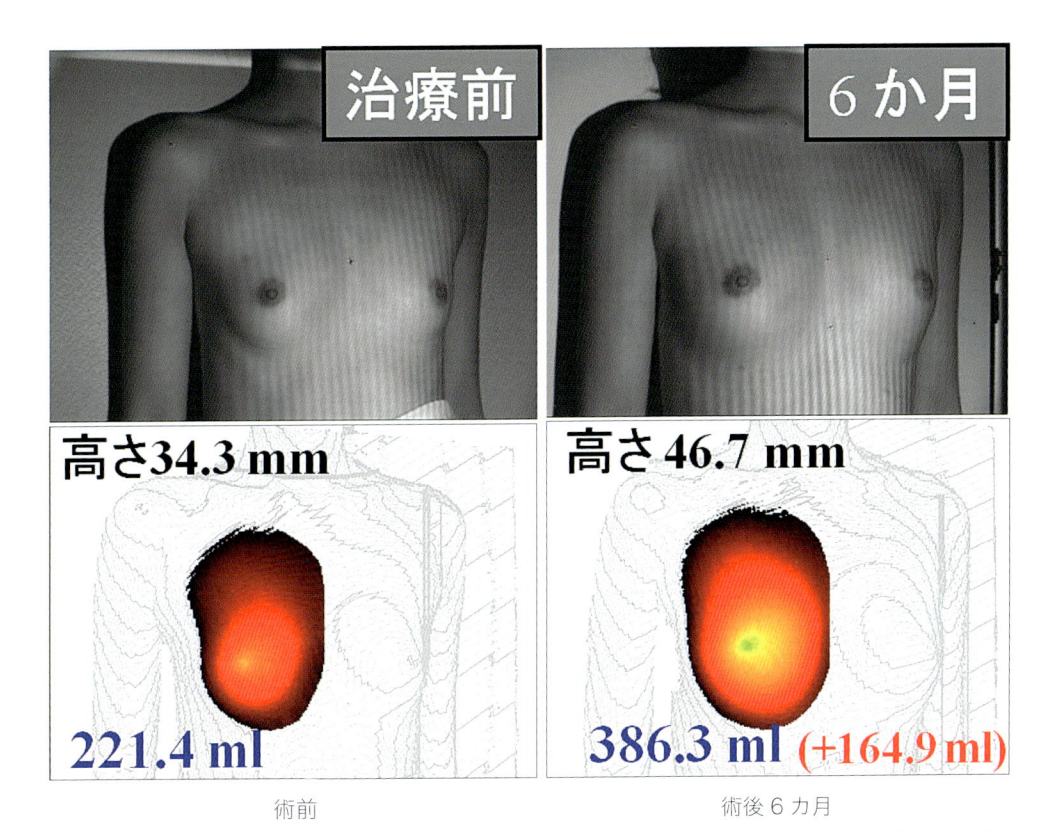

術前　　　　　　　　　　　　　　術後6カ月

(b) 270mlのFull-CAL法による豊胸術を行った．測定上，乳房の高さは12.4mm増加し，乳房の体積は164.9ml増加していることがわかる．

図11　豊胸術における乳房体積三次元測定方法（23歳）

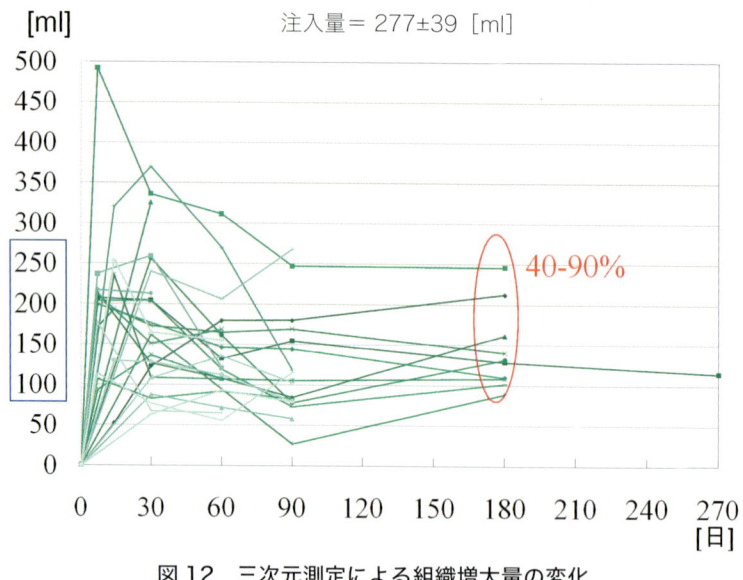

図12 三次元測定による組織増大量の変化
28例の予備的解析では6カ月後の組織増大量はおおむね100〜250mlであり，脂肪移植量の40〜90％程度（平均56％）であった。一定の測定誤差は避けられないが，全体的に2カ月以降は組織量の大きな変化は見られない。この傾向は長期的に変わらなかった。

療の既往を人に気づかれることがない，などが挙げられる。欠点は，増大できる大きさが小さいこと（大きな乳房を希望するもの），増大量が一定でないこと（不確実性），しこりや石灰化の可能性（その他脂肪壊死による弊害），痩せている患者には使えない，脂肪採取部に変形などの合併症・後遺症の可能性がある，などである。

本治療を選択する患者は人工物に対する不安，拒絶感を持っている患者が多く，術後の組織が自然であること（自分自身の組織が増えたこと），将来への不安がないこと，などを満足できる理由に挙げることが多い。インプラントを入れ替える手術で費用がかかることを考慮すれば，費用もトータルで考えれば安くなる点も考えられる。

乳房再建では，温存手術後の放射線照射患者の再建や，インプラント患者のタッチアップ，変形の修正などにおいて，特に有用である。

合併症とその予防

脂肪吸引に伴う合併症（採取部の凹凸，知覚麻痺など）に加えて，脂肪壊死に伴う生着不全，しこり（囊胞形成），石灰化，感染，などが挙げられる。予防には，第1に生着率を高くする工夫をすることに尽きる。また，乳腺内の石灰化形成を防ぐためにも乳腺内への注入は避けるように心がける。脂肪壊死を防ぐために基本的なことは，1）採取した吸引脂肪は速やかに移植すること（1時間以内），2）遠心，濾過などの処理により水分を除去すること，3）移植は微量（0.5mL以下）ずつ細かく満遍なくできるだけ接触表面積が大きくなるように移植すること，4）術後は決してマッサージなどをせずに移植部位の安静を保つこと（3カ月程度），などである。吸引，保存，移植前処理（脱水，添加物），移植という各工程における技術，工夫の影響を受けるとともに，シリンジなど使用するデバイスによる影響も大きい。

文　献

1) Yoshimura K, Suga H, Eto H : Adipose-derived stem/progenitor cells ; Roles in adipose tissue remodeling and potential use for soft tissue augmentation. Regen Med 4 : 265-273, 2009
2) Eto H, Suga H, Matsumoto D, et al : Characterization of adipose tissue structure and cellular components ; Differences between aspirated adipose tissue and excised adipose tissue. Plast Reconstr Surg 124 : 1087-1097, 2009
3) Yoshimura K, Sato K, Matsumoto D : Cell-assisted lipotransfer for breast augmentation ; Grafting of progenitor-enriched fat tissue. In Autologous fat transplantation, edited by Shiffman MA, Marcel Dekker Inc, New York, pp 261-271, 2010
4) Yoshimura K, Asano Y : Fat injection to the breasts ; Cosmetic augmentation, implant replacement, inborn deformity, and reconstruction after mastectomy. Aesthetic and Reconstructive Surgery of the Breast (Eds) edited by Hall-Findlay EJ, Evans GRD, Elsevier Ltd, London, in press
5) Matsumoto D, Sato K, Gonda K, et al : Cell-assisted lipotransfer ; Supportive use of human adipose-derived cells for soft tissue augmentation with lipoinjection. Tissue Eng 12 : 3375-3382, 2006
6) Yoshimura K, Sato K, Aoi N, et al : Cell-assisted lipotransfer (CAL) for cosmetic breast augmentation ; Supportive use of adipose-derived stem/stromal cells. Aesthetic Plast Surg 32 : 48-55, 2008
7) Yoshimura K, Sato K, Aoi N, et al : Cell-assisted lipotransfer for facial lipoatrophy ; Efficacy of clinical use of adipose-derived stem cells. Dermatol Surg 34 : 1178-1185, 2008
8) Yoshimura K, Asano Y, Aoi N, et al : Progenitor-enriched adipose tissue transplantation as rescue for breast implant complications, Breast J, in press
9) Khouri R, Del Vecchio D : Breast reconstruction and augmentation using pre-expansion and autologous fat transplantation. Clin Plast Surg 36 : 269-280, 2009
10) Rigotti G, Marchi A, Galiè M, et al : Clinical treatment of radiotherapy tissue damage by lipoaspirate transplant ; A healing process mediated by adipose-derived adult stem cells. Plast Reconstr Surg 119 : 1409-1422, 2007
11) Kurita M, Matsumoto D, Shigeura T, et al : Influences of centrifugation on cells and tissues in liposuction aspirates ; Optimized centrifugation for lipotransfer and cell isolation. Plast Reconstr Surg 121 : 1033-1041, 2008
12) Matsumoto D, Shigeura T, Sato K, et al : Influences of preservation at various temperatures on liposuction aspirates. Plast Reconstr Surg 120 : 1510-1517, 2007
13) Yoshimura K, Shigeura T, Matsumoto D, et al : Characterization of freshly isolated and cultured cells derived from the fatty and fluid portions of liposuction aspirates. J Cell Physiol 208 : 64-76, 2006

16 乳頭・乳輪の再建

乳癌術後の乳房再建

矢永 博子

Summary

乳頭・乳輪の再建は乳房再建の最後の仕上げであり，整容性が重視される．また，乳頭・乳輪の大きさ・形・位置・色調・質感・乳頭の高まり（projection）をできるだけ健側と対称的に再建しなくてはならない．

乳頭の再建は健側乳頭を利用する composite graft 法と局所皮弁を用いる方法の２つに分けられる．また，著者は矢永法として，局所皮弁＋支持組織付加（耳介軟骨 or 人工骨移植）を報告してきた．

乳輪の再建は健側の乳輪を利用する方法，皮膚移植法と刺青（tattoo）法の３つに分けられる．

乳頭・乳輪再建の問題点は再建乳頭の projection の長期間の維持と再建乳頭乳輪の長期的な色調の維持である．

はじめに

乳頭・乳輪は授乳および性のシンボルであり，女性にとっては特別な組織である．「乳頭・乳輪再建後に初めて胸を隠さないで温泉に入れた」という患者も多い．女性にとっては乳房のみならず乳頭・乳輪の再建も大変重要である点を考慮しなければならない．

乳頭・乳輪再建は①健側乳頭[1]を半切して composite graft として利用する方法と，②局所皮弁法を用いる方法がある．

Composite graft 法はそのほかにもある[2]が，現在は一般的でない．局所皮弁法は Dermal flap[3]，Dermal fat flap[4]，Quadrapod flap[5]，Skate flap[6]，S flap[7]，Double-opposing pennant flap[8]，Double-opposing-tab flap[9]，Star flap[10]，C-V flap[11] などさまざまな方法が考案され追試されてきた[12)～18)]．ここではそれらの再建方法を紹介するとともにそれぞれの利点，欠点について述べる．また，著者は再建乳頭の projection の獲得，維持に最も重要なのは再建乳頭の支持性であると考えて，耳介軟骨または人工骨（ハイドロキシアパタイト：セラタイト®）を乳頭の支持組織として２枚の真皮脂肪弁で包む方法を考案し，報告[18)～21)]してきたので併せて紹介する．

概　念

乳頭・乳輪再建では色調・質感・輪郭・位置・大きさ・projection について配慮しなければならない．

色調については，植皮か tattoo のどちらかを選択する．最近は外来でも簡便に手術できることから局所皮弁と tattoo を組み合わせた方法が用いられている．しかし，tattoo の色調はやや人工的な不自然な仕上がりとなるのが欠点である．

一方，質感についてはできるだけ患側の周囲皮膚と違いがある方がより自然であるという点で植皮の方が tattoo より優れているが，術後に拘縮のため

大きさが小さくなることが問題である。位置，大きさ，輪郭については術前に立位であらかじめデザインすれば健側に近づけることが可能である。Projection は 6 カ月から 1 年の期間は比較的維持されるが，長期間の維持は難しく，長年の課題となっている。

が保たれる。健側の乳頭縮小を兼ねる。

欠点：健側の乳頭を傷つける。生着が不安定である。

健側乳頭を半切する採取方法は，以下の 3 つがある（図 1）。
(a) 先端半分を切除して採取する方法
(b) 乳頭の中央部を V 字型楔状に採取する方法
(c) 垂直に半切して採取する方法

乳頭の再建

Composite graft 法

健側の乳頭が大きい場合に健側の乳頭を半切して患側へ移植する方法である。言うまでもなく色調，質感が最も近似している組織は健側の乳頭である。従って，健側の乳頭が大きい場合はこの方法が選択される。

適応：健側の乳頭が大きいか下垂している場合，患者が希望する場合

適応外：健側の乳頭が小さい場合，両側性乳癌，将来授乳の可能性がある場合，乳頭部に術後放射線照射されている場合，患者が希望しない場合

利点：組織が同じで，色調，質感が保たれる。乳管部が支持性を有し，長期的にもある程度 projection

局所皮弁法

局所皮弁を用いる方法は以下の 3 つがある。
1) 皮下茎皮弁法…中央部の皮下茎皮弁を吊り上げるので，島状皮弁になる。血行は中央部下床からのみ供給される。
2) 真皮弁・真皮脂肪弁法…再建予定乳頭の位置の周辺の真皮弁，真皮脂肪弁を挙上して中央に集めて乳頭を作る。血行は中央部下床と水平方向の両方から供給される。
3) 皮弁法……再建予定乳頭の位置の周辺の皮弁を挙上して中央に集めて乳頭を作る。血行は中央部下床と水平方向の両方から供給される。

適応：健側の乳頭が小さい場合，両側性乳癌，患者が希望する場合。

適応外：患側皮膚に術後放射線照射されている場合，患者が希望しない場合。

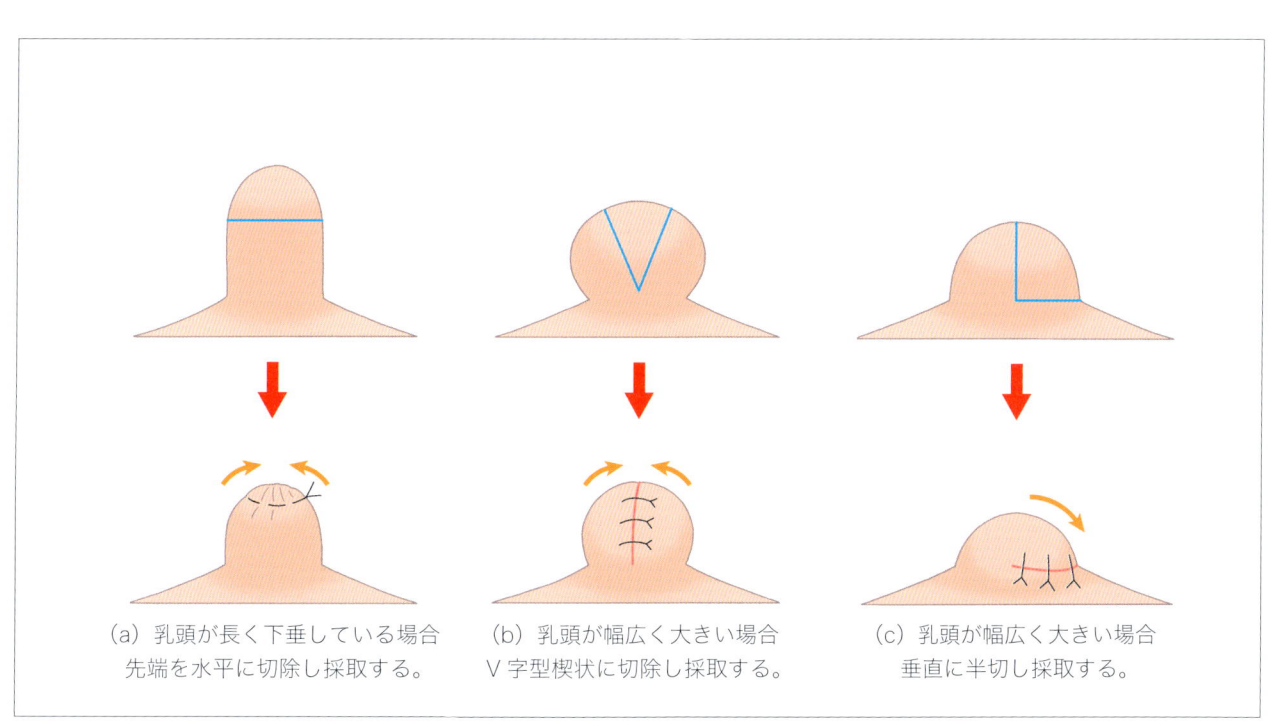

(a) 乳頭が長く下垂している場合 先端を水平に切除し採取する。

(b) 乳頭が幅広く大きい場合 V 字型楔状に切除し採取する。

(c) 乳頭が幅広く大きい場合 垂直に半切し採取する。

図 1 健側乳頭を半切して composite graft として用いる方法

利点：健側の乳房を傷つけない。

欠点：tattooが必要である。tattoo部の色素が脱出する。長期的には乳頭が平坦化しやすい。

1) 皮下茎皮弁法

●Quadrapod flap[5]

乳輪部周辺の4つに分断された皮膚分層皮弁（pod）を引きずるように中央の乳頭基部の皮下茎皮弁を挙上し，4つのpod flapを中央に集めて縫い合わせる（図2）。乳輪に相当する部分に全層植皮を行う。

●Double-opposing pennant flap[8]

中央に丸く皮下茎皮弁を挙上し，中央周囲に3角形のpennant型の脂肪をつけた皮弁を巻き付けて縫合する（図3）。乳輪に相当する部分は一期的に縫縮し，tattooを行う。

2) 真皮・真皮脂肪弁法

●真皮弁[4]

2枚の真皮弁を反転して折り返して中央に高まりを作る方法である。わが国では酒井[12]が3～4枚の真皮弁を反転する方法を行っている。乳輪に相当するdermal bedは大腿内側基部からの全層植皮を行う（図4）。

●真皮脂肪弁（Omega flap）[4]

Single pedicleの真皮脂肪弁を直角に挙上し，乳頭部の皮弁脂肪側と乳輪に相当するdermal bedに大腿内側基部からの全層植皮を行う。

3) 皮弁法

●Double-opposing-tab flap[9]は対称的な2つの皮弁（double pedicle flap）を中央で合わせて縫合する（図5）。当初は乳輪部に植皮を行っていたが，その後，modified Double-opposing-tab flapへ変化させて，植皮を行わずにtattooを行った。

●S flap[7] これも対称的な2つの皮弁を中央で合わせて縫合する。全層植皮を行う。

●Skate flap[6]

Single pedicle flapを挙上し両翼の真皮弁を合わせて縫合する。これ以降single pedicle flapが主流となる。よく突出した乳頭を再建でき，比較的長期間projectionが保たれる。オリジナルは乳輪に相当するdermal bedに全層植皮を行うが，のちに植皮を行わず縫縮する方法が報告された[17]。世界的に

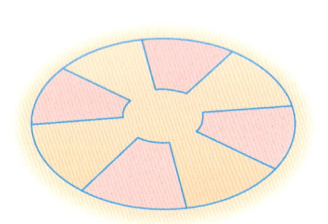

①4つのpod flapの部分を残し，そのほかの部位を浅く表皮切除を行う。

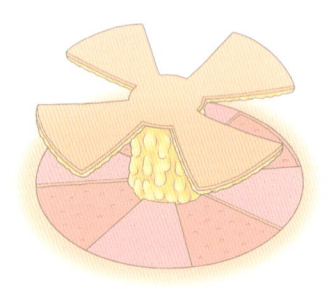

②Pod flapの部位は真皮中間層くらいで中央に向かって剥離する。予定乳頭部基部を皮下脂肪のレベルまで垂直に切開し，皮下茎皮弁を吊り上げる。

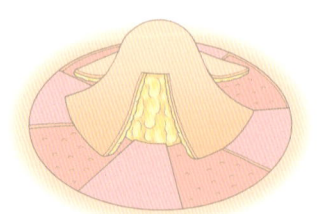

③4つのpod flapを中央に集めて縫合して乳頭を形成する。

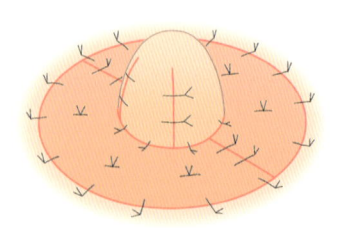

④乳輪部に全層植皮を行う。

図2　Quadrapod flap[5]

①デザイン

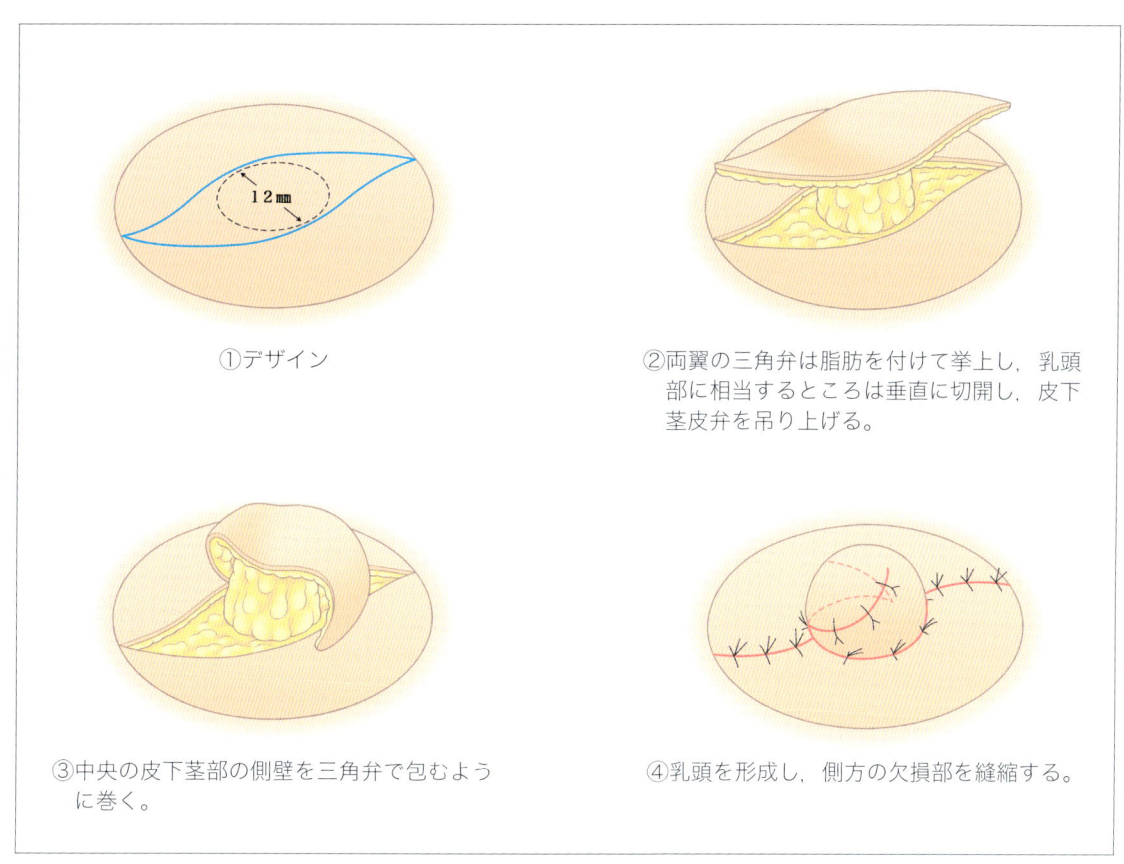

②両翼の三角弁は脂肪を付けて挙上し，乳頭部に相当するところは垂直に切開し，皮下茎皮弁を吊り上げる。

③中央の皮下茎部の側壁を三角弁で包むように巻く。

④乳頭を形成し，側方の欠損部を縫縮する。

図3 Double-opposing pennant flap[8]

①表皮切除を行う。

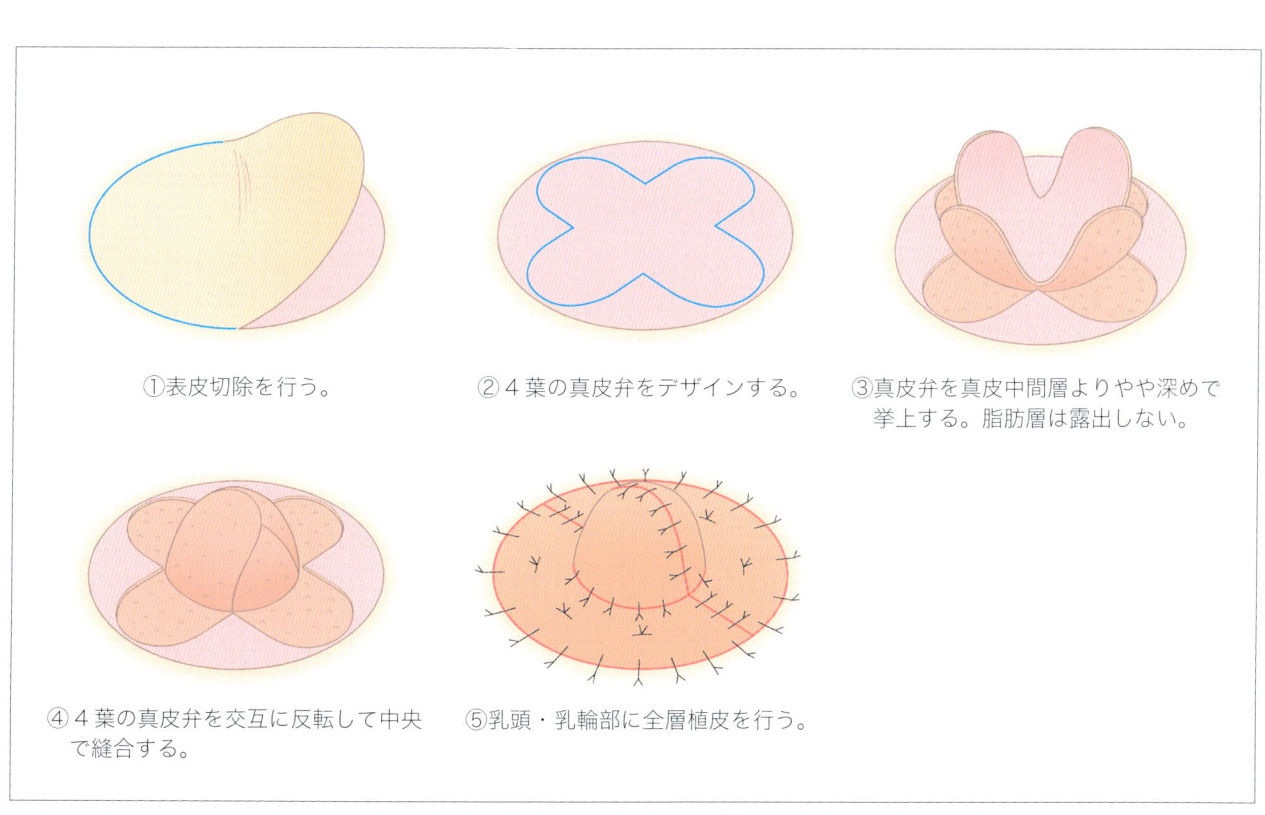

②4葉の真皮弁をデザインする。

③真皮弁を真皮中間層よりやや深めで挙上する。脂肪層は露出しない。

④4葉の真皮弁を交互に反転して中央で縫合する。

⑤乳頭・乳輪部に全層植皮を行う。

図4 真皮弁反転法[12]

16．乳頭・乳輪の再建 155

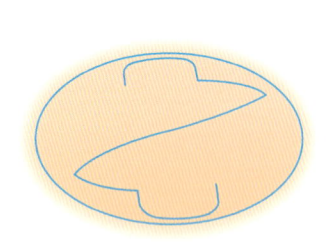

①デザイン

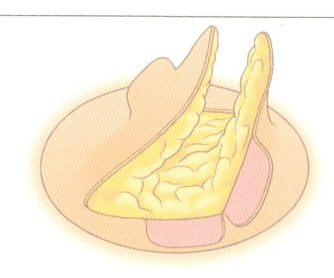

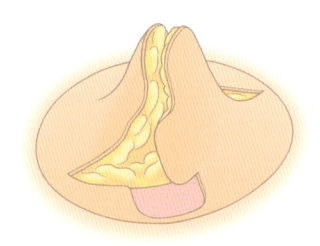

②三角弁は脂肪層で挙上し，タブ皮弁部は真皮中間層で剝離し挙上する。

③中央に2つの皮弁を引き寄せるように，皮弁の基部乳輪部を皮下剝離する。

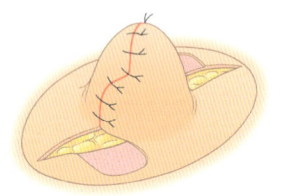

④中央の2つの三角弁およびタブ皮弁部を縫合する。

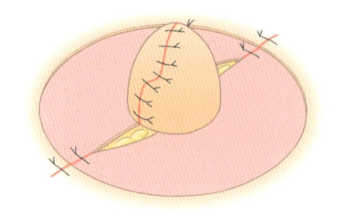

⑤乳輪部に相当する部位の表皮切除を行い，dog ear を修正する。無理な縫縮は行わず両端のみ縫合して，あとは raw surface にしておく。

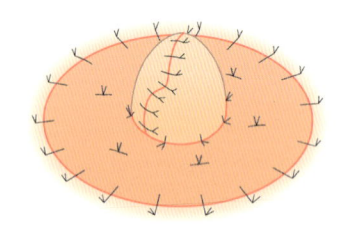

⑥乳輪部に全層植皮を行う。

図5 Double-opposing tab flap[9]

は広く用いられている方法である（図6）。

● Star flap[10]

中央の皮弁に脂肪を厚くつけて挙上し，両翼の真皮弁を巻き付けて縫合する。通常乳輪部に植皮を行わないので tattoo が二期的に必要である（図7）。

● C-V flap[11]

Star flap と考え方は同じで中央の皮弁を三角でなく丸くデザインしている。二期的に tattoo が必要である。

● 局所皮弁＋支持組織付加法：真皮脂肪弁＋耳介軟骨 or 人工骨移植（矢永法）

これまでの皮弁による再建では術後乳頭の projection を長期間維持できないことが問題であった。なぜなら，これまでの局所皮弁は基本的に軟部組織を用いたものが主体であり，術後時間が経過し，瘢痕が柔らかくなると，支持性を失うことが多いからである。

著者は2葉の真皮脂肪弁の中に軟骨または人工骨（ハイドロキシアパタイト：セラタイト®）を挿入し，乳頭の支持性が保たれるよう工夫した[18]〜[21]。2枚の真皮脂肪弁の中央部は真皮による bridge が形成されるのでこの部位が支えになり，陥没しないのが利点である。また，bridge の部分は下床と水平方向2方向から血流がくるので血行が安定している。この方法は乳頭の芯となる支持組織として軟骨や人工骨を用いているのが特徴である（図8）。

この術式の適応は健側の乳頭が小さい場合，両側性乳癌，患者が希望する場合である。適応外は，患者が希望しない場合，患側皮膚に術後放射線照射されている場合である。利点は，健側の乳房を傷つけないこと，支持性があるので projection を維持できることである。欠点は手術手技が煩雑となることである。長期的には植皮部の色調が薄くなる傾向にある。患者が希望する場合は tattoo の追加が必要となるが，極めて少数である。

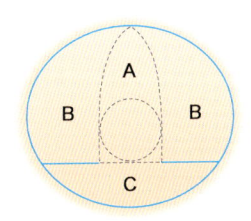

①デザイン。中央を縫縮すると横幅が小さくなるので正円より少し横長の楕円にする。中央を縫縮すると乳頭の位置が頭側へ偏移するので，中央より少し尾側寄りに乳頭の位置を描く。

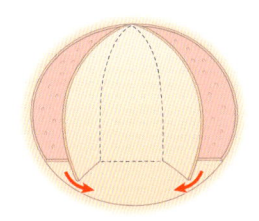

②B領域は真皮中間層よりやや深めで剥離し，乳頭部の外側までの翼状真皮弁を挙上する。

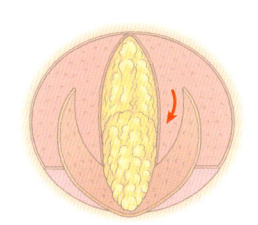

③A領域の頂点から脂肪組織をつけて皮弁として挙上する。C領域は浅めに表皮切除を行う。

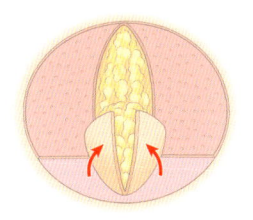

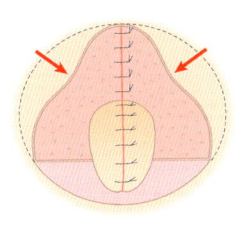

④A領域の皮弁の裏面をB領域の真皮弁で被覆する。

⑤A領域野頂点から真皮同士を非吸収糸で乳頭基部まで縫合する。乳頭の皮膚同士も縫合する。

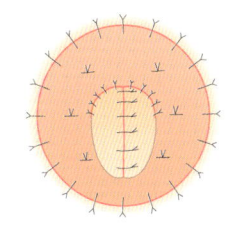

⑥乳輪部に全層植皮を行ったところ。Tattooを行う場合はC領域の表皮切除は行わないで，B領域の部分に植皮を行う。

図6　Skate flap[6]

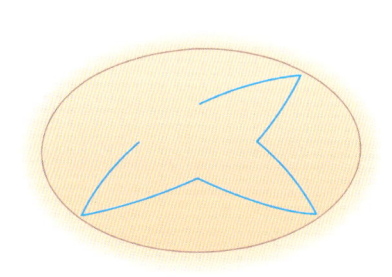

①デザイン

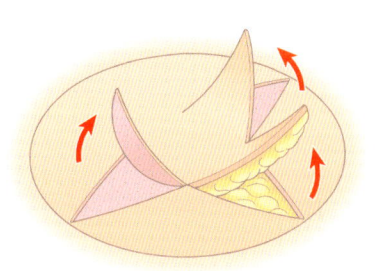

②中央の3角弁は脂肪層で挙上する。両側の3角翼状皮弁は真皮中間層よりやや深めで挙上する。脂肪層は露出しない。

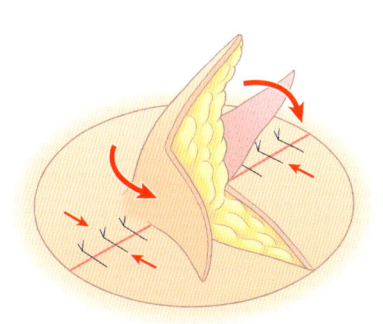

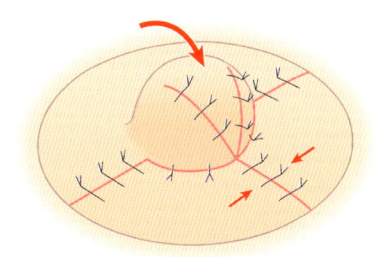

③両側の3角翼状皮弁を挙上した皮膚欠損部を乳頭基部まで縫縮する。中央の3角弁の裏面を被覆するように翼状皮弁を交互に内側に畳み込んで縫合する。

④中央の3角弁の先端と翼状皮弁を縫合する。中央の皮弁皮膚欠損部を乳頭基部まで縫縮する。

図7　Star flap[10]

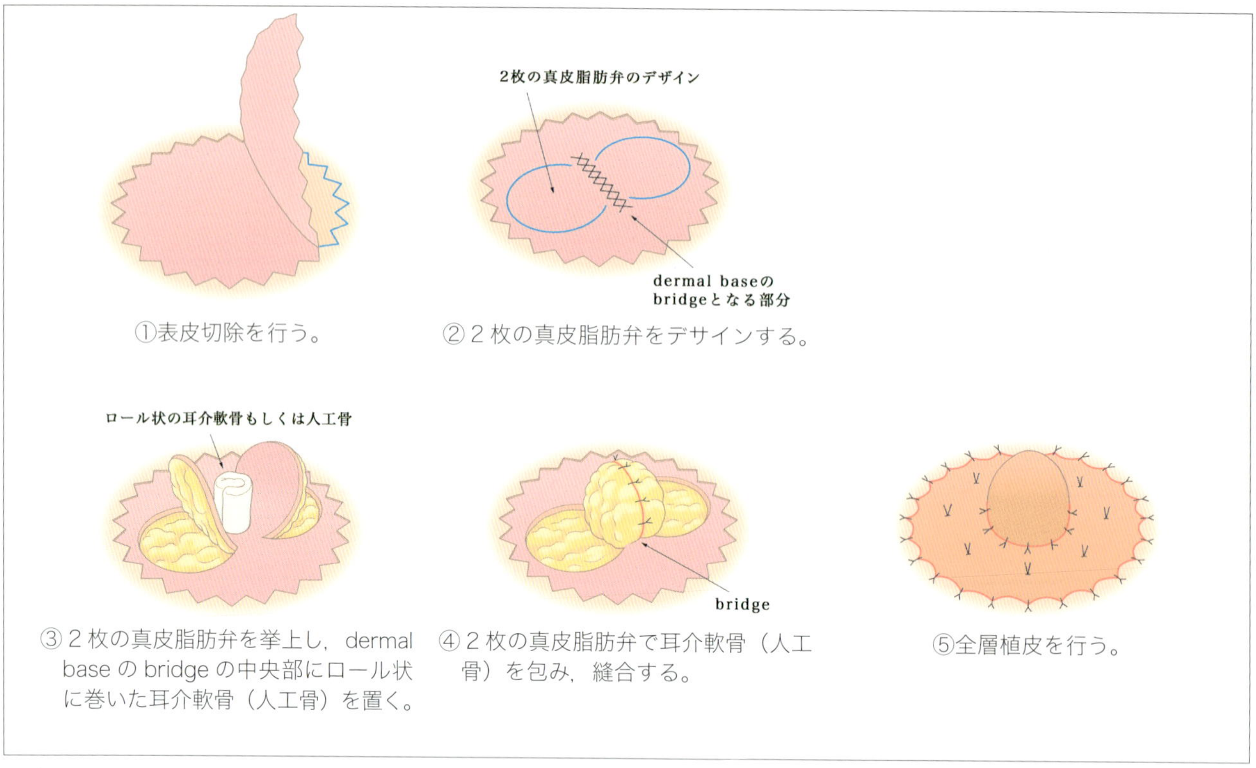

図8　2枚の真皮脂肪弁と耳介軟骨もしくは人工骨を用いる再建法

①表皮切除を行う。
②2枚の真皮脂肪弁をデザインする。
③2枚の真皮脂肪弁を挙上し，dermal baseのbridgeの中央部にロール状に巻いた耳介軟骨（人工骨）を置く。
④2枚の真皮脂肪弁で耳介軟骨（人工骨）を包み，縫合する。
⑤全層植皮を行う。

乳輪の再建

乳輪の再建は健側の乳輪を利用する方法，皮膚移植法とtattoo法の3つに分けられる。
1) 健側の乳輪を利用する方法
2) 大腿内側基部からの全層植皮
3) Tattoo法

健側の乳輪を利用する方法

健側の乳輪が大きい場合には乳輪の外側をドーナツ状に採取して移植する。患側乳輪再建予定部へ渦巻き状に皮膚移植を行う。健側の乳輪を用いる場合は乳頭と同様に患者がこの方法を希望することが前提となる。長期的に観察しても，色調，質感は健側乳輪と近似している。しかし，この方法の問題点は健側の乳輪に瘢痕が生じることである。乳輪の瘢痕は乳頭に比べて目立つ。また，渦巻き状に移植する部分も線状の瘢痕が生じる[18]。

大腿内側基部からの全層植皮

大腿内側基部は皮膚が薄く，やや色調が濃いので移植すると乳輪の色合いになる[22]。Tattooに比べると色調や質感の自然な仕上がりが得られる。問題点は長期間経過すると植皮部の色調がやや薄くなることである。患者は色調が薄くなっても自然な仕上がりに満足する傾向にある。患者が希望する場合はtattooの追加が必要となる場合もあるが，少数である。発毛した場合はレーザー脱毛を行う。

Tattoo法

乳輪部に色素をtattooする方法である[23,24]。各種色素を混ぜ合わせることで健側の色に近づけることは可能である。実際用いる機具を図に示す（図9）。針をつけたハンドピースの先に色素をつけながら，tattoo machineのフットスイッチを踏み，刷毛でなでるように皮膚面をこすりながら色をつけてゆく。針は1，3，6，7，9番などの針がある。6や7番が使いやすい。Permark社の色素が30種類以上あるが，Flesh1, Flesh1.5, Flesh 6, Flesh 9, Flesh 10, Light brownなどを混ぜ合わせて使う。着色が終わったら，さらに色を重ねて乾かす。軟膏をつけたガーゼをのせて3日間はそのままにする。入浴は3日以降とする。こすったり，痂皮をとらないように指導する。その後1週間軟膏をつけてガーゼをあてる

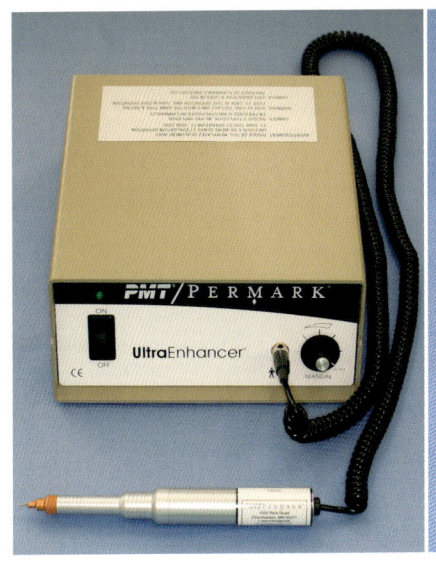

(a) Tattoo machine（Permark 社，米国）
ハンドピースの先に針をつけて高速で色素を皮膚に刺入する。

(b) 色素
数十種類ある。茶系とピンク系をそろえて混ぜて色を出すとよい。

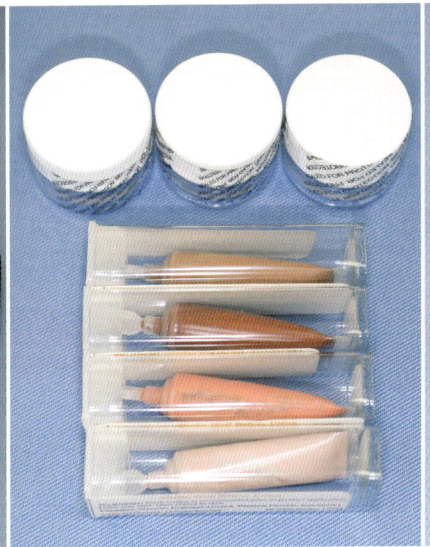

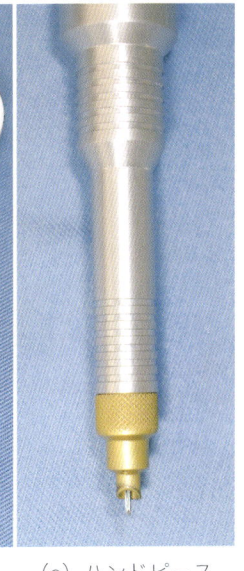

(c) ハンドピース
針を付けたところ。

図9　Tattoo に用いる機具と材料

処置を行ってもらう。

利点は，大腿基部，陰部などの色素の濃い部位から採皮しなくても瘢痕部などの皮膚が利用できること，植皮をしない場合は採取部の犠牲が少ないこと，手技が簡単であること，再 tattoo が可能なこと，修正ができることなどである。欠点は前胸部正常皮膚に tattoo するので，乳輪の質感が健側と異なり，ぴかぴかした皮膚に仕上がることである。また数年経過すると色素が抜けるため患者の希望に合わせて適宜 tattoo を追加する必要がある。植皮を行わない tattoo の場合は色がなくなると乳輪の形がなくなるなどの欠点がある。

術前の評価

手術時期

人工物を用いた再建では乳房の位置は比較的早く固定されるので，創傷治癒が安定する6カ月以後に再建は可能である。遊離皮弁や筋皮弁を用いて再建した場合は軟部組織の瘢痕が柔らかくなると皮弁の位置が下方に移動するので，1年以上経過を見てから再建した方がよい。ひとたび再建した乳頭・乳輪を移動させる修正術はとても難しいからである。

乳頭・乳輪の位置の計測・デザイン

術前評価が最も重要である。術前に立位で上胸骨切痕から臍までの正中線をマジックでマークする。次に正中から健側乳頭までの距離，上胸骨切痕から健側乳頭までの距離を正確に測定し，それと等距離を患側にマークする。二等辺三角形をイメージして描く（図10）。次に健側乳輪の長軸と横軸を測定して，大きさと形を患側にマークする。次に乳頭の位置をマークする。健側乳頭の大きさと高さも測定しておく。

両側性乳癌では乳頭・乳輪の大きさの基準が必要になるので下記を参考にするとよい。

乳頭・乳輪の標準的大きさ（　）は日本人の平均
● 乳頭の大きさ：直径5〜8mm（8〜10mm）
● 乳頭の projection：4〜6mm（5〜8mm）
● 乳輪の大きさ：35〜45mm
● 平均的な乳頭の位置[25]
　胸骨切痕の中央部から乳頭までの距離：19〜21cm
　乳頭から胸骨中心線までの距離：9〜11cm

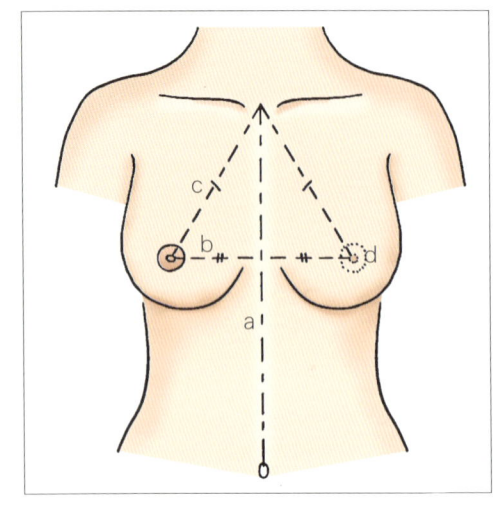

a：上胸骨切痕から臍までの正中線をマジックでマークする。
b：正中線から健側乳頭の距離を計測し，それと等距離を患側にマークする。
c：上胸骨切痕から健側乳頭の距離を計測し，それと等距離を患側にマークする。
d：健側の乳輪の大きさを計測してその形と乳頭の位置を患側に描く。

図10　乳頭・乳輪の位置のマーキング

手　技

Composite graft＋全層植皮もしくは tattoo

自家組織による再建や人工物による再建に広く応用できる方法である。
・健側の乳頭の採取法はV字型楔状，垂直に半切，先端切除する方法がある。
・乳頭が横に大きい場合はV字型楔状，垂直に半切を行う。
・乳頭が長い場合は先端を横に半切して乳頭を採取してもよいが，長くない場合に横に切ると，乳管が収縮して，乳頭が著しく扁平化するので注意が必要である。
・比較的失敗のない採取方法はV字型楔状に採取する方法である（図1，11）。採取部と残る部位

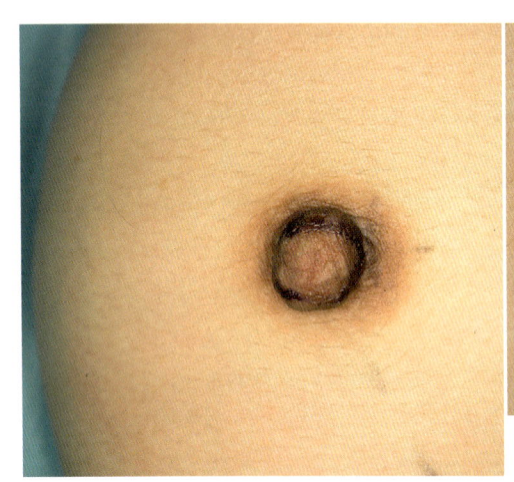

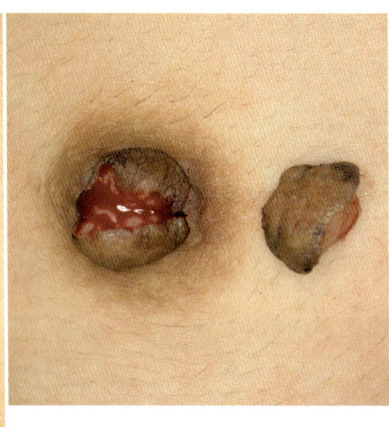

①健側乳頭にマークする。　②乳頭を楔状に半切し，半切した乳頭を並べた。　③乳頭採取部を縫縮した。

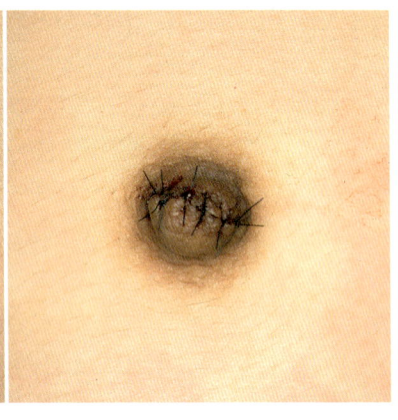

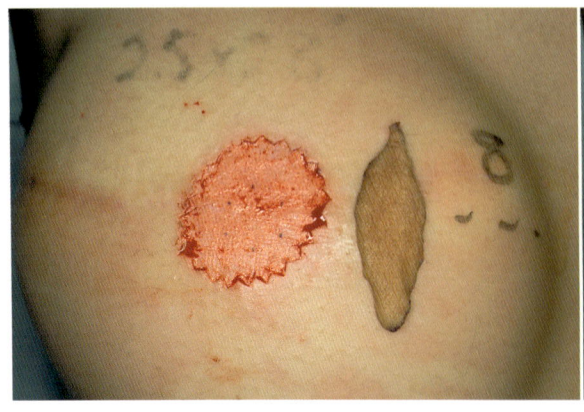

④患側乳輪予定部の表皮切除を行ったところ。大腿基部から採取した全層植皮片を並べた。　⑤Composite graft と全層植皮片を移植し，縫合を終了した。

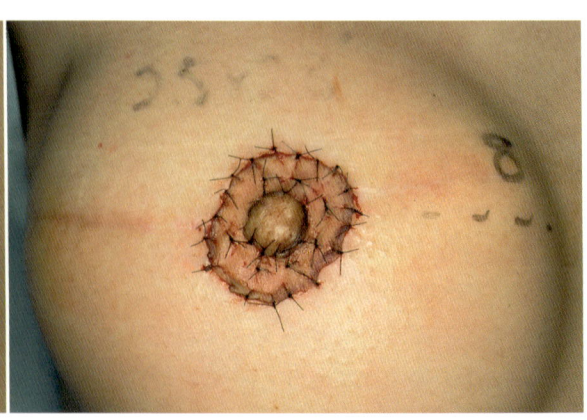

図11　Composite graft を用いた乳頭乳輪再建の実際

が等量になるようデザインする。患側乳頭・乳輪部の表皮切除を行い、乳頭の位置にcomposite graftを移植する。このときcomposite graftが移植床に接着するように周りを6-0のナイロン糸で密に縫合するのがコツである。
- 乳輪に相当する部位は大腿内側基部から採取した全層皮膚移植を行い、密にanchoring sutureをするかタイオーバー固定を行う。乳輪部は植皮をしないでtattooする方法もある。

Skate flap

自家組織による再建や人工物による再建に広く応用できる方法である。Single pedicle flapの長さを長くすることでよく突出した乳頭を再建できるが、時間とともにやや平坦になっていくので、少し突出を大きめに作っておくとよい。
- 自家組織上で作製する場合は脂肪を適度に付ける

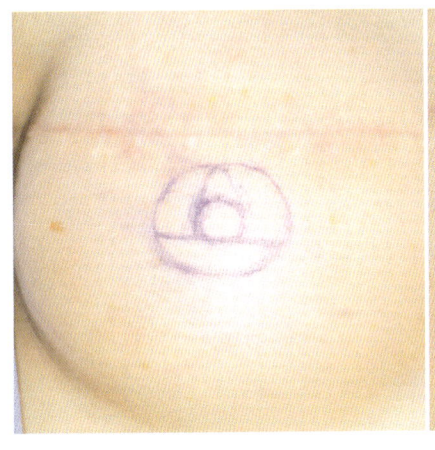

①デザイン。出来あがりの乳頭は中央の皮弁を挙上する方向に傾くので、このようにA領域の皮弁を上に向けてデザインするのがポイントである。反対向きにデザインすると乳頭が下垂する。また、中央を縫縮すると横幅が小さくなるので正円よりやや横長の楕円に描く。中央を縫縮すると乳頭の位置が偏移するので、中央よりやや尾側寄りに乳頭の位置を描く。

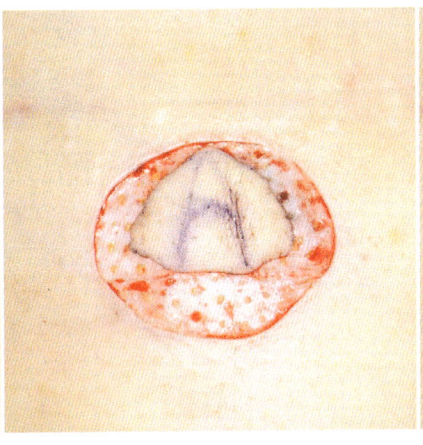

②真皮弁を真皮中間層よりやや深めで挙上した。脂肪層は露出しない。

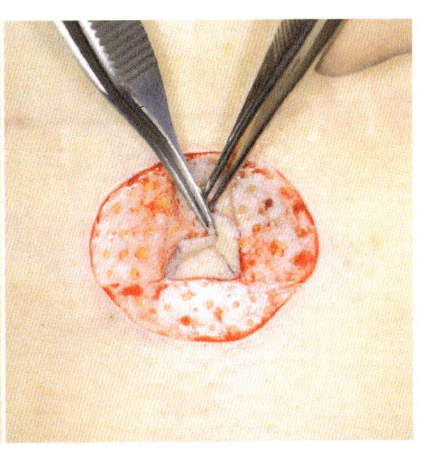

③B領域は真皮中間層で剥離して乳頭部の外側までの翼状皮弁を挙上した。C領域は浅めに表皮切除を行う。

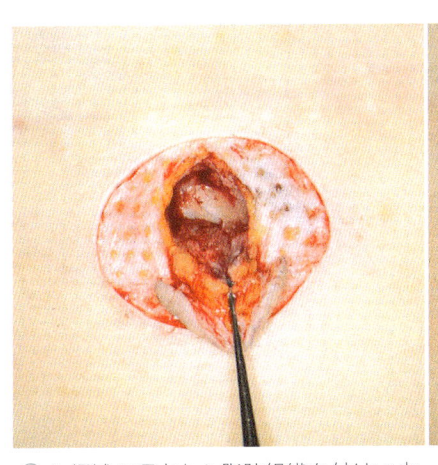

④A領域の頂点から脂肪組織を付けて皮弁として挙上する。人工乳房による再建の場合は脂肪組織が薄いので大胸筋の一部を付けて挙上した。

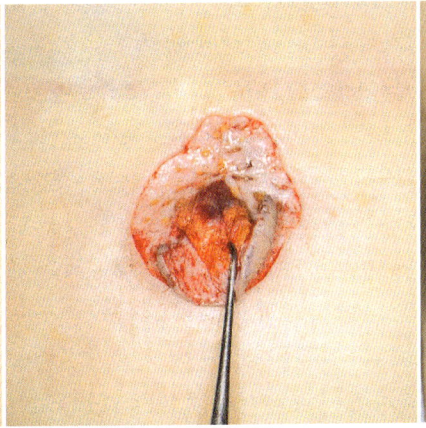

⑤A領域の頂点から真皮同士を非吸収糸で乳頭基部まで縫合した。

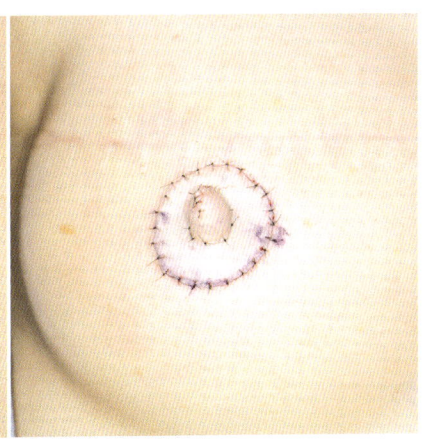

⑥乳頭の皮膚同士も縫合し、乳輪部に全層植皮を行った。

図12 Skate flapを用いた再建法の実際

(野平久仁彦:Skate flapによる乳頭・乳輪再建、実写で示す乳房再建カラーアトラス、矢永博子ほか編、pp267-273、永井書店、大阪、2008より一部引用)

必要がある．人工物上で作製する場合は，脂肪層が薄いので，その下の大胸筋を含めて挙上する．
- 中央の皮弁を挙上して，両翼の真皮弁を寄せて縫合すると乳輪の横幅が小さくなるので，正円より少し横長の楕円とする．
- 中心に乳頭の円を描く．皮弁挙上後の組織欠損部の dermal base を縫合すると，そちらに引っぱられて乳頭がやや移動するので，乳頭の位置は皮弁挙上側のやや反対寄りにしておくとよい（図6，8，12）．
- 乳頭部は tattoo を行うが，乳輪部は植皮か tattoo かを選択できる．後で乳輪部に tattoo をするのであれば，図示した C 領域は必ずしも表皮切除をしなくてもよい．その場合は植皮する部分が少なくて済む．実際の皮弁の作図はよく理解しないとできないので，あらかじめ別の素材を用いて皮弁を起こす練習してみるとよい．
- 固定はドーナツ型にくりぬいたガーゼと綿花を用い，乳頭部を圧迫しないようにする．乳頭部を圧迫すると循環不全で壊死になることがある．

真皮脂肪弁＋耳介軟骨，または人工骨移植＋全層植皮（矢永法）

①乳頭，2枚の真皮脂肪弁のデザインを描く．
②相当する部位の表皮切除を行って移植床を作製する．切除する深さは点状出血が見られる程度である．乳輪縁の拘縮の予防と辺縁の色素の degrada-

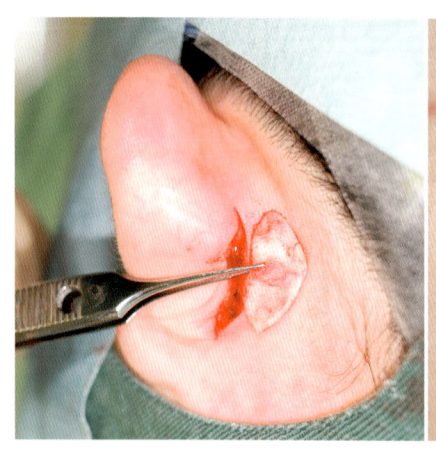

①耳後部の軟骨を採取した．耳後部は，耳介血腫予防のためタイオーバー固定をした．

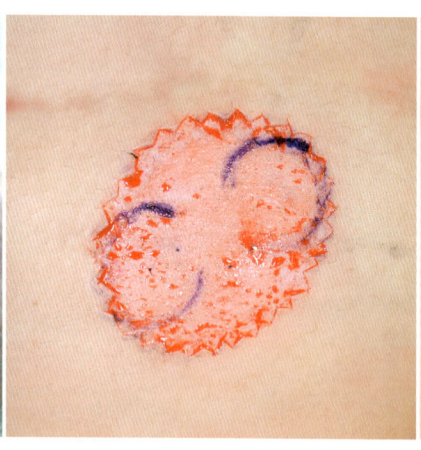

②乳輪に相当する部位を表皮切除して2枚の真皮脂肪弁のデザインをマークした．

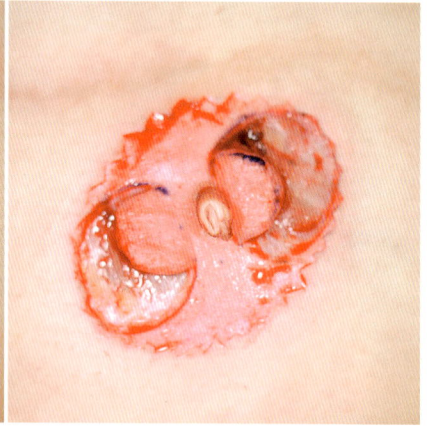

③2枚の真皮脂肪弁を挙上し，ロール状にした耳介軟骨を中央に置いた．中央が dermal base の bridge となる．

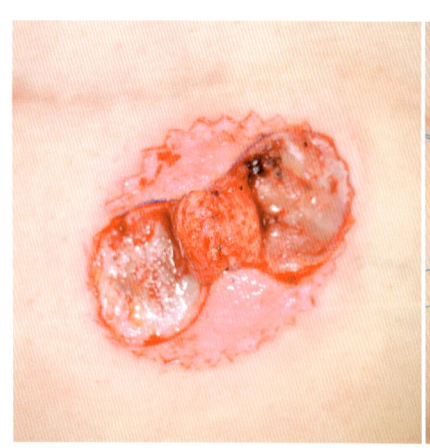

④2枚の真皮脂肪弁で耳介軟骨を包み，縫着した．

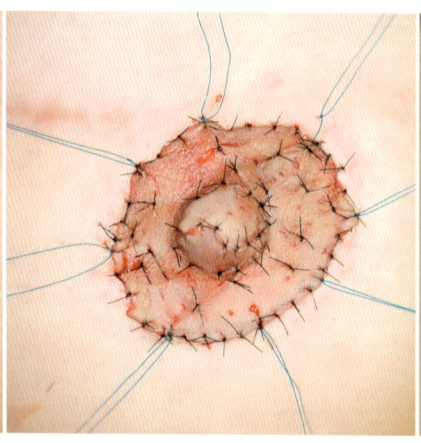

⑤大腿内側基部より採取した全層皮膚を移植し，タイオーバー固定の4-0ナイロン糸をかけた．

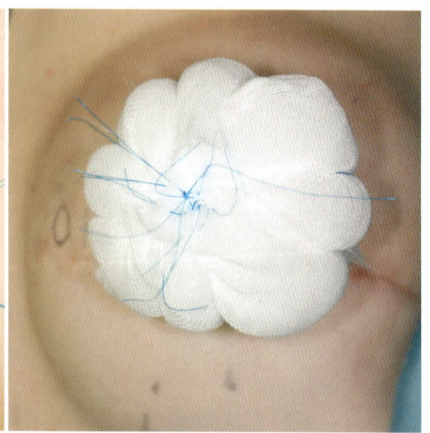

⑥乳頭部を圧迫しないようにドーナツ型にくりぬいたガーゼを乳輪部へ置き，さらにガーゼで包んだナイロン綿花を置いて，その上からタイオーバー固定を行った．

図13 2枚の真皮脂肪弁と耳介軟骨を用いた乳頭・乳輪再建法の実際

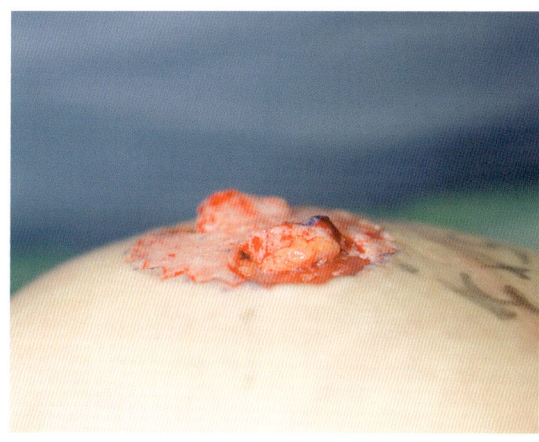

①2枚の真皮脂肪弁を挙上した。　　　　　　　②2枚の真皮脂肪弁の間のdermal baseの中央部へ人工骨を置いた。

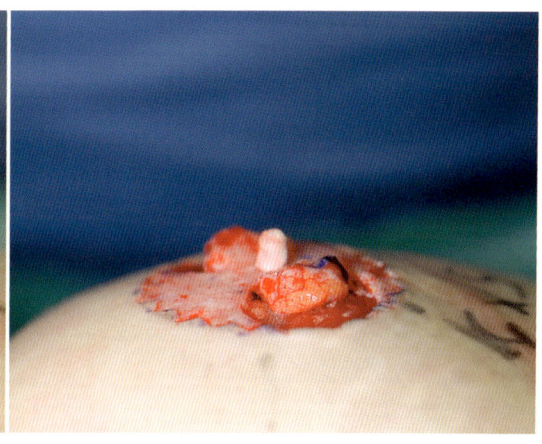

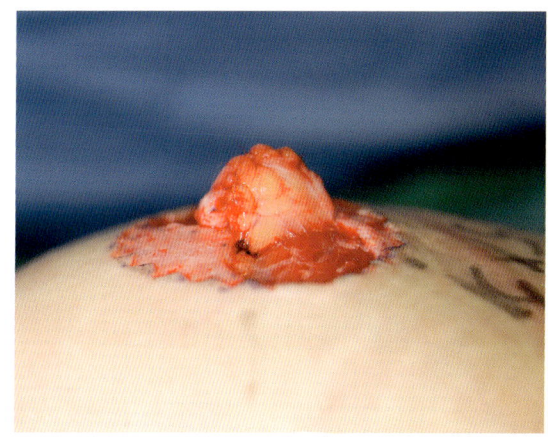

③2枚の真皮脂肪弁で人工骨を包んだ。　　　　④全層皮膚を移植した。

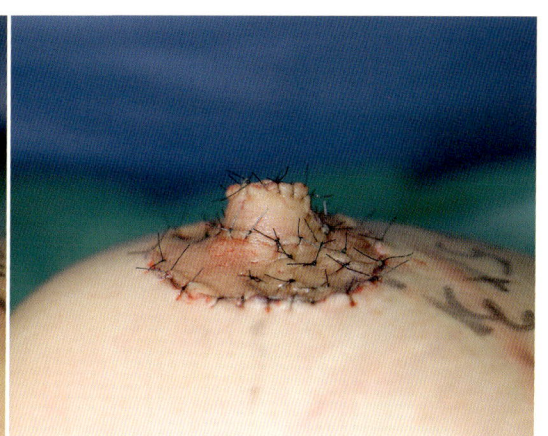

図14　2枚の真皮脂肪弁と人工骨を用いた乳頭・乳輪再建法の実際

tionの効果を出すため，乳輪縁をジグザグ状にデザインすると自然な乳輪の形状が得られる。
③2枚の真皮脂肪弁は皮下血管網を温存するため真皮に脂肪を付けた厚さで挙上する。
④真皮部中央に形成したbridgeの中心に耳介軟骨または人工骨を置く。軟骨の場合は位置がずれないよう軟骨を下床に5-0 PDSで縫合する。
⑤挙上した2枚の真皮脂肪弁で軟骨，または人工骨を包み込み，dead spaceを作らないよう真皮脂肪弁を縫着する。
⑥大腿内側基部より採取した全層皮膚片を移植床へ移植する。
⑦全層皮膚移植は密にanchoring sutureをするか，タイオーバー固定を行う（図8，13，14）。
⑧固定はドーナツ型にくりぬいたガーゼと綿花を用い，乳頭部を圧迫しないようにするのがポイントである。

術後管理

術後1週にタイオーバー固定をはずす。この時期には全層植皮片は生着し，血行は良好に保たれている。その後2週間は厚めのガーゼ中央に穴を開け，穴の部分に乳頭をあてて乳頭が変形しないよう保護する。

また，全層植皮部が外力に耐えられるように安定（通常，術後3週）したら，以後3カ月はドーナツ状のスポンジ（レストンスポンジを丸く切りその中央に穴を開ける）で乳頭の保護をする。その後，乳頭の牽引や固定などは何も行っていない。

合併症

1) 乳頭の壊死：composite graft で最も起こりやすい合併症である。完全壊死はなくとも部分壊死は起こることがある。
2) 皮弁壊死：皮弁法で生じることある。血流不全か過度の圧迫による。
3) 皮膚壊死：植皮の部分壊死が起こることがある。
4) 乳頭の色素脱出：Composite graft の循環が悪い場合に生じる。時間が経てば徐々に色調が改善する。
5) 色調の変化：長期的に全層植皮部の色が薄くなる。Tattoo は4～5年くらい経過すると色が抜けるので再 tattoo を追加する必要がある。
6) 人工骨の露出：耳介軟骨が露出することは極めて稀であるが、人工骨の露出は3％に生じる。露出した場合は、真皮脂肪弁を挙上していない部分を利用して再度乳頭を再建できる。

そのほか、耳介軟骨・人工骨の吸収、感染、血腫などが起こる場合がある。

症 例

症例1　43歳，Composite graftによる再建例

左胸筋温存乳房全摘術後，組織拡張器/人工乳房で再建し，Composite graft を用いた乳頭・乳輪再建後5年経過している（図15）。

症例2　38歳，Composite graftによる再建例

左胸筋温存乳房全摘術後，組織拡張器/人工乳房で再建し，Composite graft を用いた乳頭・乳輪再建後12年経過している（図16）。

症例3　41歳，Skate flap+tattooによる再建例

右胸筋温存乳房全摘術後，同側血管吻合加有茎腹直筋皮弁で再建し，Skate flap+tattoo を用いた乳頭・乳輪再建後6年経過している。2年前に再 tattoo を行った（図17）。

症例4　43歳，Skate flap+tattooによる再建例

右胸筋温存乳房全摘術後，対側血管吻合加有茎腹直筋皮弁で再建し，Skate flap+tattoo を用いた乳頭・乳輪再建後10年経過している（図18）。（野平久仁彦氏提供）

症例5　50歳，真皮脂肪弁+人工骨を用いた再建例

右胸筋温存乳房全摘術後，組織拡張器/人工乳房で再建し，真皮脂肪弁+人工骨を用いた。乳頭・乳輪再建後6年経過している（図19）。

症例6　42歳，真皮脂肪弁+人工骨を用いた再建例

右胸筋温存乳房全摘術後，組織拡張器/人工乳房で再建し，真皮脂肪弁+人工骨を用いた。乳頭・乳輪再建後10年経過している（図20）。

(a) 患側　　　　　　　　　　　　　　　　(b) 健側

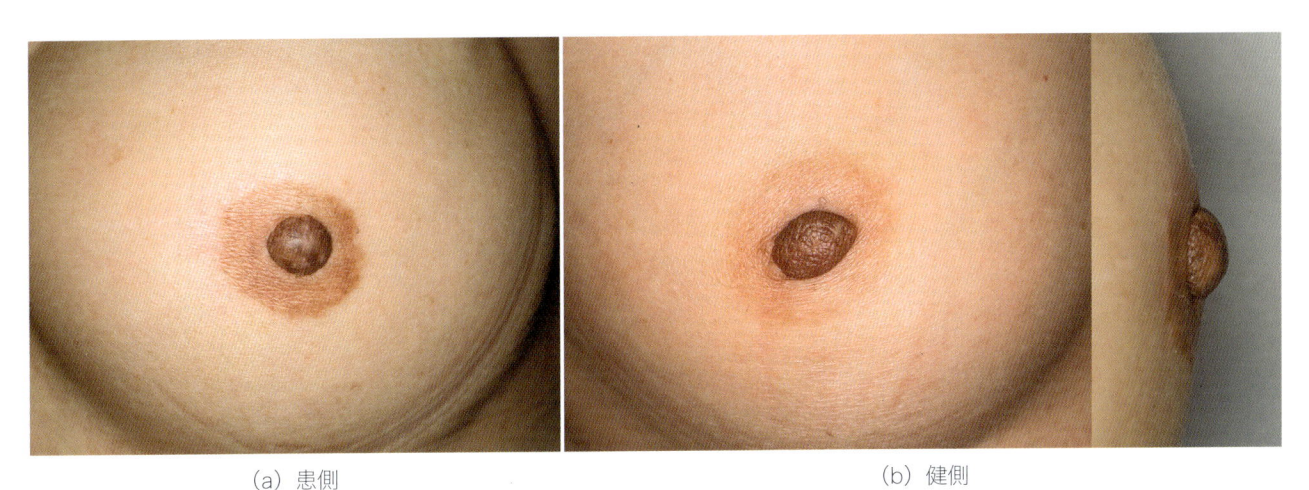

図 15　症例 1：43 歳，Composite graft＋植皮による再建例
術後 5 年，Projection はよく保たれている。

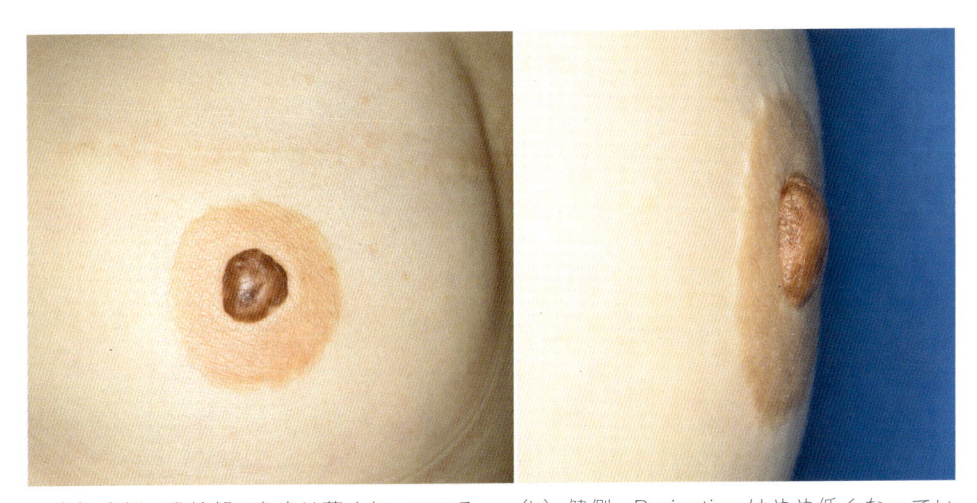

(a) 患側。乳輪部の色素は薄くなっている。　(b) 健側。Projection はやや低くなっているが，許容範囲である。

図 16　症例 2：38 歳，Composite graft＋植皮による再建例
術後 12 年

術後 6 年，患側の所見。Projection はよく保たれている。

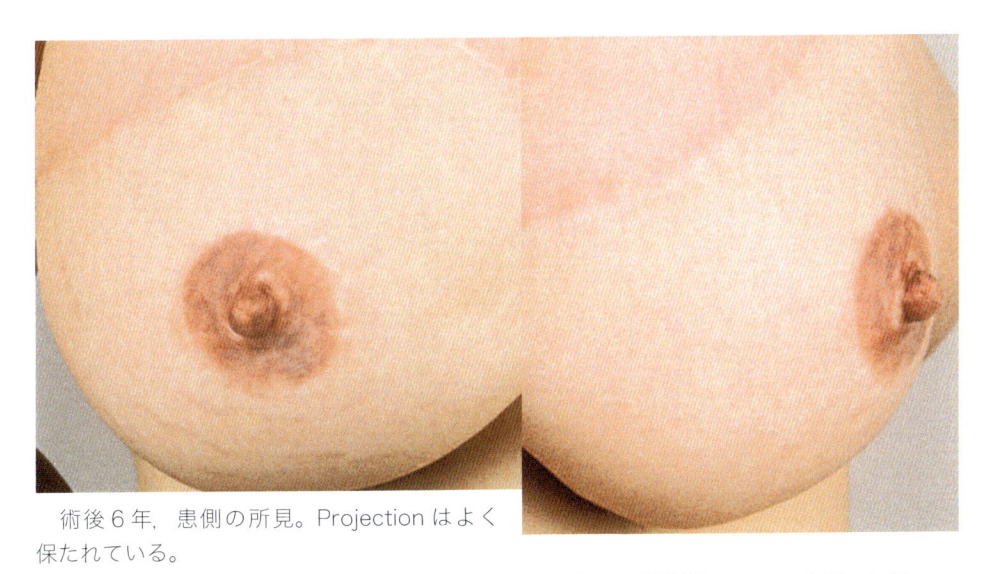

図 17　症例 3：41 歳，Skate flap を用いて再建し，乳輪部に tattoo を行った例
2 年前に色素が薄くなったので再 tattoo を行っている。（野平久仁彦氏提供）

術後 10 年，患側の所見。Projection はやや低くなっている。

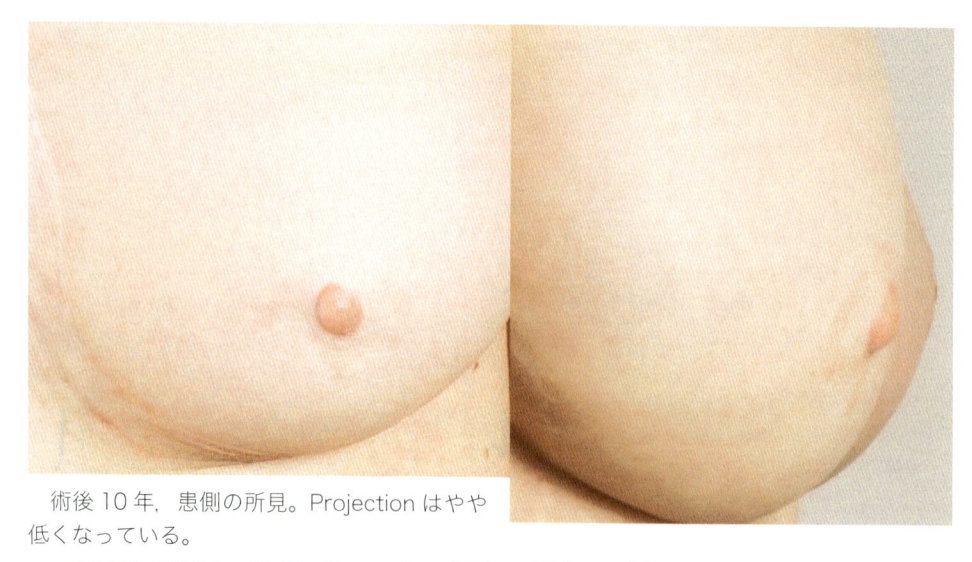

図 18　症例 4：43 歳，Skate flap を用いて再建し，乳輪部に tattoo を行った例
（野平久仁彦氏提供）

術後 6 年，患側の所見。Projection はよく保たれている。

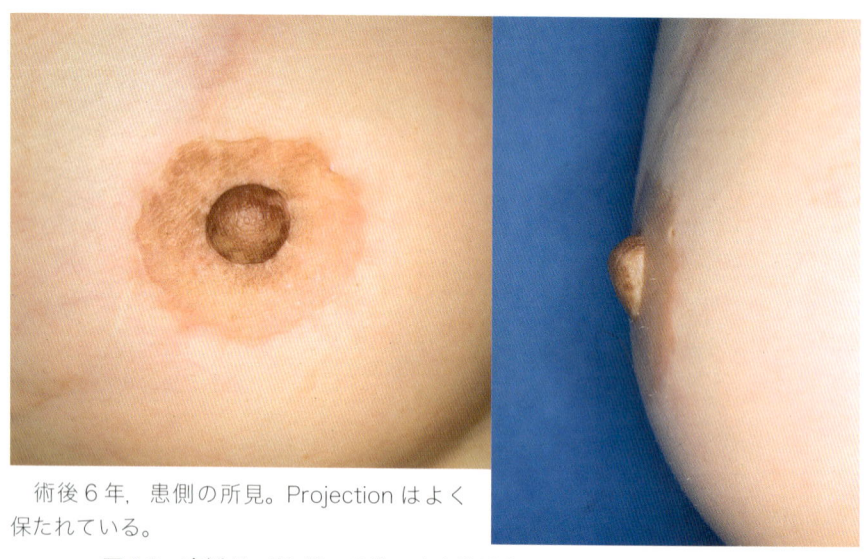

図 19　症例 5：50 歳，2 枚の真皮脂肪弁と人工骨を用いた再建例

術後 10 年，患側の所見。Projection はやや低くなっているが，許容範囲である。

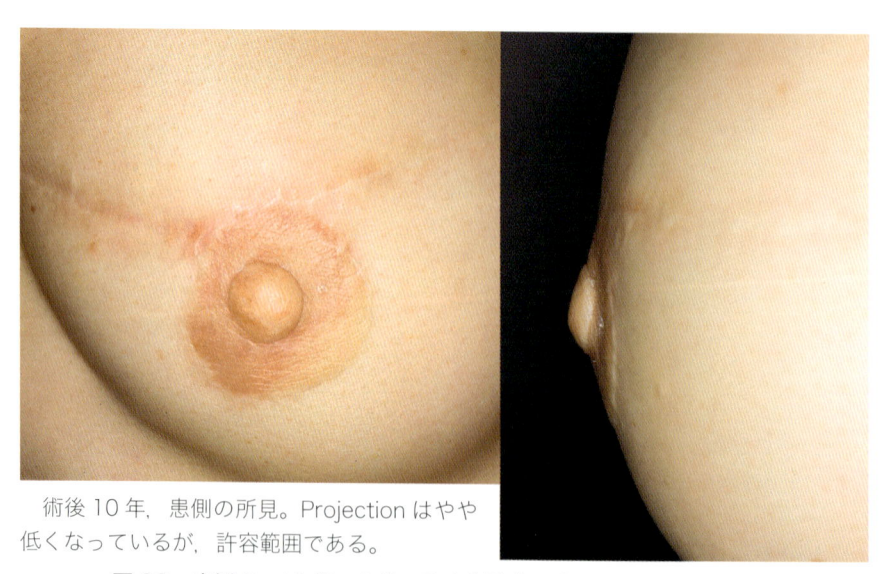

図 20　症例 6：42 歳，2 枚の真皮脂肪弁と人工骨を用いた再建例

Ⅰ．乳癌術後の乳房再建

考　察

　乳頭・乳輪の再建で最も基本的なことは対称の位置に再建することである。

　患者が希望して健側の乳頭・乳輪が利用できるならば，色調・質感もよく，長期間経過しても色が薄くならないためこの方法は第1選択になる。しかし，健側には傷をつけたくないと考える患者も多い。また，乳癌の再発のリスクが高い症例は反対側に発症する可能性もあるので健側は用いないことが多い。

乳頭・乳輪再建法，これまでの流れと問題点

　真皮脂肪弁＋植皮から始まり，皮下茎皮弁，double pedicle flap＋植皮，single pedicle flap＋全層植皮，single pedicle flap＋tattooへの流れがある。これはtattooの技術が発達したことと，手術侵襲や採取部の犠牲をなるべく少なくし，治療を簡素化するためである。現在，皮下茎皮弁や真皮脂肪弁は再建乳頭が扁平化しやすいのであまり用いられていない。局所皮弁を用いる方法が主流になっている。なかでもskate flapは安定した皮弁である。長期的には乳頭の平坦化は避けられないが，比較的projectionが維持される。ポイントはあらかじめ乳頭の高さを健側より2倍以上に高く作製することである。最初は異常に高い角状の乳頭なので違和感があるが，時間の経過とともに縮んで，ちょうどよい高さになる。

　以上紹介したこれらの再建法の多くは，軟部組織による再建が主体となっている。このため術後長期間経過すると乳頭のprojectionが保たれないことが多い。

乳頭の扁平化に対するわれわれの取り組み

　著者は乳頭の扁平化に着目し，乳頭のprojectionを維持するために軟部組織ではなく硬組織を利用することを考案した。乳頭を再建する硬組織としては耳介軟骨を選択した。耳介軟骨をロール状に巻いて高さを出すよう工夫し，軟骨をdermal baseのbridgeで支えて2枚の真皮脂肪弁で包み込む方法を報告した[19]。この方法で再建した症例は乳頭のprojectionが長期間維持され，乳頭の扁平化が起こりにくい結果が得られた。また，この方法は血行がよく保たれ，乳頭のvolumeが得られるので自家組織による再建や人工物による再建のどちらにも広く応用できる方法である。手技上の問題点としては耳介軟骨を採取する手間がかかること，採取部の犠牲を伴うことである。

　そこで次に，乳頭を再建する硬組織として人工骨を用いた方法を報告した[20)21)]。採取部の犠牲がない点で優れているが，人工骨の露出が3％に生じることが欠点である。

最も重要な問題点

　2つある。

　1つは再建術を行った時点での乳頭のprojection（高さ）を長期間維持することができず乳頭が扁平化することである。もう1つは乳頭・乳輪再建では植皮でもtattooでも長期間色調を維持できないことである。Tattooは5年以上経過すると色素が脱出するため，再tattooが必要になる。何度も繰り返すことは可能だが，瘢痕部には色素が入りにくくなるのが難点である。植皮も色調が薄くなるが，質感の仕上がりが自然であるため患者はこれを許容する傾向にあり，満足度は維持される。

　この2点は今後も解決しなくてはならない問題点である。

文　献

1) Millard DRJr : Nipple and areolar reconstruction by split-skin graft from the normal side. Plast Reconstr Surg 50 : 350-353, 1972
2) Adams WM : Labial transplant for correction of loss of the nipple. Plast Reconstr Surg 4 : 295-298, 1949
3) Muruci A, Dantas JJ, Noquerira LR : Reconstruction of the nipple-areola complex. Plast Reconstr Surg 61 : 558-560, 1978
4) Hartrampf CRJr, Culbertson JA : A dermal-fat flap for nipple reconstruction. Plast Reconstr Surg 73 : 982-986, 1984
5) Little JW, Munasifi T, McCulloch DT : One-stage reconstruction of a projecting nipple ; The quadrapod flap. Plast Reconstr Surg 71 : 126-133, 1983
6) Little JW, Spear SL : The finishing touches in nipple-areola reconstruction. Perspect Plast Surg 2 : 1-17, 1988
7) Cronin ED, Humphreys DH, Ruiz-Raazura A : Nipple reconstruction ; The S flap. Plast Reconstr Surg 81 : 783-787, 1988
8) Hugo NE, Sultan MR, Hardy SP : Nipple-areola reconstruction with intradermal tattoo and double-opposing pennant flaps. Ann Plast Surg 30 : 510-513, 1993
9) Kroll SS, Hamilton S : Nipple reconstruction with the double-opposing-tab flap. Plast Reconstr Surg 84 : 520-525, 1989
10) Anton MA, Eskenazi LB, Hartramph CR : Nipple reconstruction with local flaps ; Star and wrap flaps. Perspect Plast Surg 5 : 67-78, 1991
11) Losken A, Mackay GJ, Bostwick III : Nipple reconstruction using the C-V flap technique : A long-term evaluation. Plast Reconstr Surg 108 : 361-369, 2001
12) 酒井成身, 伊沢宏和, 鈴木出：乳房再建における乳頭乳輪の再建：真皮皮弁に大腿内側基部から遊離植皮する方法．手術 43：853-858, 1989
13) 野平久仁彦, 新富芳尚, 大浦武彦：Skate flap と tattoo を用いた乳頭乳輪の再建．形成外科 34 (1)：67-72, 1991
14) 岩平佳子：Star flap による乳頭再建：乳房再建術スペシャリストの技のすべて．岩平佳子編, pp133-139, 南山堂, 東京, 2005
15) 矢野健二：乳輪・乳頭の再建．乳がん術後一期的乳房再建術, pp164-178, 克誠堂出版, 東京, 2007
16) 吉村浩太郎：乳頭乳輪再建の諸方法．乳房・乳頭の再建 最近の進歩（初版）, 山田敦編著, pp155-165, 克誠堂出版, 東京, 1999
17) Spear SL : Nipple-areola reconstruction. Surgery of the breast (2nd ed), Vol 2, edited by Spear SL, pp894-904, Lippincott Williams & Wilkins, Philadelphia, Pennsylvania, 2006
18) 矢永博子, 野平久仁彦：実写で示す乳房再建カラーアトラス．pp253-298, 永井書店, 大阪, 2008
19) Tanabe Yanaga H, Tai Y, Kiyokawa K, et al : Nipple-areola reconstruction with a dermal fat flap and rolled auricular cartilage. Plast Reconstr Surg 100 : 431, 1996
20) Yanaga TH : Nipple-areola reconstruction with a dermal fat flap ; Technical improvement from rolled auricular cartilage to artificiall bone. Follow-up, Plast Reconstr Surg 112 : 1863-1869, 2003
21) 矢永博子, 田井良明：乳房・乳頭の再建 最近の進歩（初版）, 山田敦編著, pp166-172, 克誠堂出版, 東京, 1999
22) Broadbent TR, Woolf RM, Metz PS : Restoring themammary areola by a skin graft from the upper inner thigh. Br J Plast Surg 30 : 220-222, 1977
23) Spear SL, Convit R, Little IIIJW : Intradermal tattoo as an adjunct to nipple-areola reconstruction. Plast Reconstr Surg 83 : 907-911, 1989
24) Wong RKM, Banducci DR, Feldman S, et al : Pre-reconstruction tattooing eliminates the need for skin grafting in nipple areolar reconstruction. Plast Reconstr Surg 92 : 547-549, 1993
25) Bostwick IIIJ : Plastic Reconstractive breast Surgery (2nd ed), pp130-131, Quality Medical Publishing Inc, ST Louis, Missouri, Chicago, 2000

17 乳房再建の術後評価

朝戸 裕貴, 野村 紘史

Summary

再建乳房の整容性自体を客観的に評価し，記載法によって再建術式の効果を明らかにし，異なる再建術式においても使用できる整容性評価法を作成した。

この評価法は乳房温存術後の整容性評価に用いられる沢井班の評価法をもとに，再建乳房の色調と皮弁採取部変形に関する項目を追加して 16 点満点とし，

（再建術前の点数）→（再建術後の点数）

という表記法で記述するものである。切除と同時に行う一次再建の場合も，切除術式や欠損の状態から術前点数を評価することで，二次再建と同様の表記が行うことができる。また適応が異なる再建術式であっても，どれだけ術前の点数から向上しているかを検討すれば，同一の尺度で比較することが可能である。さらに矢印を追加して記載することによって，再建乳房・健側乳房の修正術や乳輪乳頭形成術の評価を行うことができるのも大きな特徴である。

はじめに

乳房切除術後の乳房再建は，再建材料として自家組織を移植する方法と人工物を挿入する方法に大別され，手術時期や手術術式に関して多種多様な報告がなされているが，これらを総括的に評価する評価法は確立されていない。

一方，術後患者の QOL 全体を評価するうえで，再建乳房の整容性は最も重要な要素である。本稿においては，再建乳房の整容性自体を客観的に評価し，記載法によって再建術式の効果を明らかにし，異なる再建術式においても使用できる整容性評価法（厚労省科研費がん臨床研究事業中塚班）について紹介する。

再建乳房の整容性評価（表1）

再建後の診察および写真撮影をもとに整容性の評価を行う。評価は術前の状態と術後の状態を評価する。

乳房の大きさ・形・瘢痕・硬さ・色調と肌合い・皮弁採取部位の変形，の 6 項目に対して各 2 点満点，乳房最下垂点の位置，乳輪乳頭の大きさ・形，乳輪乳頭の色調，乳頭の位置について各 1 点満点の合計 16 点満点で評価する。各項目の詳細は以下のとおりである。

乳房の大きさ

2 点：ほぼ等しい
- 視診にて，左右がほぼ同様の大きさである。
- 下着（ブラジャー）が，パットなどを使用せず，不便なく着用できる。

1 点：少し差がある
- 視診にて，左右の乳房の大きさに軽度の差が見られる。
- 下着（ブラジャー）に，小さめのパットを使用して着用している。

表1 乳房再建術後の整容性評価

	2	1	0
乳房の大きさ	ほぼ等しい	少し差がある	かなり差がある
乳房の形	ほぼ等しい	少し差がある	かなり差がある
乳房最下垂点の位置		差が2cm未満	差が2cm以上
乳房の瘢痕	目立たない	少し目立つ	かなり目立つ
乳房の硬さ	柔らかい	やや硬い	かなり硬い
乳房の色調と肌合い	左右差なし	やや左右差あり	左右差あり
乳頭乳輪の大きさ・形		左右差なし	左右差あり
乳頭乳輪の色調		左右差なし	左右差あり
乳頭の位置		差が2cm未満	差が2cm以上
皮弁採取部位の変形	変形・瘢痕が目立たない	少し目立つ	かなり目立つ　ヘルニアなど

総合評価：16～14点…excellent，13点～11点…good，10点～8点…fair，7点以下…poor

0点：かなり差がある
- 視診にて，左右の乳房の大きさに重度の差が見られる。
- 下着（ブラジャー）が合いにくく，日常生活に不便を及ぼしている。

乳房の形

2点：ほぼ等しい
- 複数方向から確認して左右がほぼ同様の形である。

1点：少し差がある
- 複数方向から確認して，左右の乳房の形に軽度の差が見られる。

0点：かなり差がある
- 複数方向から確認して，左右の乳房の形に重度の差が見られる。

乳房最下垂点の位置（左右差）

1点：2cm未満
- 立位で正面方向から確認して，乳房最下垂点の位置の差が2cm未満である。

0点：2cm以上
- 立位で正面方向から確認して，乳房最下垂点の位置の差が2cm以上である。

乳房の瘢痕

2点：目立たない
- 乳房の瘢痕が目立たない部位にあり，肥厚性瘢痕やケロイドになっていない（乳房外側や乳房下溝線，傍乳輪切開線など）。
- 正面から見える乳房上に瘢痕があるが，成熟瘢痕でとても目立たない。

1点：少し目立つ
- 乳房の瘢痕は目立たない部位にあるが，肥厚性瘢痕やケロイドになっている。
- 正面から見える乳房上に瘢痕があり，視診や写真で確認できる程度に目立つ。

0点：かなり目立つ
- 正面から見える乳房上に瘢痕があり，肥厚性瘢痕やケロイドのように非常に目立つ瘢痕である。

乳房の硬さ

2点：柔らかい
- 乳房全体が柔らかく，下垂が自然であり，体の動きに伴って自然な動きを有する。
- インプラントによる再建の場合，被膜拘縮をほとんど来たしておらず（Becker分類のⅠに相当），インプラント本来の柔らかさを保っている。

1点：やや硬い
- 乳房に部分的に硬い部位がある。
- 下垂が不十分で，体の動きに伴う自然な動きがない。
- インプラントによる再建の場合，Becker分類のⅡ〜Ⅲに相当する被膜拘縮を来しており，乳房形態には影響を与えないが，やや硬い。

0点：かなり硬い
- 乳房が全体的に硬い。もしくは複数箇所に硬結部位がある。
- 形に悪影響を及ぼす位に硬く，体の動きに伴う自然な動きがまったくない。
- インプラントによる再建の場合，Becker分類のⅣに相当する被膜拘縮を来たしており，乳房形態に悪影響を与える。

乳房の色調と肌合い

2点：左右差なし
- 正面より見える乳房表面に，皮弁の露出がない。
- 乳房表面に色素沈着等がなく，左右の色調に差がない。

1点：やや左右差あり
- 正面より見える乳房表面に，皮弁の露出があるが，あまり目立たない。
- 乳房表面に放射線照射後などの色素沈着があり，左右の色調に差がある。

0点：左右差あり
- 植皮などの色調および肌合いの悪い皮膚が乳房表面に露出する。

乳頭乳輪の大きさ・形

1点：左右差なし
- 乳頭乳輪の大きさ・形に不自然な左右差がない。

0点：左右差あり
- 乳頭もしくは乳輪再建がなされていない。
- 乳頭乳輪の大きさ・形に不自然な左右差がある。

乳頭乳輪の色調

1点：左右差なし
- 乳頭乳輪の色調に不自然な左右差がない。

0点：左右差あり
- 乳頭もしくは乳輪再建がなされていない。
- 乳頭乳輪の色調に不自然な左右差がある。

乳頭の位置（左右差）

1点：2cm未満
- 立位で，胸骨切痕から乳輪中央までの距離の差が2cm未満である。

0点：2cm以上
- 立位で，胸骨切痕から乳輪中央までの距離の差が2cm以上である。

皮弁採取部位の変形

2点：目立たない
- 皮弁を採取していない（インプラントによる再建である）。
- 皮弁採取部位が目立たない部位であり，目立たない成熟瘢痕である。かつ，陥凹などの変形がごく軽度である。

1点：少し目立つ
- 腹部などの目立つ部位に瘢痕があるが，肥厚性瘢痕やケロイドなどの目立つ瘢痕ではない。かつ，腹壁弛緩や腹壁ヘルニアなどの変形を来たしていない。
- 皮弁採取部位が目立たない部位であるが，肥厚性瘢痕やケロイドがある。または，陥凹などの目立つ変形がある。

0点：かなり目立つ
- 腹部などの目立つ部位に肥厚性瘢痕やケロイドなどの目立つ瘢痕がある。
- 腹壁弛緩や腹壁ヘルニアなどの変形を来たしている。

一次再建における術前の整容性評価（表2）

一次再建においては，乳房切除術と同時に乳房再建が施行されるため，正確な乳房欠損もしくは変形の状態を評価することは困難である。したがって，乳房切除術の術式により，想定される乳房切除術後の整容性を評価する。乳房切除術時に，同時にティッシュエキスパンダーを挿入する場合も，delayed immediate reconstruction として，本評価法を適用する。

各項目の点数の詳細は下記のとおりである。

乳房の大きさ

乳腺組織の残存があり，ある程度の大きさが保たれると判断される場合に1点与える。
1点：乳房部分切除術
・乳房部分切除術
・乳房温存術
0点：乳房切除術
・胸筋合併乳房切除術
・胸筋温存乳房切除術
・skin（nipple）sparing mastectomy（皮下乳腺全摘）

乳房の形

乳腺組織の残存があり，ある程度の形が保たれると判断される場合に1点与える。詳細は前項と同じである。

乳房最下垂点の位置（左右差）

乳腺 BD 領域の組織が温存され，最下垂点の位置が保持されると判断される場合に1点与える。
1点：乳房部分切除術（AC 領域）
・AC 領域の乳房部分切除術，乳房温存術
0点：乳房切除術
・胸筋合併乳房切除術
・胸筋温存乳房切除術
・BD 領域の乳房部分切除術
・skin（nipple）sparing mastectomy（皮下乳腺全摘）

乳房の瘢痕

1点：皮切が目立たない部位にある
・乳房切除の皮膚切開線が，乳房外側や乳房下溝線，傍乳輪切開線などの目立たない部位にある。

表2　一次再建術における術前の整容性評価

	2	1	0
乳房の大きさ		乳房部分切除術	乳房切除術
乳房の形		乳房部分切除術	乳房切除術
乳房最下垂点の位置		乳房部分切除術（AC 領域）	乳房切除術 乳房部分切除術（BD 領域）
乳房の瘢痕		皮切が目立たない部位	皮切が目立つ部位
乳房の硬さ	柔らかい	乳房部分切除術 術後放射線照射あり	乳房切除術
乳房の色調と肌合い	術後放射線照射なし	術後放射線照射あり	植皮を要する
乳頭乳輪の大きさ・形		乳頭乳輪温存	乳頭乳輪の欠損
乳頭乳輪の色調		乳頭乳輪温存かつ放射線照射なし	乳頭乳輪の欠損 術後放射線照射あり
乳頭の位置		乳頭乳輪温存かつ乳房部分切除術（BD 領域）	乳頭乳輪の欠損 乳頭乳輪温存だが AC 領域を含む乳腺切除術
皮弁採取部位の変形	一次再建の術前状態		

0点：皮切が目立つ部位にある
・正面から見える乳房上に皮膚切開線がある。

乳房の硬さ

自家乳腺組織が残存しかつ放射線照射がなければ硬さは維持されると考える。放射線照射が予定されれば硬くなるので1点，乳腺残存がなければ0点と判断する。
2点：乳房部分切除術かつ術後放射線照射なし
・乳房部分切除術や，乳房温存術を施行され，術後放射線照射は施行されない予定である。
1点：乳房部分切除術かつ術後放射線照射あり
・乳房部分切除術や，乳房温存術を施行され，術後放射線照射は施行される予定，もしくは施行するかどうか未定である。
0点：乳房切除術
・胸筋合併乳房切除術
・胸筋温存乳房切除術
・skin（nipple）sparing mastectomy（皮下乳腺全摘）

乳房の色調と肌合い

自家乳腺組織が残存しかつ放射線照射がなければ色調と肌合いは維持されると考える。放射線照射が予定されれば1点，胸部皮膚の一次縫縮が不可能な場合を0点とする。
2点：左右差なし
・術後に放射線照射を予定していない。
1点：やや左右差あり
・術後に放射線照射を予定している。
0点：左右差あり
・再建をしない場合，植皮を要する皮膚欠損が予想される。

乳頭乳輪の大きさ・形

1点：左右差なし
・乳頭乳輪が温存されている。
0点：左右差あり
・乳頭乳輪が完全に温存されておらず，左右差を生じる欠損がある。

乳頭乳輪の色調

1点：左右差なし
・乳頭乳輪が温存されており，かつ術後放射線照射を予定していない。
0点：左右差あり
・乳頭乳輪が温存されていない。または術後放射線照射を予定している。

乳頭の位置（左右差）

乳腺AC領域の組織が部分切除された場合，術後乳頭の位置は上方へ偏位すると考えられるため，AC領域が温存されて乳頭の位置が保持されると判断される場合に1点与える。
1点：左右差なし
・乳頭乳輪が温存されており，かつBD領域に限局する乳房部分切除術である。
・乳頭乳輪が温存されており，かつ皮下乳腺全摘である。
0点：左右差あり
・乳頭乳輪が欠損している，またはAC領域を含む乳房部分切除術である。

皮弁採取部位の変形

皮弁採取前であるので基本的に2点付与することとなる。
2点：目立たない
＊ただし皮弁移植による乳房再建の既往があり，皮弁採取部位が存在する場合は，乳房再建術後の整容性評価に準じて，点数をつける。

二次再建における術前の整容性評価 (表3)

　二次再建における術前評価は基本的に術後評価の表を準用できる。ただし，一部の項目については以下の基準で判断する。

乳房の色調と肌合い

2点：左右差なし
・乳房表面に色素沈着等がなく，左右の色調に差がない。
1点：やや左右差あり
・乳房表面に放射線照射後などの色素沈着があり，左右の色調に差がある。
0点：左右差あり
・植皮などの色調および肌合いの悪い皮膚が乳房表面に露出する。

乳頭乳輪の大きさ・形

乳頭乳輪の色調

乳頭の位置（左右差）

　いずれも乳頭乳輪が欠損している場合は0点とする。

皮弁採取部位の変形

　二次再建では一般的に皮弁採取はされていないので本項目は2点となる。ただし皮弁移植による乳房再建の既往があり皮弁採取部位が存在する場合，皮弁採取予定部位に以前の手術などによる目立つ瘢痕や変形があれば，乳房再建術後の整容性評価に準じて点数をつける。

整容性評価の記載法

　術前の状態，および術後の状態がそれぞれ合計何点であるかを計算し，
　　（術前合計点数）　→　（術後合計点数）
の形式で記載する。両者の点数の差が再建手術による効果を表し，当該患者における乳房再建術の貢献度を示すこととなる。複数回の再建手術を行った場合はそれぞれの手術の術前と術後を評価して，
　　（術前合計点数）　→　（1回目術後合計点数）　→
　　…　→（N回目術後合計点数）
の形式で順次記載していく表記法も可能である。
　術後合計点数についての総合評価は16〜14点がexcellent，13〜11点がgood，10点〜8点がfair，7点以下がpoor，と判定する（表1）。

表3　二次再建術における術前の整容性評価

	2	1	0
乳房の大きさ	ほぼ等しい	少し差がある	かなり差がある
乳房の形	ほぼ等しい	少し差がある	かなり差がある
乳房最下垂点の位置		差が2cm未満	差が2cm以上
乳房の瘢痕	目立たない	少し目立つ	かなり目立つ
乳房の硬さ	柔らかい	やや硬い	かなり硬い
乳房の色調と肌合い	左右差なし	やや左右差あり	左右差あり
乳頭乳輪の大きさ・形		左右差なし	左右差あり
乳頭乳輪の色調		左右差なし	左右差あり
乳頭の位置		差が2cm未満	差が2cm以上
皮弁採取部位の変形	皮弁採取していない		

症 例

評価例 1

　一次再建の症例。切除は典型的な胸筋温存乳腺全摘術が行われたが，皮膚の切除量はさほど大きくなく，縫縮可能な程度であった。一次再建としては600ccのエキスパンダーを挿入され，十分に拡張を行ったのち，二期的手術として筋体温存遊離腹直筋皮弁移植術を用いて再建された。

　術前の評価：乳房の色調と肌合い，皮弁採取部の変形の2項目のみの点数で合計4点

　術後：乳頭が再建されていないので乳頭関連の3項目が0点，軽い腹壁弛緩が認められたため皮弁採取部変形が1点であるが，乳房自体に関する項目については問題なく合計12点であった。

　表記は4→12となる。今後，乳頭形成術が行われればさらに評価が向上する余地がある（図1）。

評価例 2

　二次再建の症例。温存療法後の変形で，AC領域中心の部分切除と放射線療法を受けている。

　術前の評価：乳輪が一部温存されていることや乳房もある程度の形が維持されていることから合計10点となる。

　再建は症例1と同様，エキスパンダー挿入術および筋体温存遊離腹直筋皮弁移植術によって行われ，その後乳輪乳頭も形成された。

　術後は乳頭の形にやや左右差を認めることと，腹部瘢痕がまだやや目立つこと以外は，再建乳房・乳輪乳頭ともに大きな問題はないため，合計14点であった。表記は10→14となる（図2）。

考 察

術後評価において考慮すべき事項

　まず切除と同時に行う一次再建であるか，変形に対する二次再建であるかで局所の状態は大きく異なる。また乳腺の切除術式が全摘か部分切除か，胸筋切除や腋窩郭清の有無，胸部皮膚切除の大きさ，乳輪乳頭が温存されたか，など癌切除の術式によって欠損の形や大きさが異なってくる。

　乳房再建術式としては皮弁を用いる方法と人工乳房を用いる方法に大別される。採取部の必要性の有

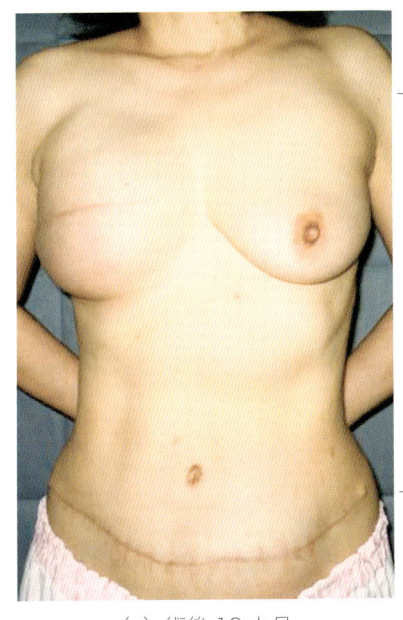

	術前	術後
乳房の大きさ	0	2
乳房の形	0	2
乳房最下垂点の位置	0	1
乳房の瘢痕	0	2
乳房の硬さ	0	2
乳房の色調と肌合い	2	2
乳頭乳輪の大きさ・形	0	0
乳頭乳輪の色調	0	0
乳頭の位置	0	0
皮弁採取部位の変形	2	1
	4 →	12 (good)

（a）術後10カ月　　　（b）整容性評価

図1　評価例1
胸筋温存乳房全摘術の一次再建としてエキスパンダーを挿入，拡張後に筋体温存遊離腹直筋皮弁による再建を行った症例。

	術前	術後
乳房の大きさ	1	2
乳房の形	1	2
乳房最下垂点の位置	1	1
乳房の瘢痕	1	2
乳房の硬さ	1	2
乳房の色調と肌合い	2	2
乳頭乳輪の大きさ・形	0	0
乳頭乳輪の色調	0	1
乳頭の位置	1	1
皮弁採取部位の変形	2	1
	10 →	14 (excellent)

(a) 術前 (b) 術後1年10カ月 (c) 整容性評価

図2 評価例2

乳房温存療法後の乳房変形に対し，二次再建としてエキスパンダーを挿入し，拡張後に筋体温存遊離腹直筋皮弁による再建を行った症例。

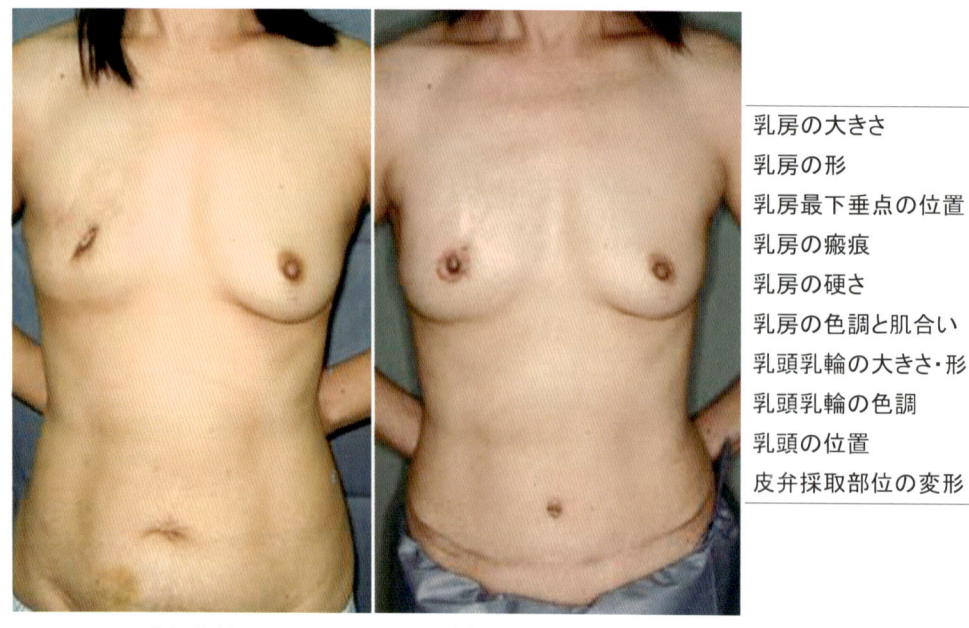

表4 沢井班の評価法

乳房の大きさ	2点（ほぼ等しい），1点（少し差がある），0点（かなり差がある）
乳房の形	2点（ほぼ等しい），1点（少し差がある），0点（かなり差がある）
瘢痕	2点（目立たない），1点（少し目立つ），0点（かなり目立つ）
乳房の硬さ	2点（柔らかい），1点（やや硬い），0点（かなり硬い）
乳頭乳輪の大きさ・形	1点（左右差なし），0点（左右差あり）
乳頭乳輪の色調	1点（左右差なし），0点（左右差あり）
乳頭の位置・左右差	1点（2cm未満），0点（2cm以上）
乳房最下垂点の左右差	1点（2cm未満），0点（2cm以上）

（総合評価）
12～11点：excellent，10～8点：good，7～5点：fair，4～0点：poor

（沢井清司ほか：乳房温存療法の切除範囲と術後の整容性に関する研究（2002～2003）．第8回日本乳癌学会班研究，2004より改変引用）

無，異物か自家組織か，また皮弁を用いる方法の中でも有茎か遊離か，筋をどの程度つけるか，など術式の違いを単純に同一評価法で比較検討するのは困難である。

術後評価において，再建乳房における整容性はあくまで患者のQOLの一部分である。これ以外にも身体・機能面では瘢痕の疼痛や皮弁採取部の合併症の有無，精神・心理面では患者の満足度や乳癌治療との両立など，社会面では経済的負担や職場・家族の理解度などQOL全体を考えると評価すべき項目も多岐にわたる。

これらをふまえたうえで再建乳房の整容性に着目し，異なる術式においても同一の尺度で再建乳房の整容性評価を行う評価法を確立することは，形成外科医が行う乳房再建の意義および貢献度を明らかにするうえで重要と考えられる。

再建乳房の整容性評価についての報告

Moriら[1]やShikh-Naiduら[2]の報告がある。いずれも乳房の形や大きさなどの要素を点数化して加算する方式であり単純でわかりやすいが，項目が少ないと細かい評価を行うことができず，各項目中の段階が多いと評価がしにくい，という問題点は残されている。Tomitaら[3]やUedaら[4]は同じく点数加算式である日本乳癌学会沢井班の評価法[5]を使用して評価を行っている。この沢井班の評価法（表4）は乳房温存術後の整容性評価を目的として提唱されたものであり，乳腺外科医の間では広く知られている。

しかし沢井班の評価法は元来乳房再建術を念頭においたものではないため，全体の評点（11点）に対する乳輪乳頭の評価（3点）の比重が重くなり，また皮弁による再建の場合に問題となる色調のミスマッチや皮弁採取部に対する評価項目がないことなど，そのまま乳房再建の整容性評価法に用いるには問題がある。そこで今回沢井班の評価法に改良を加えてこれらの項目を追加し，乳房再建の整容性評価に用いやすくした。

本整容性評価法の特徴と問題点

特筆すべき第一は点数の表記法[6]という点である。（再建術前の点数）→（再建術後の点数），という表記によって，再建手術が整容性向上のためにどれだけ貢献しているかが明らかになる。切除と同時に行う一次再建の場合も，切除術式や欠損の状態から術前点数を評価することで，二次再建と同様の表記を行うことができる。また適応が異なる再建術式であっても，どれだけ術前の点数から向上しているかを検討すれば，同一の尺度で比較することが可能である。さらに矢印を追加して再建乳房・健側乳房の修正術や乳輪乳頭形成術の評価を行うことができるのも大きな特徴であると言える。

一方，この評価法は沢井班評価法をもとにした評価法であるため，さらに追加すべき項目があるのかどうか，また各項目間の評点バランスが正当なものであるのかどうかについては，さらなる検討が必要であろうと思われる。これについては現在，中塚班において多施設共同研究が進行中であり，場合によってはこの評価法に対しても部分的に改善すべき点があると考えている。

文献

1) Mori H, Umeda T, Osanai T, et al : Esthetic evaluation of immediate breast reconstruction after nipple-sparing or skin-sparing mastectomy. Breast Cancer 12 : 299-303, 2005
2) Shikh-Naidu N, Preminger BA, Rogers K, et al : Determinants of aesthetic satisfaction following TRAM and implant breast reconstruction. Ann Plast Surg 52 : 465-470, 2004
3) Tomita K, Yano K, Matsuda K, et al : Esthetic outcome of immediate reconstruction with latissimus dorsi myocutaneous flap after breast-conservative surgery and skin-sparing mastectomy. Ann Plast Surg 61 : 19-23, 2008
4) Ueda S, Tamaki Y, Yano K, et al : Cosmetic outcome and patient satisfaction after skin-sparing mastectomy for breast cancer with immediate reconstruction of the breast. Surgery 143 : 414-425, 2008
5) 沢井清司，矢野健二，明石定子ほか：乳房温存療法の切除範囲と術後の整容性に関する研究．（2002〜2003）第8回日本乳癌学会班研究，2004
6) 朝戸裕貴：エキスパンダー併用乳房再建例における整容性評価について．平成20年度厚生労働省科学研究費補助金がん臨床研究事業「生存率とQOLの向上を目指したがん切除後の形成再建手技の標準化に関する研究」（研究代表者：中塚貴志）総括・分担研究報告書，2009

乳房の美容外科

18 豊胸術に必要な解剖学的知識と乳房インプラント挿入のアプローチ

19 乳房インプラントによる豊胸術:経乳房下溝

20 乳房インプラントによる豊胸術:経腋窩法

21 内視鏡下乳房増大術

22 ヒアルロン酸注入法による豊胸術

23 乳房縮小術

24 乳房埋入異物の診断と治療

II 乳房の美容外科

18 豊胸術に必要な解剖学的知識と乳房インプラント挿入のアプローチ

高田 章好

Summary

乳房の美容手術で最も多いのはインプラントを用いた豊胸術である。インプラントのジェル内容はコヒーシブタイプが新たに作られ，外殻表面はスムースとテクスチャーの2種類があり，形態もラウンドとアナトミカルがある。さらにコヒーシブにも結合度により柔らかいものから硬いものまで，また外殻表面も細かい凹凸のマイクロテクスチャーが作られ日進月歩で改良されている。インプラントの進化に伴って手術術式も経腋窩から直視下に止血を確認できる乳房下溝切開が増加していく傾向がある。このようによりよい手術成績を求めてインプラント素材と手術術式は変化していくが，ずっと変わらないものは手術解剖であり，これを十分に理解することが確実な豊胸術を行うための navigation である。

はじめに

人工乳房（インプラント）による豊胸術は FDA によるシリコンインプラント使用禁止（1992年）があったが，その後再び使用が認められインプラントの発達とともに広く用いられる術式となっている。インプラント挿入の皮膚切開は腋窩，乳輪周囲，乳房下溝が用いられ，挿入部位には乳腺下，筋膜下，大胸筋下がある。それぞれに利点・欠点があるが，重要なことは手術解剖を理解して，できるだけ侵襲が少なく確実な手技できれいな乳房を作ることである。ここでは豊胸術に必要な解剖学的知識とインプラント挿入のアプローチについて述べる。

解　剖

乳房

乳房は第2肋骨から第6肋骨までの高さで内側は胸骨外側縁，外側は中腋窩線まであり，その大部分は大胸筋上で下外側の一部は前鋸筋上に存在している。乳輪には15～20本の乳管が開口し，乳輪周囲にはモンゴメリー腺が存在する。

乳腺は脂腺毛嚢系の皮膚付属器で浅筋膜の浅層と深層に包まれ乳房脂肪体の中にある。乳腺の大部分は前胸部浅筋膜内にあり尾部は深筋膜を貫いて腋窩に至る（図1）。

神経

乳房上部は頸神経叢の第3，第4枝からの鎖骨上神経が分布する。乳房内側は肋間神経の前皮枝，外側は肋間神経の外側皮枝が乳房の知覚神経である。肋間神経は肋間動静脈とともに最内肋間筋と内肋間筋の間を前走しそれぞれ前皮枝，外側皮枝を胸壁前面から側面に送る。前皮枝は内，外側枝に分かれ外側枝が乳房内側に分布する。外側皮枝は鎖骨中線上で肋間筋と前鋸筋を貫いて前，後枝に分かれ前枝が乳房に分布する。第3～第5肋間神経外側皮枝が乳頭・乳輪に分布する知覚神経である。

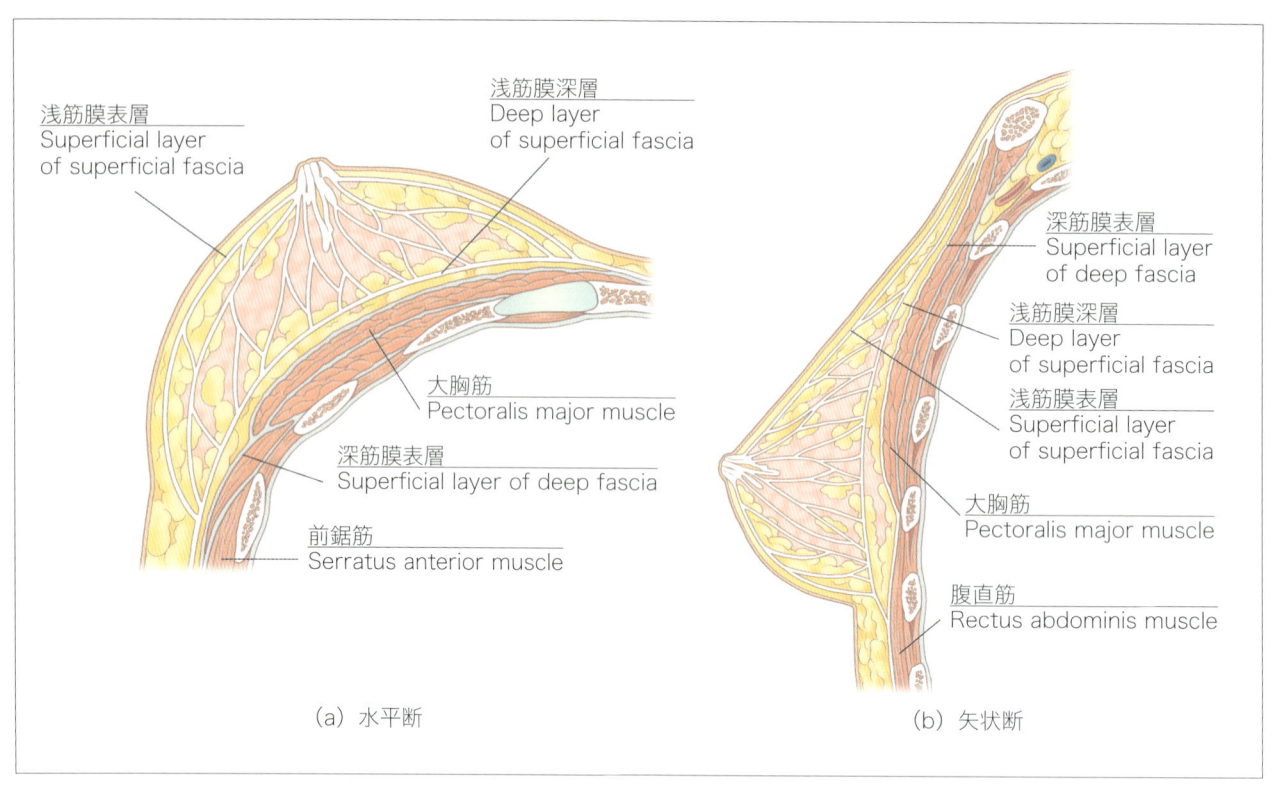

図1 乳房の筋肉と筋膜

動静脈

　乳房への血行は内胸動脈，肋間動脈，外側胸動脈，胸肩峰動脈により供給される。内胸動脈からの穿通枝と外側胸動脈の枝は第2〜第4肋間から乳腺被膜に至り吻合する。乳輪・乳頭の血行は皮下組織を走行するこれらに依っている。内胸動脈穿通枝は第2，3穿通枝が最も太く優位である。外側胸動脈は大胸筋外側から前胸部に至り内胸動脈，肋間動脈の分枝と吻合する。肋間動脈は乳頭下部で内胸動脈，外側胸動脈の分枝と吻合する。すなわち乳房上部と内側は内胸動脈，外側は外側胸動脈，下部は肋間動脈系により栄養されている。

　静脈は浅層系と深層系の2つがあり，浅層系の大部分は内胸静脈に流れ，深層系は同名の動脈やその分枝とともに走行する（図2）。

筋肉

　乳房を支持している筋肉は広頸筋，大胸筋，前鋸筋，外腹斜筋，腹直筋鞘前葉である。大胸筋は鎖骨部，胸肋部，腹部の3部分からなる。起始部は鎖骨内側，胸骨，上位6本の肋軟骨で，停止部は上腕骨の大結節稜である。腹部は腹直筋鞘前葉の表面に移行し腹直筋鞘前葉は外側で外腹斜筋膜に移行する。大胸筋下にある小胸筋は第2〜第5肋骨の前端から外上方に走行する（図3）。

乳房インプラント挿入のアプローチ（図4）

腋窩切開

　腋窩の皮膚をしわに沿って切開する。
・大胸筋の外側縁を下方にたどり大胸筋を確認したら，大胸筋下法では大胸筋筋膜下を剥離して大・小胸筋間に入る。大胸筋外側縁のすぐ後方脂肪層に内側上腕皮神経，肋間上腕神経があるのでこれを傷つけると上腕の疼痛，しびれを残すことがある。
・剥離は内側は内胸動脈の穿通枝と肋間神経の前皮枝，外側は乳頭・乳輪に分布する知覚神経である第3〜第5肋間神経外側皮枝，外側胸動脈に注意する。乳房下方では肋間動脈の穿通枝に注意する。

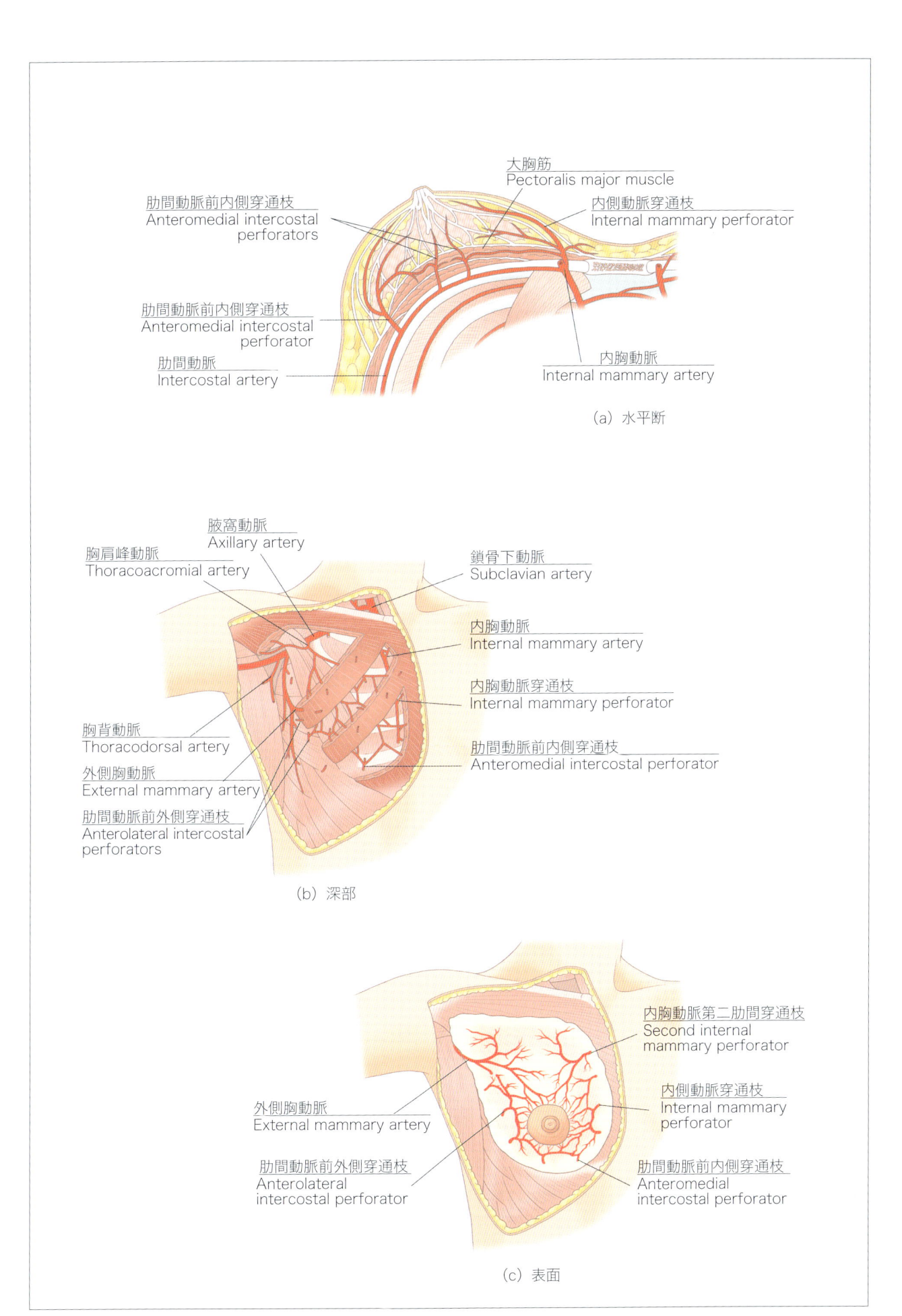

図2 乳房の血管系

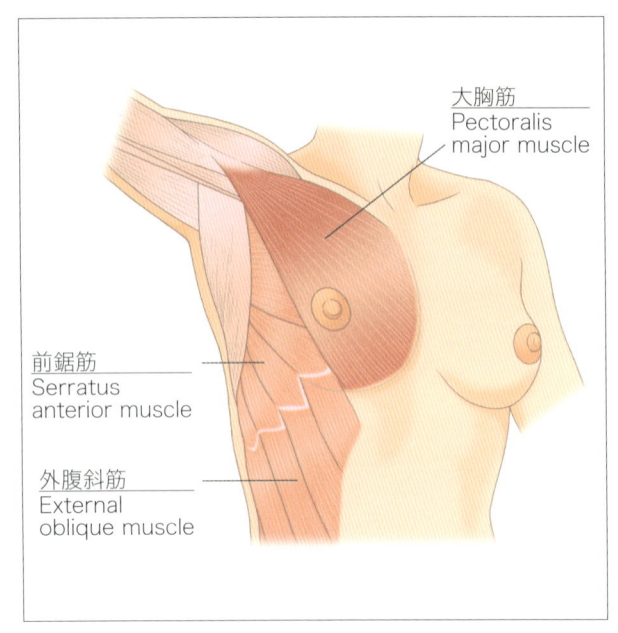

図3　乳房下の筋肉

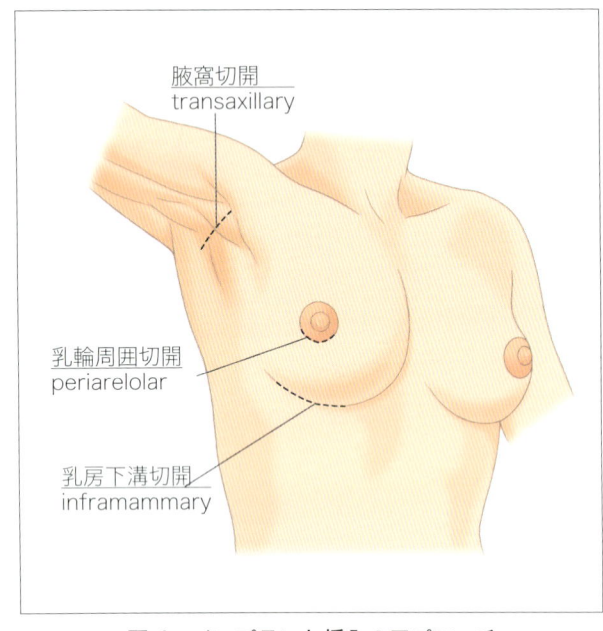

図4　インプラント挿入のアプローチ

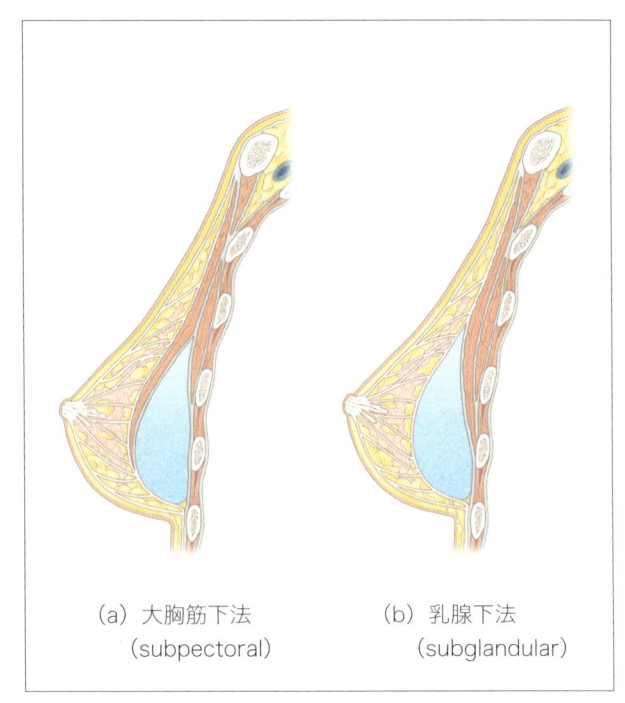

(a) 大胸筋下法　　(b) 乳腺下法
　　(subpectoral)　　　(subglandular)

図5　インプラントの挿入位置

・筋膜下法[1)~3)]では大胸筋筋膜を切開し筋膜と筋体の間を筋膜を損傷しないように注意して剥離する。
・乳腺下法では乳腺と大胸筋筋膜の間を剥離する。

乳輪周囲切開

乳管を傷つけないよう，また乳腺を避けての皮下剥離は薄くなりすぎないように注意する。乳房下溝線まで剥離したら大胸筋上を乳腺下に，または大胸筋下縁を見つけ，それぞれ大胸筋下，筋膜下に入る。

乳房下溝切開

乳房下溝もしくはインプラント挿入後の新乳房下溝予定線で皮膚切開する。大胸筋下縁を確認したらそれぞれのインプラントを挿入する剥離層で剥離する。

大胸筋下法の場合は二層で剥離されることが多い[4)]。

乳房インプラントの挿入位置
　　1) 大胸筋下（subpectoral）（図5-a）
　　2) 乳腺下（subglandular）（図5-b）
　　3) 筋膜下（subfascial）

Ⅱ．乳房の美容外科

文　献

1) Graf RM, Bernardes A, Auersvald A, et al : Subfascial endscopic transaxillary augmentation mammaplasty.
   Aesthetic Plast Surg 24 : 216-220, 2000
2) Graf RM, Bernardes A, Rippel R, et al : Subfascial breast implant ; A new procedure. Plast Reconstr Surg 111 : 904-908, 2003
3) Jinde L, Jianliang S, Xiaoping C, et al : Anatomy and clinical significance of pectral fascia. Plast Reconstr Surg 118 : 1557-1560, 2006
4) Tebbetts JB : Dual plane breast augmentation : optimizing implant-soft-tissure relationships in a wide range of breast types. Plast Reconstr Surg 107 : 1225-1272, 2001

19 乳房インプラントによる豊胸術：経乳房下溝

高柳 進

Summary

豊胸術のアプローチとしては，乳輪周囲，腋窩，乳房下溝によるものが多く行われている。著者は多くの例で乳房下溝切開を選択している。その理由は，術野での止血を直視下で確実に行えること，インプラントの設置が正確にでき，インプラントの表面に捻れやしわがないことを確認でき，その向きの確認も確実に行うことができるためである。

インプラントの選択については，表面の状態はテクスチャードタイプとスムースタイプがあり，インプラントの形状はラウンドタイプ，アナトミカルタイプがあるが，多くの例でラウンドタイプのテクスチャードタイプを使用している。患者がサイズの大きい乳房を希望する場合や，乳房の頭側にあまりふくらみを希望しないような場合に限っては，アナトミカルタイプを使っている。

また，インプラントを大胸筋下に入れるか乳腺下に入れるかという問題があるが，一般に大胸筋下では術後の痛みが強く，大胸筋の収縮とともにインプラントが動く傾向があるので，なるべく乳腺下豊胸術を選択している。しかし元の乳房が平坦で，皮膚の伸展性があり，皮膚と皮下脂肪の厚みがない症例では，大胸筋下豊胸術を選択する。

はじめに

豊胸術の具体的な方法としては，脂肪注入や脂肪幹細胞などの注入によるもの，ヒアルロン酸注入によるもの，インプラントによるものが行われている。それぞれに利点，欠点がある。

インプラントを用いる豊胸術は最も長い歴史をもちそのリスクなどについても詳細が理解されていると思われ，合併症を防止するための具体的な方法についても，また万一合併症を生じた際の対策についてもすでに多くの情報が得られている[1)～5)]。また一度の手術で永続的な乳房の大きさを正確に得られるのは，この方法のみであり，今後もインプラントによる豊胸術は有用な方法の1つであると思われる。

ここではインプラントによる方法で乳房下溝からのアプローチによる手技を述べる。

概　念

アプローチについては，わが国では腋窩からによる方法が多用されていると思われる。しかし，乳房下溝による方法は非常に安全で，術後2～3年経過すれば瘢痕が目立つことはほとんどない。また豊胸後は乳房が大きくなり，乳房下溝に一致する瘢痕は立位では目立たない。この点を十分説明しておけば，患者にも受け入られやすい。腋窩での神経損傷などのリスクもなく，直視下に術野すべてを見ることができるので，止血を確実に行うことができる。どのようなタイプのインプラントも挿入がきわめて容易で，インプラントの向きや位置の確認が確実にでき，正確で安全な手術ができる点で，優れた方法である。

術前の評価

乳房の計測

　測定表（図1）を用いて，手術前に鎖骨―乳頭，乳頭―乳房下溝，鎖骨―乳房下溝，両乳頭間，乳輪の直径，乳房の横幅，皮膚の伸展率，ピンチテストにより乳房内側，頭側，外側での皮膚と皮下脂肪の厚みを測定している。ピンチテストについては3カ所の平均値を出しておく（図2）[6)7)]。

皮膚の伸展率

　坐位で乳頭と乳房下溝の長さを測定し，次にこれを上下方向へ強く伸展させた長さを再度測定する。この伸びた割合を伸展率としている（図3）。
　さらに授乳歴の有無，身長を聴取する。

皮切の部位の選択についての評価

　著者は豊胸術の皮切として乳房下溝を好んでいるが，その理由は以下である。
・インプラントの向きの確認が容易にできること
・テクスチャードタイプのインプラントの挿入が容易であること
・インプラントの設置が正確に（マーキング通りに）できること
・止血操作が直視下に確実に行えること
・必要なら新しい乳房下溝をさらに下げて豊胸手術を行うことも可能であること

　乳房下溝の切開によるアプローチの手術では，切開部位が体の正面になるので，瘢痕が目立たないかを心配する患者も多い。したがって，瘢痕が目立つ肌かどうかの術前の評価は大切である。もし患者がアトピーや喘息，ケロイドなどの体質があれば，瘢痕は一般に目立つ傾向があり，そのリスクについて患者によく説明しておく。著者はこのような体質の場合，どの部位の切開であっても瘢痕が目立つ可能性があるため豊胸術を断念するよう説明している。
　また，全身の肌の瘢痕や注射の跡，虫さされやニキビの跡などに色素沈着，肥厚性瘢痕などが認められれば，やはり乳房下溝の切開の瘢痕も同じような傾向となる可能性がある。また乾燥肌で浅黒い肌なども瘢痕が目立つ傾向がある。

　これら以外の肌質であれば，手術後1～2年は瘢痕の赤みがあり目立つことがあっても，2～3年後からは瘢痕としてほとんど目立つことのない状態となる（図4）。

インプラントのサイズの選択

　インプラントの適切なサイズの選択は難しいものである。しばしば患者は大きいほど美しいと思っていることがあるが，全身のプロポーションを考慮に入れておくことを説明する。
　術前に各種のサイザーを乳房に当てたうえで下着，またはチューブ包帯などで軽く圧迫した状態で鏡の前に立たせ，乳房・腰・臀部のバランスを確認してもらうようにしている（図5）。特に臀部と乳房はある程度の釣り合いが取れていないと，不自然な体型となる（図6）。

ラウンドタイプかアナトミカルタイプかの選択

　インプラントの形状としては主にラウンドタイプとアナトミカルタイプの2種類がある。ラウンドタイプでは乳頭を中心にしてその頭側にも尾側にもほぼ同量の増量効果が得られるが，アナトミカルタイプでは乳房の頭側より尾側に増量効果がより大きいことを理解しておく。また一般にアナトミカルタイプは形状記憶型であるので，インプラントそのものがラウンドタイプよりやや硬いことが多い。
　著者は，サイズのかなり大きいラウンドタイプでは乳腺下豊胸術であっても大胸筋下豊胸術であっても乳房頭側にインプラントによる段差が出た症例を経験している。250～300cc以上のサイズのインプラントの場合は，アナトミカルタイプを使った方が自然なラインの乳房になると考えている[1)7)]。
　また術前の乳房の形状として，やや下垂傾向を認め，乳房頭側に陥凹があり，乳房尾側にはかなりボリュームのあるような症例ではラウンドタイプを選択しておかないと，乳房頭側の美しいラインが得られない（図7）。
　一般にラウンドタイプのインプラントの方が柔らかいことが多いので，250～300cc以下のサイズのインプラントでは，ラウンドタイプを使うのが好ましいと考えている。
　しかし，頭側にあまりボリュームを希望しない患

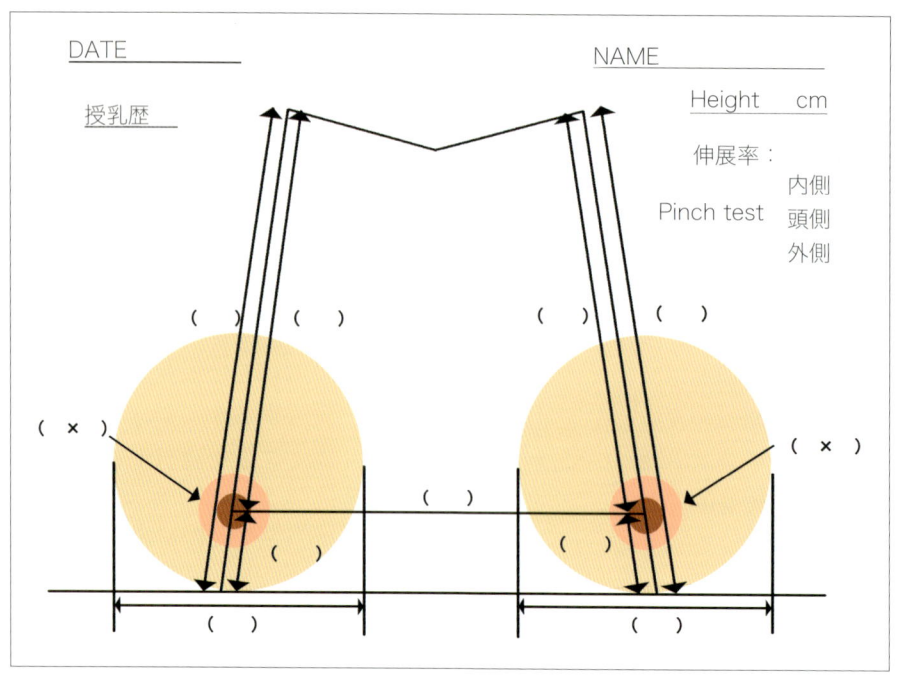

図1 術前の各種測定
著者が用いている表を示す。

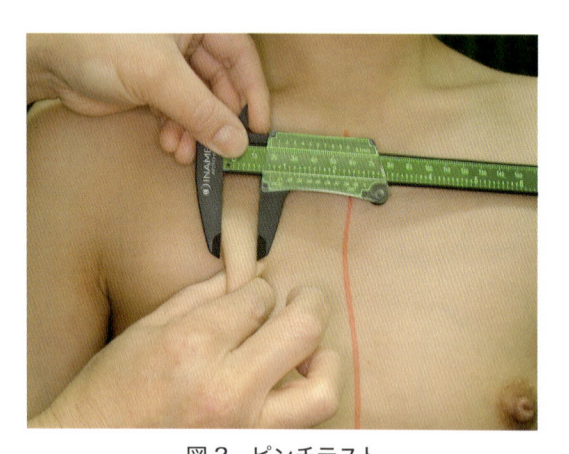

図2 ピンチテスト
乳房の内側・頭側・外側で皮膚と皮下脂肪の厚みをはさんで測定する。この平均値を出しておく。

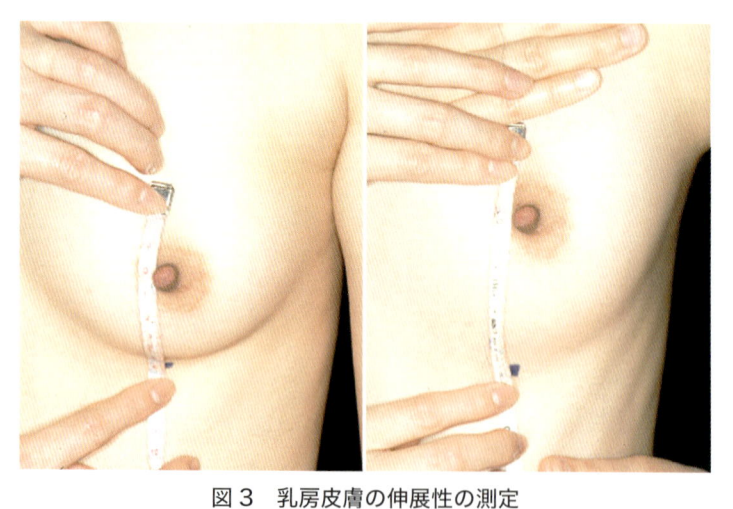

図3 乳房皮膚の伸展性の測定
乳頭と乳房下溝の距離を坐位で一度測定し，次に上下方向に強く伸展させて同じ距離を再度測定する。伸展させた長さと元の長さの比を伸展率とする。

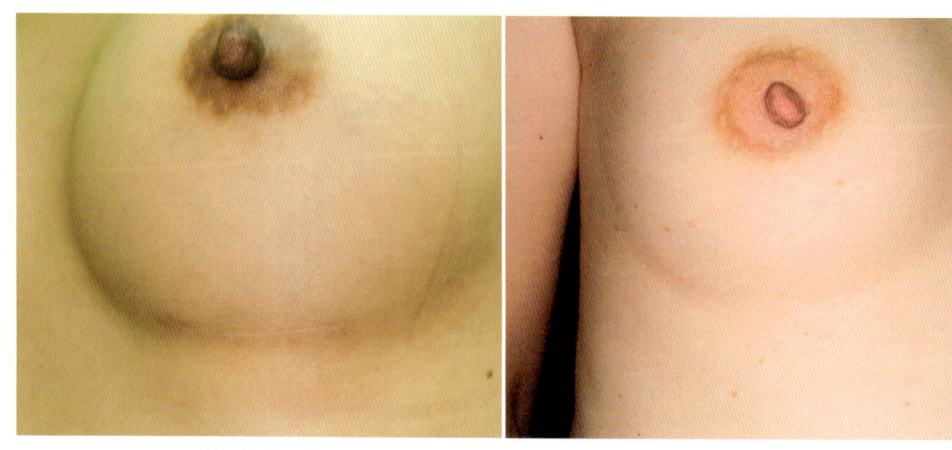

（a）術後3年　　（b）別の症例の術後9年

図4 乳房下溝の切開の瘢痕

188　Ⅱ．乳房の美容外科

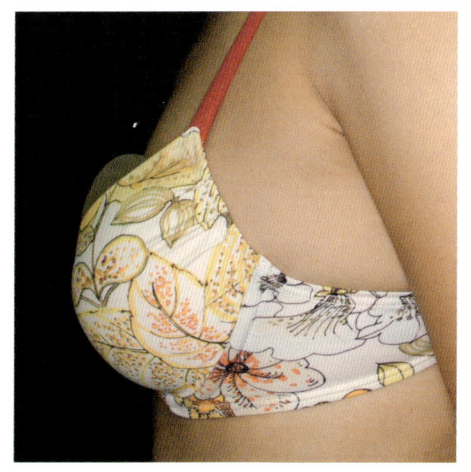

図5 豊胸後の乳房の大きさのイメージの確認
各種のサイザーを下着やチューブ包帯の中に入れたうえで，鏡の前で乳房，腰，臀部のバランスを確認してもらう。

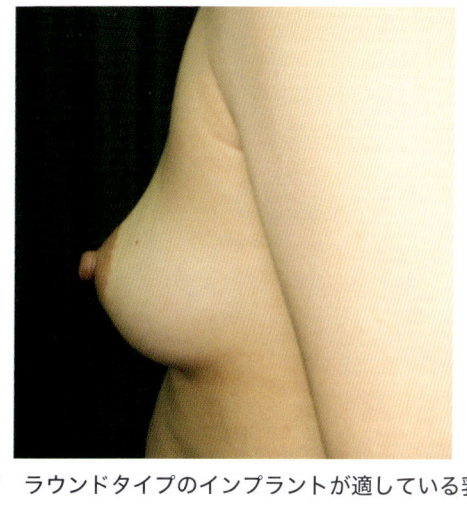

図7 ラウンドタイプのインプラントが適している乳房

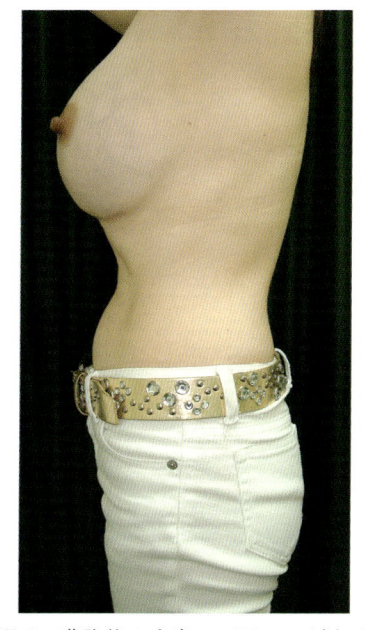

図6 豊胸後の全身のバランスがよくなかった症例
乳房は大きくなっているが，全身のバランスを見ると，臀部に比べ乳房が大きすぎる。

者には，アナトミカルタイプを使ってよいと思われる。

乳腺下か大胸筋下かの選択

一般に大胸筋下豊胸術は術後の痛みが強く，大胸筋の収縮に伴ってインプラントが異常に動くことが多いので，なるべく乳腺下豊胸術で行うのを原則としている。しかし，乳腺の量が少なく，皮膚と皮下脂肪の厚みも少なく，皮膚の伸展率も大きく柔らかい皮膚の場合，インプラントの周囲の段差が体表に見えてしまうこともあり，大胸筋下豊胸術を選択しなければならないこともある。

また，筋膜下豊胸術という方法[8]も発表されているが，乳房下溝切開でこの方法を行うと特に乳房頭側の剥離に手間取り，出血なども多くなる。著者は7例ほど経験したのち，この方法は行わなくなった。

アナトミカルタイプのインプラントを使用する場合

大胸筋下に入れた方が，頭側の段差が外観上見えないことが多いため安全である。著者は一応の目安として伸展率が1.3以下の硬い皮膚の場合や，ピンチテストで2.5cm以上の場合は，アナトミカルタイプでも乳腺下豊胸術を行っている。

ラウンドタイプの場合

乳房の元の大きさが中程度や大きい場合はすべて乳腺下豊胸術で問題はない。

乳房がかなり小さい場合や平坦な例では，伸展率が1.3以下の硬い皮膚，またはピンチテストが2.0cm以上の厚みのある例では乳腺下豊胸術でも外観上の問題は出ない。それ以外の場合は，大胸筋下豊胸術にした方が安全である。

手　技

乳腺下豊胸術

①インプラントを決定し，この直径と同じテンプレートを使用して，インプラントを設置する部位にマークをしておく。この際，ラウンドタイプであればラウンドタイプのインプラントの最も前方に突出した点がその中央であるので，テンプレートの中央を乳頭に一致させてマークする。アナトミカルタイプであればインプラントの最も前方に突出した点が中央より尾側にあるので，テンプレートのやや尾側寄りが乳頭に一致するようにマークしておく。

②このマークより内側，外側へはインプラントのサイズにより1～1.5cm程度，頭側へ2～3cm程度大きくマークをしておき，このラインを剝離範囲とする。

③インプラントの設置範囲の最も尾側に乳房下溝の切開をマークし，ここに3.5cm～4cmほどの切開を入れる。もしインプラントのマークの尾側が本来の乳房下溝より頭側になる場合は，元の乳房下溝を切開部位とする。

④皮切を加え，そこから直下へ剝離を進め，大胸筋の筋膜を確認する。

⑤光源付きレトラクターを中に入れ，この層に沿って筋膜上をマークした剝離範囲ですべて剝離を行い，止血を確実に行う。

⑥インプラントを入れて，乳房周囲で剝離の不十分になっている部位がないか，全周がなだらかになっているか確認をする。必要ならインプラントを一度出して，剝離を追加する。

⑦ドレーンを入れて創を閉じる。

大胸筋下豊胸術

①術前のデザイン：乳腺下豊胸術のマーク以外に大胸筋を収縮させることでその外側縁を体表にマークしておく。インプラントの部位と剝離の範囲のマークは乳腺下豊胸術と同様に行う。

②皮切から直下へ剝離を進め大胸筋筋膜上に達する。

③ここから筋膜上を大胸筋外側縁に沿って腋窩方向へ5～7cm程度に剝離を進め，この部位で大胸筋外側縁を確認する。

④ここから大胸筋下へ剝離を進め大胸筋裏面に到達すれば，指で鈍的に剝離を行う。光源付きレトラクターを用いて止血をしながら剝離を進める。

⑤乳房下縁に相当する部位で大胸筋を切断する。バイポーラで頭側と尾側をはさみ，その中間部分で筋体を切断するなどの方法で出血が起きないよう注意する。

⑥インプラントを挿入する際は，大胸筋下に筋鈎を入れて，大胸筋をインプラントで押し込んでしまわないように注意する。また，乳房外側でピンチテストで皮膚と皮下脂肪の厚みがなく皮膚の伸展性のある例では，インプラントの段差が乳房外側で目立つことがある。このような場合だけは，前鋸筋筋膜下か前鋸筋下に剝離を行いインプラントの外側はこの層へ挿入するようにする。

⑦ドレーンを入れて創を閉じる。

術後管理

　手術後10日程度は腕を水平挙上までに制限するよう指導している。包帯を軽く巻き2～3日ごとに術後10日までガーゼ交換を続ける。

　ドレーンはなるべく2～3日目までに抜くようにするが，出血量やリンパの貯留が多ければ，さらに数日抜去を延期する。

・創の抜糸は術後7日に行う。
・術後1カ月はチューブ包帯や包帯などによる乳房全体の軽い圧迫を続ける。術後約1カ月で創が安定するので，ワイヤ入りの下着もこの時期に許可する。
・術後3カ月は乳房のマッサージなどは禁止しておく。
・術後1カ月で運動を許可するが，乳房が揺れるような運動時は，術後3カ月間は，スポーツブラジャーなどで乳房を強く圧迫するように指導する。術後3カ月を過ぎれば特に制限しない。

　以後は1年に1回程度，乳癌検診とともにインプラントのチェックを行う。主に視診，スクイーズテスト，超音波を行っている。マンモグラフィーによる検査は，この検査中にインプラントの破損事故が

起きる可能性があるので，やむを得ない場合のみにする。

症　例

症例1　39歳

皮膚の伸展率は1.4，ピンチテストの平均は2.2cmであった。皮膚と皮下脂肪の厚みがあるため乳腺下豊胸術を行った。左右の乳房の大きさに差があるため，乳房下溝切開のアプローチにより，左右にそれぞれ180ccと160ccテクスチャードタイプのラウンドコヒーシブシリコンインプラントを使用した。

元の乳房下溝よりテンプレートによるマークが尾側になったため，この尾側マークの中で皮切を入れて手術を行った。

乳腺下全体の剥離を終了したのち，元の乳房下溝の陥凹が残って，乳房下半分で段差がつくのを避けるため，指を切開創から中に入れ，中から元の乳房下溝を十分に押し上げてインプラントを挿入した。術後1年10カ月経過時で問題なく患者の満足が得られている（図8）。

症例2　29歳

皮膚の伸展率が1.4，ピンチテストの平均は2.4cmであった。元の乳房の大きさが中程度で，乳腺の量も皮下脂肪の厚みもあることから，乳腺下豊胸術を行った。

インプラントはテクスチャードタイプのラウンドコヒーシブシリコン200ccを使用した。

術後1年9カ月の現在，問題なく経過している（図9）。

症例3　27歳

本来の乳房が小さく，皮膚の伸展率が1.5，ピンチテストの平均が1.6cmであったので，175ccのラウンドタイプのテクスチャードコヒーシブシリコンインプラントを使用して，大胸筋下豊胸術を行った。

乳房の外側については前鋸筋筋膜上で剥離を行い，この層へインプラントを挿入した。

術後1年10カ月で特に合併症もなく満足の得られる結果であった（図10）。

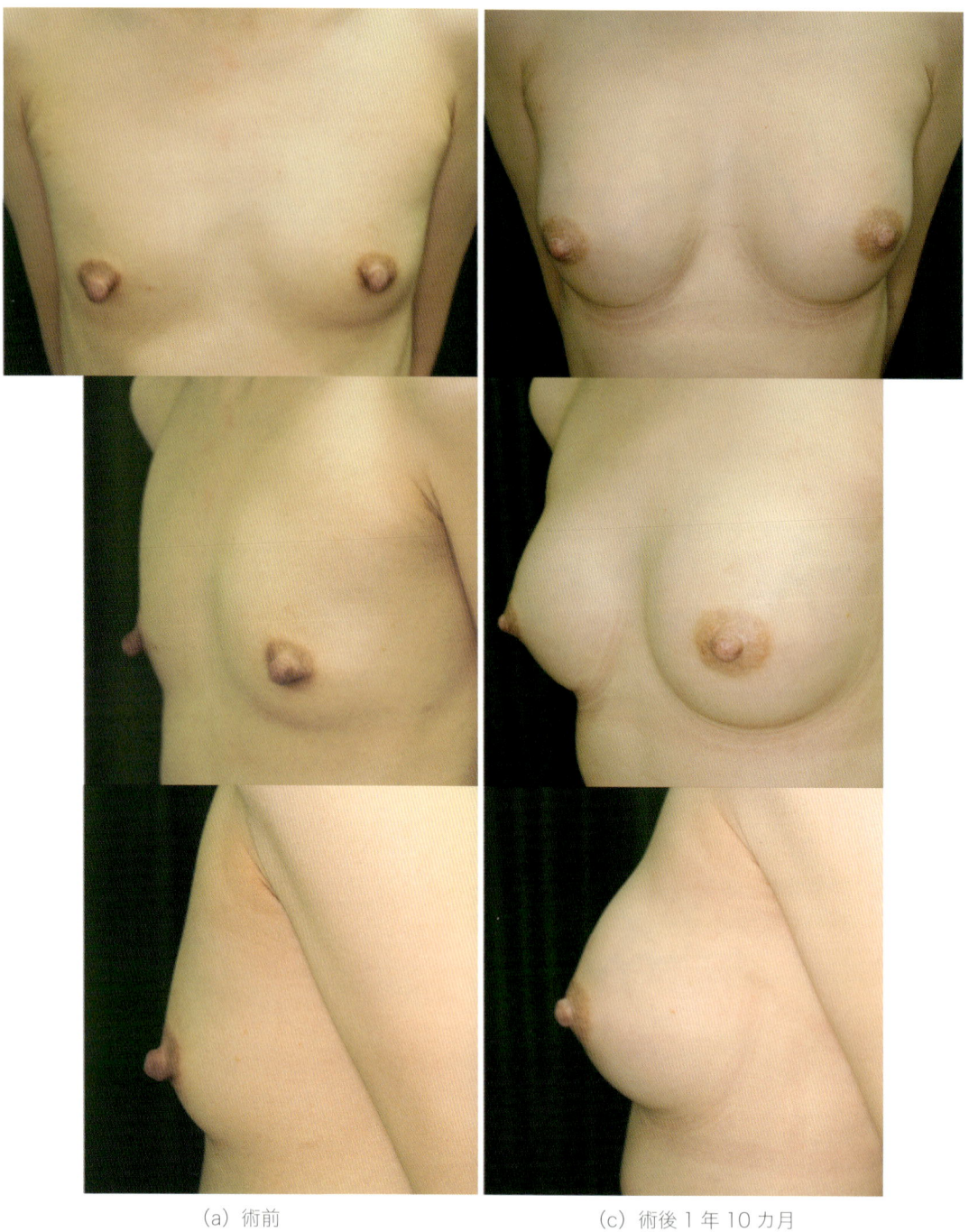

(a) 術前

(c) 術後1年10カ月
乳腺下豊胸術を行った。

(b) 術前のマーキング
テンプレートを使用した。ラウンドタイプインプラントの設置範囲と剝離範囲を示す。

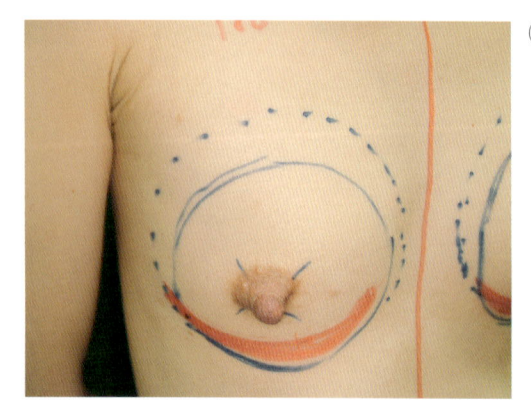

図8 症例1：39歳

(a) 術前

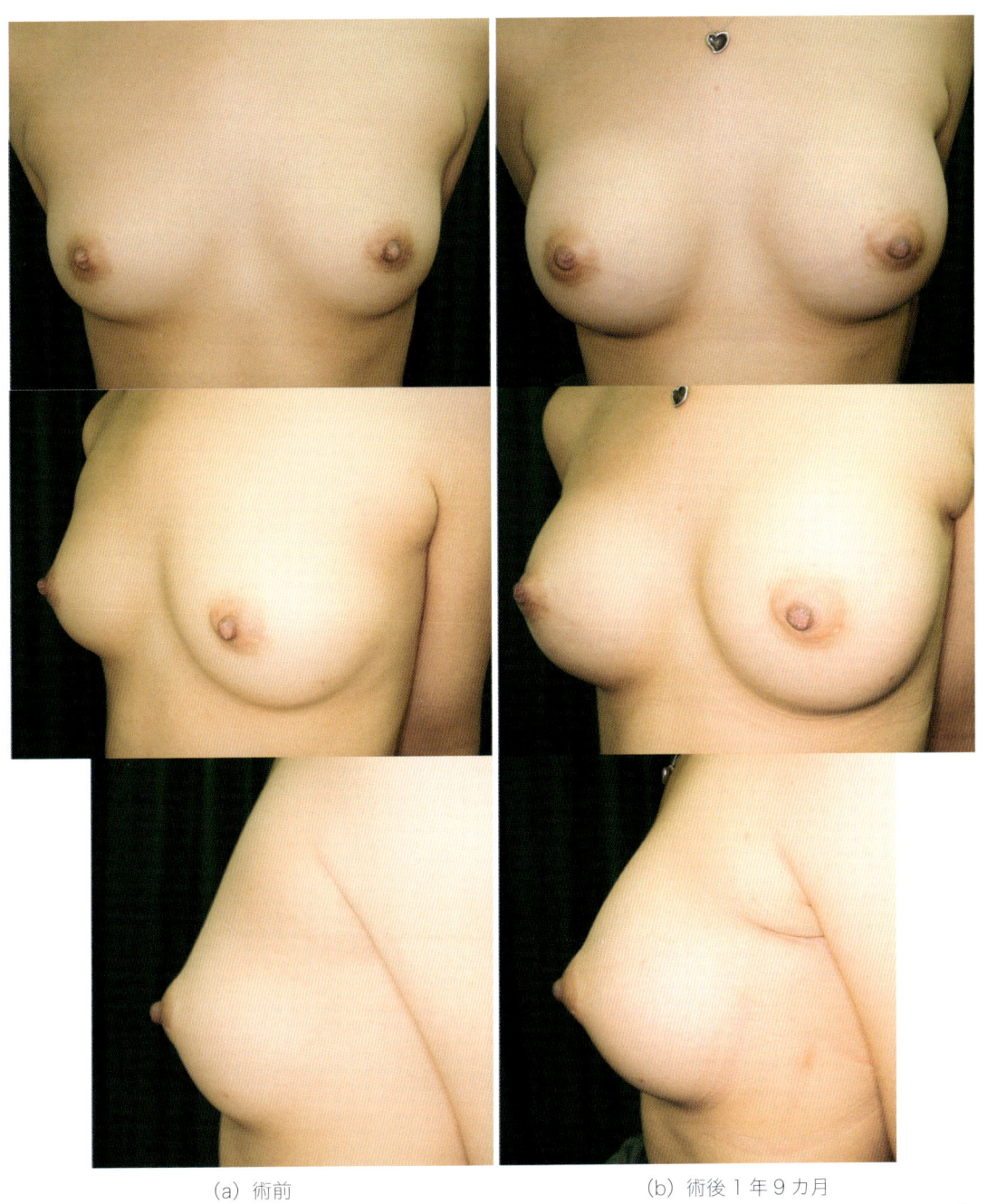

(b) 術後1年9カ月
200ccラウンドタイプコヒーシブシリコンを使用した乳腺下豊胸術を行った。

図9　症例2：29歳

19. 乳房インプラントによる豊胸術：経乳房下溝

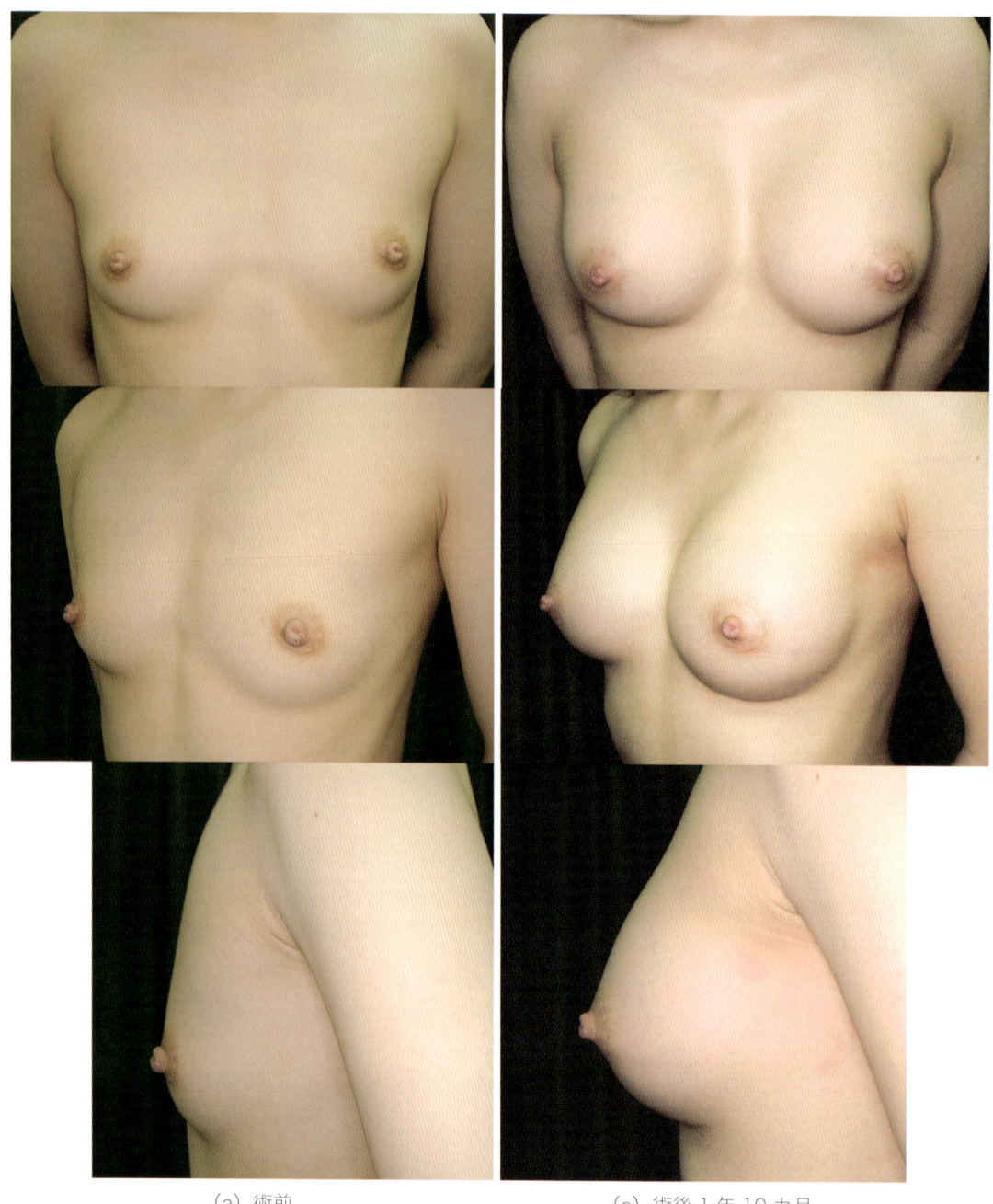

(a) 術前

(c) 術後 1 年 10 カ月
大胸筋下豊胸術を行った。

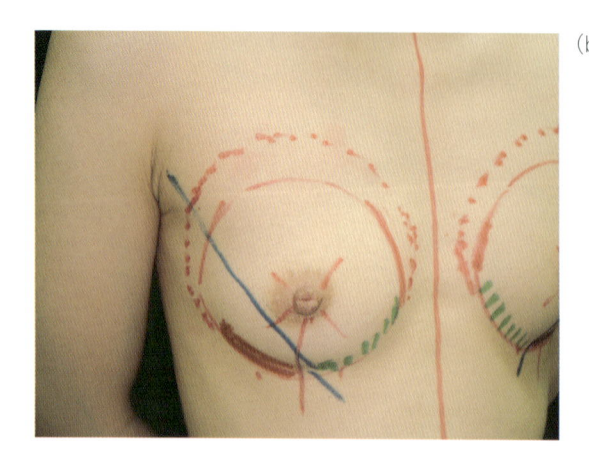

(b) 術前のマーキング
大胸筋外側縁，インプラントの設置部位と剥離範囲を示す。

図 10　症例 3：27 歳

194　Ⅱ．乳房の美容外科

考察

乳房下溝アプローチの利点と欠点

インプラントを用いた豊胸術を行う場合には，乳輪，腋窩，乳房下溝のいずれかに切開を入れる必要がある。乳房下溝のアプローチについては，日本では胸部に瘢痕が残ることを嫌う患者も多く，腋窩切開がより多く行われている。しかしながら，腋窩からのアプローチによる手術の場合には，神経損傷のため上腕などの知覚に問題を生じる例もあり，瘢痕の収縮により肩関節の運動制限を生じる例も見られる。また，特にテクスチャードタイプのインプラントを正確に設置することが難しく，インプラントの向きの調整も正確な操作を行いにくいという欠点がある。乳房下溝のアプローチはこのような欠点をすべてクリアするものであるが，反面，体の正面に瘢痕が残ることに抵抗を示す患者も少なくない。

しかし，実際には立位では瘢痕は乳房下溝に入る。瘢痕も多くの例で手術から2〜3年経てば赤みもなくなり目立つことはない。この程度の年月が必要なことを術前に説明しておく必要がある[7]。

インプラントの表面の形状について

スムースタイプとテクスチャードタイプがあり，このいずれを選択するかという問題がある。

豊胸術の合併症の1つにカプセル拘縮があるが，著者は過去にスムースタイプとテクスチャードタイプをランダムに選択し，これを乳腺下豊胸術と大胸筋下豊胸術とに分けて使用し，それぞれのカプセル拘縮の発生率を調査したことがある[4]。この結果，テクスチャードタイプの方がカプセル拘縮が少なく，乳腺下豊胸術と大胸筋下豊胸術では有意差がなかった。また他の報告[2,3]でもテクスチャードタイプの方がカプセル拘縮の発生率が少ないとするものが多かった。これらのことからもインプラントの表面の形状についてはテクスチャードタイプが好ましいと考えている[4,7]。

インプラントの設置部位について

基本的に多くの症例でインプラントの最も前方へ突出した点，すなわちラウンドタイプではその中央部，アナトミカルタイプではインプラントのやや尾側寄りの点が乳頭直下に来るようにインプラントを設置するのが，乳房として最も自然な仕上がりの形になる。

そのため手術前のマーキングにおいては，インプラントと同じ直径のテンプレートを乳房に当てて，インプラントの設置部位を正確にマークしておくのがよい。この位置が1.5〜2cm以上ずれると乳房として不自然な形になったり，乳房のふくらみに比べ乳頭乳輪の位置が不自然に見える場合があることに注意する。

bottoming out

皮膚の伸展性の大きい乳房では，将来インプラントが重力によって下垂するという問題があり得る。これはbottoming outと言われ，乳腺下豊胸術と乳房下溝で大胸筋を切断するタイプの大胸筋下豊胸術で起こり得る。

皮膚の伸展率が1.5以上あるなど柔らかい皮膚に対する豊胸術の場合には，皮膚の伸展性とインプラントの重量によってインプラントの最も突出した点が乳頭より0.5〜1.5cm頭側になるように設置した方がよい。このようなインプラントの下方移動は，術後約1年以内で起こるが，以後はあまり進行しないようである[6]。

ラウンドタイプかアナトミカルタイプか

インプラントの形状はラウンドタイプかアナトミカルタイプかという問題がある。一般にアナトミカルタイプは形状を保つ必要があるため，インプラントとしてはやや硬い傾向がある。このため豊胸術後の乳房が少し硬いと訴える患者もある。リップリングの点では有利であるが，最適なインプラントの選択は難しいことが多い。

著者は，乳房頭側のふくらみを希望する患者が多いことから，インプラント自体も柔らかいラウンドタイプを多用している。しかし，乳房の尾側により大きいボリュームを希望する例ではアナトミカルタイプの方が適している。

また，かなり大きいサイズ（250〜300cc以上）のインプラントを患者が希望する場合は，ラウンド

タイプのインプラントを使用するとインプラントの頭側での段差が見えてしまうことがあるためアナトミカルタイプの方が安全である。

文　献

1) 高柳進：豊胸術；最近の工夫について．形成外科 50：1393-1401, 2007
2) Coleman DJ, Foo TH, Sharpe DT : Textured or smooth implants for breast augmentation? A prospective control trial. Br J Plast Surg 44 : 444-448, 1991
3) Hakelius L, Ohlsen L : A clinical comparison of the tendency to capsular contracture between smooth and textured gel-filled silicone mammary implants. Plast Reconstr Surg 90 : 247-254, 1992
4) 高柳進：人工乳房の問題点と現況．日美外会報 28：180-185, 2006
5) 高柳進：豊胸術後に修整を行った症例について．日美外会報 31：101-109, 2009
6) Takayanagi S, Nakagawa C, Sugimoto Y : Augmentation mammaplasty ; Where should the implant be placed? Aesthetic Plast Surg 28 : 83-88, 2004
7) 高柳進：乳房の美容外科；私の方法　以前と変わったこと，変わらないこと．PEPARS 31：19-26, 2009
8) Graf RM, Bernardes A, Rippel R, et al : Subfascial breast implant ; A new procedure. Plast Reconstr Surg 111 : 904-908, 2003

20 乳房インプラントによる豊胸術：経腋窩法

広比 利次

Summary

豊胸術にはいまだ画一的な方法はなく，切開部位，挿入層，インプラントの種類など，さまざまな選択肢を組み合わせて行われている．これらのうち，わが国では経腋窩アプローチによるシリコンインプラント挿入術が圧倒的に多く行われている．

経腋窩アプローチでは，剝離のほとんどが盲目的に行われ，剝離層，範囲ともに正確性に欠ける．その対策として著者はブレストサイザーを剝離腔内に挿入した状態で，剝離操作を行っている．剝離腔を上下に広げることにより剝離層が均一となり，さらにサイザーを動かすことによって剝離範囲，索状物も確認しやすくなる．

剝離層としては，乳腺下，大胸筋筋膜下，大胸筋下のいずれかを選択するが，それぞれに長所，短所があり，患者の体型，使用するインプラントの大きさ，種類などを考慮して総合的に判断すべきである．大胸筋筋膜下法は 2000 年 Graf により報告され，その後も多くの報告が見られる．大胸筋筋膜は構造的に上 1/3 では厚くしっかりとしており，下 2/3 では薄くなる．この解剖学的特徴から筋膜下法は上 1/3 は大胸筋下法，下 2/3 は乳腺下法に近く，これらの中間法としての位置づけである．著者は近年筋膜下法を第 1 選択としているが，被覆組織の薄い患者では大胸筋下法を選択している．

インプラント適応が難しい症例として，乳房下垂，乳頭位置異常，漏斗胸，左右非対称などが挙げられる．これらは手技の如何にかかわらず，良好な結果を出すことが困難で，インプラント豊胸の限界と併用手術の必要性に言及する．

最後に代表的な合併症である被膜拘縮への対策として，テクスチャード・インプラントを使用するのが有効である．また zafirlukast（アコレート®）内服が臨床的に有効である報告も数多く発表されている．著者の施設でもこれらの組み合わせで近年被膜拘縮の発生率は大幅に減少し，満足すべき結果が得られている．

はじめに

乳房インプラント（以下，インプラント）による豊胸術を行う際には，切開部位，挿入層，インプラントの種類・形状・大きさなど，多くの選択肢がある．

切開部位に関しては，わが国では腋窩が広く一般的に行われている．しかし手術手技は必ずしも容易ではなく，合併症も少なくはない．剝離腔作製の際には，ほとんどの剝離操作が盲目的に行われるために正確性に欠け，安定した結果を得ることは難しい．それにもかかわらず，経腋窩法が盛んに行われている最大の理由は，瘢痕が隠しやすく，目立たないことにある．豊胸術は患者にとって守秘性の高い手術であるため，術後の乳房の仕上がりとほぼ同等に瘢痕の位置が重要となってくる．

本稿では，患者の要望が圧倒的に多い経腋窩法に

よるインプラント豊胸術に関して，手術適応の選択，実際の手術手技，安定して満足すべき結果を得るための工夫に関して述べる。またあわせて本術式の限界，pit-fall，合併症に関しても実際の症例を提示しながら解説する。

概　念

インプラント挿入の際の切開部位

腋窩，乳輪周囲，乳房下溝が挙げられる。このうちわが国で最も多く行われているのは経腋窩法であり，NPO法人 日本乳房インプラント研究会（Japan Association of Mammary Prosthesis：JAMP）によると，全アプローチに占める経腋窩法の割合は95％を占めている[1]。一方，欧米諸国では経乳房下溝法が主流であるが，瘢痕が目立つ位置にあるためにわが国では好まれない。

経腋窩法の最大の長所は，傷跡が目立たないという一点につきる。術後数カ月後で腋窩の瘢痕は腕を挙上した状態でも認識できない程度になることも多いため，患者には好まれる。

しかし，ほかのアプローチ法と比べて手技的には難しく，経験を積んだ外科医でさえ常に安定した結果を得るのは難しい。その最大の理由は，剥離腔を作製する際に盲目的剥離が行われるために，均一な層で剥離を行うこと，剥離範囲を正確に作製すること，止血を確実に行うことなどすべての基本的操作が難しいためである。一方，経乳房下溝法では剥離範囲はほぼ全域に直視下に確認できるため，安全性，正確性，止血の確実性などすべての面において優位である。経腋窩法の短所を克服するために，内視鏡を使用する術式の報告も見られる[2,3]。より正確な手技を実践するには有用な方法であるが，現実には設備，トレーニングの問題からどの施設でも行うことができるというわけではない。

インプラント

現在テクスチャード・コヒーシブシリコンが多く使われている。腋窩の小さな切開層から挿入するのは，その硬さゆえ，やや難しくなる。ラウンドタイプであれば方向は関係ないが，アナトミカルタイプでは挿入時に回転がかかってしまうため，ローテーションを含めた正確な位置決めは難しい。

術前の評価

皮下脂肪（被覆組織）の厚さ

ピンチテストを行う。厚みとして2cmが挿入層を選択する際の1つの基準となる。著者は2cm以下であれば大胸筋下法，2cm以上では大胸筋筋膜下法[4]をおもに行っている。

胸郭（肋骨）の形状

軟部組織の評価だけでは不十分で，触診にて胸郭の対称性を必ず確認する。術前には目立たなかった胸郭の左右差が，インプラント挿入により乳房突出度合の左右差として顕著になることがあるため注意を要する。

乳輪・乳頭の位置

胸骨切痕から両側乳頭までの距離を計測する。また正中線から乳頭までの距離を左右とも計測する。乳頭位置が低い場合には，縦長であるアナトミカルタイプを選択するとよい。また左右の乳頭が離れている場合，術後に乳頭が外向きになることが多く，手術に際して剥離範囲，インプラントの形状，大きさの選択が大変重要となる。

乳房下垂がある場合

軽度の下垂であれば，患者の希望に応じてインプラント挿入で対応することもある。ただし乳頭位置が頭側に移動するわけではなく，はりを出して下垂感を軽減するのみである。この場合には，筋膜下（乳腺下）にラウンドタイプ（またはアナトミカルタイプ）インプラントを挿入する。新しい乳房下溝の設定，乳頭位置とインプラントサイズ，形状の決定が重要である。

一方，大胸筋下法ではDouble bubble変形を起こす可能性があり，また乳腺組織とインプラントとの動きに一体感がなく不自然さをもたらすことがある。

手技

麻酔

著者の施設では，基本的には硬膜外麻酔と静脈麻酔とを併用している。経腋窩法の場合には術野が腋窩，鎖骨周囲から第6肋骨付近までと広範であるため，局所麻酔で行うことは難しい。硬膜外麻酔を行っている。

Th3/4から頭側に3～5cmカテーテルを留置し，1.5％塩酸メピバカインを12～15cc注入する。通常1回の注入では1.5時間ほどの鎮痛効果が得られる。手術時間の長さにより，2回目以降は半分量を追加注入し維持する。

また意識下に手術を行うと，手術中の患者の恐怖感は避けられず，また硬膜外麻酔単独では圧痛覚が残ることも多い。そこで1％プロポフォール（6～10mg/kg/h）の持続点滴注入を行って無意識下に手術を行っている。

この併用麻酔法では，必要に応じて術中に患者を目覚めさせ，自身でインプラントの大きさを選定してもらうこともできる[5]。また硬膜外麻酔は，術後の疼痛を持続的に緩和することができる。豊胸術における硬膜外麻酔は，この2つの点で全身麻酔に対して優位である。

デザイン

①立位で剥離範囲をデザインする。想定されるインプラントのサイズに合わせて，ラウンドタイプでは中心が乳頭に一致するように，アナトミカルタイプでは最突出点を乳頭位置に一致するようにインプラントの輪郭を皮膚表面上にマーキングする。その際テンプレートを作っておくと便利である。さらに剥離範囲としてその周囲約2cm外側もマークしておく。特にアナトミカルタイプを検討している場合には，ローテーションの問題から剥離範囲をいたずらに広げるのは好ましくない。

剥離操作

②腋窩有毛部内で中央やや体幹寄りに，しわに沿って約4cmの切開を加える。皮下を鈍的に剥離をしながら大胸筋外側縁に至る。

③筋鈎で展開しながら直視下に筋膜下ないしは筋肉下（大・小胸筋間）を確認し，層を同定後は示指で可能な限り広範囲に鈍的剥離（finger dissection）を進める。いかなる剥離子より指での剥離は信頼性が高く，剥離層が均一となり安心して行うことができるが，すべての剥離範囲をカバーするのは不可能である。その後は専用の剥離子による盲目的な剥離となる（図1-a）。

・筋肉下での剥離は容易であるが，乳腺下ないしは筋膜下は繊維性結合が強く容易でないことも多

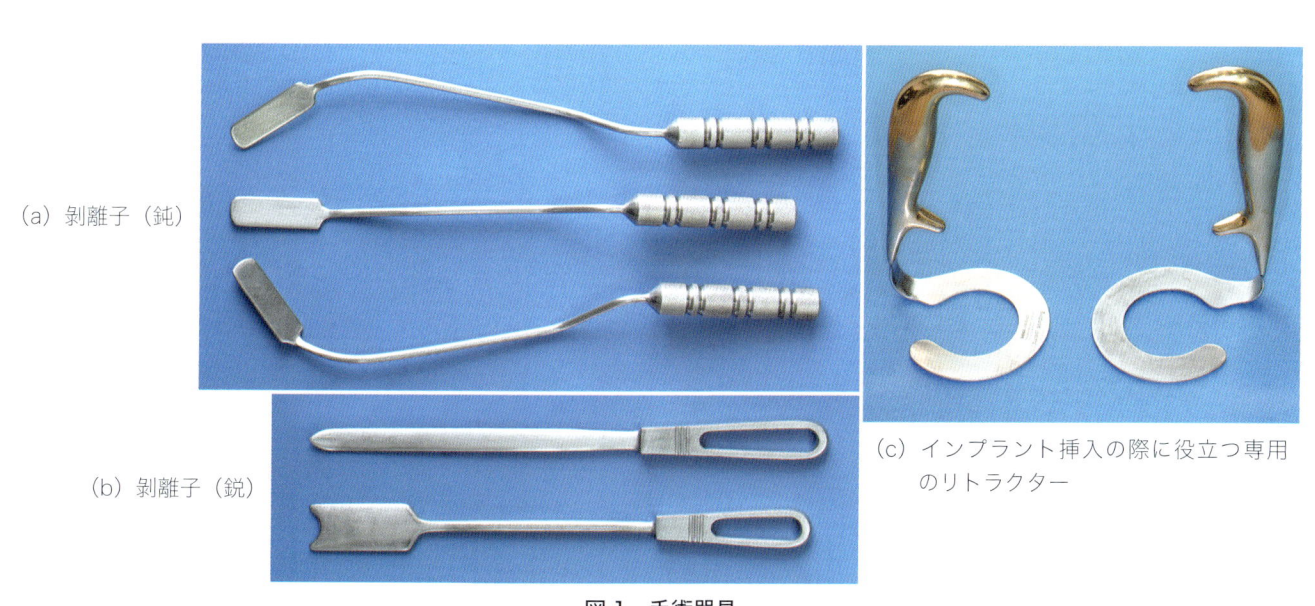

(a) 剥離子（鈍）

(b) 剥離子（鋭）

(c) インプラント挿入の際に役立つ専用のリトラクター

図1 手術器具

い．実際の剥離操作に際して，すべてを鈍的に行うことは難しく，数カ所で鋭的な剥離が必要となる．その際に使用する専用剥離子（**図1-b**）があるが，先端が鋭く危険なため細心の注意を払って操作する．肋間筋を貫いて気胸，血胸などの重篤な合併症を起こさぬよう剥離子先端の方向には常に注意する．

剥離を少しでも容易に，しかも安全で均一に行うためのコツ

滑らかに抵抗なく剥離が進み，遠位で抵抗を感じ始めたら早めにブレストサイザー（生理食塩水インプラントでもよい）を挿入する（**図2-a**）．これがスペーサーとして剥離腔を上下方向に押し広げるため剥離層を均一に保つのに役立つ（**図2-b**）[6]．またこのサイザーを適宜皮膚上から上下左右に動かすことにより索状物の存在，剥離範囲の確認にも最適である（**図2-c**）．なお，サイザーを抜去してシリコン・インプラントを挿入した後に，最終調整で剥離を追加するのは，万が一剥離子によるインプラントの破損があっても気付かないため好ましくない．

大胸筋下法での剥離の注意点

大胸筋の外側縁で大・小胸筋間を同定して，すぐに指での剥離に移り可及的に広範囲に剥離を続ける．剥離子の動きは基本的には肋骨上を滑らせながら，押し広げていく動作が安全であるが，尾側では一部掃くような動作も必要である．大胸筋の走行を考えると，内側から外側に向かって掃くわけであるが，逆動作を行う際には筋体自体を引き裂くこともあり，また内側で筋肉上に入って2層に剥離する可能性もあり要注意である．誤って2層に剥離した場合にはインプラントは筋肉下に留まらず，乳腺下に入ってしまうことになる．

大胸筋筋膜下法での剥離の注意点

大胸筋の外側縁で大胸筋筋膜を同定する（**図3**）．その後，頭側1/3では筋膜が厚くて丈夫なため筋膜下は指で容易に剥離ができる．患者の個体差が強いが下2/3では剥離は難しいことが多く，大胸筋下剥離の数倍の時間を要することもある．剥離の手法は基本的に大胸筋下法と同じであるが，索状物が多く抵抗も強いため，鋭的な剥離を行うための専用の剥離子を用意すべきである．

部位別の剥離の注意点

・内側の剥離

患者の好み，乳輪・乳頭の位置にもよるが，一般的には"胸の谷間"への憧れは強く，中央部で左右のインプラントが離れて位置するのは好まれない．傍胸骨部まで剥離する際には，左右が貫通しないよう慎重な剥離が必要である．

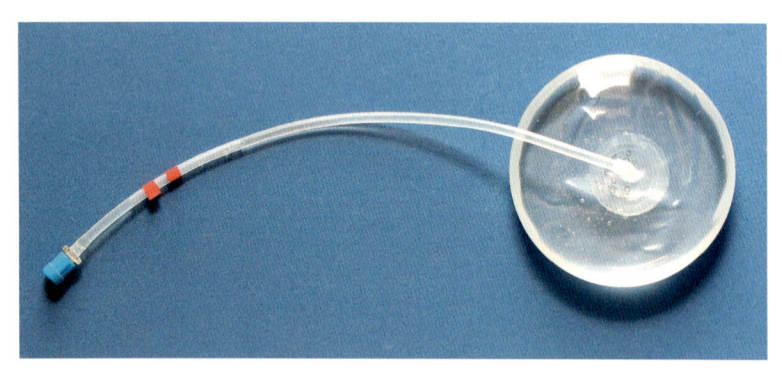

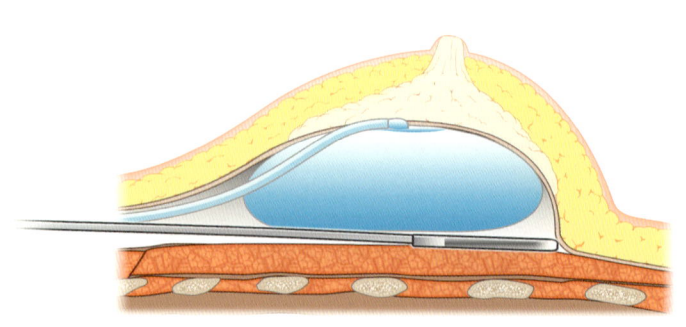

図2　ブレストサイザー
ブレストサイザーを挿入すると剥離腔が上下に広がり剥離が容易になる．また剥離範囲，索状物を確認することができ，確実な剥離の助けになる．

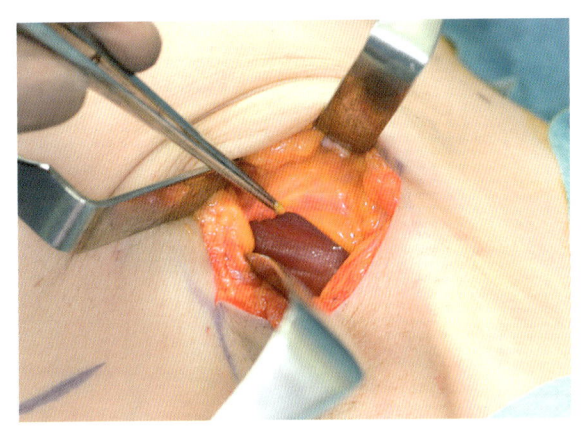

図3　大胸筋筋膜
大胸筋外側縁を露出し，直視下に大胸筋筋膜（摂子でつかんでいる）を同定する。

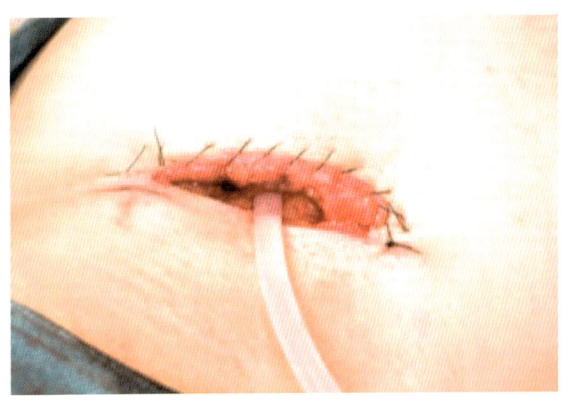

図4　腋窩創部ケロイドの予防
テクスチャードタイプのインプラントを挿入する際に，創縁の熱傷，挫滅を防止するために体幹寄りの皮膚を反転して縫合する。さらに両端はマットレス縫合で引き裂きを防止する。

また内胸動脈穿通枝の損傷を避けるため，鈍的に押し込むような剥離動作で行う。その際にスペーサーとして挿入してあるサイザーが剥離を容易にし，剥離範囲の確認にも役立つ。なお内側は皮膚，皮下組織が薄く，rippling，palpable edge の好発部位であるため，谷間を作るのと背中合わせの短所であることを肝に銘じておく。

・外側の剥離

肋間神経外側皮枝の損傷に注意する。テクスチャードでは前腋窩線から中腋窩線の中央あたりまでが剥離範囲となるが，その少し外側に肋間神経外側皮枝が走行している。術前より同神経の走行を皮膚上にデザインしておき，剥離の際には力任せに横に掃くような動作は避け，皮弁を上方に持ち上げてストレッチするように丁寧な剥離を心がける。誤って切断した場合には術後の乳頭知覚障害が起こり，回復は望めない。

・尾側の剥離

術後の乳房の印象を左右する最も重要な部位である。特にテクスチャードでは術中の剥離範囲で術後の新しい乳房下溝の位置がほぼ決まってしまうため，過不足なく剥離を行う必要がある。術前に予定していたライン手前までおよそ剥離が進んだら，患者を坐位にしながら，サイザーにて新しい乳房下溝の位置を確認し，剥離を追加する。この操作を数回繰り返しながら予定ラインまで正確な剥離を続ける。誤って尾側に剥離しすぎた場合にはその修正は極めて難しくなることを肝に銘じる[7]。

④左右の剥離を終了したら患者を坐位にし，サイザーが入った状態で，乳頭を中心に適切な位置にあるか，左右差はないか，また索状物による引きつれはないか，などを確認して剥離を完了する。

インプラント挿入

⑤インプラントを挿入する。以下にコツと注意点を述べる。

・挿入の際には専用のリトラクターを使用すると挿入部付近の内腔を大きく保持できるため便利である（図1-c）。コヒーシブは挿入の際に戸惑って，握りつぶす操作を過度に行うとジェル自体が不可逆的変形を来たすことがあるので，滑らかな挿入を心掛ける。その点では多少切開創を延長し，創周囲の組織をしっかりと剥離する必要がある。

・挿入の際に切開層周囲の皮膚がテクスチャードシェルの摩擦で熱傷，挫滅することが多い。結果的に肥厚性瘢痕，ケロイドを誘発することも多く，予防策が重要である。著者はその対策として，創縁の中枢側の皮膚を折り返して縫合し，皮膚側に摩擦が起きないようにしている。ケロイドは術後長い間患者を苦しませることになるため，ちょっとした労力ではあるが慣例化すべきである。また小さい創から無理やりインプラントを挿入しようとすると，腋窩の皮膚は裂けやすいため，両端が引き裂かれて創が数cm伸びてしまうこともある。予防策として創の両端に太目のナイロン糸で引き裂け防止のマットレス縫合を行う（図4）。

・挿入の際，テクスチャードの場合には潤滑ジェル

20．乳房インプラントによる豊胸術：経腋窩法 | 201

を塗って滑りをよくする。
⑥挿入後は，上下・表裏を念入りに確認する。ラウンドタイプは表裏だけでよいが，アナトミカルでは頭側，尾側，長軸の傾斜にも注意が必要となる。
⑦創閉鎖を行う。

術後管理（テクスチャード・コヒーシブシリコンの場合）

術後ドレーン

著者の施設では日帰り手術を原則としている。手術終了時にはペンローズドレーンを挿入しているが，帰宅時（通常は術後3～5時間経過後）には，ドレーンを抜去している。過去10年間でドレーン抜去後の術後血腫の経験はない。ただし，入れ替えなど修正例においては術中・術後出血が多い傾向があるため，出血量に応じて1～2日間程度ドレーンを留置することもある。

固定

術後2日は胸部包帯で全体を軽く圧迫し，その後1カ月間はバストバンド（Design Veronique®）を常時着用することで，インプラント位置の被膜形成の安定化を図っている（図5）。

マッサージ

スムースタイプのインプラントでは剝離スペースを広く維持するためにマッサージが重要であるが，テクスチャードタイプでは，シェルと周囲組織の間で摩擦による炎症を増悪させてしまうためマッサージは禁忌である。

Zafirlukast（アコレート®），VitaminE（ユベラ®）の内服

被膜拘縮予防として，Zafirlukast20～40mg/日，VitaminE50～100mg/日を通常3カ月間内服させる[8～13]。被膜拘縮後の修正症例などでは適宜内服期間を延長する。

定期検診

定期検診として，術後2・7・14日，1・2・3・6・12カ月に来院を義務付けている。2年以降は，1年に1回，破損等の異常チェックを含めて定期健診をすすめている。インプラントには寿命があり，長期的には破損による入れ替えも考慮しなければならない。また異物ゆえに何かの異常を感じた場合には

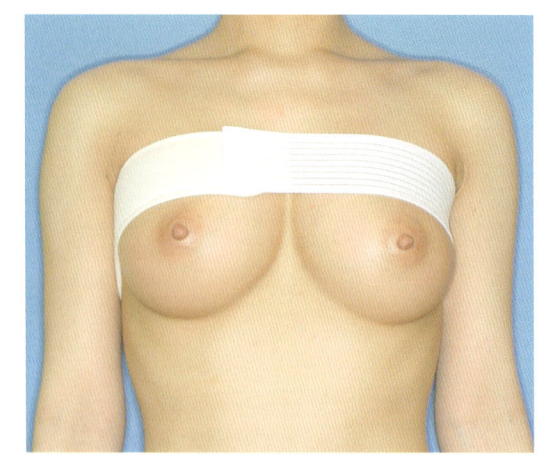

図5 バストバンド
術後1カ月装着する。

すぐに来院するよう指示するなど患者教育も重要である。

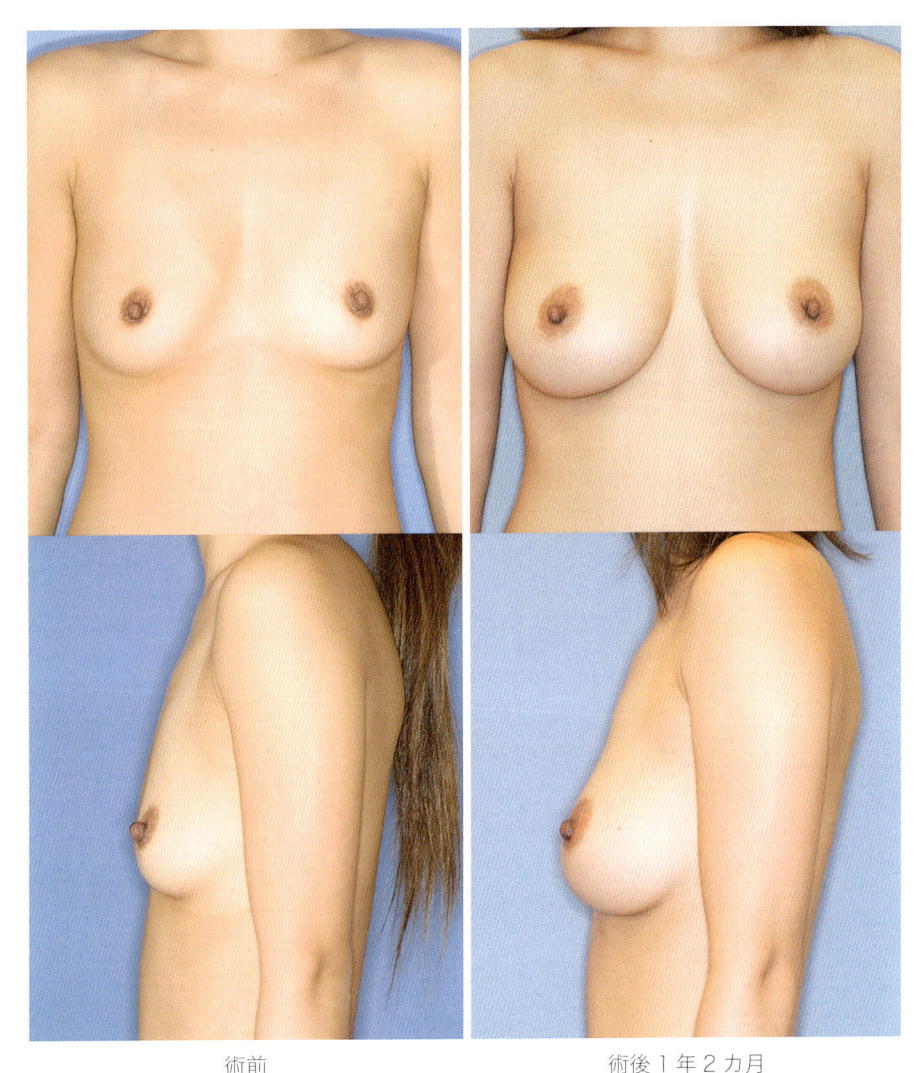

術前　　　　　　　　　　術後1年2カ月
図6　症例1：28歳，大胸筋筋膜下，アナトミカルタイプ210cc

症　例

症例1　28歳，大胸筋筋膜下，アナトミカルタイプ210cc

術前のブラジャーサイズはAカップであり，2カップアップの自然な仕上がりを希望した。術後1年2カ月経過，アナトミカルタイプのインプラントと筋膜下層の組み合わせにより，乳房下溝にややボリュームが出ているが，これは好みの分かれるところである。Baker grade I で非常に軟らかい仕上がりとなった（図6）。

症例2　32歳，大胸筋下，ラウンドタイプ245cc

術前のブラジャーサイズはBカップであり，2～3カップアップではりのある仕上がりを希望した。ラウンドタイプを大胸筋下に挿入する計画とした。術後6カ月，ブラジャーサイズはDとなり，Baker grade II で自然なはりのある乳房となった。本症例に限らずラウンドタイプであれば大胸筋下がよい相性であると考える（図7）。

術前　　　　　　　　　　　　　術後 6 カ月

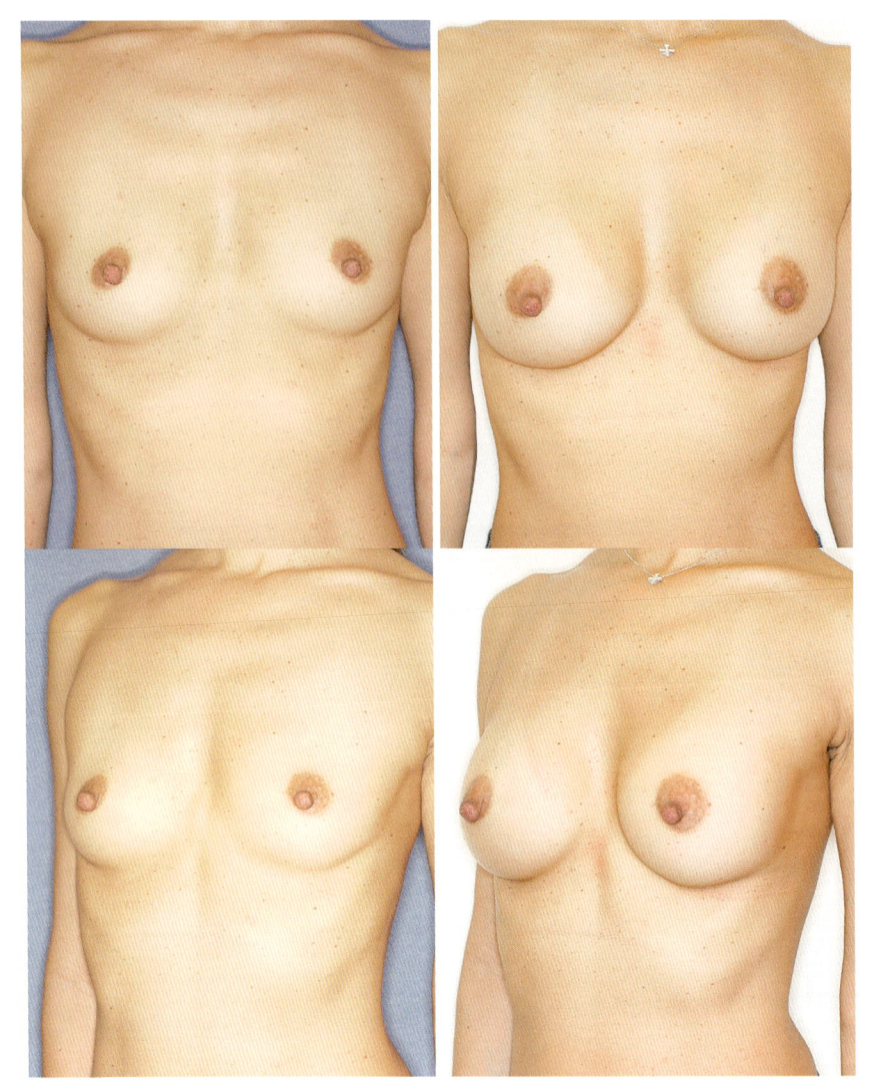

図 7　症例 2：32 歳，大胸筋下，ラウンドタイプ 245cc

考　察

インプラント挿入層における長所と短所

大胸筋筋膜下法

　ピンチテストで 2cm 以上の患者では，大胸筋筋膜下法を第 1 選択としている．

〔長所〕
・大胸筋筋膜は外側では広背筋筋膜と連続し，尾側では外腹斜筋筋膜，腹直筋前鞘と連続している．頭側 1/3 ではしっかりとした厚みがあり，尾側にいくに従って薄くなっていく[14]．その構造的特徴から豊胸術においては，頭側では大胸筋下法に近く，尾側では乳腺下法に近いと考えられる．すなわち形態的には，upper pole ではインプラントの立ち上がりがなだらかで自然な形態となりやすい．逆に乳房下溝付近では筋膜の張力が弱いためボリュームを出しやすく，新乳房下溝の位置決めが容易である．その点では大胸筋下法と乳腺下法との中間法として両者の長所を併せ持つことになる[15]〜[17]．

・術後の疼痛に関しては乳腺下法とほぼ同様で，大胸筋下と比較するとだいぶ緩和される．

〔短所〕
・痩せ型体型患者では，乳腺下法ほどではないが，その短所が軽微ながらも出現することになる．upper pole においてインプラントの上縁の立ち上がりが不自然になることもあり，ラウンドタイプではなくアナトミカルタイプのインプラントを選択するのが無難である．また生理食塩水，ソフ

204　Ⅱ．乳房の美容外科

トコヒーシブジェルインプラントなどでは，rippling は避けられない問題で，その点でも充填率の高いアナトミカルタイプが望ましい。
・技術的には乳腺下剝離と同様で剝離が難しい。すべての範囲の剝離を鈍的に行うのは難しく，数ヶ所で索状物の鋭的な切離が必要となる。大胸筋下のように容易に剝離できることは少なく，外科医の技術とともに腕力も要する。

大胸筋下法
〔長所〕
・痩せ型体型で皮下組織の厚さが 2cm 以下の症例では大胸筋下法が絶対適応である。術後 rippling, palpable edge を可能な限り防止するため，被覆組織の厚い大胸筋下法を選択する。
・被膜拘縮が起こったとしても，被覆組織が厚く体表上の変化としては現れにくい。すなわち筋肉が形態的にカモフラージュしてくれる。
・技術的に剝離は 3 層の中で最も容易であり，手術時間も短時間で終了する。

〔短所〕
・大きいサイズのインプラントを挿入する際に，大胸筋下法では正中また尾側剝離の際，傍胸骨部で大胸筋起始部を広範に剝離することになり，肋骨，胸骨から離れてしまい，その結果筋肉に力を入れた際に大胸筋の停止部（上腕骨大結節綾）方向へ収縮し，インプラントが外側上方に持ち上げられ非常に不自然な動きとなることがある。
・筋肉質の患者においては，被覆する大胸筋がインプラントを強く圧迫し，そのため肋骨に陥凹ができる。そこにインプラントがはまり込み被膜拘縮様の硬さとなることがある。Muscle tonus も考慮して適応を決定する必要がある。
・術後の疼痛が非常に強いのが特徴である。個人差はあるが通常 1 週間程度持続することが多い。また疼痛のために，上肢の運動制限を起こすので早期よりリハビリを兼ねて，肩関節 ROM 運動を開始すべきである。
・乳房下垂症例に大胸筋下法を選択した場合には，double bubble 変形を起こす可能性がある。

合併症

被膜拘縮（Capsular contracture）（図 8-a）
インプラント豊胸術後の最も代表的な合併症である。近年テクスチャードのインプラントが主流となり，スムース全盛の時代と比べると重度の被膜拘縮は減ってきた。また Zafirlukast（アコレート®）の被膜拘縮に対する予防効果も数多く報告されている。当施設においても近年この組み合わせで豊胸術を行ってきたが，その結果 Baker grade Ⅲ以上の被膜拘縮発生率は 1.3％と良好な結果が得られている。

Rippling（波打ち）（図 8-b）
原因は以下の 2 通りある。
・Under-filled rippling
インプラントの充填材がシェルの容量に対して，十分に満たされていない場合に rippling が出現することがある。生理食塩水インプラント，コヒーシブジェルのラウンドタイプのインプラントに多い。一方，アナトミカルタイプは充填率が高いので rippling は出現しにくい。
・Traction rippling
スムースでもテクスチャードでも極端に大きいサイズのインプラントは，痩せ型体型の患者では薄い皮膚を下方向に引っぱり rippling が出現することがある。

Double bubble 変形（図 8-c）
下垂乳房に対して大胸筋下法を選択した場合に起こりやすい。修正法として，乳腺下ないし筋膜下へインプラントの入れ替えを行う。

感染（図 8-d）
非常にまれな合併症である。インプラントを一度抜去して感染が収まるのを待ち，3 カ月経過以降に再度挿入する。

その他，露出，腋窩創部ケロイド，palpable edge，破損，乳頭知覚鈍麻，大量出血，血腫などが挙げられる。

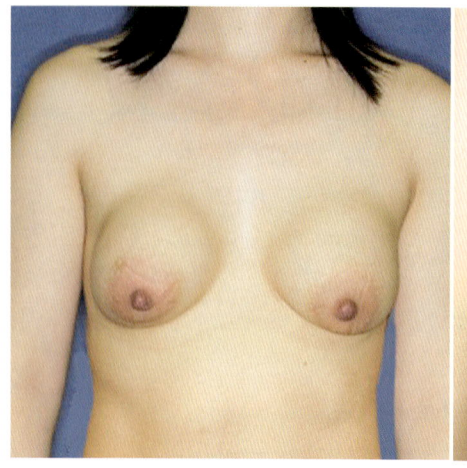

(a) 被膜拘縮 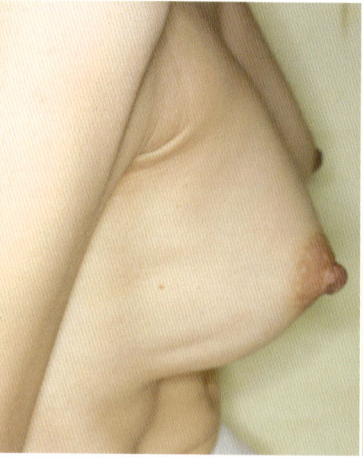　　(b) Rippling（波打ち） 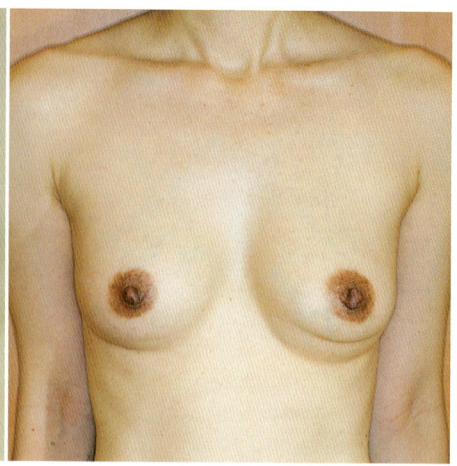　　(c) Double bubble 変形（左乳房）

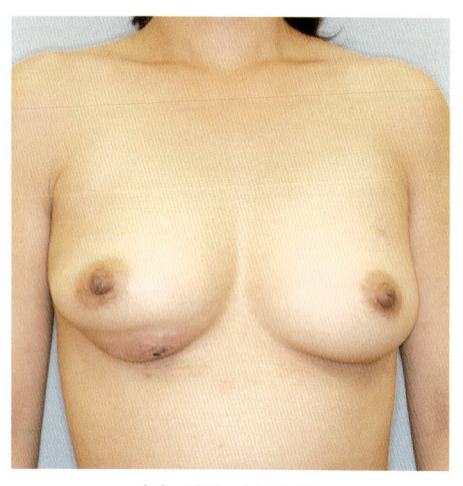

(d) 感染（右乳房）

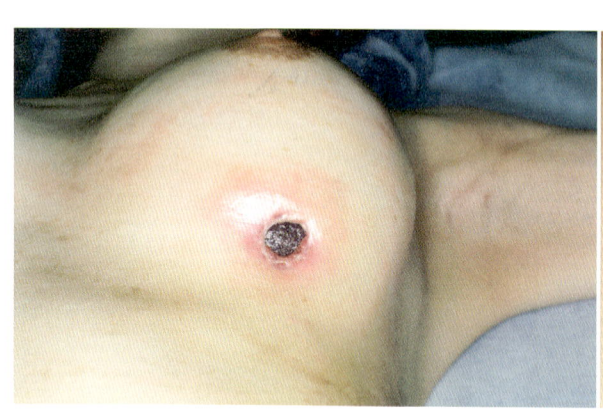

(e) 露出
極度に痩せていて被覆組織が薄いのにもかかわらず300cc以上のインプラントが長期的に入っていた。慢性的に皮膚に負荷がかかった結果、穿孔に至った症例である。

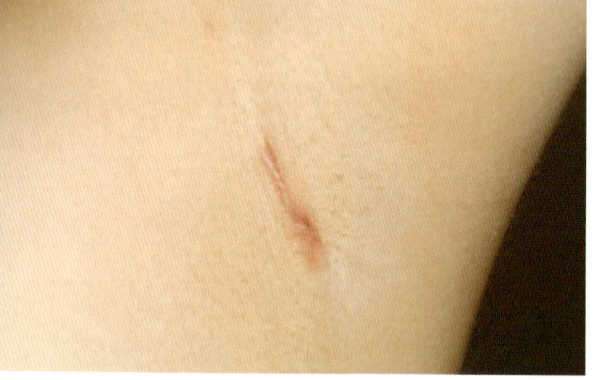

(f) 腋窩創部ケロイド
テクスチャードのインプラントを挿入する際に、創縁に摩擦による挫滅が生じて誘発される。対策として、インプラント挿入前に創縁の皮膚を反転縫合して挫滅を防止する。

図8　代表的な合併症

文 献

1) 南雲吉則：乳房増大術の3つの潮流．PEPARS 31：1-10, 2009
2) Price CI, Eaves FF III, Nahai F, et al：Endoscopic transaxillary subpectoral breast augmentation. Plast Reconstr Surg 94：612-619, 1994
3) 野平久仁彦, 矢島和宜, 新冨芳尚：われわれが行ってきた内視鏡下乳房増大術の変遷とその改良．形成外科 47：13-19, 2004
4) Tebbetts JB：A system for breast implant selection based on patient tissue characteristics and implant-soft tissue dynamics. Plast Reconstr Surg 109：1396-1409, 2002
5) 南雲吉則, 川本潔, 南雲吉和：バストサイズ術中自己決定法による豊胸術．日美外会報 12：37-38, 1990
6) 上敏明, 叢雅琳：乳房プロステーシスによる豊胸手術．形成外科 43：129-134, 2000
7) Troilius C：Correction of implant ptosis after a transaxillary subpectoral breast augmentation. Plast Reconstr Surg 98：889-895, 1996
8) Schlesinger SL, Ellenbogen R, Desvigne MN, et al：Zafirlukast（Accolate）；A new treatment for capsular contracture. Aesthet Surg J 22：329-336, 2002
9) Scuderi N, Mazzocchi M, Fioramonti P, et al：The Effects of zafirlukast on capsular contracture ; Preliminary report. Aesth Plast Surg 30：513-520, 2006
10) Bastos EM, Neto MS, Alves MT, et al：Histologic analysis of zafirlukast's effect on capsule formation around silicone implants. Aesth Plast Surg 31：559-565, 2007
11) Spano A, Palmieri B, Taidelli TP, et al：Reduction of capsular thickness around silicone breast implants by zafirlukast in rats. Eur Surg Res 41：8-14, 2008
12) Moreira M, Fagundes DJ, de Jesus Simōs M, et al：Zafirlukast pocket delivery impairs the capsule healing around textured implants in rats. Aesth Plast Surg 33：90-97, 2009
13) Caffee HH：Vitamin E and capsule contracture. Ann Plast Surg 19：512-514, 1987
14) Lin J, Song J, Chen X, et al：Anatomy and clinical significance of pectoral fascia. Plast Reconstr Surg 118：1557-1560, 2006
15) Graf RM, Bernardes A, Rippel R, et al：Subfascial breast implant；A new procedure. Plast Reconstr Surg 111：904-908, 2003
16) Góes JCS, Landecker A：Optimizing outcomes in breast augmentation；Seven years of experience with the subfascial plane. Aesth Plast Surg 27：178-184, 2003
17) Serra-Renom JM, Garrido MF, Yoon T：Augmentation mammaplasty with anatomic soft, cohesive silicone implant using the transaxillary approach at a subfascial level with endoscopic assistance. Plast Reconstr Surg 116：640-645, 2005

21 内視鏡下乳房増大術

野平 久仁彦

Summary

わが国における乳房増大術は腋窩からのアプローチが主流である。内視鏡を用いない例が多いが，盲目的な操作の最大の問題点は，ひとたび動脈性の出血が起きると止血が困難であること，剥離範囲の精密な調整が難しく，とくにわが国でよく見られる乳房下部の狭窄（lower pole constriction）への対処が困難であること，大胸筋下法では大胸筋起始部の筋体の切開ができないことである。それに対して内視鏡を用いる利点は，大胸筋下，乳腺下，筋膜下のどの剥離も自由に行うことができ，上記の盲目的方法では困難なことが，すべて可能になることである。

反面，手術器具を揃えるための初期投資がかかること，習熟までの期間が必要であること，手術時間が延長するという点がある。しかし出血を最小限に抑えることができるので，術後の早期回復と，トラブルの少ない安定した手術結果をもたらすことができる。

はじめに

現在わが国で行われている乳房増大術のうち，最も多く用いられている挿入部位は腋窩である[1]。これはわが国の症例は小さな乳房である場合が多いので，乳房下溝からのアプローチでは瘢痕が目立ちやすいこと，乳房に傷をつけたくないという患者自身の希望が強いことにもよる。腋窩経由では盲目的な剥離による挿入腔の作製が主流で，内視鏡を用いる術者はいまだ少数である。しかし，剥離操作が手術の大部分を占める乳房増大術では，確実な止血や大胸筋起始部の精密な切断や剥離範囲のコントロールを明視野下に行うことが特に重要である。それによって手術の成績を上げ，術後のトラブルを最小限にすることができる。ここではわれわれが行っている内視鏡を用いた腋窩経由の乳房増大術について詳述する。

概念

1994年にPriceら[2]によって内視鏡を用いた腋窩経由の乳房増大術が報告され，われわれも1995年から独自の試みを開始し[3]，手技的な改良を行ってきた[4]。しかしその後広く普及したとは言えず，最近では内視鏡を用いない筋膜下法の報告[5]も見られるようになった。しかしこれは，「内視鏡を用いなくてもできる」という次元で論議するのではなく，「よりよく見て手術をする」という，手術の基本に立ち返って考えるべきである。乳房下部の剥離は光源鈎を用いても視野が取れないので，内視鏡を用いるのが唯一術野を観察できる方法である。

術前の評価

腋窩経由の乳房増大術の適応

乳房が小さくて下垂がなく，乳房下溝の切開では瘢痕が目立つ場合や，患者が乳房自体に傷をつけた

くないが腋窩からの切開は許容する場合，患者の大きさの希望が300g以下のインプラントの使用で済む場合である．5cmの切開線が腋窩の範囲に収まることを確認し，ノースリーブの衣装を着ると，腋窩の瘢痕が見える場合があることを説明する必要がある．

内視鏡を用いる場合は，大胸筋下，乳腺下，筋膜下のいずれの剥離も自由に行うことができる．現在用いられるインプラントはシリコンインプラントが主流であるが，内視鏡下ではインプラントの位置を確認できるので，ラウンドタイプのものでも，アナトミカルタイプのものでも自由に用いることができる．

インプラントを挿入する層の選択

上胸部の皮膚をつまんだ厚さが2cm以上の場合は乳腺下か筋膜下がよく，上胸部皮膚厚が2cm未満の場合は，インプラントと上胸部皮膚との段差が目立たないように大胸筋下に挿入するのがよい．

手　技

麻酔法

全身麻酔下で行ってもよいが，われわれが現在行っているのは鎮静剤と局所麻酔を併用する方法である．局所麻酔下で行うと術中に上体を完全に坐位にできるので，乳房下溝の位置を正確に揃えることができるメリットがある．両手は術中に自由に動かせるようにするために，点滴は足に確保する．

ミダゾラム（商品名：ドルミカム）静注後に，乳酸リンゲル液500mlにエピネフリン加1％塩酸リドカイン（キシロカインE）60ml，1％塩酸ロピバカイン（アナペイン）20ml，7％炭酸水素ナトリウム（メイロン）20mlを加えた溶液を，腋窩皮下に浸潤する．腋窩の皮切ののち，大胸筋外側縁まで剥離し筋体を露出する．さらに先が鈍の注入針（直径1.5mm，長さ26cm）を用いて，剥離の層に応じて，乳房部の大胸筋筋膜上か下，または大胸筋下にhyper-wet法に準じて剥離範囲に片側約200ml注入する．これにより術中の痛みは完全にコントロールでき，止血効果も高く，剥離の層がよく見える．術後の嘔気嘔吐や不快感がないことも大きな利点で

ある．ただ組織がかなり湿潤になるので，電気メスを用いる場合，コロラドニードル®などの先端がシャープなものを使う必要がある．

手術器具（図1）

- 直径5mmの直視の内視鏡とズームレンズ付きのCCDカメラ
- 周囲を絶縁した直角に曲がった吸引管
  剥離腔の煙を吸引するためと，助手が創縁の外側を保持するために用いる．
- 気動式の創を保持する開創器（Unitrac® B.Braun社製，ドイツ）
  その先に付ける鉤は，光が鉤に当たってもまぶしくないように茶色で，電気メスの先が触れて熱傷を起こさないように絶縁コーティングをしてある．
- ライトガイド鉤は小中大の3種類
- 吸引器付き筋鉤
- 柄の長い湾曲した電気メス（長さ33cm）
- 内視鏡用止血鉗子
- 洗浄吸引管
- 内視鏡用持針器

手術

①術野は患者の両上肢と肩から臍までを露出させ，前腕には消毒したストッキネットをかぶせ，肩関節が自由に動くようにしておく．腋窩中央のしわに沿って5cmの皮切を入れる（図2-①）．大胸筋外側縁までの距離を短くするために側胸部寄りに皮切を入れる術者もいるが，内視鏡下手術では内腔がよく見えるため，腋窩中央のしわに一致する切開でよい．鉤で引き上げるときに創縁が裂けるのを予防するため，皮切の前方端は糸で二重結紮しておく．腋窩の剥離は腋窩浅筋膜より浅層で剪刀を用いて行い，幅5cmの剥離を腋窩内側から大胸筋外側縁まで行う．肋間上腕神経の損傷を防ぐには，このように皮下の剥離を行うとよい[6]．次に光源付きの筋鉤を用いて創を展開し，バイポーラで出血点の止血を行う．

②大胸筋外側縁上の脂肪層に電気メスで割を入れ，筋体を露出する．背側に外側胸動静脈が走るので，展開の妨げになる場合は結紮切離しておく．

③大胸筋下の剥離を行う場合は，筋体の裏面に沿っ

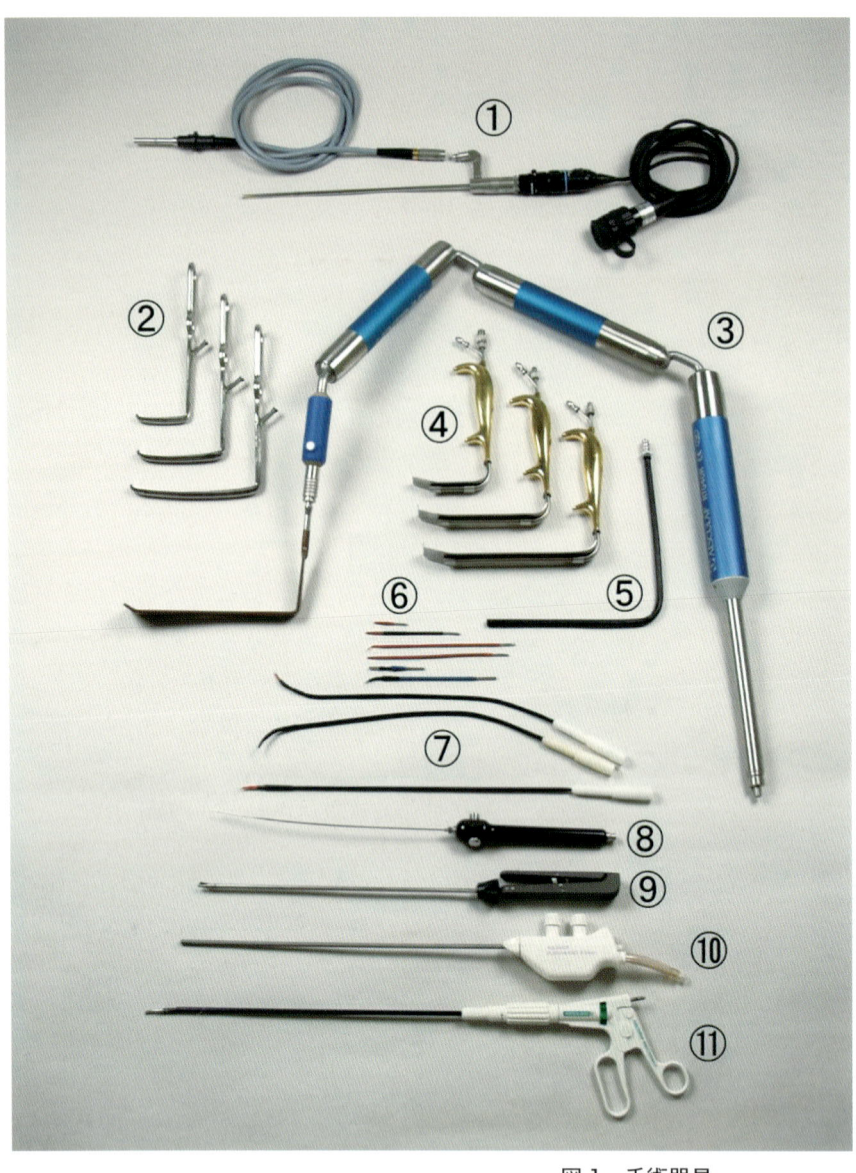

①直径 5mm 直視の内視鏡とズームレンズ付きの CCD カメラ
②吸引付筋鉤
③気動式開創鉤 (Unitrac® Holding System, B. Braun 社, ドイツ)
④光源吸引鉤
⑤絶縁コーティングした L 字吸引管
⑥電気メスの刃
⑦柄の長い電気メス
⑧麻酔液注入ハンドルと注入針
⑨インライン持針器
⑩吸引洗浄カニューラ
⑪内視鏡用止血鉗子

図1　手術器具

て切開を加え，小胸筋との間の疎な層を，示指を挿入して確認する．さらに脂肪層と大胸筋外側縁の筋膜に，尾側に向かって切開を加え，光源鉤を入れて内腔を確認しながら，剥離を進める．肋間から出る肋間動脈の穿通枝があれば，適宜結紮ないし凝固する．光源鉤を用いて乳頭直下まで剥離する．

④次に Unitrac® (図 2-②) を入れて内腔を保持する．これ以降，術者は患者の側頭部と肩の間に立ち，モニターを正面に見ながら操作を行う．L 字の吸引管を入れ助手はこれを外側に引くようにして，創を開く．内視鏡を入れ，術者はそれを左手で保持し，右手には柄の長い電気メスを持つ (図 2-③)．モニターを見ながら電気メスで大胸筋下の剥離を進める (図 2-④)．最初に印を付けた乳房下溝より頭側寄りで，大胸筋の切開を始める．

乳房下溝に沿って筋体を切開し，さらに筋膜も切開して脂肪層を露出する (図 2-⑤)．

⑤内側にも切開を進めるが，内側筋体は全層を切開せずに 5mm 程度の厚さは残しておく．インプラントが内側に寄りすぎて，symmastia になるのを予防するためである．内側からは内胸動脈の穿通枝も出てくるので，その場合には内視鏡下に結紮しておく方が安心である．

⑥外側の剥離は前鋸筋筋膜上で，皮下の層になる．第 4 肋間の前腋窩線あたりから太い肋間神経外側皮枝が出てくる (図 2-⑥) ので，内視鏡下に確認して，切断しないようにする．神経がやや正中寄りに出てくる場合があり，そのときは神経を切断しないで残し，それより外側の皮下剥離をする．インプラントを入れても神経が邪魔をして外側のふくらみが十分に出ないことがあるが，数カ

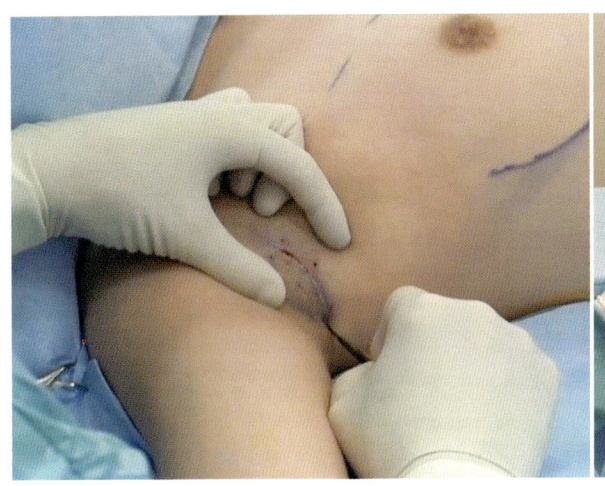

①腋窩の皮切の位置
　腋窩のしわに沿って5cmの皮切を入れる。

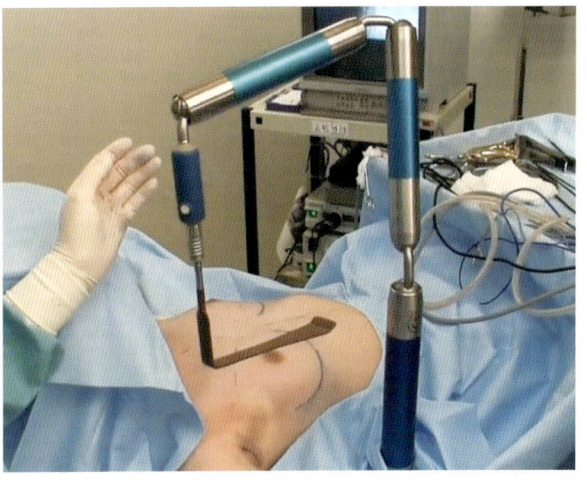

②気動式開創器
　自由な位置で固定することができるので、内腔を保持するために術者や助手が開創鉤を持つ必要がなく、楽に操作できる。

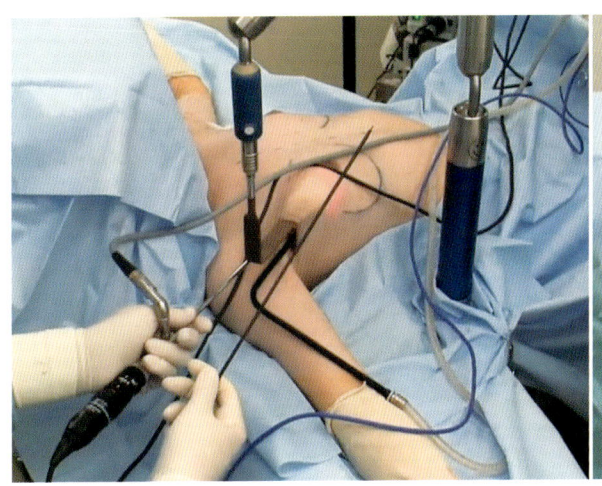

③内視鏡と電気メスの保持
　左手に内視鏡、右手に柄の長い電気メスを持つ。L字の吸引管を外側から挿入する。

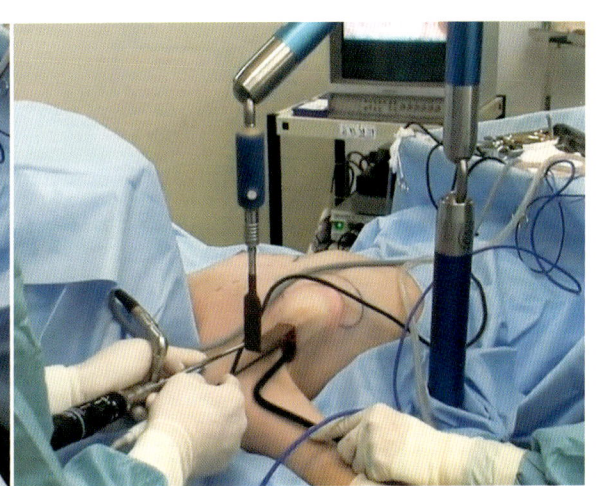

④剥離の操作
　モニターを見ながら剥離を行う。

図2　手技

　月経つと神経が伸展されて形はよくなる。外側の剥離は内視鏡では見えにくいので、不足になることがある。鉤の位置を外側に向け、十分外側を展開したうえで、彎曲した電気メスを用いて丁寧に剥離するとよい。

⑦乳房下部の大胸筋筋膜が厚く十分に広がらない場合（lower pole constriction）には、脂肪層に切り込んで筋膜を格子状に切開する。乳房下溝付近では筋体を切開したあとの筋膜の切開を慎重にする必要がある。切開しすぎると乳房下溝が下がり過ぎ、足りないと乳房下部のふくらみが不足する。この部分は指が届かないため、剥離腔周囲の微妙な凹凸不整を指先で感じることができない。L字の吸引管の先を剥離腔外周に滑らせてみて間接的に剥離が足りない部分を知り、内視鏡でその部分を確認して、少しずつ剥離する。

⑧乳腺下の剥離の場合は腋窩から大胸筋外側縁に達したら、白色の筋膜の直上を電気メスで剥離する（**図2-⑦**）。細かな穿通枝は適宜凝固する。外側ではやはり肋間神経外側皮枝が出てくるので、切らないように注意する。

⑨筋膜下の剥離は大胸筋外側縁で白色の筋膜の直下で、筋体を露出しながら（**図2-⑧**）剥離を進める。乳房下溝付近で筋膜の緊張が強い場合は、筋膜に切開を入れて広げる。外側の肋間神経外側皮枝の扱いは前述と同様である。

⑩予定した剥離が終わったら、挿入予定のインプラントと同量程度の仮の生食インプラントを入れて

21. 内視鏡下乳房増大術

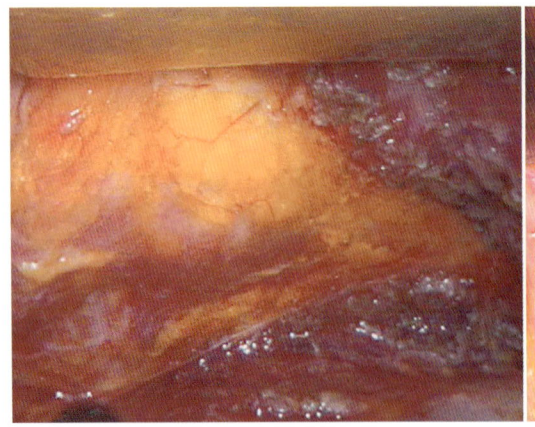

⑤大胸筋下剥離の内視鏡像
　　大胸筋起始部を切開して脂肪層が見える。

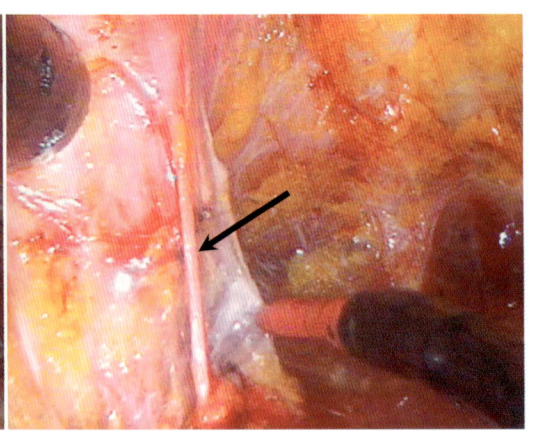

⑥肋間神経外側皮枝
　　前腋窩線あたりに第4肋間神経外側皮枝（➡）が出てくる。これは左側の内視鏡像。

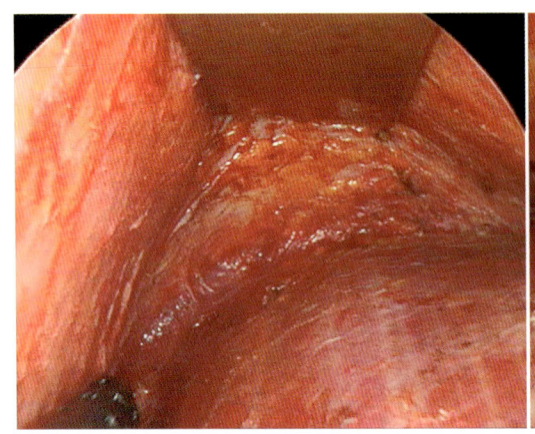

⑦乳腺下剥離の内視鏡像
　　大胸筋上に筋膜が残っている。次図の筋膜下剥離と比較して大きな差は見られない。

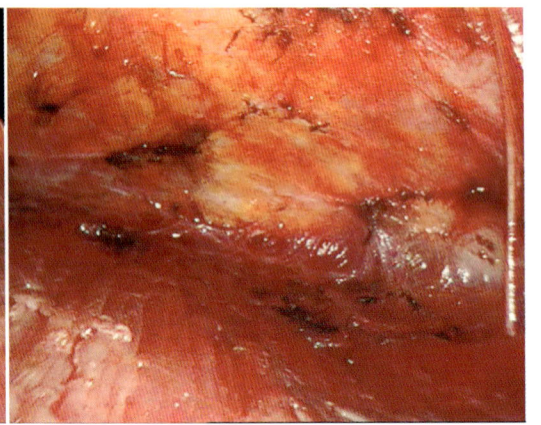

⑧筋膜下剥離の内視鏡像
　　筋体は露出され，上面に白い筋膜が付いている。外側に右肋間神経外側皮枝が見える。

図2　つづき

ふくらませ，患者の上体を90°坐位にして胸を張った状態で，乳房下溝の位置と内外側の剥離が適切であるか確認する。このとき両腕を水平に持ち上げて（**図2-⑨**）みて，予定した乳房下溝線よりインプラントの位置が上がって見えればまだ剥離が足りない証拠である。そのときは仮のインプラントを取り出して，再度内視鏡下に剥離を追加する。坐位でインプラントの上縁を皮膚の上から触ってみて，左右同じ高さであればよい。外側の張り出し具合が左右対称であるかどうかも確認する。左右のインプラントを中央に寄せてみて，胸の谷間（cleavage）が均等かどうかも確認する。

⑪確認が終わったら，仮の生食インプラントを抜き，吸引ドレーンを腋窩から挿入し，後方の創縁に糸で固定する。内腔をよく洗浄して内視鏡下に出血点の確認をする。

⑫次にインプラント表面に潤滑ジェル（KY Jely®）を塗って滑りをよくしてから（**図2-⑩**），腋窩の創を3本の筋鈎を用いて開き，インプラントを挿入する。アナトミカルインプラントの場合は入れる方向が決まっているので，示指を挿入してインプラント裏面にある突起を参考に正しい位置に修正する。内視鏡を入れて，インプラント表面の突起を確認してもよい（**図2-⑪**）。同時に吸引チューブも乳房下溝に沿った位置に入っているか指で確認する。インプラントを入れる際に周囲組織を擦るため，出血を起こすことがあるので，光源鈎を入れて出血点を確認し凝固する。

⑬腋窩で切開した大胸筋筋膜同士を縫合し，皮下縫合，皮膚縫合を行う（**図2-⑫**）。

⑭チューブに吸引バッグを付ける。

⑮腋窩にガーゼの固まりを当てテープで固定し，乳房ガーメントを装着し，その上から上胸部にベルトを巻き圧迫する。

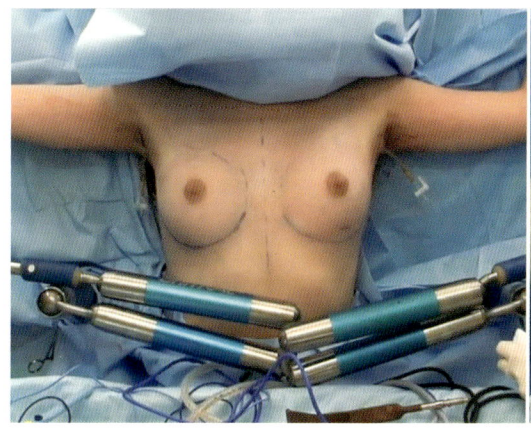

⑨剥離範囲の確認
　仮の生食インプラントを入れ上体を起こして，乳房下溝の位置が左右対称であるか確認する。

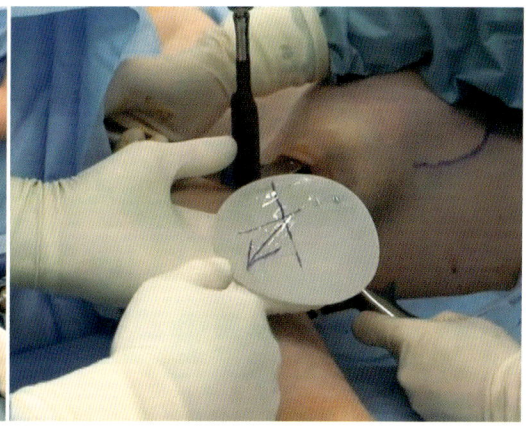

⑩インプラントの挿入
　アナトミカルインプラントを挿入する。潤滑ジェルを塗り，正しい位置に入るように腋窩の方向に矢印を付けている。

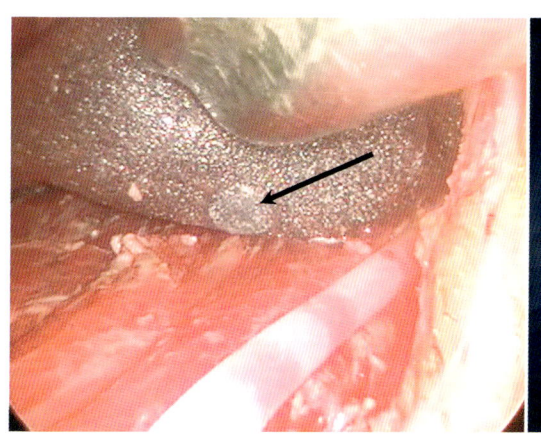

⑪インプラント方向の確認
　インプラント裏面の突起（➡）。これがインプラントの両上外側についているので，インプラントの位置を正しい方向に合わせることができる。その下は吸引チューブ。

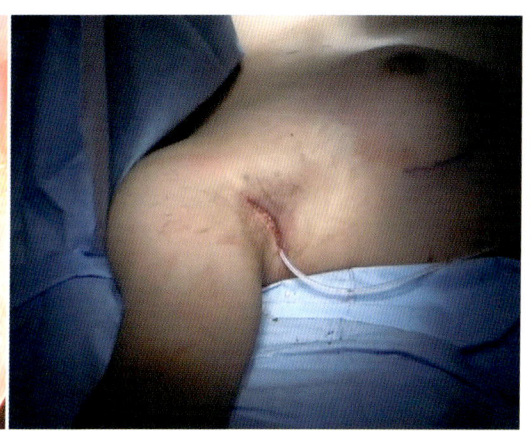

⑫創閉鎖
　吸引チューブを腋窩から出し，皮膚を2層に縫合する。

図2　つづき

術後管理

　吸引ドレーンは翌日に抜去する。その後はガーメントの上からベルトを巻いておく。術後2日からはガーゼを取り，拘縮予防に腋窩を開いて伸ばす練習を行う。これは術後2～4週間続ける。1週間後に腋窩の抜糸を行う。ベルトは術後1ヵ月まで行う。それ以降はワイヤー入りのブラジャーの装着を許可するが，インプラントの上昇を避けるため，ブラジャーで乳房を持ち上げないことを指導する。

症　例

20歳

　乳房低形成のため乳房増大術を希望して来院した。乳房下溝からの切開では瘢痕が隠れないため腋窩からのアプローチを選択した。乳房上部の皮膚厚は2.5cmあったため，筋膜下の挿入を行うことにした。腋窩のしわに沿って5cmの皮切を入れ，大胸筋外側縁で大胸筋筋膜下に入り，内視鏡下に剥離を行った。乳房下溝部の筋膜の緊張が強いため，乳房下部がふくらむように格子状に筋膜の切開を行っ

た。Style 410（ST-LL115-180）インプラントの周囲に潤滑ジェルを塗って挿入し，インプラントの裏面の突起を触れながら，正しい位置に設置した。吸引ドレーンを入れ，腋窩の創は2層に縫合して閉鎖した。

術後は翌日にドレーンを抜去し，2日目から腋窩を伸ばす運動を開始し，術後1週で抜糸した。腋窩を伸ばす運動と上胸部のベルトによる圧迫は術後4週間続けた。術後1年の状態では左右対称で，腋窩の瘢痕も目立たなくなった（図3）。

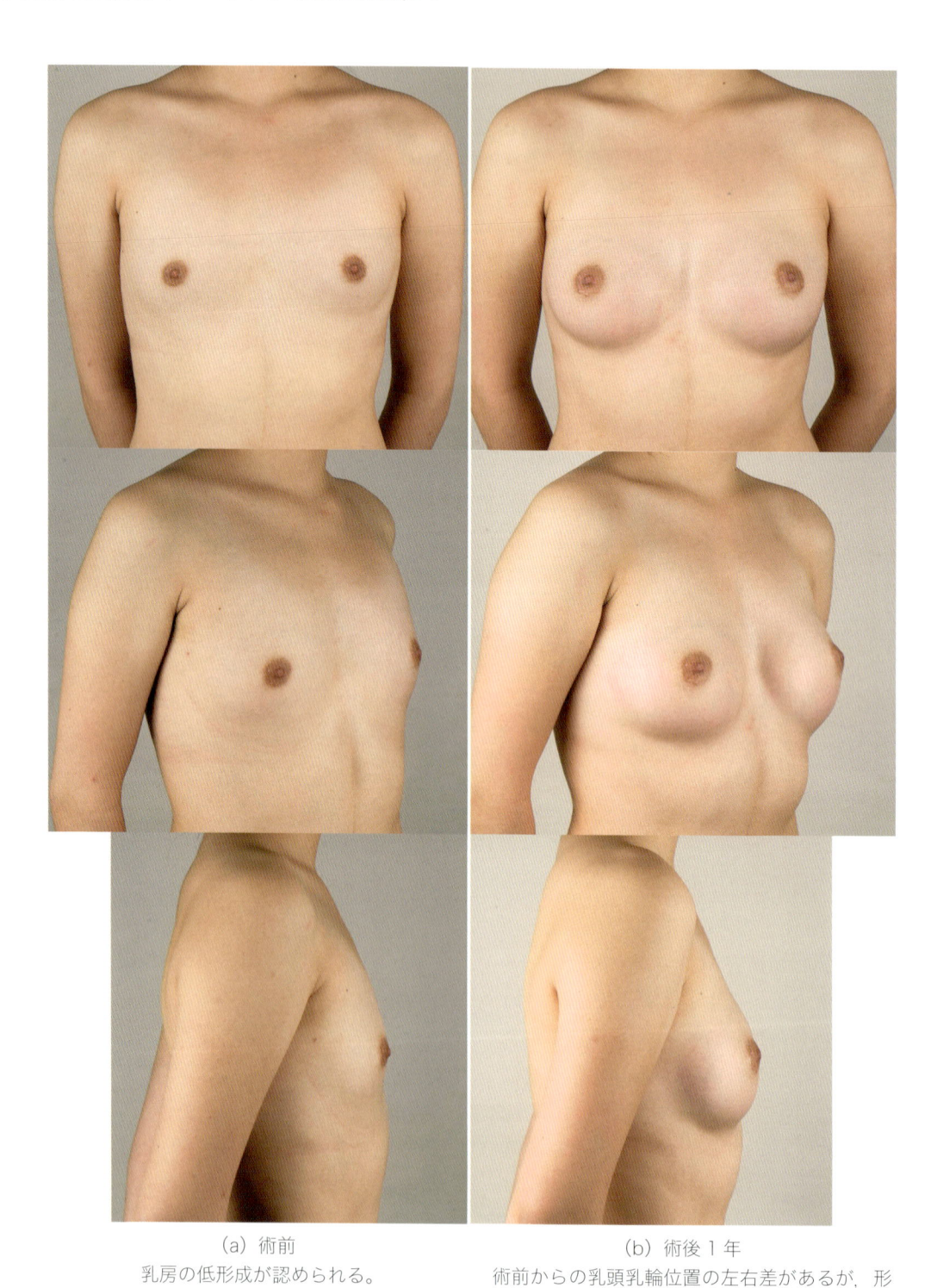

(a) 術前
乳房の低形成が認められる。

(b) 術後1年
術前からの乳頭乳輪位置の左右差があるが，形はほぼ対称的である。

図3 症例：20歳

Ⅱ．乳房の美容外科

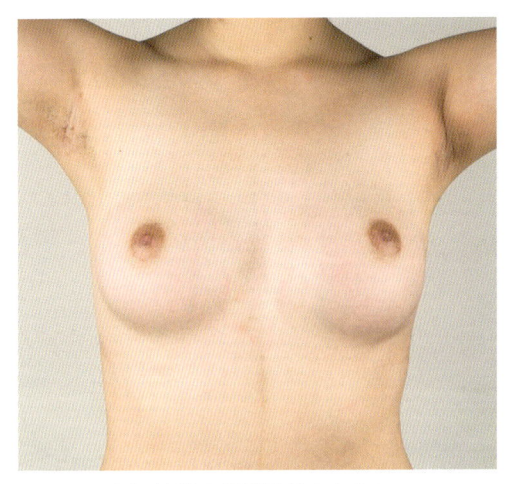

(c) 腋窩の瘢痕は目立たない。
図3 つづき

考　察

どの層に入れるか

　乳房上部の皮膚をつまんだ厚さが2cm以下の場合は，インプラントとの段差が目立ちやすいため，大胸筋下に挿入する方がよい。アナトミカルインプラントを皮膚厚が1〜1.5cmのケースで乳腺下や筋膜下に入れたことがあるが，インプラント上部が薄くできているにもかかわらず，やはり乳房上部の段差は目立った。しかし皮膚厚が2cm以上のケースでは乳腺下や筋膜下に入れても，インプラントの段差が目立つことはなかった。従来から言われているように，上胸部皮膚厚が2cm以上の場合は乳腺下や筋膜下でよいが，それ以下の場合は大胸筋下に挿入するのが妥当である。ただ大胸筋下に入れると，大胸筋起始部を切開しても，大胸筋の収縮によりインプラントが外側に押し出される動きを多少なりとも生ずるので，術前に患者によく説明しておく必要がある。

　Grafら[7]は，筋膜下の挿入は大胸筋下の特徴であるインプラント上部の段差を軽減し，乳房下部では乳腺下の特徴である，ふくらみを得やすいと述べている。Serra-Renomら[8]も筋膜が保持力を加えるとしている。反してTebbetts[9]は1mm以下の厚さである筋膜が，組織の厚みを増すために意味があるとは思えない，と述べている。

　乳腺下と筋膜下の違いはわれわれの術中の内視鏡像からも術後の両者の比較からも差はほとんど見られなかった。ただ大胸筋の収縮によるインプラントの動きに関しては，乳腺下ではインプラントの動きはなかったが，筋膜下ではわずかな動きが認められた。大胸筋を介して筋膜が少し牽引されるからと考えられる。

　いずれの層であっても内視鏡を用いると適確に剥離することができる。特に乳房下部で新しい乳房下溝を作製する際に，筋膜や筋体の切開を精密にできるので乳房下溝の左右のバランスを取りやすい。

どのインプラントを入れるか

　現在わが国では乳房増大術にシリコンインプラントが主に用いられている[1]。ラウンドタイプのものは表面が平滑なものと凹凸加工をしているものがあり，アナトミカルタイプのものは，すべて凹凸加工をしている。凹凸加工は各社によって違い，周囲と密着することを目的にした凹凸が深いものや，密着しない程度の浅い凹凸加工をしたものがある。凹凸加工をしたものの方が術後のカプセル拘縮が少ないが，挿入する際に周囲と擦れて入れづらい。そのためにインプラント周囲に潤滑ジェルなどを塗って入れるとよい。

　ラウンドタイプのものはアナトミカルタイプと比べて上胸部の盛り上がりがやや強く出てくる傾向があるので，患者の好みを聞いてどちらを選ぶかを判断する。

　コヒーシブシリコンが入ったアナトミカルインプラントは，腋窩から入れることは現在のところ推奨されていないとする報告[10]がある。これは，このインプラントの入れる方向が決まっているので腋窩から入れづらいためと思われるが，インプラント裏面の突起を指で触れて位置を修正することは容易にできる。突起はインプラント裏面の上部に左右2個ついており，インプラントを挿入後，指で触れて2個の突起が体の水平方向に位置するようにすればよい。腋窩から光源鈎を入れて確認することももちろん可能である。唯一制限と言えば，300g以上の大きさのアナトミカルインプラントを，5cmの皮切から入れることは困難であるという点である。

開創鉤

腋窩からのアプローチでは 5cm の 1 カ所の皮切から内視鏡，電気メス，吸引管，止血鉗子を入れて操作しなければならないので，創を展開して保持することが手術の要点となる。従来の，内視鏡が組み込まれていて術者や助手が保持するタイプの開創鉤[11]は，非常に労力を要するため繊細な手術には適さない。われわれは気動式の開創鉤を用いているが，一切労力を要せず，安定した内腔の確保ができるため，大変便利である。これにより内視鏡操作が格段に楽になるので，術者の内視鏡手術に対する抵抗感も減ると考えている。

文　献

1) 南雲吉則：乳房増大術の 3 つの潮流．PEPARS 31：1-10, 2009
2) Price CI, Eaves FF 3rd, Nahai F, et al：Endoscopic transaxillary subpectoral breast augmentation. Plast Reconstr Surg 94：612-619, 1994
3) 野平久仁彦，新冨芳尚，山本有平ほか：内視鏡を用いた経腋窩法による大胸筋下乳房増大術．形成外科 38：905-910, 1995
4) 野平久仁彦，矢島和宜，新冨芳尚：われわれが行ってきた内視鏡下乳房増大術の変遷とその改良．形成外科 47：13-19, 2004
5) Munhoz AM, Fells K, Arruda E, et al：Subfascial transaxillary breast augmentation without endoscopic assistance；technical aspects and outcome. Aesthet Plast Surg 30：503-512, 2006
6) Ghaderi B, Hoenig JM, Dado D, et al：Incidence of intercostobrachial nerve injury after transaxillary breast augmentation. Aesthet Surg J 22：26-32, 2002
7) Graf RM, Bernardes A, Auersvald A, et al：Subfascial endoscopic transaxillary augmentation mammaplasty. Aesthet Plast Surg 24：216-220, 2000
8) Serra-Renom J, Garrido MF, Yoon T：Augmentation mammaplasty with anatomic soft, cohesive silicone implant using the transaxillary approach at a subfascial level with endoscopic assistance. Plast Reconstr Surg 116：640-645, 2005
9) Tebbetts JB：Axillary endoscopic breast augmentation；Processes derived from a 28-year experience to optimize outcomes. Plast Reconstr Surg 118：S53-S80, 2006
10) Pacella SJ, Codner MA：The transaxillary approach to breast augmentation. Clin Plast Surg 36：49-61, 2009
11) Eaves FF III, Price CI, Bostwick J III, et al：Subcutaneous endoscopic plastic surgery using a retractor-mounted endoscopic system. Perspect Plast Surg 7：1-22, 1993

II 乳房の美容外科

22 ヒアルロン酸注入法による豊胸術

石井 秀典, 阪田 和明

Summary

現在, ヒアルロン酸は眼科, 整形外科, 泌尿器科, 美容外科領域の治療に使用されており体内に用いる異物注入剤としては比較的安全に使用できると認識している。美容外科領域では主にしわの改善を目的として使用されることが多いが, 最近では輪郭の改善を目的として使用されることも増えてきた。ヒアルロン酸注入法による豊胸術もその1つであり, 低侵襲でダウンタイムが少ないという利点もあり近年広まってきた方法である。しかし, 注入部位や注入量について術前にその適応を選択することが必要であり, 不必要な注入を行えば乳房は硬くなることもある。また, 注入量にも制限があるため術前の評価が大切となる。

われわれは, 本術式を2004年より行っており, 合併症として感染, 注入物の移動（migration）, 早期の吸収, しこりや皮下腫瘤の形成を経験した。本稿では手術適応や注入方法に加えこれらの合併症についても述べた。

はじめに

異物注入による豊胸術は過去に多くの合併症を経験した[1]。その原因の多くは注入する異物の製剤に起因したものと考えられ[2], 製剤の選択については慎重であるべきである。現在, ヒアルロン酸は美容外科において広く使用されており, augmentationを目的として体内に注入される異物としては最も安全性が高い製剤と思われる[3]。豊胸術を目的としたヒアルロン酸注入[4]は比較的新しい方法であり, 注入するヒアルロン酸製剤, 基本的な手技, 合併症について述べる。

概念

豊胸術には大きく分けてインプラント（人工乳腺）の挿入法と注入法がある。注入法としては自家脂肪と異物に分けられる。どの方法も古くから行われ, 合併症を少なくするための工夫や改良がなされてきた。現在, 豊胸術の主流はインプラントの挿入だと思われるが, 一般的に手術による瘢痕と術後の疼痛は避けられない。また, 著明な変化を望まない患者や手術による瘢痕を忌避する患者が増えていることも事実である。

ヒアルロン酸注入による豊胸術の利点は, 手術による瘢痕を作らないこと, 手術が低侵襲であること, 術後の疼痛が少ないことである。逆に欠点は, 吸収性であるため持続期間が限定されることである。しかし, 非吸収性の注入物は過去にさまざまな合併症が報告されており使用するべきではないと考えている。

使用するヒアルロン酸製剤について（表）

美容外科ではしわの治療や軟部組織のaugmentationを目的とした材料としてヒアルロン酸が用いられている[3)5]。しわの治療に対して用いられるヒアルロン酸の代表としてRestylane®（Q-Med社製,

表　各種ヒアルロン酸製剤の違い

filler	Particles/ml gel
Restylane Touch®	500,000
Restylane®	100,000
Restylane Perlane®	10,000
VRF 20®	4,500～5,000
VRF 30®	1,000

スウェーデン）や Restylane Perlane®（Q-Med 社）などがある。いずれも，米国 FDA の認可製剤である（ただし，日本の厚生労働省の薬事承認は得られていない）。非動物性安定化ヒアルロン酸ゲル（non-animal stabilized hyaluronic acid ; NASHA）を原料としているため，動物由来の有害な成分（蛋白，ウイルスなど）は排除され，感染症やアレルギー反応も起こりにくい[6)~9)]。

著者らが使用している製剤は，2004 年から 2006 年までは Restylane Sub-Q®（Q-Med 社），2007 年から 2008 年までは Macrolane Fine®（Q-Med 社），2009 年から現在まで VRF20®（Q-Med 社）である。Restylane Sub-Q® は皮下および骨膜上などの深部への注入を目的としているため[5)10)]，ゲル粒子が 1,000 粒子/ml と大きい（真皮内から皮下浅層に用いるヒアルロン酸のゲル粒子は 1~50 万粒子/ml）ため乳腺下に注入すると乳房は全体的に少し硬く触れるようになる。Macrolane Fine® は 4,500~5,000 粒子/ml であり乳房の柔らかさを損なわない目的で開発された製剤である。VRF20® は Macrolane Fine® と同じ製剤であり名称のみの違いである。CE マークは 2007 年に取得しているが，米国 FDA や日本厚生労働省の薬事承認は得られていない。

術前の評価

乳房の形状，皮膚の伸展性，乳房の左右差，乳房の陥凹部，授乳歴の有無について調べておく。乳房の形状が平坦である場合は注入量が通常よりも制限される。授乳歴がある場合は乳房が小さくても注入量を多くすることができる。また，乳房の左右差や陥凹部についても術前に指摘しておくことが大切であり，必ず写真による記録を残しておくべきである。

術前評価の中で最も重要となる事項は，皮膚の伸展性であると思われる。同量の注入を行っても皮膚の伸展性（もしくは乳房組織の伸展性）が乏しい症例では乳房の増大効果も弱くなる傾向がある。

適応

本術式では注入量に制限があるため，希望する乳房の大きさによっては適応とならない。その場合には乳房インプラントによる豊胸術が必要となる。
・乳房をひと回りほど大きくしたい症例
・乳房の左右差
・部分的な陥凹
・授乳後の乳房上部の陥凹

手　技

ヒアルロン酸注入法による豊胸術では術前の乳房形状の把握と注入する部位，注入量が重要となる。

①デザイン

立位にてデザインを行う。乳房下溝と陥凹部，患者の希望によるボリュームを作りたい部分についてマーキングする。

②麻酔

まず，エピネフリン含有 1％キシロカインにて刺入部の局所麻酔を行う。次にエピネフリン含有 1％キシロカイン 30ml を 100ml の生理食塩水で希釈した溶液を 23G カテラン針にて刺入部周囲に注入し，直径 1.2mm のスレンダーカニューレ（カキヌマメディカル製，東京）にて乳腺下全体に注入する。注入した麻酔溶液による乳房の増大効果を最小限に抑えるべきであり，注入量は片側 30ml 程度としている。また，術後に左右差を生じないように左右均等に注入することも大切である。ヒアルロン酸の注入は麻酔薬の注入後 30 分ほど待ってから行う。麻酔薬が周囲組織に拡散し，麻酔薬による乳房の増大効果を少なくするためである。

③注入

　注入の直前に坐位で乳房の大きさを確認してもらう．最終的な麻酔薬による増大効果を認識してもらうためである．

　刺入部は乳房下溝の外側より行う．注入の際にはヒアルロン酸粒子を壊さないように18G以上の注入針を用いる．また，乳腺組織内に注入することを防ぐ目的で鈍針を用いると安全である．著者らは直径1.4mmまたは1.6mmのスレンダーカニューレを用いている．注入は乳腺下に行う．乳腺下の層がわかりにくい場合は，乳房全体を左手で掴み挙上する．そうすると乳腺組織は皮膚とともに持ち上がり，大胸筋との間の層が明確になる．

④注入する量と部位

　注入する量は片側乳房に対して平均30〜50ml程度である．乳頭・乳輪下に20ml程度，辺縁に20ml程度の注入を行うことが多い．乳房上部に陥凹を認める症例では，陥凹部に対して最低でも10ml程度の注入が必要となる．授乳歴のある症例や乳房の大きさが中等度以上あり皮膚や乳房組織に比較的余裕がある症例では希望に応じて中央部を中心に注入量を増やしていく．

　注入を終了する前に10ml程度残した状態で坐位となり左右差や陥凹部がないか調べ，必要に応じて注入する．

⑤確認

　予定した注入が終了したら最終的な仕上がりを坐位で確認する．追加の注入を希望する場合は，注入量を増やすことにより乳房は硬くなるため，手術用の手袋を装着させ乳房の硬さを患者自身が確認したうえで行うとよい．

合併症

　著者らは，本術式を2004年より約4,000例に対して行っている．合併症として3例に感染（約0.08%），4例に注入物の移動（migration，約0.1%）を経験した．その他の合併症として早期の吸収，乳房の硬さやしこり，皮下腫瘤の形成を認めた．

感染

　針を使った注入療法であるため細菌感染を完全に防ぐことは不可能であるが，インプラント挿入による豊胸術での感染率が1〜4%である[11)〜13)]ことと比較すると，本法は0.1%未満であり比較的安全な方法だと考えられる．しかし，いったん感染症を生じた場合は早期の治療が重要である．まれではあるが術後感染の可能性があることを術前に説明し，痛み，赤み，腫れなどの症状が出現した場合，早期の来院の必要性を説明しておく．

注入物の移動

　移動とは注入後1カ月ほどで明らかに注入範囲外の皮下組織に皮下腫瘤として認めることである．著者らは前胸部や季肋部へ移動した症例を経験した．対処法は18G針にて穿刺吸引を行うか，ヒアルロニダーゼの注入が有効である．また，再発（同部位へのヒアルロン酸の移動による腫瘤形成）を認めることもある．

その他の合併症

　VRF20®に変更してからは，乳房の硬さを訴える症例よりも早期の吸収を訴える症例が増加した．すなわち，早期吸収と乳房の硬さやしこりの症状は相反するものだと考えられる．そこで，注入方法の工夫について説明する．

　ヒアルロン酸は注入後，周囲に薄い被膜を形成すると報告されている[14)]．したがって注入針を移動させながら分散して注入するより，注入針を固定した状態で1カ所にまとめて注入するほうが吸収が遅く，より長期間残存すると考えられる．しかし，授乳後や加齢によって生じる乳房上部の陥凹を改善する場合には分散して注入することも必要とされる．これは，乳房上部では乳腺組織が薄いため1カ所にまとめて注入すると皮膚側からしこりとして触れるためである．

　したがって，乳房全体を大きくしたい症例に対しては，乳頭の直下に位置する乳腺下に一塊として注入し，乳房の上部を膨らませたい症例に対しては，早期に吸収される可能性を十分に説明したうえで分散して注入することが必要である．

術後管理

　刺入部はテープによる保護のみ行い，ガーゼによる圧迫は必要としない．シャワー浴は翌日より許可している．術後1週間はマッサージや強い圧迫はしないよう指導する．

症例

症例1　30歳

乳房は小さいが皮膚の伸展性（もしくは乳房組織の伸展性）が大きい症例。VRF20®の注入を80/80ml行った。術後6カ月の状態で乳房の増大効果は持続しており，MRIでも注入したヒアルロン酸の残存が確認できる。また，乳腺実質に異常所見は認められない（図1）。

症例2　39歳

授乳後の乳房上部の陥凹変形が主訴である。Restylane Sub-Q®を陥凹部に対して約10ml，その周囲に約10mlを注入した。術後1カ月で乳房上部の陥凹部は改善している。（図2）

考察

異物注入について

注入による豊胸術は非常に古くより行われており，その合併症も多数報告されている[1,2]。初期に行われていたパラフィン，ワセリン，シリコンジェルなどの非吸収性物質で最も問題とされたことは，異物肉芽腫による乳房の変形や硬結などの局所症状，および肉芽腫性肝炎や血管内誤注入による致死性肺水腫などの全身的合併症であった[2]。近年では非吸収性物質であるポリアクリルアミドハイドロジェルの注入により合併症が報告されている[15〜17]。これらのような非吸収性物質では摘出が困難なことが多く，結果的に乳房の変形，目立つ瘢痕を残す可能性が高い。また，完全に摘出することは困難と考えられ，注入剤の選択，特に非吸収性物質の注入には慎重であるべきだと考えている。

効果の持続期間について

架橋されたヒアルロン酸は注入後，穏やかに分解，吸収されていくため，一般的には効果の持続期間はおよそ3〜12カ月と報告されている[3,18〜20]。VRF20®を用いた乳房への注入では18カ月の持続効果があると報告されているが[21]，平均注入量に大きな違いがあるため同様に比較することはできない。また，皮膚の伸展性による違いも影響すると思われる。すなわち，皮膚の伸展性が乏しい症例では効果の持続期間も短くなる可能性があると考えている。

注入するヒアルロン酸製剤をより柔らかい製剤にすれば，乳房が硬くなることもしこりを触れることもないが，吸収がより早くなると考えられる。Restylane Sub-Q®を使用していた頃は術後に乳房が硬くなることを危惧していたため分散して注入する方法を行っていた。VRF20®に変更してからは乳房の硬さについて問題となる症例が減少したため，前述した，1カ所にまとめて注入する方法も行っている。皮膚の伸展性（もしくは乳房組織の伸展性）や注入する量にも関係するため適応を選ぶ必要はあるが，さらに持続効果を伸ばす方法として，乳頭・乳腺下にはVRF30®を使用し，乳房辺縁にVRF20®を分散して注入することにより，乳房の硬さを危惧することなく，さらに持続効果が得られると考えられる。

今後の展望

本術式は低侵襲であり，術後のダウンタイムも少なく比較的容易に乳房の増大効果が得られる。また，適応を選んで注入することにより乳房の柔らかさを損なうことなく増大効果が得られることも特徴の1つである。しかし，効果の持続期間が限られているため一時的な変化でしかなく，手術に見合う効果があるかは意見が分かれるところだと思われる。ただ，比較的安全であり，豊胸術の中では最も低侵襲であるため1選択肢として必要だと考えている。

また，本術式は乳房をひと回り程度大きくしたい症例に対して良い適応であり，乳房インプラントを希望する症例とは重複しないと考えている。実際に本術式を施行したのちに乳房インプラントの挿入に

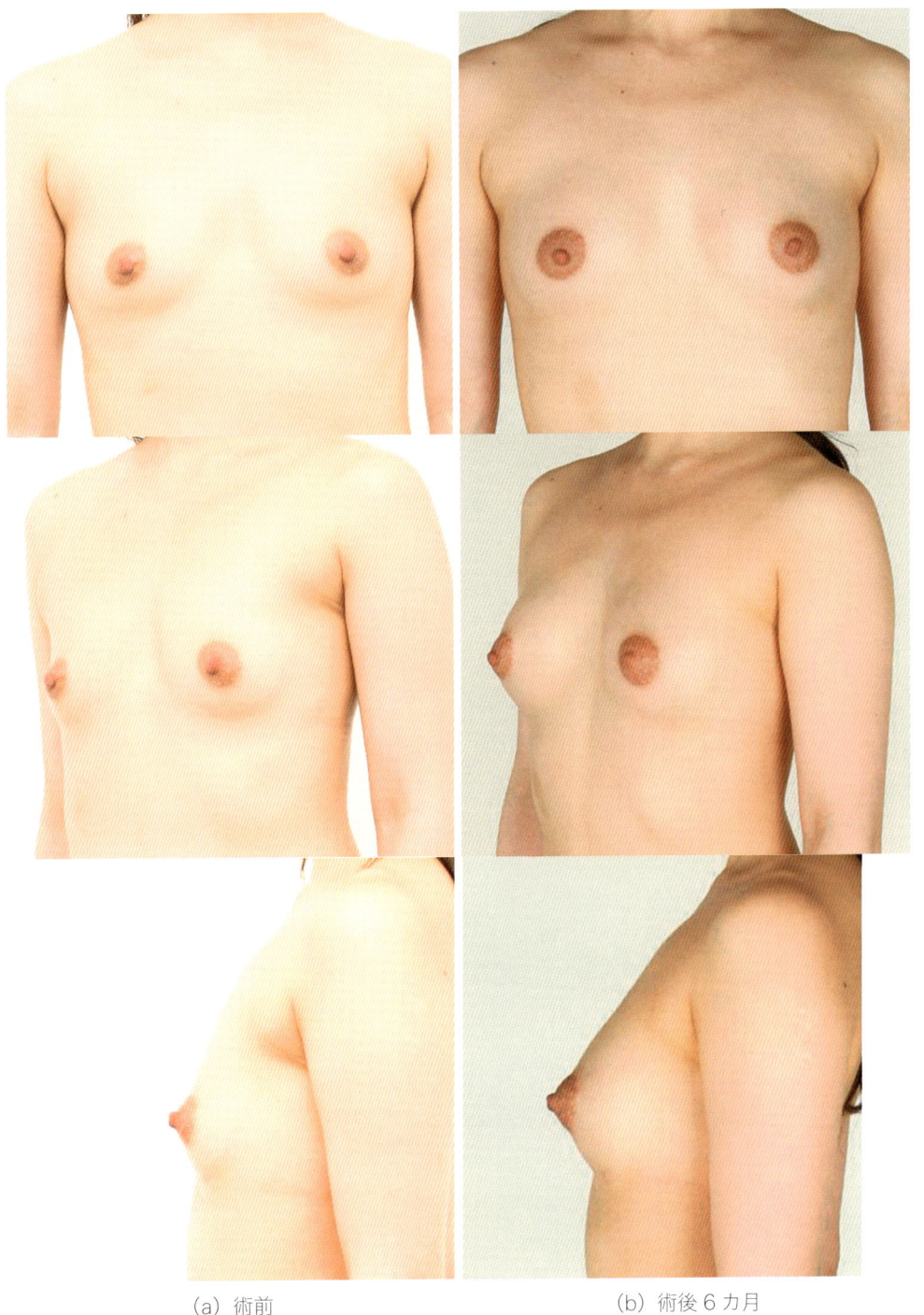

(a) 術前
乳房の左右差や陥凹は認めない。

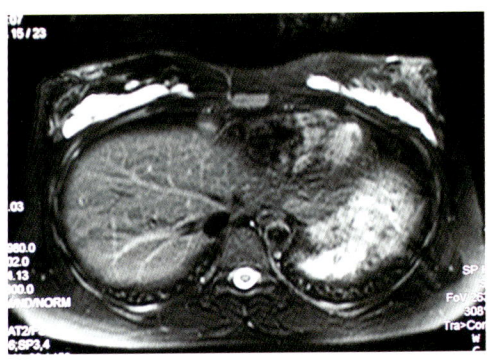

(b) 術後6カ月
乳房の増大効果は持続している。

(c) 術後6カ月のMRI
脂肪抑制T2強調像。乳腺下にヒアルロン酸の残存を認める。また、乳腺実質に異常所見を認めない。

図1　症例1：30歳
乳房は小さいが皮膚の伸展性（もしくは乳房組織の伸展性）が大きい症例。VRF20®の注入を80/80ml行った。

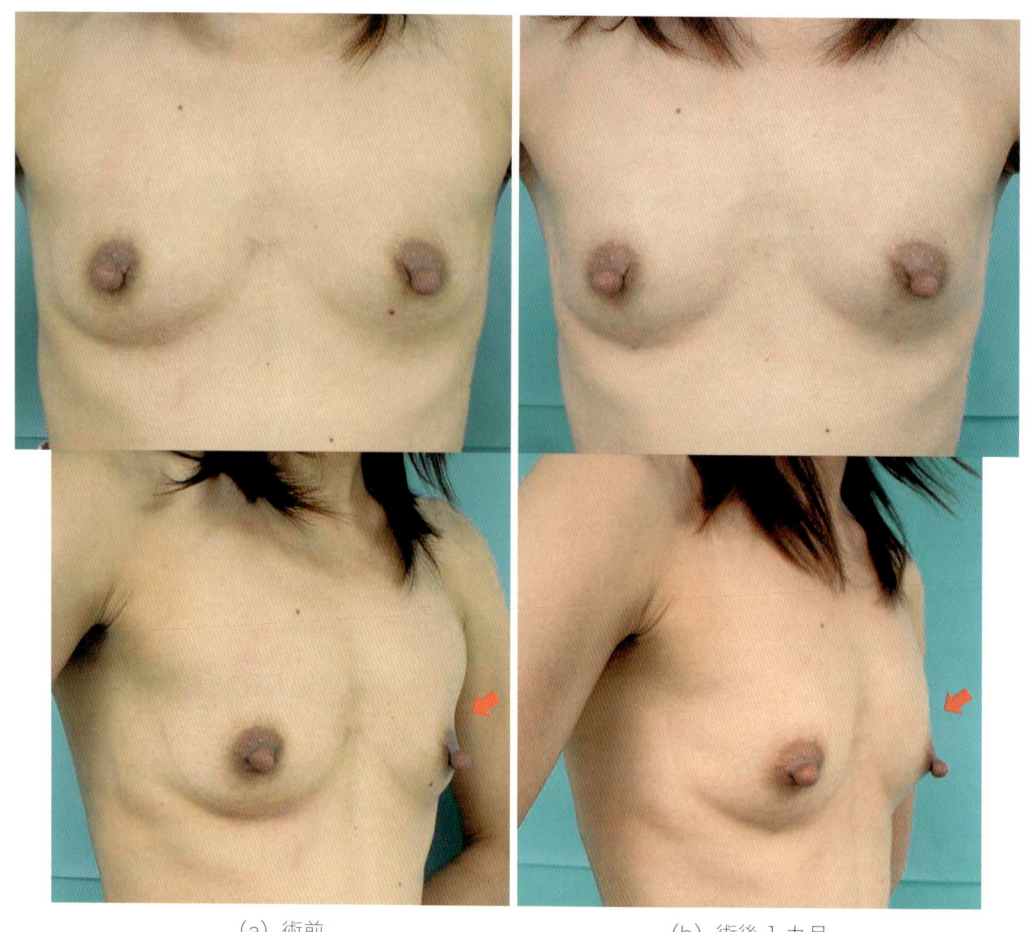

(a) 術前
授乳後に生じた乳房上部の陥凹変形（➡）

(b) 術後1カ月
乳房上部の陥凹部は改善している。

図2　症例2：39歳
両側ともRestylane Sub-Q®を陥凹部に対して約10ml注入し，その周囲に約10mlを注入した。

移行した症例は予想していたよりも低い印象である。したがって，豊胸術を目的とした術前説明では挿入法と注入法について十分に説明し，それぞれの利点，欠点を理解したうえで選択することが大切だと思われる。

さらに将来的には，より適したヒアルロン酸製剤が開発されることも期待される。一方，術者側としては注入方法の改良や皮膚伸展性が少ない症例に対する対処法についても検討していきたい。

豊胸術後の問題点として，被膜拘縮や石灰化が起きることにより乳癌の診断の妨げとなる可能性があることが挙げられる。また，健康診断や乳癌検診の煩わしさから乳癌の発見が遅れる可能性があることも否定できない。本術式による長期経過についての報告はないが，Per Hedenら[22]は本術式を19症例に行いMRIとマンモグラフィー，超音波検査による経過観察を行い乳腺組織に形態的な変化がないこと，微細石灰化を認めないことを報告している。しかし，経過観察期間は2年であるため今後も長期的な経過観察が必要だと考えられる。

文　献

1) Okubo M, Hyakusoku H, Kanno K, et al : Complications after injection mammaplasty. Aesthet Plast Surg 16 : 181-187, 1992
2) Rubin JP, Yaremchuk MJ : Complications and toxicities of implantable biomaterials used in facial reconstructive and aesthetic surgery. Plast Reconstr Surg 100 : 1336-1353, 1997
3) Rohrich RJ, Ghavami A, Crosby MA : The role of hyaluronic acid fillers (Restylane) in facial cosmetic surgery ; Review and technical considerations. Plast Reconstr Surg 120 : S41-S54, 2007
4) 稲見文彦, 半田俊哉, 阪田和明：Filler を用いた乳房形成術. 形成外科 49：1335-1341, 2006
5) Verpaele A, Strand A : Restylane SubQ, a non-animal stabilzed hyaluronic acid gel for soft tissue augmentation of the mid-and lower face. Aesthet Surg J 26 : S10-S17, 2006
6) Matarasso SL, Carruthers JD, Jewell ML : Consensus recommendations for soft-tissue augmentation with nonanimal stabilized hyaluronic acid (Restylane). Plast Reconstr Surg 117 : S3-S34, discussion S35-S43, 2006
7) Alam M, Dover JS : Management of complications and sequelae with temporary injectable fillers. Plast Reconstr Surg 120 : S98-S105, 2007
8) Price RD, Berry MG, Navsaria HA : Hyaluronic acid ; the scientific and clinical evidence. J Plast Reconstr Aesthet Surg 60 : 1110-1119, 2007
9) Lin K, Bartlett SP, Matsuo K, : Hyaluronic acid-filled mammary implants. Plast Reconstr Surg 94 : 306-315, 1994
10) Carruthers A, Carruthers J : Non-animal-based hyaluronic acid fillers ; scientific and technical considerations. Plast Reconstr Surg 120 : S33-S40, 2007
11) Brand KG : Infection of mammary prostheses ; A survey and the question of prevention. Ann Plast Surg 30 : 289-295, 1933
12) Handel N, Cordray T, Gutierrez J, et al : A long-term study of outcomes, complications, and patient satisfaction with breast implants. Plast Reconstr Surg 117 : 757-767, 2006
13) Brown MH, Shenker R, Silver SA : Cohesive silicone gel breast implants in aesthetic and reconstructive breast surgery. Plast Reconstr Surg 116 : 768-779, 2005
14) Fernandez-Cossio S, Castano-Oreja MT : Biocompatibility of two novel dermal fillers ; Histological evaluation of implants of a hyaluronic acid filler and a polyacrylamide filler. Plast Reconstr Surg 117 : 1789-1796, 2006
15) Christensen LH, Breiting VB, Aasted A, et al : Long-term effects of polyarylamide hydrogel on human breast tissue. Plast Reconstr Surg 111 : 1883-1890, 2003
16) Cheng N, Xu S, Deng H, et al : Migration of implants ; A problem with injectable polyacrylamide gel in aesthetic plastic surgery. Aesthet Plast Surg 30 : 215-225, 2006
17) Cheng N, Wang Y, Wang J, et al : Complication of breast augmentation with injected hydrophilic polyacrylamide gel. Aesthet Plast Surg 26 : 375-382, 2002
18) Narins RS, Bowman PH : Injectable skin fillers. Clin Plast Surg 32 : 151-162, 2005
19) Buck ll DW, Alam M, Kim JY : Injectable fillers for facial rejuvenation ; A review. J Plast Reconstr Aesthet Surg 62 : 11-18, 2009
20) Kanchwala SK, Hollway L, Bucky LP : Reliable soft tissue augmentation. Ann Plast Surg 55 : 30-35, 2005
21) Heden P, Sellman G, Wachenfeldt M, et al : Body shaping and volume restoration ; The role of hyaluronic acid. Aesthet Plast Surg 33 : 274-282, 2009

23 乳房縮小術

II 乳房の美容外科

池本 繁弘, 内沼 栄樹

Summary

　巨大乳房症は高率に下垂乳房を合併しており，乳房形態の改善には乳頭乳輪複合体の頭側への位置移動や固定はほぼ必須である。また，乳腺の切除量が多くなるにつれ乳頭乳輪複合体への血行は不安定になり，乳頭壊死などの合併症が危惧される。近年では乳房および周囲組織の解剖，特に乳頭乳輪複合体への血行や知覚神経支配が解明されることでより安定した手術法が考案されている。

　乳房縮小術における理想的な術式とは，以下の項目を満たすものである。
・乳腺切除量の調節に優れる
・乳頭乳輪複合体への血行が安定している
・乳頭乳輪複合体への知覚が温存される
・瘢痕が目立たない

　現在これらすべてを完全に満たす術式はないが，乳頭乳輪複合体への血行安定性の観点からcentral pedicle法は優れた方法であり，また本法は乳頭乳輪複合体への主な知覚神経である肋間神経深枝が温存されるため知覚障害の発生が少ない。

　ここではcentral pedicle法の1つであるGóes法と，inferior pedicle法にcentral pedicle法を組み合わせたGeorgiade法について紹介する。

はじめに

　欧米では女性の乳房形態の特徴などにより，古くから乳房を小さくするための手術法が多く考案されている。巨大な乳房はそれ自身の重量と重力の影響，妊娠・授乳に伴う乳腺の肥大とその後の退縮，さらには加齢によるホルモンの影響や乳腺支持組織の弛緩などで二次的に下垂を引き起こすことが少なくない。このことから乳房縮小術を行う際には乳房下垂の修正について同時に考慮しなければならない。

　昨今，日本人の身長や体格は徐々に欧米化しつつある。女性の乳房についても同様でその大きさや形態は欧米のそれに近くなり，巨大な乳房や下垂した乳房を認めることはまれなことではなくなってきた。乳房の巨大化に伴う随伴症状の改善を求める声も増加傾向にある。ここでは巨大乳房および下垂乳房に対する減量術・固定術について述べる。

概　念

　巨大乳房症に明確な診断基準はなく，ここでは巨大乳房に伴うさまざまな臨床症状を呈するものを巨大乳房症と定義する。その臨床症状とは大きすぎる乳房に伴う肩こり，ブラジャーのひもの食い込みによる疼痛，高度の下垂に伴う間擦皮膚炎，さらには整容的な悩みから生じる精神的苦痛など多岐にわたる。これらの症状を改善するために乳房の体積を減量する目的で乳房縮小術を行う。

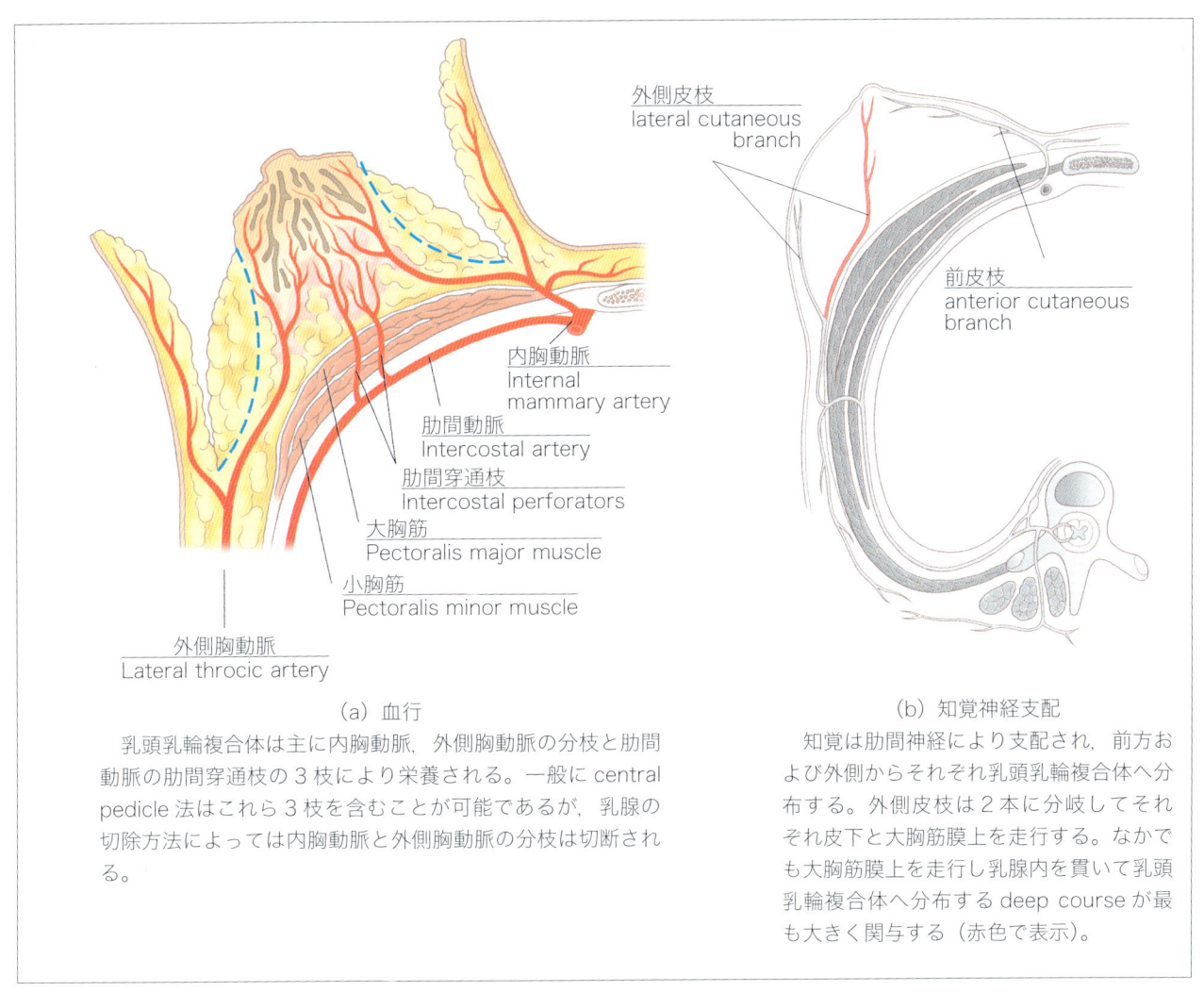

図1 乳頭乳輪複合体の解剖

(a) 血行
乳頭乳輪複合体は主に内胸動脈，外側胸動脈の分枝と肋間動脈の肋間穿通枝の3枝により栄養される。一般にcentral pedicle法はこれら3枝を含むことが可能であるが，乳腺の切除方法によっては内胸動脈と外側胸動脈の分枝は切断される。

(b) 知覚神経支配
知覚は肋間神経により支配され，前方および外側からそれぞれ乳頭乳輪複合体へ分布する。外側皮枝は2本に分岐してそれぞれ皮下と大胸筋膜上を走行する。なかでも大胸筋膜上を走行し乳腺内を貫いて乳頭乳輪複合体へ分布するdeep courseが最も大きく関与する（赤色で表示）。

解剖

乳頭乳輪複合体の血流支配

手術法を検討するうえで第1に理解する必要がある。乳頭乳輪複合体への血行は内胸動脈，外側胸動脈からの分枝と大胸筋を貫く肋間動脈からの穿通枝（肋間穿通枝）により供給される[1,2]（図1-a）。初期の手術法の多くはこの肋間穿通枝は使用せず，乳頭乳輪周囲の真皮下血管網によるrandom patternの血行を利用したものが多かった。そのため，時として乳頭乳輪複合体への血行が不安定となり壊死に陥ることが主要な術後合併症の1つとして懸念された。その後，乳房および周囲組織の解剖が明確になり肋間穿通枝を利用する手術法が報告されている[3,4]。これらの手術法は乳頭乳輪複合体への血行がaxial patternであるため安定しており，従来の方法に比べてより安全な手術法であると言える。代表的な手術法と肋間穿通枝との関係についてまとめた（表）。

乳頭乳輪複合体の知覚神経支配

乳房の知覚は主に第4，5肋間神経に支配される。乳頭乳輪複合体は主に前方から乳房皮下を走行して分布するanterior cutaneous branch，乳房外側の皮下を走行するlateral cutaneous branchのsuperficial course，そしてlateral cutaneous branchから分枝して乳腺裏面の大胸筋筋膜上を走行し，乳頭直下のレベルで乳腺内を貫いて分布するdeep courseの3枝が存在する[5,6]。これら3枝のうち乳頭乳輪複合体への分布頻度が最も高いのはdeep courseである[7]（図1-b）。このことからも前述のrandom patternの手術法では乳頭乳輪の知覚障害を惹起する可能性が

表　乳房縮小術の代表的術式

乳頭乳輪複合体の血行形態		代表術式	肋間穿通枝の温存
broad based pedicle	1965 年	Dufourmentel-Mouly法[14]	無
	1967 年	Pitanguy法[15]	無
	1974 年	Regnault法[16]	有
lateral pedicle	1963 年	Skoog法[17]	無
inferior pedicle	1979 年	Georgiade法[10]	有
horizontal bipedicle	1960 年	Strömbeck法[12]	無
vertical bipedicle	1972 年	McKissock法[13]	無
central pedicle	1989 年	Góes法[8]	有

示唆され，肋間穿通枝を利用した手術法（central pedicle 法）は乳頭乳輪複合体への dominant な知覚神経である第 4 肋間神経の lateral cutaneous branch から分岐する deep course が温存されることになる。

術前の評価

乳房縮小術の目的は乳腺および周囲組織の減量と良好な形態の獲得である。手術時における切除量は術前の大きさと術後に患者が希望する大きさの差によって規定される。よって現在の大きさと患者が理想とする大きさを十分に理解しておくことが大切である。また，切除量によっても選択する手術法を考慮する必要がある。

良好な形態を再建するにあたって，乳頭の位置や乳輪の大きさも重要であり，下垂の程度や左右差を評価しておく必要がある。下垂した乳房ではそれらをより頭側に移動して固定し，左右差があれば修正する必要がある。これらは術前にあらかじめ坐位もしくは立位にて評価しておかなければならない。われわれは新しく移動する乳頭乳輪の位置を図のようにしている（図 2）。

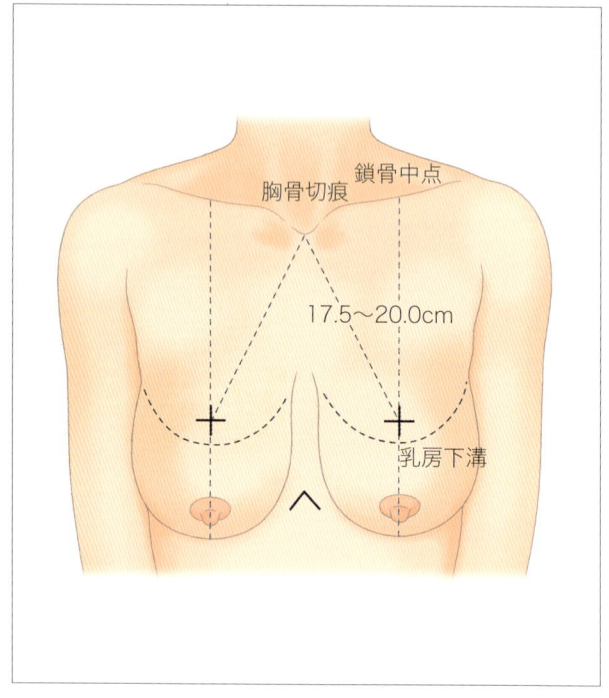

図 2　乳頭の位置

新しい乳頭の位置は乳房下溝に対応する点を参考に胸骨切痕，鎖骨中点からそれぞれ 17.5～20.0cm としている。身長や胸郭形態により適宜選択している。

手　技

乳房縮小術における主な目的

以下の 5 項目に集約される。
・乳腺および周囲組織の減量
・乳房ドームの良好な形態（projection）の再現
・乳頭乳輪複合体への血行および知覚の温存
・乳頭乳輪複合体の位置の修正

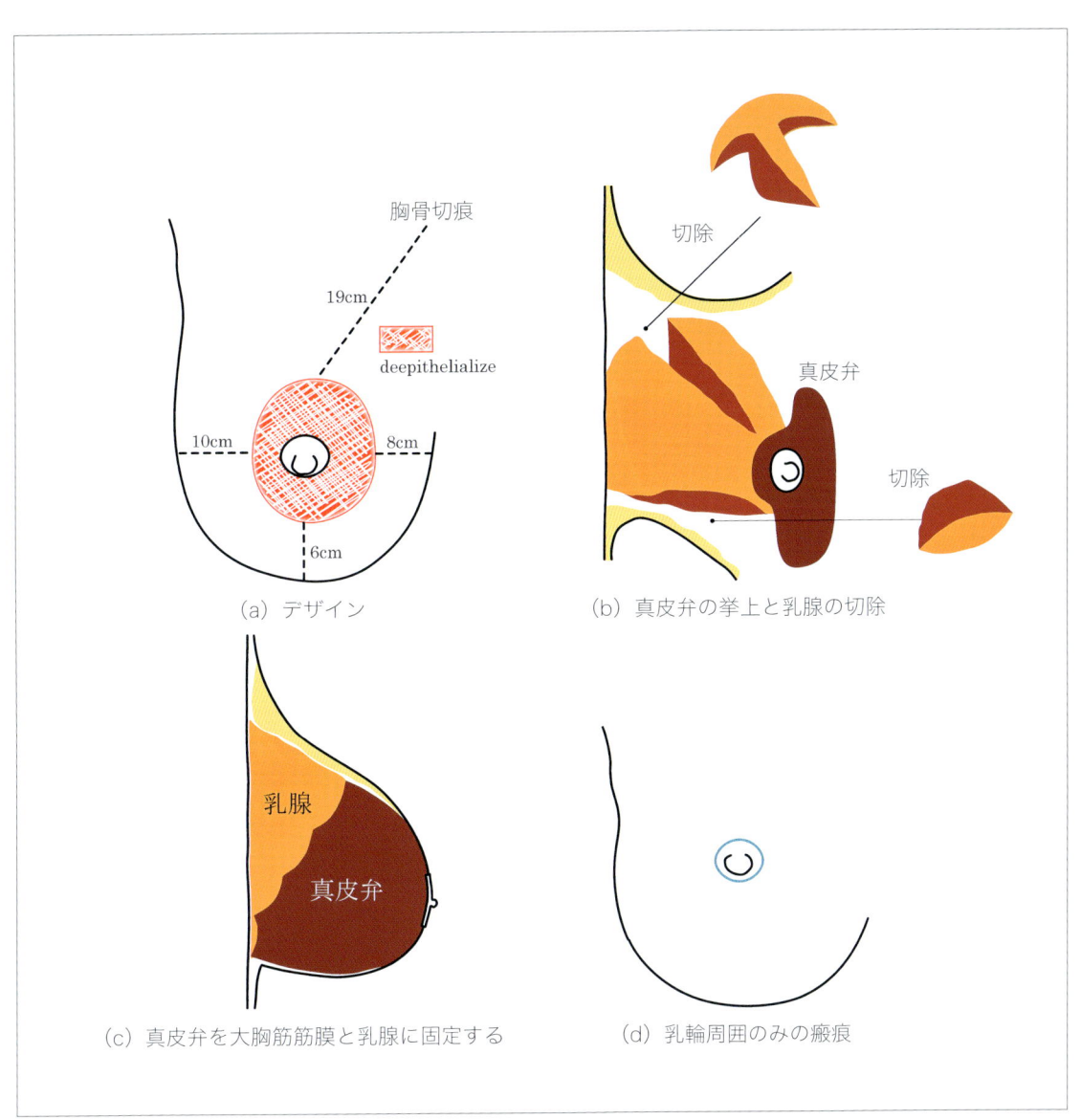

図3 Góes法

(Góes JC : Periareolar mastopexy : double skin technique with application of polyglactine or mixed mesh. Plast Reconstr Surg 97 : 959-968, 1996 より引用)

・目立ちにくい瘢痕

これらを満たす手術法を症例に応じて適宜選択することとなる。

乳頭乳輪複合体の血行安定性の観点からわれわれは肋間穿通枝を温存する手術法を好んで行っている(**表**)。乳腺切除量が少なく下垂の程度も軽度の症例にはGóes法が良い適応で，切除量が多く下垂が中〜重度の症例にはGeorgiade法を用いている。

Góes法（double skin technique）

本法は乳輪周囲の切開から乳腺を部分切除するとともに，乳輪周囲に作製した真皮弁を大胸筋筋膜や乳腺に固定し，さらに外周の皮膚にて乳房を固定する方法でありGóes[8]により1989年に報告されている(**図3**)。術後瘢痕が乳輪周囲のみに残る優れた方法であるが，乳腺切除量に限界があるため予定切除量の多い症例や下垂の強い症例には適さない。その後Góes自身は下垂の予防および乳房のprojectionの強調のためpolyglactine 910の吸収性メッシュシートなどを併用している[3)9)]。

Georgiade法（inferior pyramidal dermal pedicle）

本法は下方茎の真皮弁を利用する方法でGeorgiade[10]により1979年に報告されたが，1983年に真皮弁を改良してinferior pyramidal dermal pedicleとし

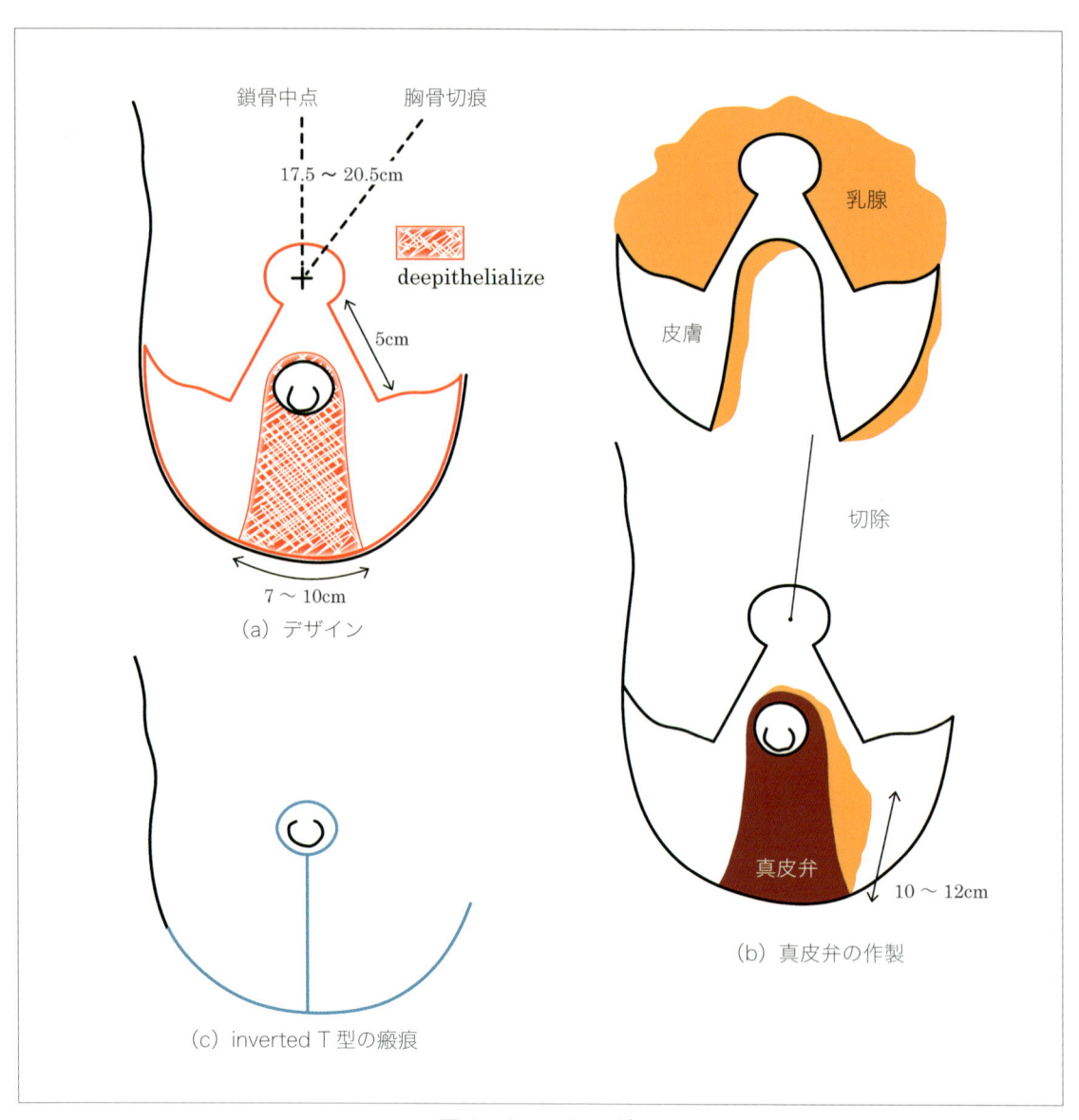

図4 Georgiade 法
(Georgiade GS, Riefkohl RE, Georgiade NG : The inferior dermal-pyramidal type breast reduction ; Long-term evaluation. Ann Plast Surg 23 : 203-211, 1989 より引用)

た[11]（以下，Goergiade 法とは後者を示す）。真皮弁および乳頭下の乳腺全層が pyramidal flap に含まれるため肋間穿通枝と肋間神経深枝は温存される（**図4**）。Dermal pyramidal flap 以外の乳腺は全切除可能であり，ボリュームの調節性に優れている（**図5**）。また下方のみに茎を有する真皮弁は可動性がよいため乳頭乳輪の移動は好みの位置に移動可能である。乳房全体の projection の調節は縦切開の角度を変化させることで可能であるが，われわれの経験では約 60°が最も適していると思われる（**図6**）。Inverted T 型の瘢痕がやや難点ではある。

術後管理

術後血腫の予防には細心の注意を払うべきである。血行が不安定な乳頭乳輪複合体や皮弁は皮下内圧の上昇により比較的容易に壊死に陥る可能性がある。十分な止血とドレーンなどによる血腫の予防を行う。またテーピングや弾性包帯による適度な圧迫は必要であるが乳頭乳輪複合体や皮弁の血行が悪くなるような過度の圧迫は避けるべきである。

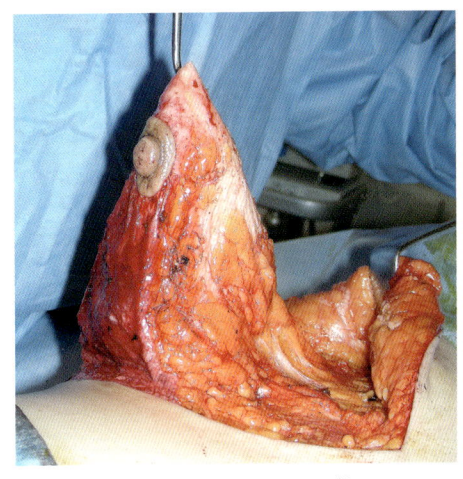

図5 乳腺切除量の調節
乳頭乳輪複合体を上方へ牽引し，乳腺を削ぎ落としながら切除する。これにより乳頭下の乳腺を温存しながら切除量の調節が可能となり，肋間穿通枝の損傷を回避できる。

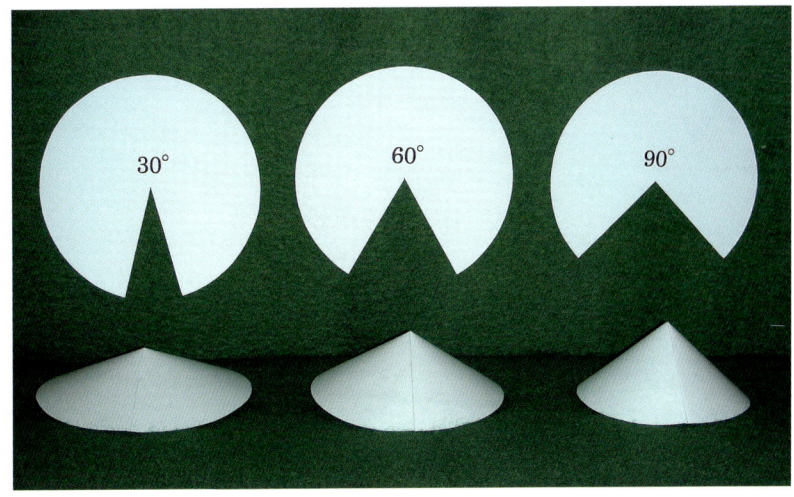

図6 角度によるprojectionの差（Georgiade法）
乳頭下切開の角度が開大するほど乳房の周径が小さくなり前方への突出度は大きくなる。一般的に60°前後が使用されることが多く，患者の希望により調節している。Georgiade自身も乳房形態に応じて角度を変化させている。

症 例

症例1 61歳

中学生の頃から小さめの体に大きな乳房であることを気にしていた。加齢とともに下垂が目立つようになり形態の改善を希望した。乳房の大きさは中等度であったが比較的下垂の目立つ形態を呈していた。乳腺切除量が少量であることが予想されたことや，術後瘢痕がなるべく目立たないようにとの希望もあったためGóes法を選択した。

乳腺切除量は右側52g，左側75gであったが，乳腺の吊り上げ固定と真皮弁による乳房ドームの形成を行い，良好な形態を得た。術後瘢痕は乳輪周囲のみで目立たない。また，乳頭乳輪部の知覚障害も認めなかった（図7）。

症例2 27歳

乳房の重量に伴う背部，肩，乳房の痛みと上半身の運動制限を認めた。また，乳房下溝周囲には間擦皮膚炎とそれによる痒みを自覚している。両側の乳房は高度に肥大し下垂も著明であった。十分な下垂の改善が必要であったためGeorgiade法による手術を行った。

右側508g, 左側501gの切除を行いdermal pyramidal flapの乳腺を第4肋軟骨膜に固定して下垂の再発を予防した。術後乳房の形態は良好に改善し，乳頭乳輪部の知覚にも異常を認めなかった（図8）。

考 察

乳頭乳輪複合体の血行

乳房縮小術の歴史および手術法のバリエーションはまさに乳頭乳輪複合体への安定した血行をどのように温存するかという試行錯誤の結果である。初期には乳輪周囲の真皮下血管網からの血行に依存した手術法が多数報告されたが，より安定した血行を確保するために真皮弁を2方向あるいは3方向に増やす試みがなされた[12〜17]。これらは逆に乳房の切除量が制限されて縮小の効果が減弱したり，乳頭乳輪複合体の可動性が妨げられて十分満足な位置に修正することができないなどの欠点が認められた。肋間穿通枝を温存する方法は血行が非常に安定している方法であり，他のsingle pedicle法との組み合わせによっても有用性が高い。

(a) 術前

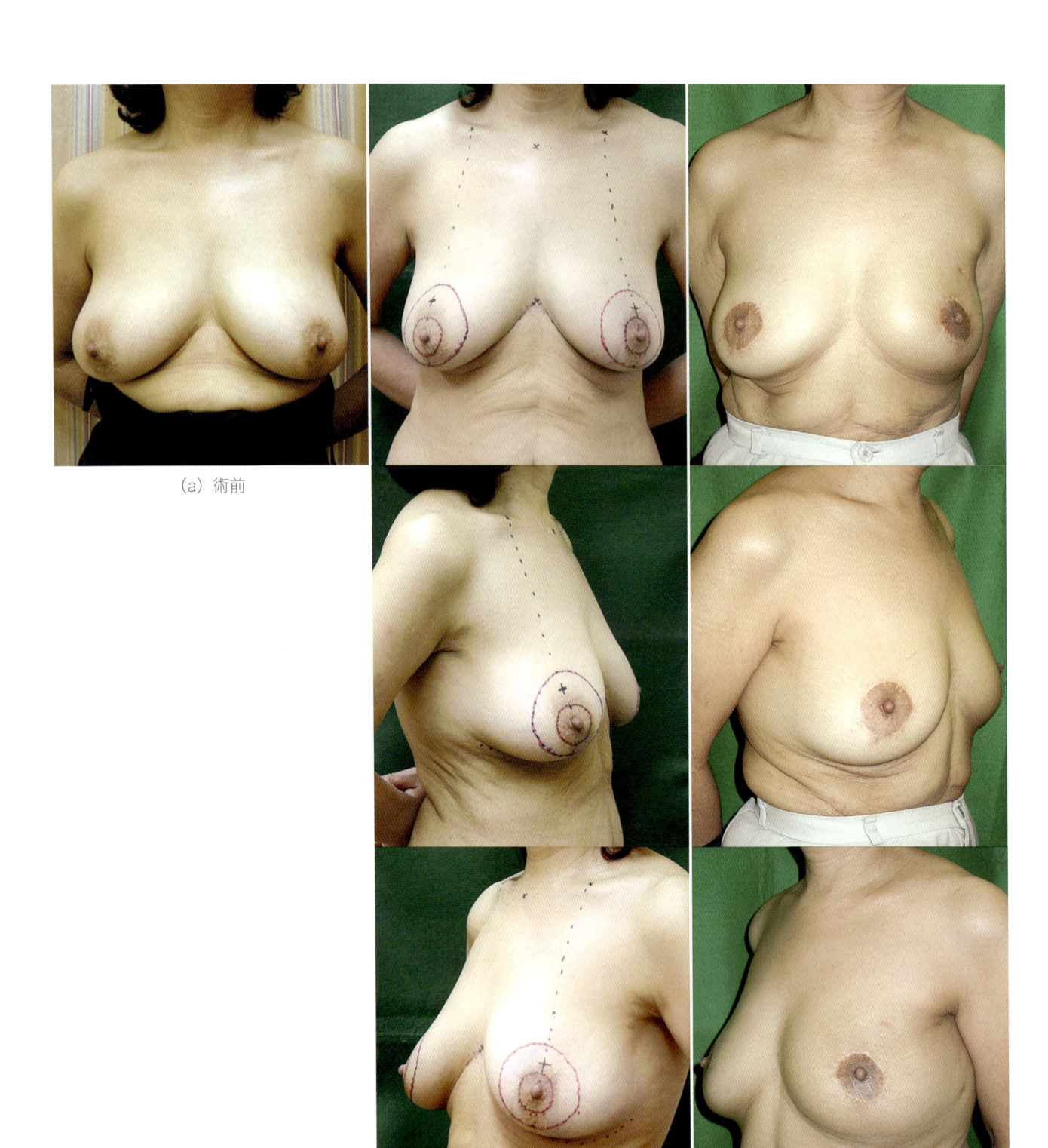

(b) デザイン
やや大きめの乳房を認める。年齢に応じた中等度の下垂を認める。

(b) 術後1年
乳輪周囲の瘢痕は目立ちにくい。乳房は適度に縮小され、形態は良好である。下垂の改善も良好である。

図7 症例1：61歳，Góes法を施行した例

(a) 術前
巨大乳房と高度な下垂を認める。

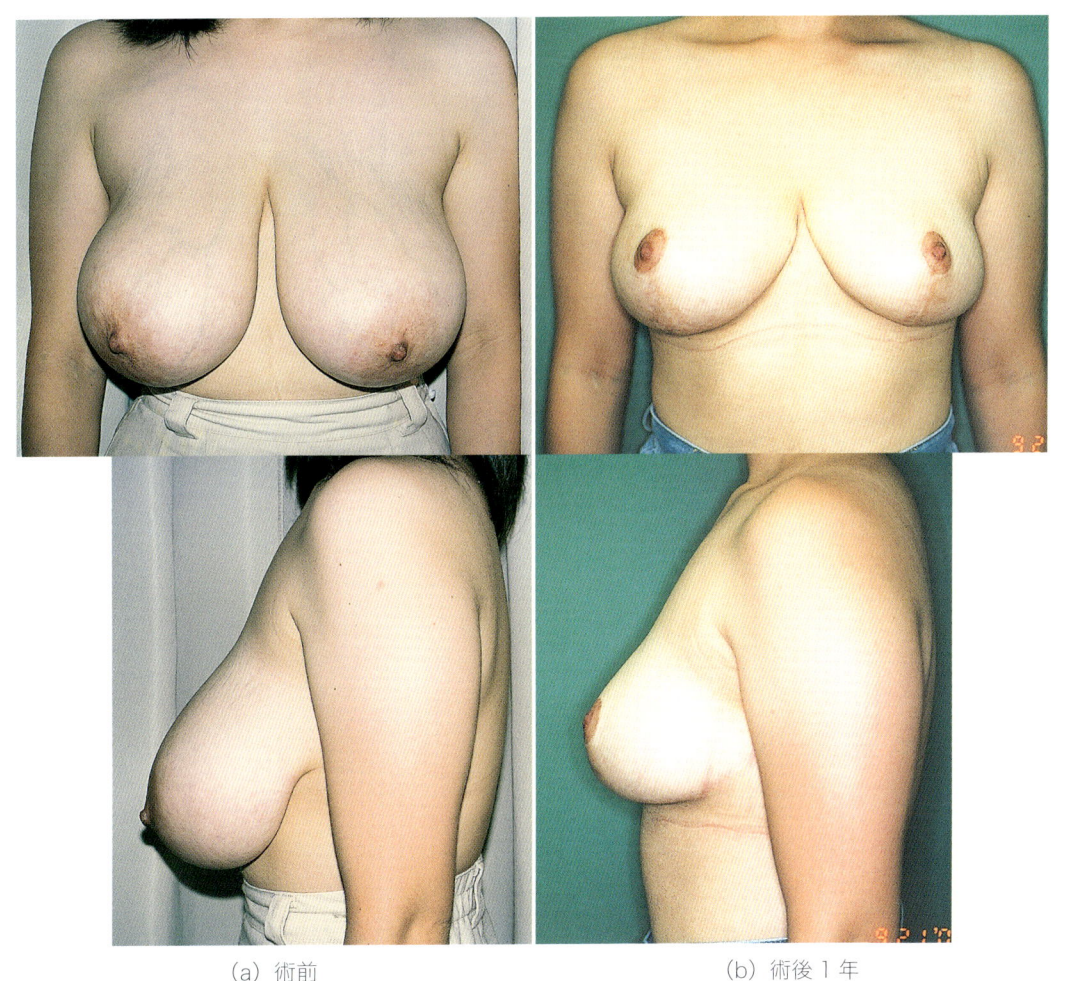

(b) 術後1年
乳房は十分に縮小され，下垂も軽減している。下垂の改善とともに前方への突出も良好である。

図8　症例2：27歳，Georgiade法を施行した例

乳頭・乳輪複合体の知覚

乳房縮小術に際して乳頭・乳輪，乳房の知覚を温存することは日常生活の質を考えるうえで重要な課題の1つである。乳頭・乳輪複合体の知覚は解剖学的な研究から第4肋間神経深枝が深く関与しているという報告がなされている。Schlenzら[7]は白人女性26人，28乳房を解剖した結果，乳頭・乳輪複合体への分布が確認されたのは第4肋間神経 lateral cutaneous branch 79%，第3，4肋間神経 anterior cutaneous branch 57%であった。Lateral cutaneous branch は superficial course と deep course に分枝するが，乳頭・乳輪複合体への分布は前者が7%，後者が93%であり知覚に最も関与するのは肋間神経 lateral cutaneous branch の deep course であるとしている。以上より手術法選択の際には anterior cutaneous branch もしくは lateral cutaneous branch の deep course が温存される手術法を考慮すべきである。前述の Georgiade 法では外側の乳腺を切除する際，深部に lateral cutaneous branch が存在するので注意が必要である。

Central pedicle 法の有用性

Central pedicle 法は乳頭・乳輪複合体への axial pattern を示す血行の面から非常に安定した手術法である。また，lateral cutaneous branch の deep course が pedicle に含まれるため知覚障害のリスクが少ないと言える。

Inferior pyramidal dermal pedicle 法の有用性

Inferior pedicle 法では頭側の乳腺をすべて切除することが可能であり，他の方法に比して切除可能

な範囲が広いため巨大乳房に対しての有用性が高い。また，乳頭・乳輪複合体の頭側移動において自由度が高く，乳頭の位置修正が必要な下垂乳房に対して良い適応である。山本ら[18]は inferior pedicle 法について pedicle となる真皮成分の作用で支持性がよく，捻れを防ぐ点から pedicle が長くなりやすい巨大かつ下垂した乳房に適しているとしている。前述の通り乳頭乳輪複合体への血行や知覚の面からも安定した有用な方法の1つであると言える。

縮小量による手術法の選択

予想切除量と下垂の程度に併せて手術法を選択する必要がある。Choら[19]は乳輪周囲切開からのアプローチを用いた方法では片側の切除量が500g以下の症例が適しており，下垂が高度の症例や切除量が500gを超える症例では inverted T 型の瘢痕を形成する手術法が選択されるのが望ましいとしている。われわれの施設においてもおおむね500gの予想切除量と下垂の程度からGóes法とGeorgiade法を使い分けている。

文 献

1) Georgiade GS, Riefkohl RE, Georgiade NG : The inferior dermal-pyramidal type breast reduction ; Long-term evaluation. Ann Plast Surg 23 : 203-211, 1989
2) Mark AC, Derek TF, Roderick HT : Reduction mammaplasty using the central mound technique. Surgery of The Breast (2nd ed), edited by Scott LS, Vol 2, pp1145-1154, Lippincott Williams & Wilkins, Philadelphia, 2006
3) Góes JC : Periareolar mastopexy : Double skin technique with application of polyglactine or mixed mesh. Plast Reconstr Surg 97 : 959-968, 1996
4) Hammond DC : Short scar periareolar inferior pedicle reduction (SPAIR) mammaplasty. Plast Reconstr Surg 103 : 890-901, 1999
5) Gonzalez F, Brown FE, Gold ME, et al : Preoperative and postoperative nipple areola sensitivity in patients undergoing reduction mammaplasty. Plast Reconstr Surg 92 : 809-814, 1993
6) Elizabeth JH : Vertical breast reduction using the superomedial pedicle. Surgery of The Breast (2nd ed), edited by Scott LS, Vol 2, pp1072-1092, Lippincott Williams & Wilkins, Philadelphia, 2006
7) Schlenz I, Kuzbari R, Gruber H, et al : The sensitivity of the nipple-areola complex ; An anatomic study. Plast Reconstr Surg 105 : 905-909, 2000
8) Góes JC : Periareolar mammoplasty ; Double-skin technique. Rev Soc Bras Cir Plast 4 : 55-63, 1989
9) Góes JC, Landecker A, Lyra EC, et al : The application of mesh support in periareolar breast surgery ; Clinical and mammographic evaluation. Aesthet Plast Surg 28 : 268-274, 2004
10) Georgiade NG, Serafin D, Morris R et al : Reduction mammaplasty utilizing an inferior pedicle nipple-areolar flap. Ann Plast Surg 3 : 211-218, 1979
11) Georgiade NG, Georgiade GS : Reduction mammaplasty utilizing the inferior pyramidal dermal pedicle. Aesthetic breast surgery, edited by Georgiade NG, pp291-299, Williams & Wilkins, Baltimore, 1983
12) Strömbeck JO : Mammaplasty ; Report of a new technique based on the two-pedicle procedure. Br J Plast Surg 13 : 79-85, 1960
13) McKissock PK : Reduction mammaplasty with a vertical dermal flap. Plast Reconstr Surg 49 : 245-252, 1972
14) Dufourmentel C, Mouly R : Développements récents de la plastie mammaire par la méthode oblique latérale. Ann Chir Plast 10 : 227-241, 1965
15) Pitanguy I : Surgical treatment of breast hypertrophy. Br J Plast Reconstr Surg 20 : 78-85, 1967
16) Regnault P : Reduction mammaplasty by the B technique. Plast Reconstr Surg 53 : 19-24, 1974
17) Skoog T : A technique of breast reduction ; Transposition of the nipple on a cutaneous vascular pedicle. Acta Chir Scand 126 : 453-465, 1963
18) 山本有平, 杉原平樹：Inferior Pedicle 法を用いた乳房縮小術. 日形会誌　17：830-836, 1997
19) Cho BC, Yang JD, Baik BS : Periareolar reduction mammaplasty using an inferior dermal pedicle or a central pedicle. J Plast Reconstr Aesthet Surg 61 : 275-281, 2008

II 乳房の美容外科

24 乳房埋入異物の診断と治療

百束 比古

Summary

異物の埋入（物質によっては注入）による豊胸術（乳房増大術）の後遺症における診断と治療について述べた。それにはまず豊胸術の歴史について知らなければならない。そして，症例の画像診断を正確に行って初めて治療法の選択ができる。

治療は，バッグの場合はその摘出を行う。注入の場合は異物および肉芽腫の可能な限りの摘出を行う。いずれの場合も摘出後の即時再建を行う。しかし，乳癌の併発が絶対ないとは言えないので，病理診断を待ってから再建した方が安全である。

再建方法には，バッグの再埋入と自家組織の血管付き埋入とがある。いずれを選択するかは，症例を十分に吟味し患者とよく話し合って決定する。

はじめに

美容外科において，豊胸術（乳房増大術）は最も需要の多い手術の1つである。それにもかかわらず，いまだに完全かつ確実な方法があるとは言えず，現在もなお模索が続いていると言っても過言ではない。そして，乳房に埋入あるいは注入された異物，異物肉芽腫や，生着せず異物となった注入自家脂肪の除去を希望して来診する患者はなお跡を絶たない。実際に美容医療の後遺症では，異物埋入，特に乳房異物による障害を訴えて来診する患者が最も多い。また，異物の入った乳房のため乳癌検診を忌避したり，早期癌の発見を阻害される例もある。本稿ではそれらの患者の診断，治療の方法，再建術について記述する。

豊胸術の歴史[1)~4)]

注入異物の時代

・炭化水素系異物注入（1950年頃～1960年頃）

　戦後まもなくより炭化水素系物質であるパラフィン，ワセリンあるいはオルガノーゲン®と称する混合炭化水素系物質の注入による豊胸術や顔面への注入が一部のいわゆる美容整形外科医によって行われたようである。

・シリコン系異物注入（1955年頃～1965年頃）

　1965年頃からは，シリコン液（フルイド）またはシリコンジェル（ゲル）の注入が取って代わりさらに需要を広げた。しかし，その結果，硬い肉芽腫の形成や恥ずかしさからの健康診断の忌避，異物陰影が腫瘍発見を阻害することにより乳癌の早期発見が遅れるなどの問題が起きた。そして，シリコン系のみならず注入された異物が原因と思われる，いわゆるヒトアジュバント病の罹患や全身播種による死亡例などの後遺症患者を残した[1)~4)]。

シリコンバッグプロテーゼ埋入の時代
（1965年頃～1990年頃）

1975年頃からは，シリコンジェルをシリコンラバーのバッグに封入した，いわゆるシリコンバッグプロテーゼ（以下，バッグプロテーゼは「バッグ」とする）が普及し，乳房下部，乳輪や腋窩部の切開を通して乳腺下や大胸筋下に入れる方法が一般的になった。

生理食塩水バッグ埋入の時代
（1990年頃～2000年頃）

1990年代の前半に，アメリカのFDAの勧告により，シリコンバッグが硬結や自己免疫疾患（いわゆるヒトアジュバント病，その後シリコンバッグに関しては疫学的には否定された[5]）の原因になる可能性を危惧して使用を規制され，日本でも同様に自主規制されたため，より安全と思われた生理食塩水バッグが普及した。

ハイドロジェルバッグ埋入の時代
（1995年頃～2005年頃）

1995年頃よりシリコンバッグよりX線透過性であり，生理食塩水バッグより感触のよい，ハイドロジェル（ポリサッカライドなど）をシリコンの外殻に封入したバッグが欧州などで開発され世界に普及した。

コヒーシブシリコンバッグ埋入の時代
（2000年頃～現在）

2000年頃より，外殻が破れても内容物が流出しないシリコンジェルをバッグに封入したインプラントが開発され，乳房再建や豊胸に使用されるようになった。世界的に見て現在のインプラント埋入による豊胸術は，ほとんどこのバッグが使用されている。

注入法の復活―ハイドロジェル注入について
（2000年頃～現在）

近年，再び異物の注入による豊胸術が復活した。注入される物質には，ハイドロジェル系のポリアクリラマイドとヒアルロン酸がある。

前者に関しては，1995年以降，ゲル®，アメージンジェル®という商品名でポリアクリラマイドハイドロジェルがウクライナや中国で製品化され，一部で安全性の確認なく顔面や乳房に注入された。これらは炎症，皮膚発赤，皮膚潰瘍，アレルギー様症状，しこり形成などの問題が発覚した[6]。

最近ではヒアルロン酸の注入が一部で行われている。ヒアルロン酸は少量であれば吸収されるが，豊胸目的では大量に注入しないと目的が遂げられない。そこで，吸収されないような量を分散させずに注入された結果，囊腫や異物肉芽腫などによるしこりを残す，など後遺症もあるようである。

自家脂肪注入について（1990年頃～現在）

また，自家脂肪の注入は顔面への少量注入から乳房への大量注入まで広く行われているが，理論的に考えても豊胸の効果を得るほどの大量の脂肪組織を注入しても完全生着をみることはあり得ない。生着しない脂肪は囊腫となって内容はパラフィンやワセリンなどの炭化水素系異物となるので，結局，注入異物と同様の後遺症を生じることが多い[7,8]。

診療の実際

生体内異物，特に乳房異物の診療についてわれわれの施設の例を挙げて説明する[9,10]。

問診の進め方
・手術を受けた病院，医師名，時期
・受けた手術で体内に入れられた物質の種類の申告
・体内充填物質による副作用と思われる症状
・施術医に診療情報を要請する（本人が取りに行くか，困難な場合は郵送で依頼することもある）：このやり取りがないと前医の責任が曖昧になることがある。

記録用写真撮影
必須である。患者の同意をもって臨床写真を撮影する。なるべく多角度からの撮影が望ましい。

画像診断
異物の種類，埋入の層などを診断する。

X線軟部撮影，タングステン管による軟部撮影（側面像と腋窩像），モリブデン管によるマンモグラフィー（上下像と側面像），CT，MRI（T1強調像とT2強調像）

血液検査
自己免疫疾患と乳癌の除外に必要である。

当施設では以下の検査を行っている。また，尿一般検査も行う。

GOT，GPT，LDH，γGTP，CPK，T-Bil，T-cho，TG，Na，Cl，K，UA，BUN，CRE，TP，Alb，TP分画，IgG，IgA，IgM，CRP，ASO，CH50，ANA，LEテスト，抗サイログロブリン抗

体，抗マイクロゾーム抗体，抗核抗体，抗 DNA 抗体，RF，クームステスト，血算，血液像，乳房では腫瘍マーカー（CEA，CA15-3，NCC-ST439，BCA225，TPA）

その他

乳癌の疑いがあれば，超音波検査，PET などを施行する。

手　技

異物の画像診断

異物による後遺症の診断にはまず，いかなる物質が使われたかの科学的な実証が不可欠なため，画像による診断と異物の化学分析が必須である。特に画像診断は非観血的に行うことができ，異物の種類の識別のみならず，悪性腫瘍との鑑別，埋入部位の同定など，治療方針の決定に重要な情報をもたらすので有用である。

・大量に注入したりバッグを埋入する乳房では比較的容易である。顔面など少量の注入では画像診断が難しい場合もある。われわれは，摘出した異物を化学分析し，術前に撮影した X 線軟部撮影像，CT 所見，MRI 所見のそれぞれについて照合した[7)11]。その概略を示す（表）。なお，X 線画像は陰影の場合を radiopaque，透亮像の場合を radiolucent，MRI は T1 強調，T2 強調いずれも異物が脂肪組織と比較して透亮像の場合を Low，同等の場合を Iso，陰影の場合を High と読む。

また，バッグと注入の違いは陰影の輪郭が前者はスムーズであり後者はそうではないことでわかるが，破潰している場合は両者が混在する（図1）[12]。

この表によって，シリコン，ハイドロジェルと炭化水素の識別はできるが，ハイドロジェルバッグと生理食塩水バッグの識別は困難である（図2～4）。

また，この 10 年の間に異物の注入による豊胸術が復活したが，用いられてきた物質にはハイドロジェル系異物がある。具体的には，ポリアクリラミドとヒアルロン酸がある。いずれも物質自体は radiolucent であるが，異物肉芽腫による雲状の陰影が特徴である（図5）。

さらに，自家脂肪組織の注入により肉芽腫や囊腫を形成することが多いが，生着しない脂肪組織は炭化水素系異物と同様の画像を示す（図6）[7)8)12]。

異物の除去

適応

患者が望む場合，免疫学的にヒトアジュバント病を疑わせる異常値がある場合，異物の皮膚浸潤が強く潰瘍形成が疑われる場合，乳癌と紛らわしい硬結のある場合などである。いずれも，異物・被膜・異物肉芽腫の摘出後の病理組織学的診断は必須であ

表　乳房異物の画像診断

異物	マンモグラフィー	CT	MRI（T1/T2）
シリコン系 (bag, injection)	陰影	陰影	Low/High
生理食塩水バッグ	透亮像	透亮像	Low/High
コヒーシブシリコンバッグ	陰影	陰影	Low/High
ハイドロジェルバッグ (polysaccharide)	透亮像（やや陰影）	透亮像（やや陰影）	Low〜Iso/High
ハイドロジェル系 (acrylamide gel) (injection)	透亮像（やや陰影）　雲状陰影	透亮像（やや陰影）　雲状陰影	Low〜Iso/High
炭化水素系 パラフィン・ワセリン (injection)	透亮像	透亮像	Iso/Low
注入脂肪 （囊腫形成の場合）	透亮像	透亮像	High/Iso

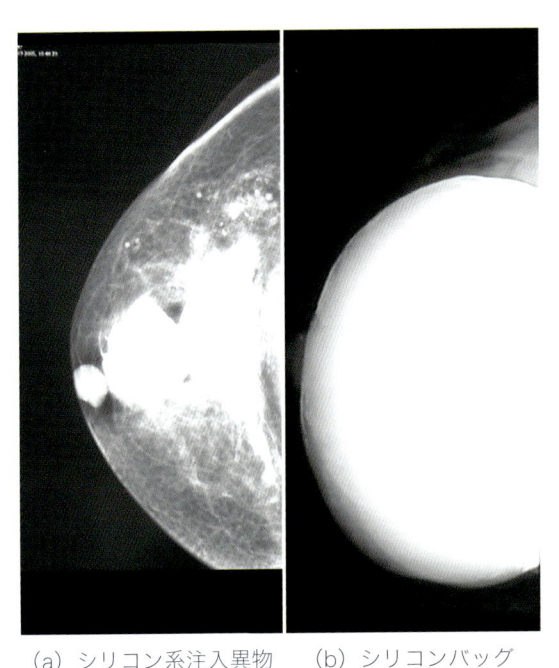

(a) シリコン系注入異物　　(b) シリコンバッグ

図1　X線画像の比較

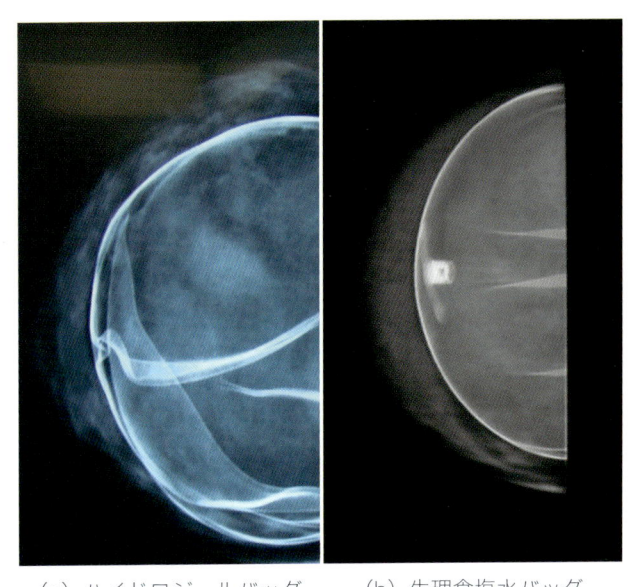

(a) ハイドロジェルバッグ　　(b) 生理食塩水バッグ

図2　マンモグラフィーにおけるバッグの画像
この両者は画像では区別できないことが多い。

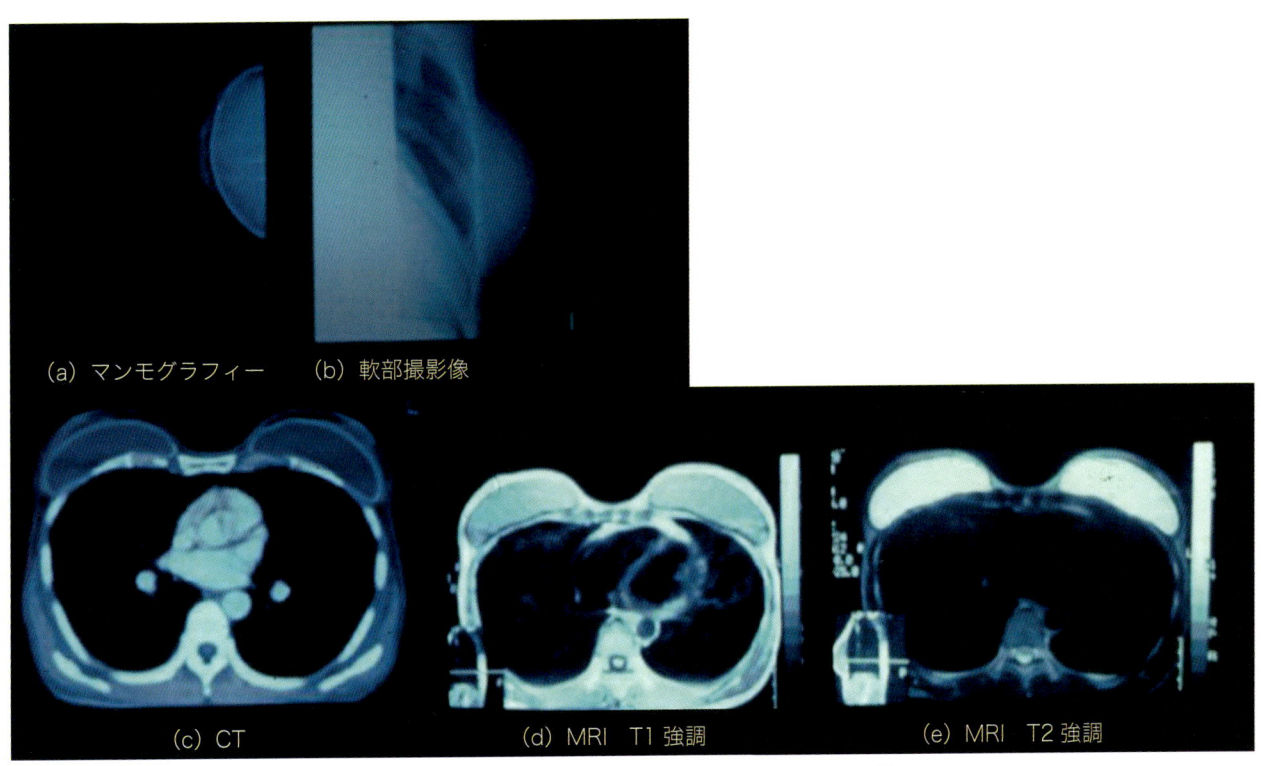

(a) マンモグラフィー　　(b) 軟部撮影像

(c) CT　　(d) MRI　T1強調　　(e) MRI　T2強調

図3　ポリサッカライドハイドロジェルバッグの画像

る。また，設備があれば物質の化学分析を施行する[5)11)〜13)]。

バッグプロテーゼの場合

破潰していないプロテーゼの除去は，カプセルを積極的に摘出する必要がない場合では，腋窩，乳輪，あるいは乳房下縁からのいずれからも摘出は可能である。カプセルが厚く肉芽腫形成の可能性がある場合は，カプセルの摘除が必要である。術中に切開線を長くとる可能性があるので，乳房下縁切開を勧める。

バッグを除去するだけなら，2cm程度の乳房下縁切開で局所麻酔下に容易に摘出できる。ただしテクスチャータイプの表面がざらざらしたバッグでは周囲の組織との癒着が顕著なため用手剥離を要するので，切開線を少し大きくする必要がある。また患者に若干の疼痛も含む不快感を与えることが多い。

(a) 臨床像　　　(b) マンモグラフィー

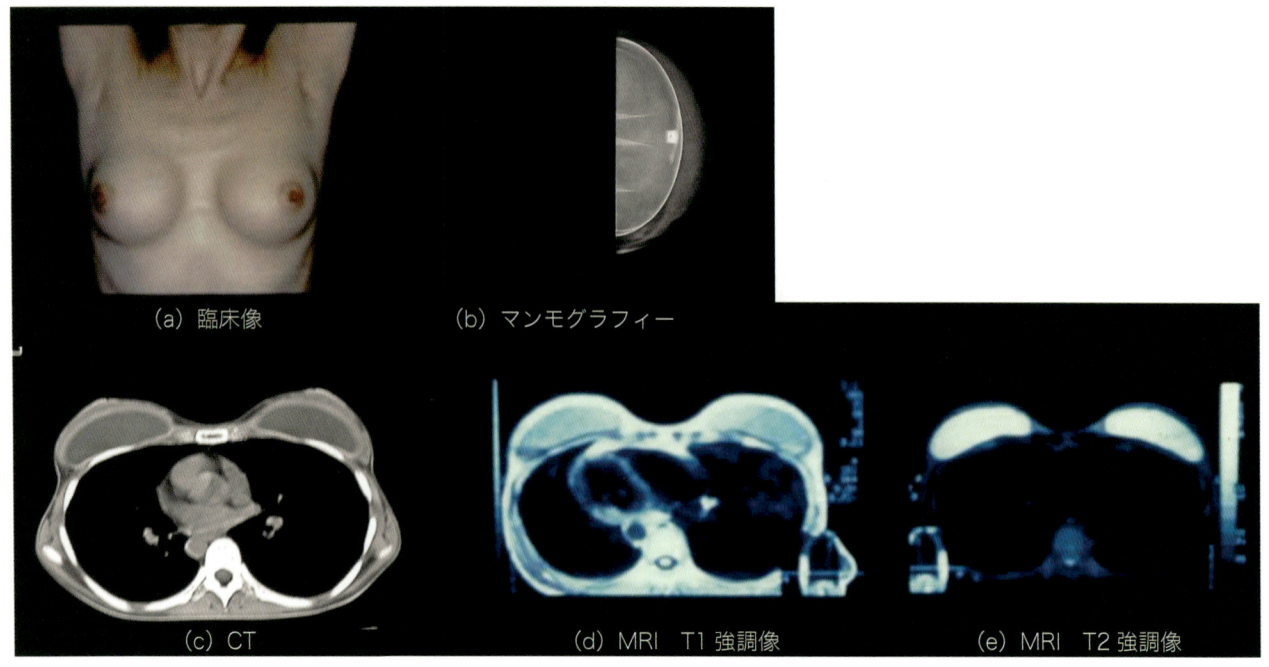

(c) CT　　　(d) MRI T1強調像　　　(e) MRI T2強調像

図4　生理食塩水バッグの画像

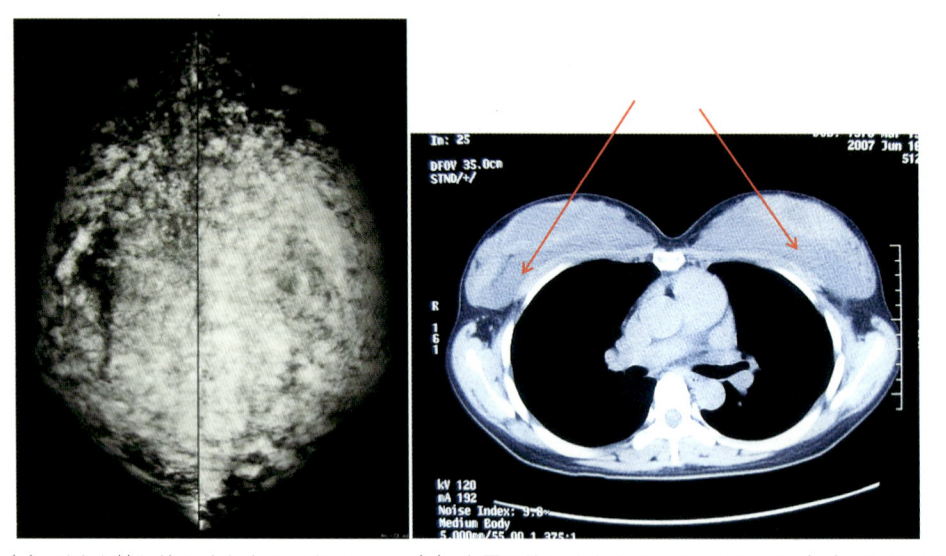

(a) びまん性に注入されたハイドロ　　(b) 大量に注入されたハイドロジェル（→）のCT画像
ジェルのマンモグラフィー

図5　ハイドロジェル注入症例

注入物質の場合

異物が一塊として存在することはほとんどないので，乳房下縁切開によって異物と異物肉芽腫の摘出をした方がよい。切開線を延ばす場合は腋窩部に向かって行う。皮膚浸潤や筋肉に癒着した異物肉芽腫があれば皮膚や筋肉ごと摘出せざるを得ない。また完全な摘出は困難である。これらのことはあらかじめインフォームドコンセントに含ませる。

また，ハイドロジェル系の注入異物では，異物が嚢腫状になりやすいので異物を洗い出さなければならないことが多い（図7）。

再建の方法

即時再建

乳癌を合併していないか確認するために最近では，腫瘍マーカーや画像に異常がなくてもPET検査を勧めることがある。それでも万が一，再建後組織に悪性腫瘍が発見された場合，広範囲摘除が必要になると術前に説明し，承諾を得る。

二次的再建

病理組織学的診断では癌細胞が出なかったことを

確認したうえで，通常3カ月以上の間隔をあけて再建を行う。方法としてはコヒーシブシリコンバッグプロテーゼ，または自家組織（有茎腹直筋皮弁，遊離腹直筋あるいはDIEP皮弁，広背筋皮弁など）を用い，それぞれの長短と患者の個々への最適な方法を検討する。しかし，当施設では異物摘出後に再び異物を埋入することに抵抗感のある患者がほとんどであるため，自家組織，特に脂肪の厚い下腹部からの組織採取が好まれてきた[10)14)〜16)]。

症　例

症例1　70歳

1961年にシリコン注入，1986年にシリコン肉芽腫摘出と同時に，シリコンバッグによる再建術を受けた。バッグの破潰によると思われる変形が生じたため，バッグの摘除と自家組織による再建を行った（図8）。

症例2　57歳

25年前シリコンバッグ埋入による豊胸術を受けた。術後10年ほど経過して左側に硬結が出現したが，放置していた。異物の摘出と自家組織による再建を希望した（図9）。

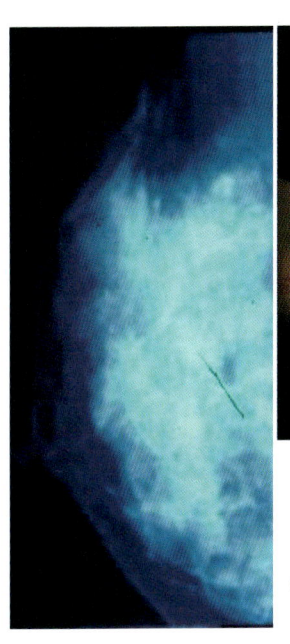

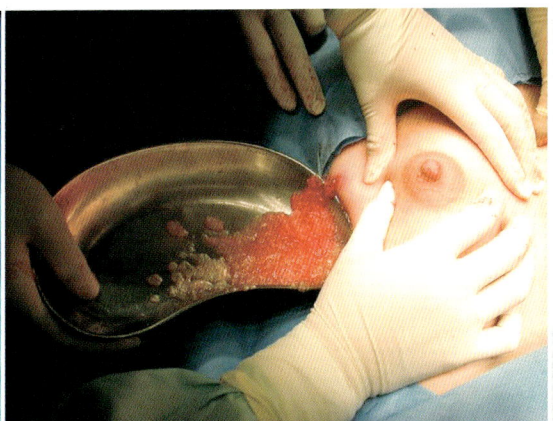

(a) 少量ずつ注入された脂肪によって形成された多発性嚢腫と取り巻く肉芽腫
(b) 1カ所に大量注入された脂肪による巨大嚢腫のマンモグラフィー画像。壊死した脂肪は炭化水素系異物と同様の画像を呈する。

図6　注入脂肪による肉芽腫と嚢腫

(a) 術前のマンモグラフィー　雲状陰影が特徴的である。
(b) 小切開からの異物の掻き出し
(c) 摘出された異物

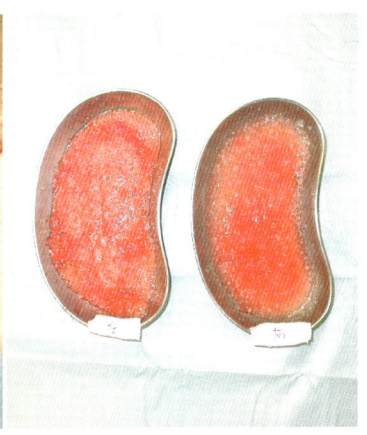

図7　ハイドロジェル系異物の摘出

24．乳房異物の診断と治療　239

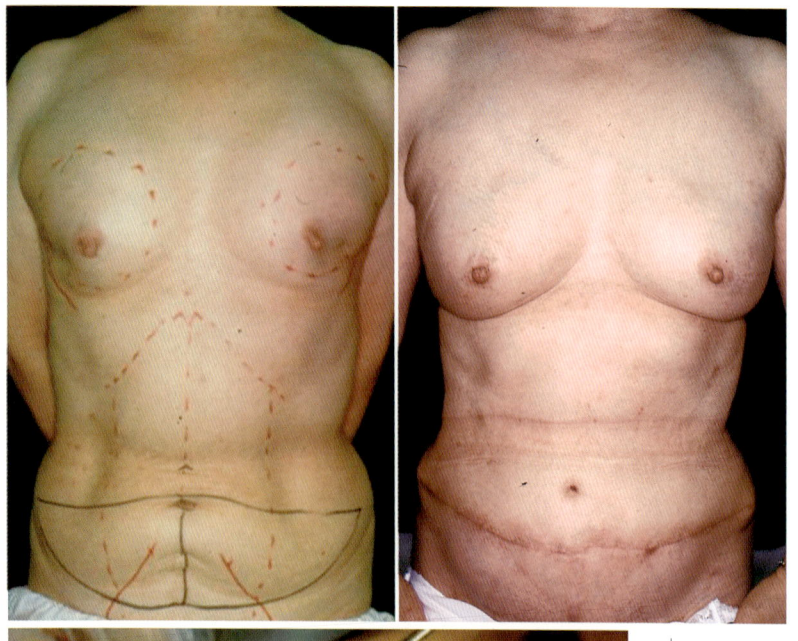

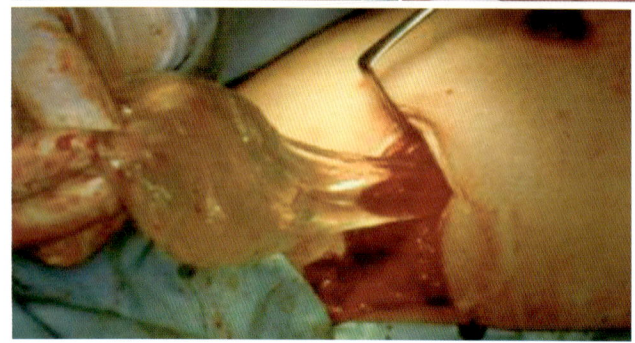

(a) 術前
(b) 摘出時のシリコンバッグの状態。外殻の劣化によると思われる，シリコンジェルの浸み出しが著明であった。
(c) 術後6カ月

図8 症例1：70歳，シリコンジェルバッグの劣化

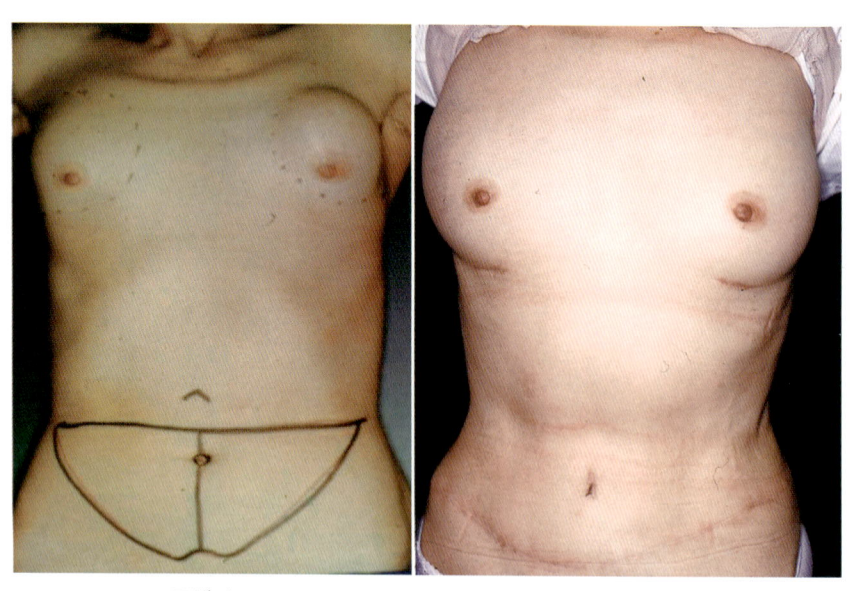

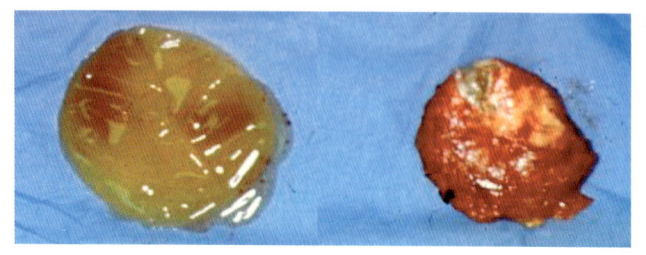

デザイン　　　　　術後1年

摘出した異物。左側は高度に石灰化した被膜で覆われていた。

図9 症例2：57歳，シリコンバッグによる硬結

Ⅱ．乳房の美容外科

考　察

　乳房異物の合併症を主訴に受診する患者の症状は千差万別であり，診断を確実にして患者によく説明をし，最善の治療法を選択しなければならない．

古い豊胸術の合併症

　かつての炭化水素系やシリコン系物質の注入による豊胸術は全例で合併症を生じたと言っても過言ではない．言いかえれば，注入された物質が何にせよ，これら異物の注入法はほぼ100％失敗であったと言える．すなわち，局所的後遺症として異物肉芽腫による硬結，皮膚浸潤，変形，流動，石灰化，乳癌の合併などがよく見られ，さらに全身的後遺症として異物の播種やヒトアジュバント病（後述）の罹患などがある[1,2]．

　また，注入法に引き続き行われたシリコンの外殻の封入されたシリコンジェルバッグの埋入は，通常20年以上を経過すると，外力によるバッグの破潰，被膜形成，石灰化，外殻の劣化，ヒトアジュバント病の罹患など，注入と同じ合併症が起こり得る可能性が指摘された[10,14,17]．

その後のバッグプロテーゼよる合併症

　生理食塩水バッグは，感触の悪さや外殻の折れ曲がりなどが問題となった．さらに，外力や劣化による破潰，挿入部である腋窩の肥厚性瘢痕，知覚神経切断による乳頭などの知覚障害がトラブルの原因となった．

　ハイドロジェル（多くはポリサッカライド）バッグは，生理食塩水バッグより感触がよく，シリコンバッグに比べればX線透過性がよいことから，一時期日本でも使用された．ほとんどが経腋窩的に挿入されたが，おそらく無理矢理に挿入された例が多いことが，乳房や上肢の知覚障害や疼痛などの訴えの原因と思われる．また，腋窩部の瘢痕が肥厚化する訴えも多い．

新たな注入法による合併症

　ポリアクリラマイドジェル注入は，外国で施術を受けたり，わが国でも時に医師でないものが関わっているなど社会的問題としても大きい．以前は乳腺内に注入されることが多かったが，最近は脂肪注入も含めて乳腺の下層に行われるので，乳房本体の形状や柔らかさは保たれる．しかし，吸収されないハイドロジェルが流動したり播種したりする危惧はある．

　また，やはりハイドロジェルの一種であるヒアルロン酸は，少量であれば吸収性であるので注入法に用いられることがある．しかし手技や注入量によっては異物肉芽腫，石灰化や非吸収性の囊腫を形成する可能性は否定できず，今後の厳重な経過観察が必要である．また，注入による感染や注入後に精神的不安を生じることも皆無とは言えない．

脂肪注入による合併症

　遊離脂肪組織の注入法は，顔面の充塡など少量を血流のよい層に入れるならば生着するか，一部壊死してもほとんどが吸収されるので効果がないとは言えない．しかし，豊胸の目的では大量の遊離脂肪を注入しなければならない．その意味で遊離脂肪の注入による豊胸術自体多くの矛盾を抱えた方法であり，学問的には全面的に認められたものではない．

　われわれの施設を来診した脂肪注入によるトラブル患者は大別して2種類に分かれる．1つは，脂肪注入を1カ所に集中して行われたもので，大きな囊腫を形成する．もう1つは，少量ずつ分割して注入された例で，多発性の囊腫が残る．結局硬結や画像に映る石灰化となり，時に変形や壊死脂肪の皮膚浸潤となることもある．ちなみにこの壊死した脂肪組織は融解して油脂様となり炭化水素系異物と同様の物質になる．また，硬結のために問診の煩わしさから検診を躊躇する患者がいることも問題である[7,8]．

コヒーシブシリコンバッグによる合併症

　コヒーシブシリコンバッグは，FDAの認可は乳房再建のみであるが，わが国ではこれを拡大解釈して豊胸術に用いる傾向がある．使用されて日が浅いせいか後遺症の来診はない．

ヒトアジュバント病について

1964年三好によって提唱されたヒトアジュバント病は，生体内の異物のアジュバント作用によって自己免疫疾患が惹起されるというものである[5]。しかし著者はその存在については疑問がある。その理由は，まず最初の診断基準にある高γ-グロブリン血症とは，単なる炎症によるものではないのかと考えるためである。また，異物を摘出したら回復するとあるが，そもそも注入された異物を全摘することは不可能であるから免疫異常であるなら回復するはずがないこと，また一方で異物埋入患者にたまたま合併した自己免疫疾患を除外できないと考えるためである。

著者も多数の異物注入あるいは埋入患者の血清学的検査を行ってきたが，高γ-グロブリン血症はあまりなく，むしろ抗核抗体，抗サイログロブリン抗体，抗マイクロゾーム抗体の陽性例が多い。しかし，膠原病様の症状を訴える患者は少なく，ヒトアジュバント病という概念の科学的確定には至っていない。ただ，少人数ではあるが異物注入後に内科で膠原病と診断された患者もいるため，異物の影響を全く否定することもできないでいる[10]。

なお，米国でシリコンバッグとヒトアジュバント病との因果関係が疫学的に否定されたというが，わが国は注入異物例が多くあるのでこの結果は当てはまらないと考える[5]。いずれにせよ，理論的にありうる疾患である限りこれを完全に否定するすべはない。今後も臨床症例の蓄積をしなければならないと考える。

乳癌の合併について

現在のところ豊胸術患者に乳癌が合併したという報告はあるが，豊胸術が乳癌を誘発するという報告はない[18]。しかし，異物によって形成された硬結が乳癌と紛らわしく患者の不安は計り知れない。確かにX線などの画像診断で異物肉芽腫と乳癌の区別は容易であるとの意見はあるが，受診するまでの不安や恥ずかしさあるいは問診の煩わしさから来る受診の躊躇，X線の被曝量などを考えれば施術医の責任は極めて重い。最近ではPET検査の有用性も語られるが[19]，少なくとも豊胸術に携わる医師はこれらの可能性と将来必要となる診療の費用について，率直なICを交わしておくべきである。

異物摘除の適応および再建手術の選択について

われわれは異物および異物肉芽腫の除去の適応については，以下のように考える。

- 注入法による豊胸手術を受けていて，乳癌と紛らわしい硬結や皮膚浸潤があるもの。
- バッグを埋入されていて，画像診断で内容物が漏れている可能性のあるもの。
- 血清学的検査で顕著な免疫学的異常値のあるもの。
- 画像検査すなわちマンモグラフィー，CT，MRIなど，およびPET検査で乳癌の合併が除外できないもの。
- 本人が摘除を強く望むもの。

さらに，異物および異物肉芽腫を摘除しても再建（再豊胸術）を望む場合，以下の方法を提示する。

- 即時再建か二次的再建かは，乳癌の合併の可能性があるか否かで選択する。
- 再び異物すなわちバッグを埋入するか，自家組織を移植するかは本人の希望により選択する。ただし皮膚症状があり皮膚を一部切除しなければならない場合は自家組織を選択する。なお，異物はもはや使いたくないという患者が多い。
- 自家組織による再建には腹直筋真皮脂肪弁（遊離複合組織移植）が有用である[10)16]。

文　献

1) 三好和夫, 宮岡輝夫, 小林泰雄ほか：人体における Adjuvant　加遷延感作を思わせる高γ-グロブリン血症；乳房形成術の後にみられた障害：日医新報 2122：9-14, 1964
2) 文入正敏, 久保田昭男, 小林明子：豊胸術術後障害；とくに異物注入による全身変化について. 外科 36：1371-1375, 1974
3) 大久保正智, 百束比古, 文入正敏：乳癌を合併し特異なマンモグラフィー像を呈した乳房埋入異物患者の1例. 日美外報 11：47-49, 1989
4) 村上正洋, 大久保正智, 山村美和ほか：乳癌を合併した乳房異物の1例. 日美外報 16：44-47, 1994
5) Janowsky EC, Kupper LL, Hulka BS : Meta-analyses of the relation between silicone breast implants and the risk of connective-tissue diseases. N Engl J Med 342：781-790, 2000
6) 河原理子, 百束比古, 平川慶子ほか：中国製 polyacrylamide hydrogel（商品名：Amazingel）の顔面注入後合併症の1例. 日美外報, 24：95-100, 2002
7) 百束比古, 小川令, 奥田貴久：異物や自家脂肪による障害；その検査と画像診断. 日美外報 28：36-45, 2006
8) Hyakusoku H, Ogawa R, Ono S, et al : Complications after autologous fat injection to the breast. Plast Reconstr Surg 123：360-370, 2009
9) 百束比古：乳房異物の診断と治療. 形成外科 41：S133-S139, 1998
10) 百束比古：豊胸術とくに注入異物の unfavorable results とその再建手術. 日美外報 21：16-22, 1999
11) Kawahara S, Hyakusoku H, Ogawa R, et al : Clinical imaging diagnosis of implant materials for breast augmentation. Ann Plast Surg 57：6-12, 2006
12) 百束比古：マンモグラフィーによる乳房埋入異物の識別に関する研究. 日形会誌 6：886-898, 1984
13) 佐藤和夫, 百束比古, 二ツ川章二：PIXE 分析による Hydrogel（注入用製剤, 豊胸用材料）の検討. 日美外報　25：63-70, 2003
14) 百束比古：乳房異物の除去と再建手術：とくに自家組織による再充填術について. 美容外科最近の進歩（第2版）, 大森喜太郎編著, pp162-169, 克誠堂出版, 東京, 2005
15) Aoki R, Hyakusoku H, Mitsuhashi K : Immediate reaugmentation of the breasts using bilaterally divided TRAM flaps after removing injected silicone gel and granulomas. Aesth Plast Surg, 21：276-279, 1997
16) Mizuno H, Hyakusoku H, Fujimoto M, et al : Simultaneous bilateral breast reconstruction with autologous tissue transfer after the removal of injectable artificial materiels ; A 12-year experience. Plast Reconstr Surg 116：450-458, 2005
17) 小川令, 百束比古, 河原理子ほか：シリコンバッグ挿入後被膜全体に高度の石灰沈着を来した症例. 日美外報 23：28-34, 2001
18) 百束比古, 小野真平：乳房増大術後のトラブル：最近何が問題となっているか. PEPERS 32：51-60, 2009
19) Kobe K, Chin T, Aoki R, et al : A false-positive fluorodeoxyglucose positron emission tomography（FDG-PET）imaging result for a patient after augmentation mammaplasty. Aesthet Plast Surg 33：611-615, 2009

その他の乳房形成術

25 陥没乳頭の観血的・非観血的治療

26 女性化乳房の治療

27 性同一性障害の乳房治療

III その他の乳房形成術

25 陥没乳頭の治療

館 正弘，武田 睦

Summary

陥没乳頭の治療は古くから手術療法が中心となっており，さまざまな術式が報告されている。一方，吸引療法を中心とした保存的治療は組織拡張器の原理から見て合理的である。保存的治療法の治療効果は欧米での評価は高くないが，わが国の結果では良いものもある。保存的治療法と手術療法の比較が今後の課題である。手術療法にはさまざまな方法があるが，拘縮を解除し，乳頭基部を形成し，乳頭下に組織を充填するという3つの要素から構成されている。拘縮の解除が乳管の切断なく行うことができるかどうかの結論は出ていないが，再発を予防するためには乳管を切断するべきであるとする意見もある。乳管温存手術における機能温存が可能な割合，長期予後などに関する検討が必要である。乳頭基部の形成術の方法，乳頭下への組織充填の方法にもさまざまな方法が報告され，おのおの有効性をうたっているが，各術式の優劣を決めることは困難である。

はじめに

陥没乳頭は思春期の女性にとって整容的・精神的なマイナス面に加え，授乳困難や，乳腺炎の原因ともなる。手術では乳管の温存が理想的であるが，重度の陥没の場合良好な乳頭の突出を得ることはしばしば困難である。また保存的治療も古くから試みられ改良されているが，手術療法との比較まで述べている報告はほとんどない。

概 念

定義として乳頭が乳輪から突出せず，陥没している状態を指す。先天性と後天性のものがあり，後天性のものでは手術や癌によることがあり，注意が必要である。乳頭は乳房の整容性の面からも非常に重要であるが，授乳時に哺乳が困難となるうえに，乳腺炎を併発することもあり，妊産婦や授乳を希望する女性にとっては大きな問題となる。

頻度

発生頻度に関してはCadaver，切除乳房，検診で検討した結果，1.8〜3.3％の頻度であるとされている[1)2)]。妊婦では10％にのぼるとされているので，乳房の増大につれて頻度は上昇することを意味している。先天性の場合，90％近くは両側性であると言われている[2)]。

解剖

乳頭の直径は1cm，高さは1cm，乳輪の直径は3cmが平均であるとされる[3)]。乳管の周囲には平滑筋が認められ，さらに豊富な弾性線維が認められる。乳頭への血行支配は内胸動脈穿通枝，外側胸動脈，肋間動脈穿通枝からの血行が乳輪下でplexusを形成する。神経支配は肋間神経の前枝と外側皮枝からなるが，特に第4肋間神経の前枝が最も重要で

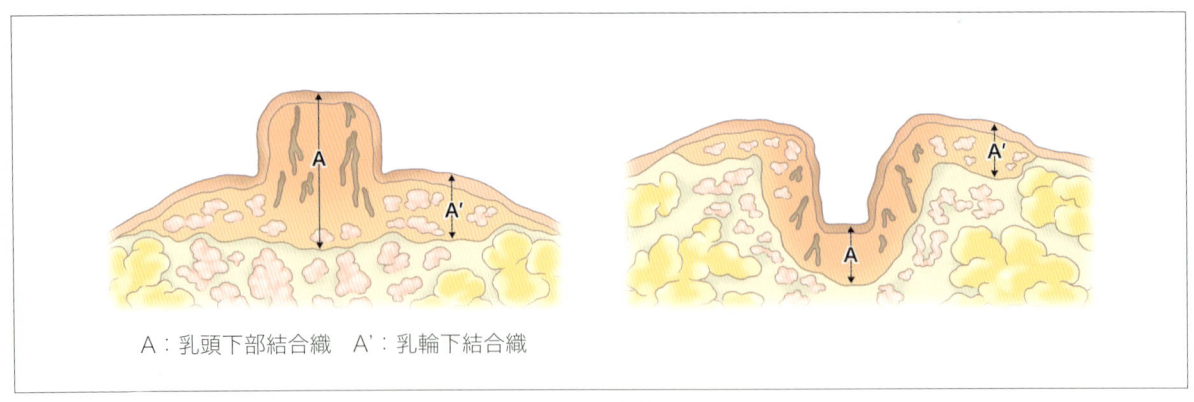

図1 病理
陥没乳頭は乳輪下結合織（A'）は正常とほぼ同じであるのに対し，乳頭下部結合織（A）の厚さが正常の半分程度である。

ある。神経は乳管に沿って分布しており，手術によって障害を受けやすい。また乳頭部への血流支配は外側から入るため，12時と6時の方向の剥離を行っても乳頭部への血行は比較的良好に保たれる[3]。このことから後述する乳輪部での皮弁の作製部位を3時，9時におくべきでないとする意見がある。

病理

SchwagerがCadaverや切除乳房339例で検討した研究が基礎となっている。彼は陥没乳頭では乳管の長さやコラーゲン束，筋肉量は正常乳頭で差がなく，乳頭基部の組織量の減少が陥没乳頭の原因であると推測している[1]。一方，乳管の短縮が陥没乳頭の原因の根本にあるのではないかという意見は多く出されており[4)~6)]，ほとんどの外科医は乳管の短縮があることを実感しているのではないかと思われる（図1）。

術前の評価

程度の軽い臍状のもの（umbilicated）と，真性の陥凹しているもの（invaginated）の2種類に分類する方法が古くから行われてきた[1]が，最近の文献はHanらが提唱した3種類の分類を取り入れているものが多くなっている[7]。
Grade I：乳輪周囲を指で圧迫したり，乳頭部の皮膚をつまむことで容易に突出が得られ，ある程度の時間保持される状態。
Grade II：乳頭はGrade Iと同じように用手的に突出させることができるが，維持ができずにすぐに戻ってしまう。
Grade III：用手的に突出ができないもの。

治療方針

保存的な方法と手術による治療がある。明確な診療指針のコンセンサスは得られていないが，われわれの施設ではまず保存的治療を試みるべきであると考えている。

手　技

保存的治療

マッサージ
Hoffman法[8] 2本の指で乳輪部を押さえ，ゆっくり乳頭部を開くように指を開く。1日5回行う。

ピアス
耳垂に使用するピアスを用いた報告のほか，土台ピンを組み合わせて持続的に牽引できるタイプも考案されている[9]。Grade I程度の軽い症例に適応がある。ニプレットなどで，ある程度矯正ができる症例では，その後の保持のためにピアスが用いられることもある。

ニプレット，ピペトップなどを用いる方法
吸引による矯正は授乳婦が用いる搾乳器が用いられてきたが，効果は不十分であり，そのため手術療法が必須であるとされてきた。吸引の方法は改善が加えられ，近年ではニプレットを1994年にMcGeorgeが報告し，すべての程度の陥没乳頭に有効であると報告した[6]。
これは専用のバルブ付きカップ状乳頭吸引器と

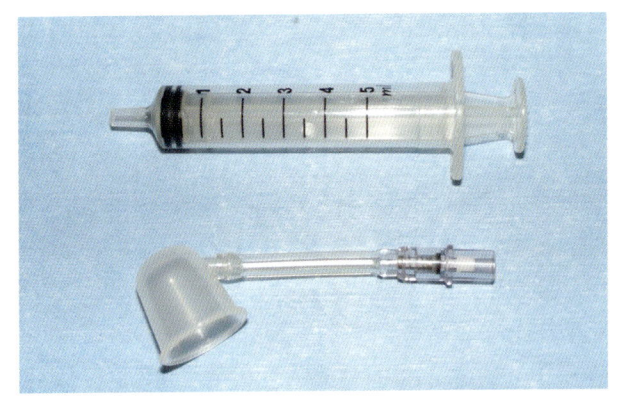

図2 ニプレットの構成
乳頭部の吸引器とシリンジから成る。

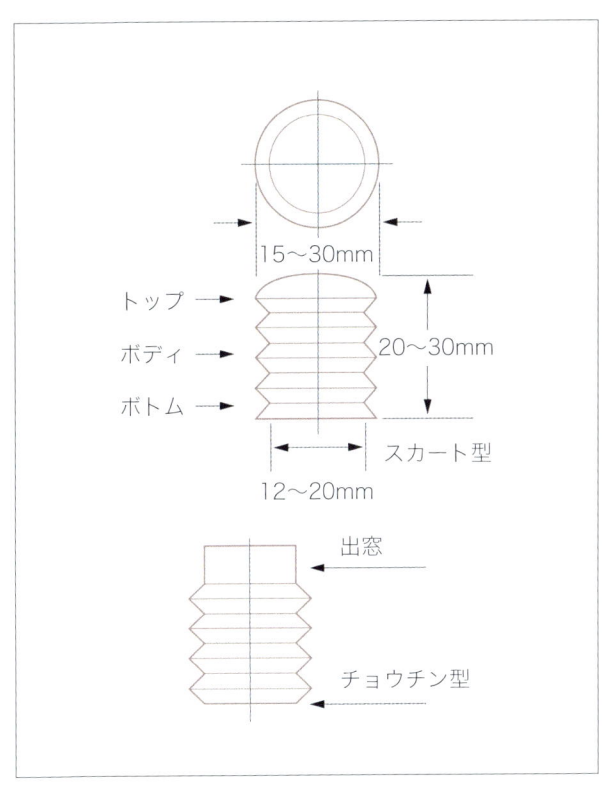

図3 ピペトップ™の形状
3種類のサイズがある。

5mlのシリンジから構成されている（図2）。ニプレットの型枠の皮膚接触部にワセリンを塗り，密着性を高めて使う。シリンジを接続し，陰圧をかけ，乳頭が引き出されたらそのままシリンジをはずすと陰圧が維持される。持続的な陰圧をかけることで短縮した乳管や乳管周囲の靭帯を延長させようとする方法である。取り扱いが簡便で，患者が圧をコントロールできるため安全性も高い。装着は数時間から開始し，しだいに装着時間を延長していく。皮膚炎は必発であるので，ワセリン系の軟膏をあらかじめ処方しておく。ニプレットはブラジャーの中に納まるため，長期間の着用が可能になっている。睡眠が妨げられないかぎり夜間も装着することが望ましく，通常3～6カ月は行うよう指導する。

また授乳直前に使用したのち，授乳することも有効なことがある。通常2週間程度で乳頭は引き出されてくる。乳頭が引き出されるようになったら装用時間を短縮し，間歇的に使用することもできる[10]。妊娠後期には子宮収縮を惹起することがあるので，使用は控えた方がよい。

McGorgeの報告では21例中3カ月以内に20例が治癒し，1例は刺激により容易に突出したことを報告している[6]。Gradeの記載がないことやほとんどの症例で3カ月程度の装着しかしておらず，十分な長期追跡もされていない。また，これ以降の追試はなされておらず，わずかに妊婦用の本に載っているのみである。

われわれの施設では，重度の陥凹例にも適応し，GradeⅢ11例，GradeⅠ1例の計12例にニプレットを行い，すべての症例で症状の改善を認め，後戻りもなかった。ただし常時突出した状態になるまでは1年6カ月を要した症例もあった[11]。

2005年に李[12]はピペットからヒントを得たシリンジの要らないピペトップ™を報告した（図3）。直径を選ぶことができ，補助器具なしで吸引力を十分保ちつつ持続装着を可能にしたものである。Grade Ⅲ38例を含む109例の陥没乳頭に対して施行し，GradeⅠ，Ⅱは全例著効し，GradeⅢもおよそ半数以上の例で永続的な矯正が可能となったとしている。永続的な矯正が得られなかった有効例や著効例では後戻りを認めたが，軽いマッサージで突出する状態となった。治療後の出産例は3例6乳頭でいずれも授乳に支障なかったとしている。考察の中でピペトップ™とマッサージの併用を勧めている。

吉村ら[13]は軽症や乳房の発達がこれから見込まれる若年者に適応があるとしている。また中野は中程度以上の陥没乳頭では永続的に矯正できることは少ないとしている[8]が，重度の症例にも適応を試みてよいと著者は考えている。

乳頭基部にワイヤーを2本入れ，円筒状の基部にばねで牽引する方法も報告されているが，まだ追試されていない[4]。

百束ら[9]のピアスもある程度，持続的に牽引挙上する力が働くものと見なしてもよい。

手術療法

古くからさまざまな術式があることが，逆に手術療法の困難さを現している。手術は大きく3つの要素により構成される。1つめは乳管の切離あるいは乳管周囲の剝離により拘縮を解除すること，2つめは基部にくびれを形成すること，3つめは乳頭基部に組織を足すことである。これらの要素を重症度に応じて取り入れて手術を計画する。

手術は通常はエピネフリン加キシロカインを用いた局所麻酔で行う。牽引糸を陥没した乳頭にかけ，引き上げたのち，再度十分な消毒を行う。

1）拘縮の解除

拘縮の解除をするために乳管を温存する方法と，乳管を切断する方法にまず大別できる。乳管を温存し短縮した構造物のみを切除するのが理想的である。同じ効果が得られるのであれば，乳輪周囲に瘢痕が少ないことが望ましいのは言うまでもない。

乳管を温存する方法

授乳を希望する場合や将来妊娠する可能性のある若い患者が対象となる。乳輪あるいは乳頭を横切る切開線から乳管周囲の線維性組織を切除する（図4）。乳管周囲の線維性組織を剝離・切除する際には丁寧な剝離操作が必須であるが，ルーペ[13]あるいは内視鏡[14]の使用も勧められている。先が鈍なメッチェンバウム剪刀を使用するという報告[3]と鋭的な眼科剪刀[14]を用いるという報告もありさまざまである。剝離操作の過程で乳管そのものを損傷している可能性もあるがその程度は不明である。直視下の剝離が原則であるが，18G針を用いて盲目的に剝離する方法で十分な効果が達成できるとする報告もある[15]。大石ら[16]は乳管の剝離は乳頭より外側でおこなうことにより，乳頭内の乳管は損傷しないため授乳にはより有利であるとしている。

乳管を切断する方法

授乳する可能性のない場合で，乳管を切離できるならば手術は比較的容易である。GradeⅢでは再発防止のため，あらゆる索状物を切断することを勧める論文も多くある。Broadbent法がよく用いられている（図5）。乳輪・乳頭を3時から9時の方向に切開し，続いて乳管を横断し，さらに深部から乳腺弁を翻転して欠損部を充塡する方法である[17]。剝離範囲が広く，深くなるので，術後血腫に注意が必要で，ドレーンを入れておく方が安全である。Lee[7]はGradeⅢに対しては中央部の短縮の強い乳管は切

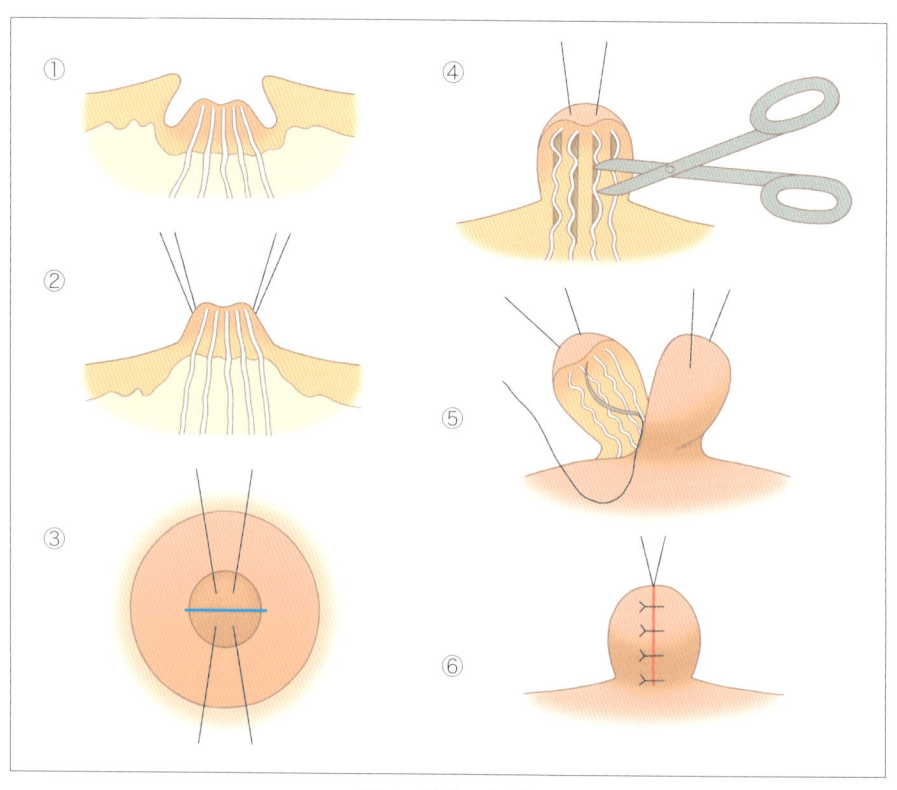

図4 乳管の剝離
丁寧な剝離が必須である。

離すると述べている。乳管からは分泌があるので，授乳の有無にかかわらず切離しない方がよいという考え方もあるが，証明されていない。

2）乳頭基部の形成

皮膚の形成を中心とする方法

●巾着縫合

巾着縫合糸を用いての巾着縫合はSchwagerら[1]により報告された。Leeら[5]はGrade I であれば，巾着縫合のみでよいとしている。彼らは6時の位置に垂直に2，3mmの切開を置き，5-0ナイロン糸を使用している。巾着縫合を置く場所は正確に乳頭基部におくべきで，これよりずれると再発するとして

いる。巾着縫合では血行障害も懸念されるため，注意が必要であり，五角形になるような皮下縫合を行う報告もある[18]。皮膚の形成を中心とする方法ではSkoog法[3]やNanba法[3]が有名である。乳頭基部の皮膚を切除し，基部のくびれを作製する。剝離した皮下組織と皮膚を皮下縫合し，引き上げることも重要であるとされている[3]。

●Skoog法

乳頭の側面に4つの楔状切除を行い，さらに乳輪にも4カ所の楔状切除を行い，切除部位を縫合することで乳頭基部を締め上げて乳頭を立たせる。この手術では必然的に乳輪上に多くの瘢痕を残す。また乳頭基部に大きな切開線が入るため，乳頭への血行障害の可能性がある（図6）。

●Nanba法

乳頭基部に数個のZ形成術を用いる方法と，三角形の楔状切除を行い進展皮弁を用いて閉鎖する方法がある。必要とする乳頭の高さに応じて使い分けるとしている。高度な陥凹には再発の危険性が高い（図7）。

●酒井法（I法）

乳頭を二分する切開線を加え，乳管周囲の剝離を容易にしたものである。授乳する可能性のない例に対しては乳頭部の紡錘形切除から短縮性組織を切離

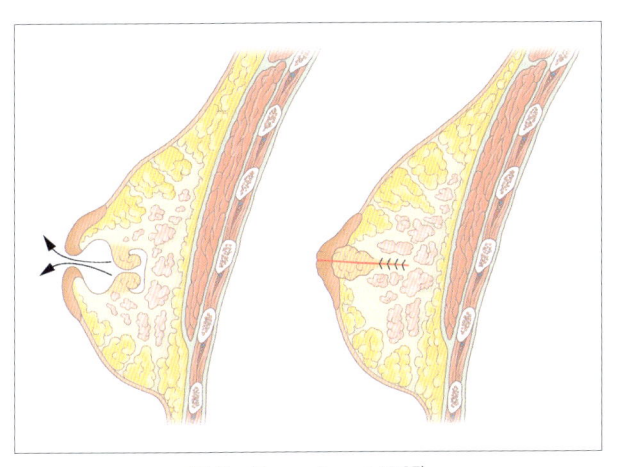

図5　Broadbent法[17]

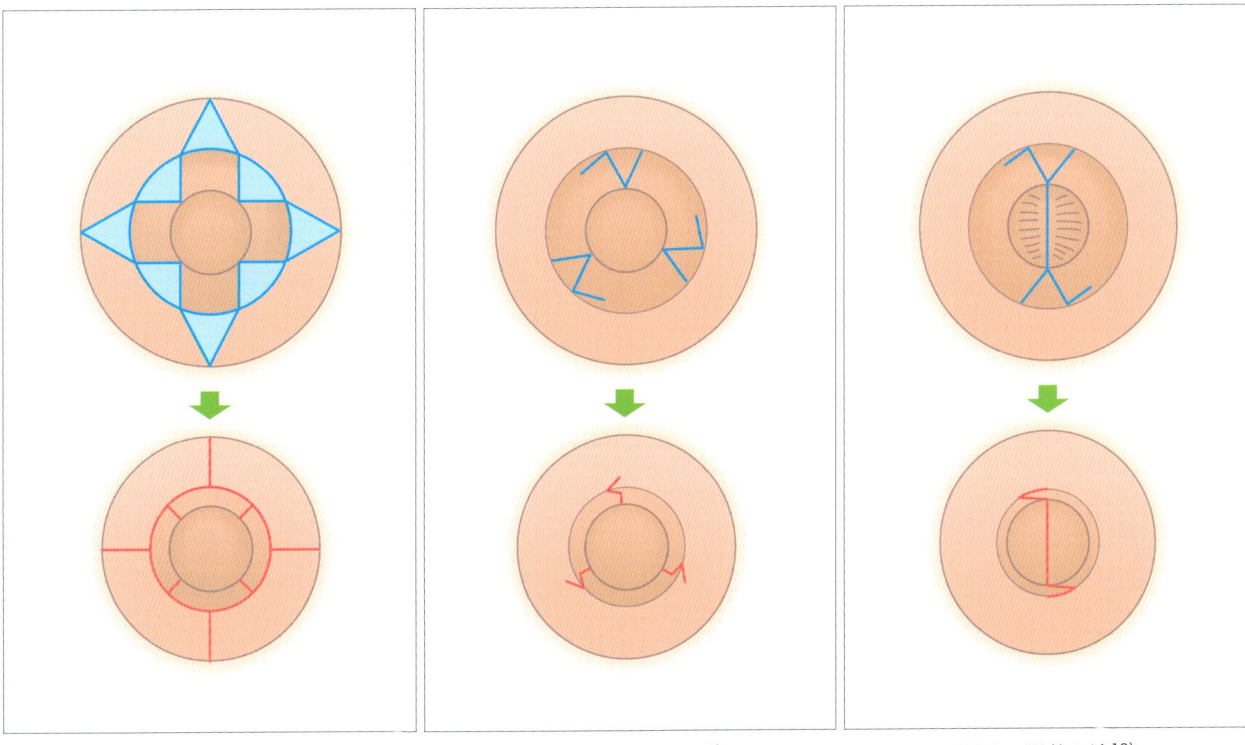

図6　Skoog法[3]

図7　Nanba法[3]

図8　酒井I法[19]

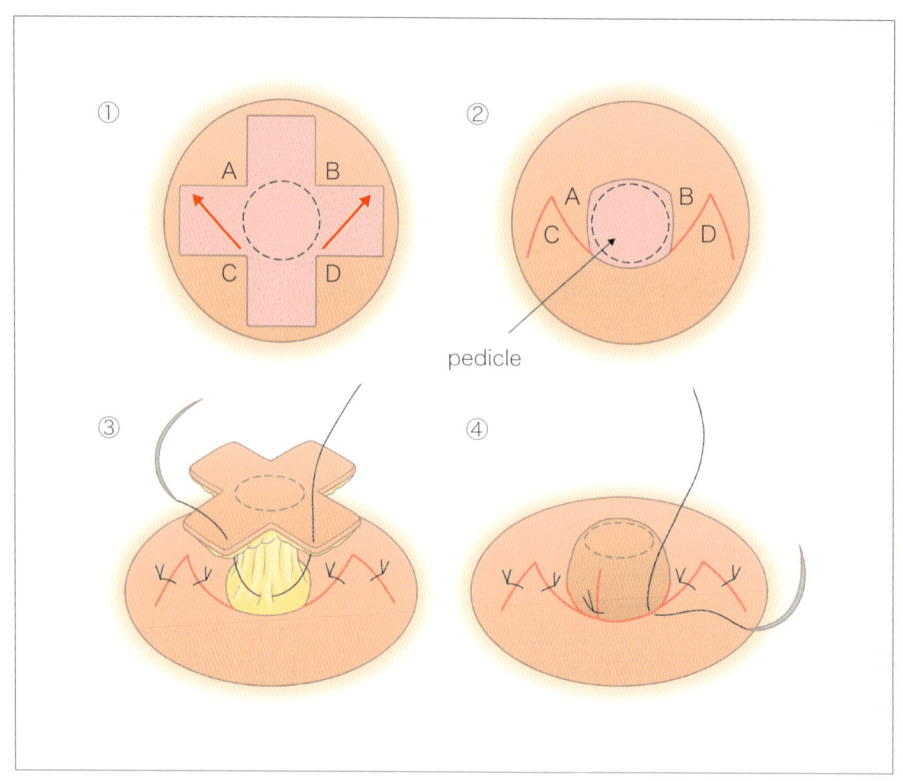

図9 大石法[16]

する[19]（図8）。大石ら[16]は乳頭の周囲のみで索状組織を剝離し，その後乳輪にデザインした4個の四角弁と乳輪を縫合することで乳頭基部の形成を行っている（図9）。彼らは14症例24乳頭に対して手術を行い，平均術後観察期間15カ月で再陥入例は認めなかったとしている。

3）乳頭基部への組織の充填

手術後の後戻りを防ぐため，乳頭基部に組織を足す必要があるが，血流のある真皮弁などを挿入する方法と遊離組織移植が用いられている。

皮弁などで乳頭下の組織欠損を充填する術式

乳輪部に作製した真皮弁を乳頭下に充填するが，皮弁の茎や数，方向，翻転の仕方にはさまざまな報告がある。乳頭下の真皮弁は互いに縫合し，ハンモック様あるいはロッキングさせる効果もねらって形成される。Elsahy[20]は3時と9時の方向に三角弁を作製したが，Teimourian[21]は12時，6時の方向に作製し，乳頭への横方向からの血行支配，神経支配を温存することを提唱した。

そのほか多くの真皮弁の報告がある。酒井[19]は酒井II法としてI法では修正困難な重度の変形に対して，乳頭側面に作製した皮弁を脱上皮化し埋入する方法を発表している（図10）。吉村は乳輪部に長く真皮弁を作製している（図11）。Leeら[5]は脱上皮皮弁を翻転し，中央部にストラット様に立て，18人35例の陥没乳頭の手術で24カ月の経過観察中，再発はなく，合併症もなかったとしている。

その他

血流を持たない支持組織として真皮脂肪移植や人工真皮，耳介軟骨などの報告があるが，長期成績は出ていない。

術後管理

手術直後に牽引することなく矯正されていることが理想であり，牽引糸で保持する必要がある症例では後戻りすると考えてよい。乳管を温存する手術では十分な矯正は得られないことがあり，ドーナツ型にくりぬいたレストンスポンジに爪楊枝を橋渡しし，4週間程度のドーナツ型のスポンジを用いる牽引もよく行われている[13]。ただし，牽引が強すぎると血行不全になることもあるので，十分注意する。通常の日常生活は送らせてよく，創部の観察が中心である。あるいは術後の矯正位を保つためにニプレットなどの保存的機器も使用できる。

図10　酒井Ⅱ法[19]

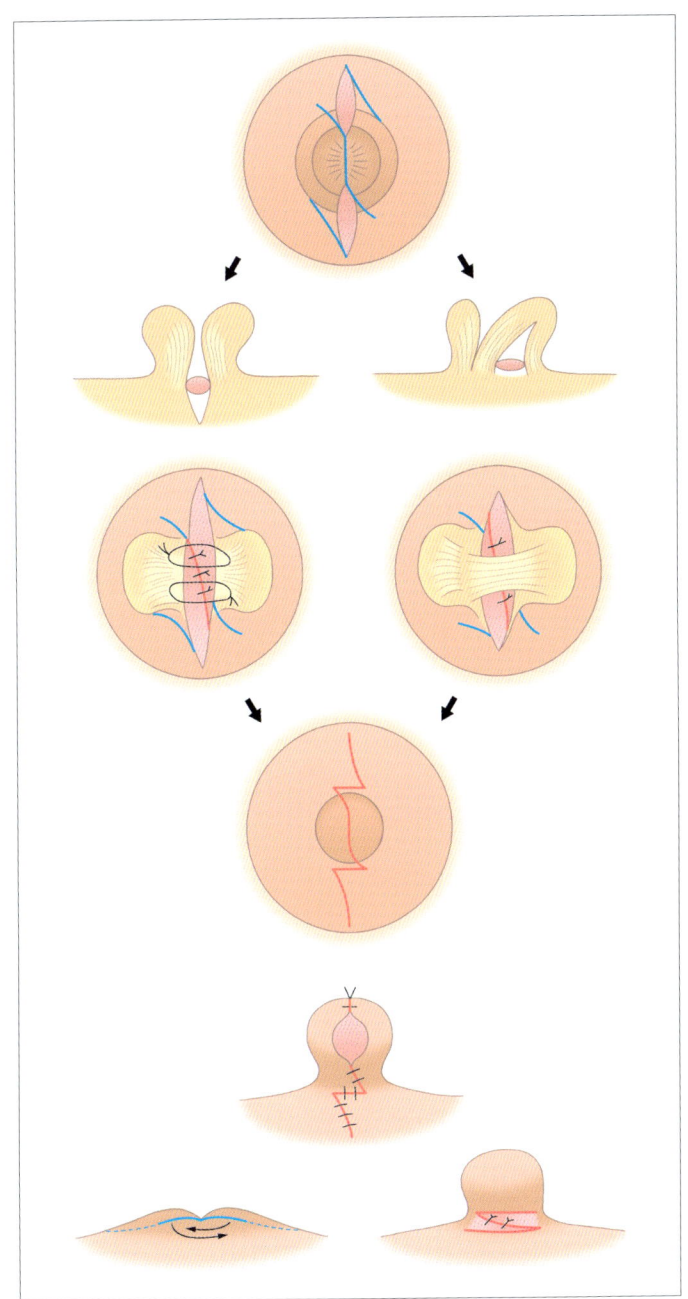

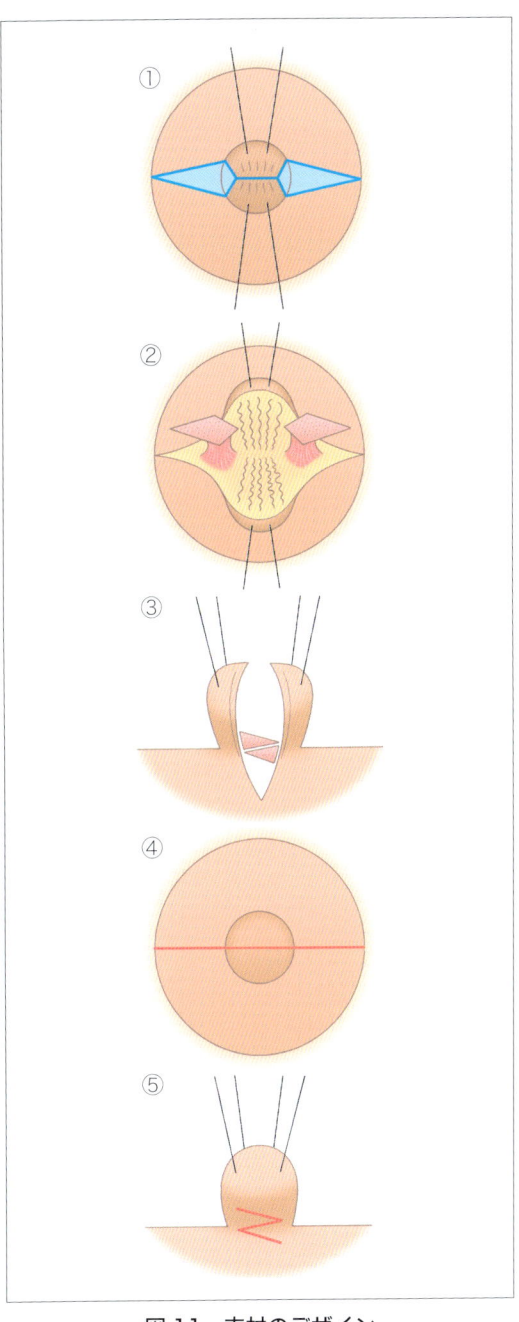

図11　吉村のデザイン

症　例

症例1　20歳

　思春期以降左陥没乳頭を認め，GradeⅡである。ニプレットの装着を開始し，およそ2カ月で用手的突出が可能となり，4カ月以降は常時突出している（図12）。

症例2　27歳

　2児の出産歴がある。GradeⅠの陥没乳頭を認めた。2週間，乳頭吸引器（ニプレット）を使用したが掻痒と疼痛があり，手術を希望した。大石の方法で乳輪部に作製した四角弁を挙上し，乳輪部での乳管周囲の剝離ののち皮弁を縫着した。術後8カ月現在，再陥没は認めていない。乳輪部の瘢痕も目立たない（図13）。

(a) 施行前　　　　　(b) ニプレットを装着しているところ　　　　　(c) 施行後 2 年

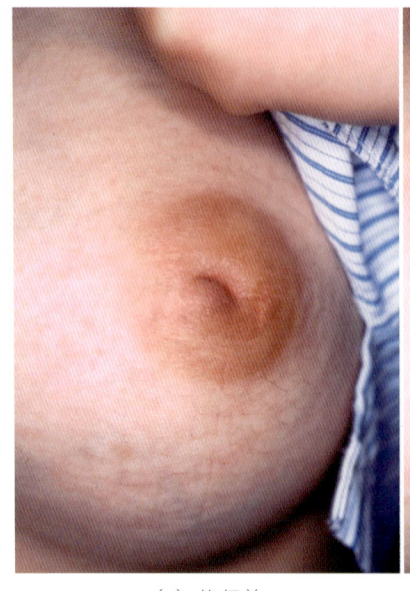

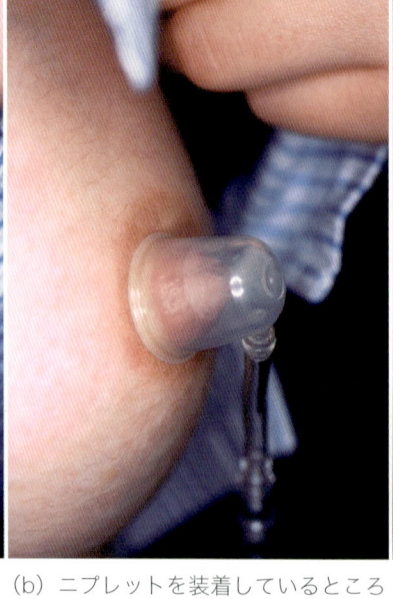

図 12　症例 1：20 歳

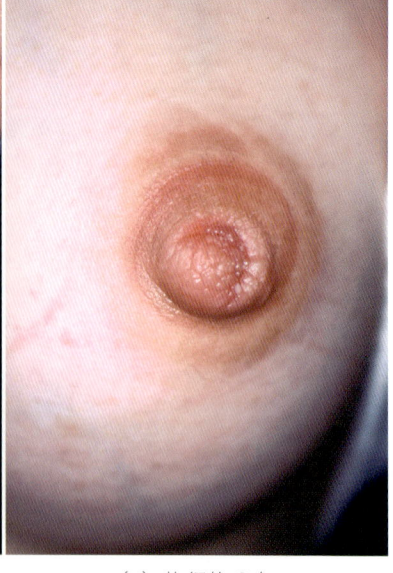

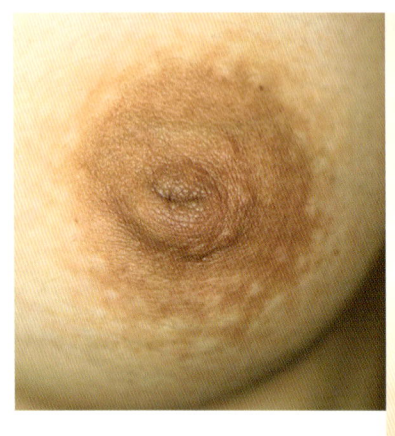

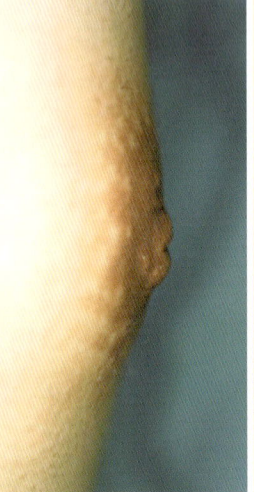

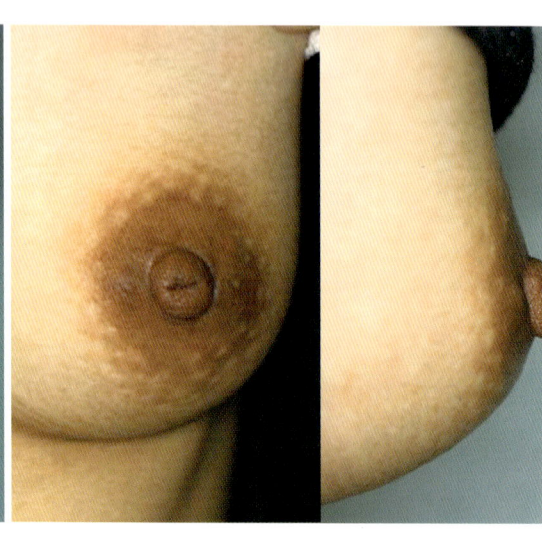

(a) 術前　　　　　　　　　　　　　　　　　　(e) 術後 8 カ月
　　　　　　　　　　　　　　　　　　　　　　良好な突出が得られ，瘢痕も目立たない．

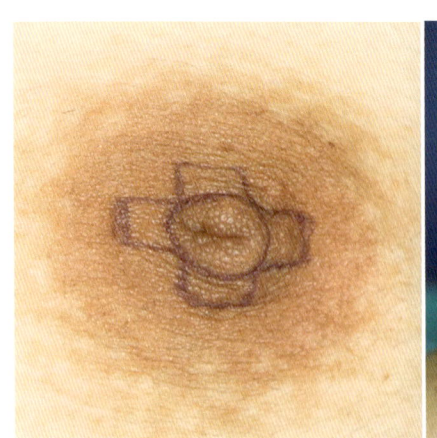

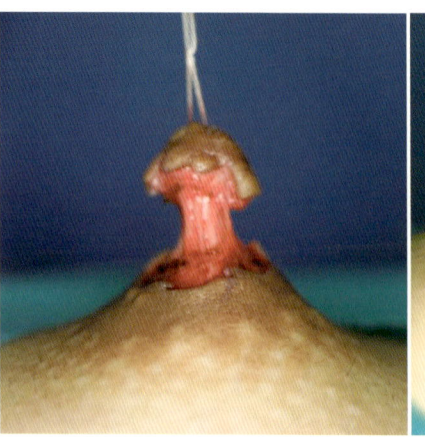

(b) デザイン　　　(c) 乳輪下からの乳管の剝離．乳頭内に　　　(d) 手術終了時
　　　　　　　　　　は侵襲を加えない

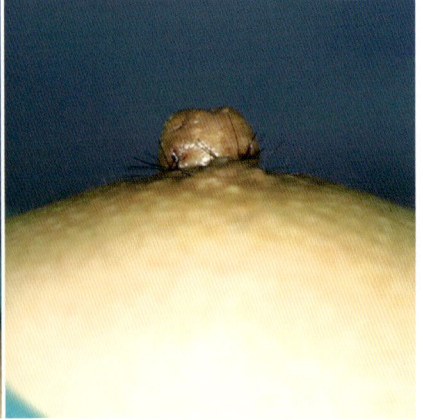

図 13　症例 2：27 歳

254　Ⅲ．その他の乳房形成術

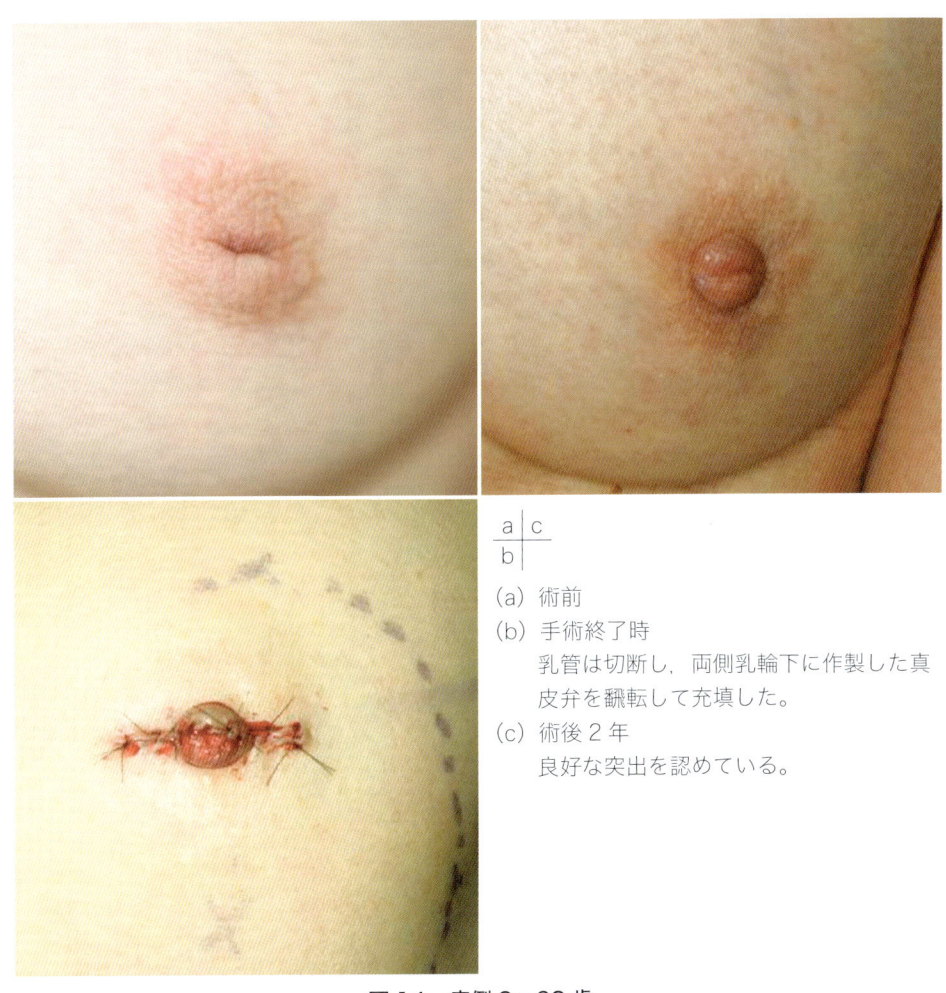

図14 症例3：62歳

(a) 術前
(b) 手術終了時
　乳管は切断し，両側乳輪下に作製した真皮弁を翻転して充填した。
(c) 術後2年
　良好な突出を認めている。

症例3　62歳

　思春期以降左陥没乳頭を認め，GradeⅢである。整容面の改善を求めて当科を受診した。乳頭を横切する切開から剥離し，乳管を切断したのち上下の皮弁を4-0吸収糸で外反するように縫合後，乳頭下部の死腔に両側からの脱上皮皮下頸皮弁をデザインし，たがいにハンモック状に縫合固定し充填した。術後2年の状態で，陥凹は認めない（図14）。

考　察

保存的治療と手術療法の比較

　保存的治療法を含め，さまざまな手術法があるが，陥没乳頭の病因が明らかになっていないことも治療法の混乱を生じている一因である。Schwager[1]は乳管自体には短縮はないとしているが，もし乳管自体に短縮があれば，乳管組織を障害せずに乳管温存は難しいと言わざるをえない。乳管はある程度の弾力があるので，周囲組織を剥離すれば延長できることは予想できるが，乳管への血流は犠牲になり，将来的に内腔が狭窄することも考えられる。

　保存的治療は組織拡張の概念を取り入れたもので

あり，合理性は高い．また思春期で乳房がこれから発達する前の患者に対しては保存的治療を試みるべきであることは意見が一致している．またGrade ⅠやⅡの患者では保存的治療によく反応することも確認されているが，このような患者群では手術療法の効果も高い．Grade Ⅲの重度の陥凹に対しても保存的治療が奏効するかに関する意見の合意はない．中野は重度の陥没乳頭には効果が不十分であったとしているが[8]，奏効するという報告もある[11]．今後大規模な研究が行われることが期待される．

保存的治療の問題点は，効果があらわれるまでにある程度の時間がかかること，長期的な後戻りがないかどうかの十分なデータがないことが挙げられる．保存的治療とするか手術療法を選択するかの治療指針が示せない現状では，おのおのメリット・デメリットを患者に示し，患者に選択させるのがよいと思われる．保存的治療のコストが比較的安価であることから，大多数の患者がまず保存的治療を選択することが予想される．

乳管の切離に関して

手術療法に関しては乳管を切離するかどうかの議論がある．Broadbent[17]はそもそも陥没乳頭の治療は整容性が主眼であり，乳管を温存しつつ陥没乳頭を矯正することは極めて困難であると述べている．乳管を温存する場合，丁寧な剝離操作が必須となり，手術の難易度が増す．いくつかの乳管壁は障害を受けるであろうし，血行が途絶した部分は将来内腔の障害のため授乳できないかもしれない．乳管温存においてどれくらいの患者が妊娠し，その中でどの程度の割合の患者が授乳できたのか正確なデータはない．なおTerrillら[22]は乳管を完全に切離してもごくまれに授乳が可能になることがあると報告している．

乳管を温存するメリットの1つが知覚神経の問題である．乳管に沿うように神経支配が乳頭部に伸びるため，乳管を切断すると乳頭の知覚が大きく損われることになるとBurmら[23]は警告している．Terrillら[22]の報告では乳管を完全に切断した例の45％が知覚異常を，20％に永久的な知覚消失を認めたという．

術後再陥没に関して

新しいデザインの手術方法はほぼ100％治癒結果が得られたとしているものが多いが，追試した報告が非常に少なく，評価が難しい状況にある．乳管を温存した手術療法の長期予後についてはTerrillら[22]の報告では平均49カ月の観察期間でGrade Ⅲの5乳頭中4乳頭で再陥没し，乳管切断術でも24乳頭中6乳頭が再陥没し，4乳頭が平坦化したとしている．諸家の報告では手術の再発率は3～10％で認められるとされており[24～26]，安定した結果が得られるまである程度の手術経験が必要である．

文 献

1) Schwager RG, Smith JW, Gray GF, et al : Inversion of the human female nipple, with a simple method of treatment. Plast Reconstr Surg 54 : 564-569, 1974
2) Park HS, Yoon CH, Kim HJ : The prevalence of congenital inverted nipple. Aesthet Plast Surg 23 : 144-146, 1999
3) Lee KY, Cho BC : Surgical correction of inverted nipples using the modified Namba or Teimourian technique. Plast Reconstr Surg 113 : 328-336, 2004
4) Teng L, Wu GP, Sun XM, et al : Correction of inverted nipple ; An alternative method using continuous elastic outside distraction. Ann Plast Surg 54 : 120-123, 2005
5) Lee HB, Roh TS, Chung YK, et al : Correction of inverted nipple using strut reinforcement with deepithelialized triangular flaps. Plast Reconstr Surg 102 : 1253-1258, 1998
6) McGeorge DD : The "Niplette" : An instrument for the non-surgical correction of inverted nipples. Br J Plast Surg 47 : 46-49, 1994
7) Han S, Hong YG : The inverted nipple ; Its grading and surgical correction. Plast Reconstr Surg 104 : 389-395, 1999
8) 中野峰生：陥没乳頭に対する非観血的（吸引）治療．乳房・乳頭の再建：最近の進歩，山田敦編著，pp20-27．克誠堂出版，東京，1999
9) 百束比古，陳貴史：乳頭支持ピアスによる陥没乳頭の牽引固定法．日美外会報 26 : 26-28, 2004
10) 山田敦，館正弘：手術治療　乳房形成術　陥没乳頭形成術．形成外科 48 : S257-S259, 2005
11) 菅野貴世史，山田敦：陥没乳頭に対する非観血的治療（ニプレット™ の使用経験）．日形会誌 24 : 357-361, 2004
12) 李節：陥没乳頭に対するピペトップ™ の開発と使用経験．日形会誌 25 : 568-574, 2005
13) 吉村陽子：乳房に対する治療　陥没乳頭に対する形成術；観血的治療．形成外科 43 : S155-S159, 2000
14) Chen SH, Gedebou T, Chen PH : The endoscope as an adjunct to correction of nipple inversion deformity. Plast Reconstr Surg 119 : 1178-1182, 2007
15) Kolker AR, Torina PJ : Minimally invasive correction of inverted nipples ; A safe and simple technique for reliable, sustainable projection. Ann Plast Surg 62 : 549-553, 2009
16) 大石芳郎，角谷徳芳，伊藤芳憲ほか：乳管を温存した陥没乳頭の一方法．形成外科 45 : 775-780, 2002
17) Broadbent TR, Woolf RM : Benign inverted nipple ; Trans-nipple-areolar correction. Plast Reconstr Surg 58 : 673-677, 1976
18) Serra-Renom J, Fontdevila J, Monner J : Correction of the inverted nipple with an internal 5-point star suture. Ann Plast Surg 53 : 293-296, 2004
19) 酒井成身，中野江里子：重症陥没乳頭の修正手術．手術 59 : 71-76, 2005
20) Elsahy NI : In alternative operation for inverted nipple. Plast Reconstr Surg 1976 57 : 438-491, 1976
21) Teimourian B, Adham MN : Simple technique for correction of inverted nipple. Plast Reconstr Surg 65 : 504-506, 1980
22) Terrill PJ, Stapleton MJ : The inverted nipple ; To cut the ducts or not? Br J Plast Surg 44 : 372-377, 1991
23) Burm JS, Kim YW : Correction of inverted nipples by strong suspension with areola-based dermal flaps. Plast Reconstr Surg 120 : 1483-1486, 2007
24) Hauben DJ, Mahler D : A simple method for the correction of the inverted nipple. Plast Reconstr Surg 71 : 556-559, 1983
25) Megumi Y : Correction of inverted nipple with periductal fibrous flaps. Plast Reconstr Surg 88 : 342-346, 1991
26) Kami T, Wong AC, Kim IG : A simple method for the treatment of the inverted nipple. Ann Plast Surg 21 : 316-321, 1988

26 女性化乳房の治療

大西 清, 丸山 優

Summary

女性化乳房は，男性の乳腺が良性に増殖し腫瘤として認められるものである。女性化乳房の外科的治療について，従来法（直視下手術）と内視鏡下手術について解説した。

1. 直視下手術

一般に乳輪下半周の乳輪縁切開が選択される。この切開によりかなりの大きさのものまで摘出可能で，乳腺組織周囲を鈍的・鋭的に剝離し摘出する。乳輪直下の剝離では，出血が多いこと，薄く剝離すると乳輪乳頭の血行障害を来たすこと，逆に厚く剝離し乳輪下に乳腺組織を残すと再発の可能性があることなどを念頭におく。また，整容的改善を希望する症例が多いため，乳腺組織底面周囲の脂肪組織も一部切除し術後の陥凹変形を予防する。

2. 内視鏡下手術

乳輪縁切開と腋窩切開によるアプローチ法が選択される。乳輪縁切開は病巣に近く，切開創からの直視下操作を併用できる endoscopic assisted surgery である。乳腺組織の摘出は分割切除となるが，鏡視下操作のため盲目的操作に起因する術後血腫などの合併症を軽減しうるものである。一方，腋窩切開は，腋窩から乳輪部へ至る遠隔操作のため手技は前者に比べ煩雑となり，その難易は操作腔の作製と維持に依存する。腔の作製では内視鏡装着型リトラクターの使用が，作製された腔内での操作にはサポートアームの併用が有用となる。これらは女性化乳房のみならず，乳房領域の内視鏡下手術，すなわち乳癌の摘出やその再建，線維腺腫など良性腫瘍の摘出，プロテーゼを用いた乳房増大術などに共通の基本的手技である。

はじめに

女性化乳房は，男性の乳腺が良性に増殖し腫瘤として認められるものである。その原因は生理的なものと病的なものに大別され，原因の明らかなものではそれに対する治療が行われるが，それ以外の女性化乳房では経過観察が第1選択とされている[1)2)]。しかし，経過観察中に縮小傾向の認められないものも多く，疼痛や圧痛など自覚症状の強いもの，整容面から改善を希望する症例に対しては内服治療や外科的治療が選択される。

本稿では，女性化乳房の治療について，外科的治療を中心に近年開発された内視鏡下手術も含めて解説する。

概 念

女性化乳房は，男性において乳腺が片側性あるいは両側性に増殖し，胸部に腫瘤として認められるものである。乳頭を中心とした限局性のもの（discoid type）が大半を占めるが，びまん性のもの（diffuse type）や成熟女性乳房のように半円状に腫大するもの（feminizing type）を見ることもある。肥満に伴う脂肪沈着による乳房腫大は，偽性女性化乳房

（pseudogynecomastia あるいは lipomastia）と呼ばれ，女性化乳房とは異なる。

原因

原因は，生理的な乳腺肥大と，さまざまな疾患に続発するものや薬剤の副作用により生じる病的なものに大別される。原因の明らかなものではそれに対する治療が行われるが，それ以外のものでは経過観察が第1選択とされる。しかし，縮小傾向の認められないものも多く，疼痛や圧痛など自覚症状の強いもの，整容面から改善を希望する症例に対しては内服治療や外科的治療が選択される。

外科的治療

過剰に発育した乳腺組織の摘出が目的となり，瘢痕の比較的目立たない乳輪縁切開や，上腕や腋毛に隠れる中腋窩線上あるいは腋窩切開から，直視下または内視鏡下に増殖した乳腺組織を摘出する。

術前の評価

エストロゲンは乳腺組織を増殖させ，アンドロゲンは乳腺組織を退縮させる。女性化乳房の発症には，この2つのホルモンバランスの不均衡が関与すると考えられ，成長や加齢に伴う生理的な乳腺肥大と，さまざまな疾患に続発するものや薬剤投与の副作用により生じる病的なものに大別される[2)3)]（表）。

生理的な女性化乳房

新生児期・思春期・老年期に乳腺組織の増殖が見られる。新生児期は，胎盤を介し移行する母親の高いエストロゲンレベルに影響され一時的に乳房が発達する。過剰なエストロゲンが消失すると乳房の肥大は2〜3週で消失する。思春期における乳房の肥

表 女性化乳房の発生原因

1. 生理的な女性化乳房：新生児期，思春期，老年期

2. 基礎疾患に伴うもの
   (1) エストロゲン過剰
      1) 精巣性エストロゲン産生過剰
         精巣腫瘍，真性半陰陽，hCG産生腫瘍（肺癌・肝癌・腎癌）
      2) 前駆物質ないしアロマターゼ活性増加
         副腎皮質腫瘍・副腎癌
         肝障害（肝炎・肝硬変・肝癌）
         腎不全，前立腺肥大
         心疾患，肺疾患
         甲状腺機能亢進症
         肥満，栄養失調（饑餓からの回復期）
         下垂体腫瘍
   (2) アンドロゲン欠損（性腺機能低下）
      睾丸発育異常・Klinefelter症候群・停留睾丸・去勢

3. 薬剤に起因するもの
   (1) ホルモン製剤
      男性ホルモン製剤・エストロゲン製剤・抗アンドロゲン製剤など
   (2) 循環器用製剤
      強心剤・Ca拮抗剤・ACE阻害剤・交感神経抑制剤・利尿剤など
   (3) 消化性潰瘍治療剤
      H2受容体拮抗剤・プロトンポンプ阻害剤など
   (4) 精神科用製剤
      抗不安剤・抗精神病薬・抗うつ剤・抗てんかん薬など
   (5) その他
      抗がん剤・抗結核剤・抗真菌剤・アルコールなど

4. 特発性女性化乳房：原因不明

（中野正吾ほか：女性化乳房．臨外59：S175-S178, 2004 より引用改変）

大は，アンドロゲンとエストロゲンの分泌が成人レベルに達する時期のずれにより生じる。10〜12歳頃に始まり16〜17歳頃までにはほとんど退縮する。老年期は，睾丸でのアンドロゲン合成低下と末梢組織におけるアロマターゼ活性上昇によるエストロゲン合成増加が原因となる。生理的な女性化乳房は経過観察が第1選択となる。

病的な女性化乳房

全身疾患に合併するものとしては，甲状腺機能亢進症および低下症，肝硬変などの肝疾患，性腺機能異常，腫瘍（睾丸腫瘍，副腎腫瘍，肝癌，肺癌など）などが挙げられる。薬剤に起因する代表的なものは男性ホルモン，女性ホルモン，抗潰瘍剤，利尿剤，強心剤，抗うつ剤などがある。基礎疾患のあるものではそれに対する治療が第1選択となり，薬剤の疑いのある場合には薬剤の中止あるいは変更を考慮する。症状が強い場合にはアンドロゲン製剤や抗エストロゲン製剤による内服療法が考慮されるが，いずれの薬剤も女性化乳房には保険適応はなく十分なインフォームドコンセントが必要である。また，発生機序が不明な場合もまれではなく，一定期間の観察により消退しないもの，治療に無効なもの，疼痛・圧痛など自覚症状の強いもの，整容的な改善を希望する症例では手術治療の適応となる。

術前診断

問診や触診などにより比較的容易で，マンモグラフィーやCT撮影，超音波検査などは補助検査として有用である。問診では，既往歴や服用薬剤の内容を詳細に聴取するとともに，本症を続発することの多い甲状腺や肝・腎機能検査，血中ホルモン検査（エストロゲン，テストステロン，hCG，LHなど）を行う。最も重要なことは男性乳癌との鑑別であり，腫瘍の占拠部位や硬度，疼痛，びらん，出血，乳頭陥凹や皮膚固定などの皮膚所見，乳頭異常分泌，腋窩リンパ節腫大の有無などに注意する[4]。

病理組織学的所見

線維性組織の増殖が主体をなし，乳管の増加と拡張，蛇行，時に乳管上皮の増殖を見る。

手 技

麻酔

一般に，手術は局所麻酔下に行う。腫瘍周囲および下層を含め十分に麻酔する。大きな腫瘍を呈するものや内視鏡下に手術を行う場合には，全身麻酔下に行う。

直視下手術

乳頭を中心とした女性化乳房では，皮膚切開は一般に乳輪下半周の乳輪縁切開で行う。この切開によりかなりの大きさのものまで摘出可能である。びまん性のものや半円状を呈する大きなものでは，弧状切開や乳房下縁切開，腋窩切開などを考慮する。
①皮膚切開ののち乳腺組織周囲を鈍的に剝離する。索状の線維組織は剪刀や電気メスにより切離し，出血はそのつど電気メスやバイポーラにより凝固止血する。乳輪直下の剝離は剪刀を用い鋭的に行う。この際，乳輪下は出血が多いこと，薄く剝離すると乳輪乳頭の血行障害を来すこと，逆に厚く剝離し乳輪下に乳腺組織を残すと再発の可能性があることなどを念頭におく。
②乳腺組織の全周および剝層の剝離により腫瘍を摘出する。
③摘出後は，術後陥凹変形の原因となる乳腺底面周囲の脂肪組織を一部切除し，止血を確認，フィルムドレーンまたは吸引ドレーンを留置して創を縫合閉鎖する。
④術後は，摘出部を中心に綿花による圧迫固定を3〜4日間行う。

内視鏡下手術

内視鏡システム

手術にあたり，内視鏡および周辺付属器機が，また補助器具として各種鉗子や鋏，剝離子，リトラクターなどが必要となる。

内視鏡には口径4mmの関節鏡や，口径5mm・10mmの腹腔鏡を用いる。これにカメラ，光源を接続しテレビモニターの画面下に手術を行う。補助器

具にも関節鏡手術や腹腔鏡手術に使用されている鉗子，剪刀類が使用されるが，その把持はインライン型のものが好ましい。乳房の手術では手術操作野は体幹浅層に位置し，これら手術器具の操作も体表近くで行われるため，一般に普及しているピストルグリップ型の把持では操作に難渋するからである。さらに，これら器具の挿入にシースを用いないため，ピストルグリップ型のものでは器具を支える支点がなく先端部の動揺を来たしやすい。既存の器具ではケリー鉗子やメッチェンバウムなどの長剪刀，長持針器，柄の長い電気メスなどが有用である。また特殊な器具として，超音波手術装置（オリンパス社製）や超音波凝固切開装置（ハーモニック・スカルペル®：ジョンソン・エンド・ジョンソン社製，ソノサージ®：オリンパス社製）なども有用である。

手術操作野の確保

乳房の内視鏡下手術では，手術操作野は皮下の軟部組織内となり生理的に腔は存在しない。そのため，操作腔を作製しつつこれを維持し，さらに手術操作を進めることとなり，腔の確保が明視野の維持とつながり，これは手術操作の難易や手術時間，ひいては手術成績に大きく影響を及ぼすこととなる。

腔の作製などの剝離操作では内視鏡装着型リトラクターの使用が便利で，作製された一定の腔内での操作には体表からの糸を用いた吊り上げや，サポートアームの併用が有用となる。すなわち，内視鏡装着型リトラクターやファンリトラクターを関節自在開創固定器で把持し腔を確保する。これによりぶれることなく一定の術野を確保でき，両手を用いた操作も行うことができる。特に腋窩からのアプローチでは病巣までの距離が長く，扇状にブレードの広がるファンリトラクターは広範囲の腔を保持できるため有用である[5]（図1）。

また，内視鏡の曇り止めも明視野の確保に重要で，曇り止めの塗布や温湯による加温，吸引の併用などにより対処する。狭い腔での操作では，生理食塩水の注入は，レンズの曇りとともに汚れも取れ有用な方法となる。

アプローチについて

乳房領域の内視鏡下手術は，一般に以下のアプローチが選択される。このうち女性化乳房では，乳頭を中心とした限局性のものでは乳輪アプローチ単独での摘出が容易であるが，大きいものでは腋窩アプローチまたは，腋窩アプローチと乳輪アプローチの併用など状況に応じて手技を選択する。中腋窩線上からの乳房外側アプローチは，腋窩アプローチに比べて病巣への距離が短いため手技が容易となり，状況に応じた切開線の延長も可能で，腋窩アプローチ習熟の前段階として試みられる手技である。

乳輪アプローチ[6]（図2）

①乳輪縁に約1cmの皮膚切開を2カ所に加える。皮膚切開ののち，乳腺組織に沿って直視下手技と同様に剝離する。

②続いて乳頭に糸をかけ皮面を吊り上げ，手術操作腔を確保したのち鏡視下操作に移る。

③一方の切開から内視鏡を，他方の切開から補助器具を挿入し，筋鈎などの併用により視野を確保しつつ，はじめに残存する索状の線維組織を剪刀や電気メス，高周波メスにより切離する。

④次に乳腺組織を周囲の脂肪組織から剝離する。

⑤摘出する乳腺組織は鏡視下に観察しつつ，超音波手術装置の高周波メスなどを併用して乳化，吸

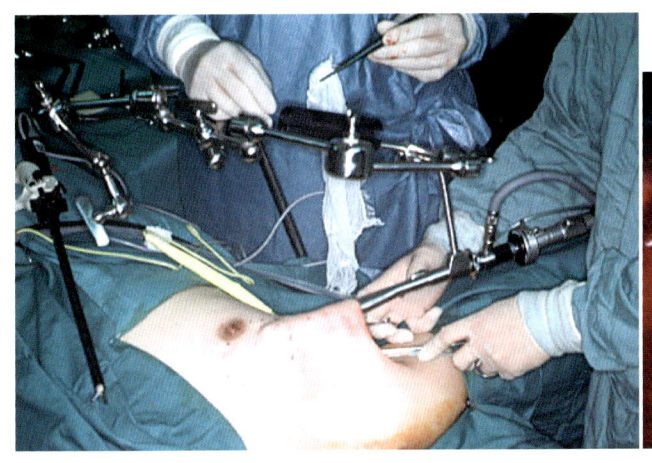

(a) サポートアームの併用により明視野を保持できる。　　(b) 内視鏡所見

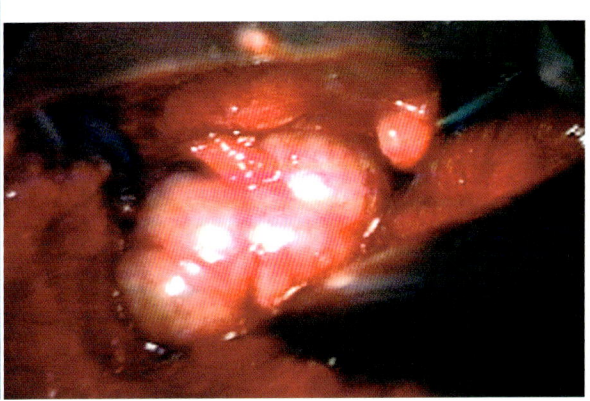

図1　腋窩アプローチによる乳腺腫瘍の摘出

(a) 2カ所の小切開から超音波手術装置を併用して乳腺組織を分割摘出する。

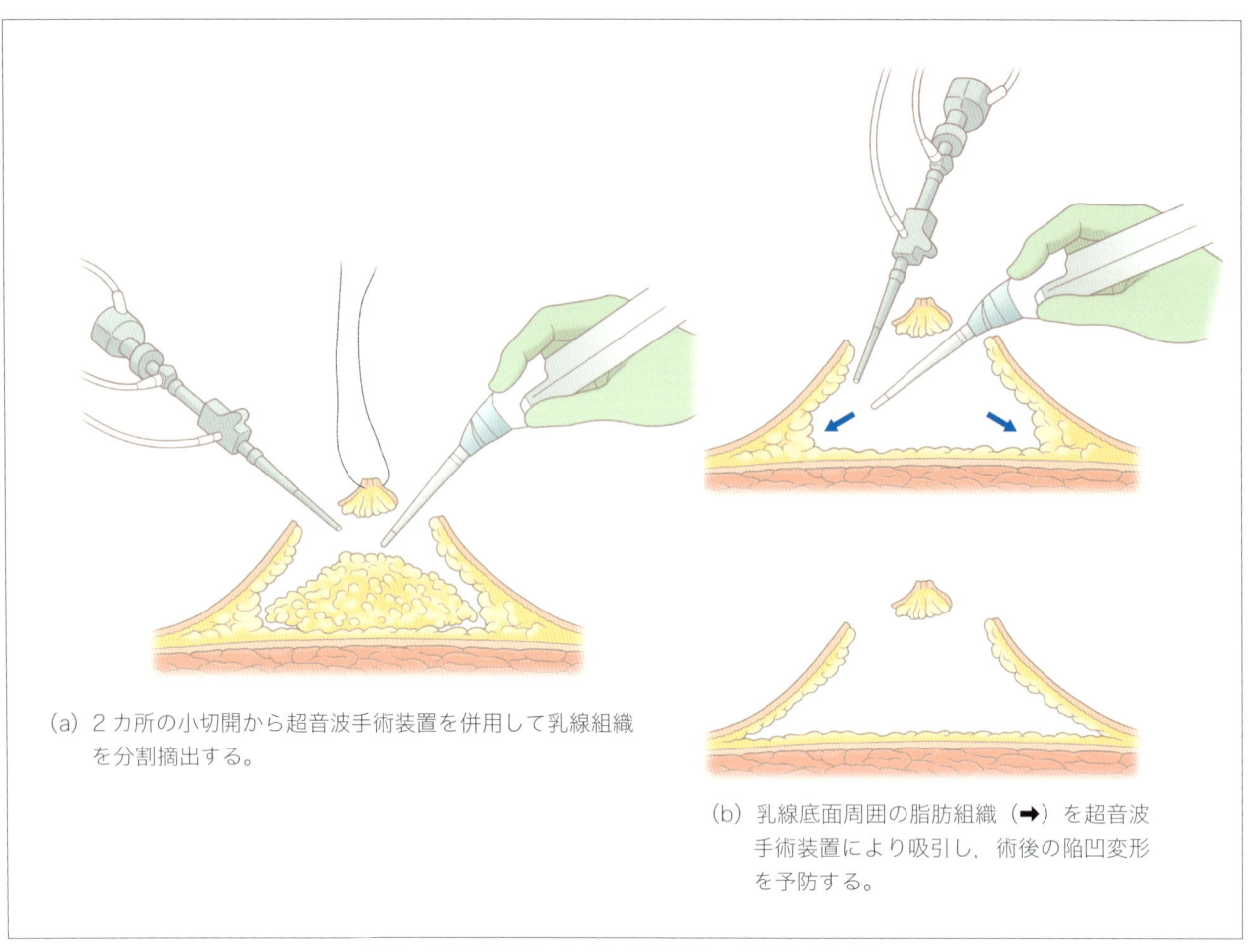

(b) 乳腺底面周囲の脂肪組織（➡）を超音波手術装置により吸引し，術後の陥凹変形を予防する。

図2　乳輪縁切開による女性化乳房の内視鏡下摘出術

引，焼灼して分割し，小切開創から摘出する。
⑥摘出後は，鏡視下に乳腺組織が残存しないこと，止血を確認し，術後陥凹変形の原因となる乳腺底面周囲の脂肪組織を超音波手術装置により乳化，吸引し，フィルムドレーンまたは吸引ドレーンを留置して創を閉鎖する。
⑦術後は，摘出部を中心に綿花による圧迫固定を3～4日間行う。

腋窩アプローチ[7)8)]

　内視鏡には，口径10mmの腹腔鏡を用いる。患側の肩関節は90°外転し，術者は患者の頭と外転した上腕の間に位置する（図3）。
①腋窩のしわに沿って3～4cmの皮膚切開を加える。
②皮下を乳腺組織に至るまでケリー鉗子などを用い鈍的盲目的に剝離し，長い皮下トンネルを作製する。
③続いて鏡視下操作に移るが，はじめに残存する索状の線維組織などを切離し，完全な操作腔を作製する。

④内視鏡装着型リトラクターやファンリトラクターを，手術台に固定した関節自在開創固定器に装着し腔を保持する。腋窩アプローチでは，いかに上手く操作腔が確保されるかが手技の難易に大きく関与する。
⑤鉗子を用い乳腺組織を把持しつつ，その周囲をケリー鉗子や電気メス，超音波手術装置，超音波凝固切開装置などを用いて周囲脂肪組織から剝離する。

　問題となるのは乳輪下の剝離で，剪刀を用い少しずつ切離するが，操作に難渋する際には，乳輪縁に補助切開を加えここから切離するのも一法である。鏡視下操作に固執しいたずらに手術時間を延長することは，低侵襲を利点とする内視鏡下手術のメリットを損なうこととなる。
⑥全周の剝離が終了したら乳腺組織を切開創から摘出し，同様に乳腺底面周囲の脂肪組織を除去，止血を確認しサクションドレーンまたは吸引ドレーンを留置して閉創する。

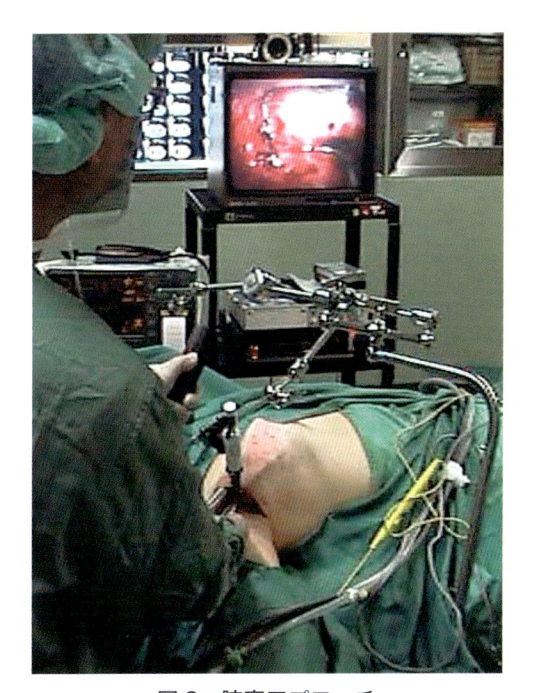

図 3　腋窩アプローチ
術者は患者の頭と上腕の間に位置し，手術を行う．

術後管理

綿花による圧迫は3～4日間行い，排液量を確認しつつ2～3日でドレーンを抜去する．抜糸は7病日前後に行う．

症　例

症例1　19歳，男性

中学生のころより両側乳房に腫瘤を自覚，近医内科にて女性化乳房の診断で経過を観察されていた．腫瘤の縮小傾向はなく，整容的改善を希望に当科を受診した．初診時，両側乳輪下に圧痛を伴う約8cm径の腫瘍を触知した．

局所麻酔下に乳輪下半周の乳輪縁切開を加え，直視下に腫瘍を摘出した（図4）．

3病日にドレーンを抜去，7病日に抜糸した．術後1年の経過で再発はなく，整容的にも良好な形態が得られている．

症例2　21歳，男性

約2年前より左乳房の腫大を認めたが放置していた．徐々に増大したため，当院内科を受診した．精査にて内分泌学的には異常は認めず，マスチゾールの投与を約6カ月行ったが変化はなく，整容的改善を希望して当科を受診した．初診時，左乳房に腫瘤を触知したが疼痛や圧痛，乳汁分泌は認めなかった．術前CT撮影にて，乳輪乳頭と連続する約10cm大の乳腺組織様腫瘍が確認された．

手術は乳輪アプローチにより内視鏡下に行った．前述の手技により乳腺組織を分割摘出し，さらに術後の陥凹変形を是正するため，乳腺底面周囲の脂肪組織も均一となるよう超音波吸引にて乳化，吸引した（図5）．

術後経過に問題なく，3病日にドレーンを抜去，7病日に抜糸した．術後6カ月を経過し，創部瘢痕は目立たず，乳腺組織切除後の陥凹変形もなく良好な結果が得られている．

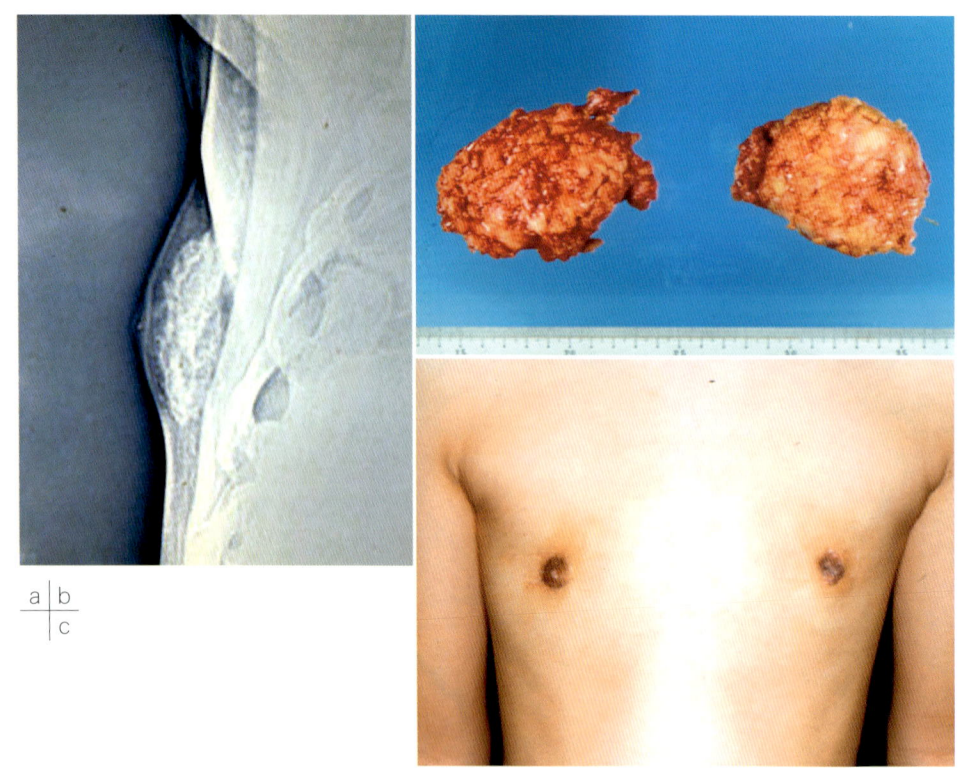

(a) 術前のマンモグラフィー所見（左側）
　　乳房皮下に乳腺様組織を認める。
(b) 摘出した乳腺組織
　　両側とも局所麻酔下に，乳輪下半周の乳輪縁切開から直視下に乳腺組織を摘出した。
(c) 術後3カ月

図4　症例1：19歳，男性，両側女性化乳房

考　察

　女性化乳房の外科的治療は，過剰に発育した乳腺組織の摘出を目的とし，通常，乳輪外縁に沿った乳輪縁切開 periareolar incision による手技が選択される。乳輪縁半周の切開によりかなりの大きさのものまで摘出が可能である。これのみでは摘出できないびまん性に広がったものや，成熟女性乳房のように半円状に腫大したものでは弧状切開 curved incision や乳房下縁切開 inframammary incision，腋窩切開 axillar incision によるアプローチが適応され，乳腺組織切除により余剰皮膚が生じる場合には乳輪周囲の皮膚を併せて切除する手技も報告されている[9)10)]。

内視鏡下女性化乳房摘出術

　従来の直視下手術を鏡視下に行うもので，切開創の短縮や被覆部からのアプローチといった整容的利点はもとより，明視下に術野を確認できるため，これまで盲目的に行われていた操作に起因する合併症，特に出血による術後血腫の発現を予防しうる手技である。

　内視鏡下操作では，アプローチは大きく乳輪縁切開と腋窩切開が選択され，それぞれに一長一短をもつ。乳輪縁切開は，乳輪下に存在する女性化乳房では病巣直上で，切開創からの直視操作を併用でき，いわば内視鏡補助下手術 endoscopic assisted surgery による手技となる。そのため手技は比較的容易で，初心者でも対応可能である。小切開からのアプローチのため乳腺組織の摘出は分割切除となる。Huangら[11)] は，乳輪縁切開からの直視下分割切除において54例中10例に術後血腫を合併したと報告しているが，本法は盲目的操作に起因するこれら合併症を大きく軽減し得るものである。

　一方，腋窩切開による摘出術は，1978年 Balch[12)] の報告した手技を鏡視下に行うもので，切開線が上腕や腋毛により隠れるという利点をもつ。反面，腋窩から乳輪部へ至る遠隔操作のため手技は前者に比

(a) 術前
左乳房の腫大を認める。CT所見では，左乳房皮下に乳腺様組織を認める。

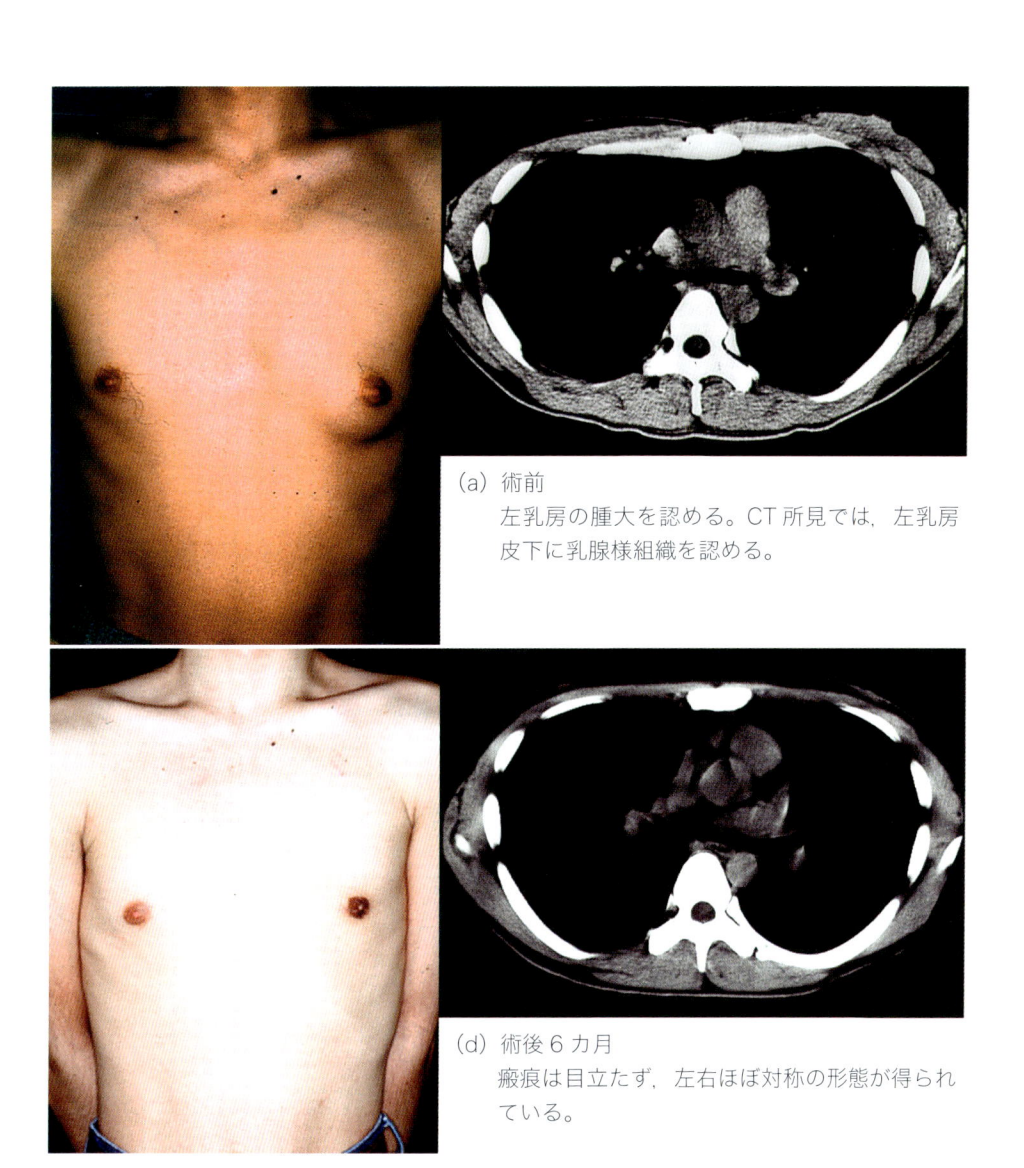

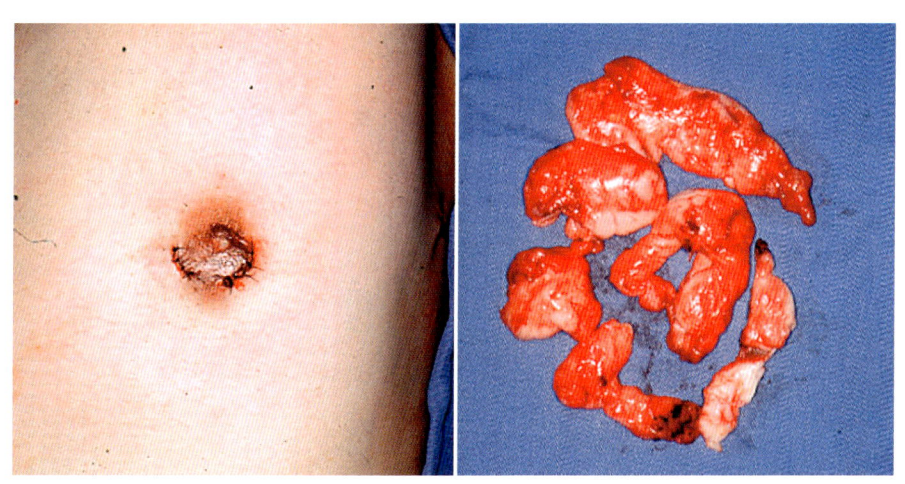

(d) 術後6カ月
瘢痕は目立たず，左右ほぼ対称の形態が得られている。

(b) 手術終了時
2カ所の乳輪縁小切開から内視鏡下に乳腺組織を摘出した。

(c) 分割摘出した乳腺組織

図5　症例2：21歳，男性，左女性化乳房
(澤泉雅之ほか：内視鏡下手術；Gynecomastiaの治療経験．日形会誌 16：12-19, 1996より一部引用)

26. 女性化乳房の治療　265

べ煩雑となり，その難易は操作腔の作製と維持に依存するといっても過言ではない．内視鏡および操作器具も同一切開から挿入するため自ずと切開線も長めとなり，手術侵襲を考慮すると全身麻酔が望ましい．

乳輪下の剥離は，鋭的な操作が必要となり，先に述べたように乳輪縁への補助切開の追加も時として有用となる．また，中腋窩線切開による乳房外側アプローチは腋窩アプローチと同様の手技となるが，病巣への距離が短縮され，状況に応じた切開線の延長も可能のため手技は格段に容易で，腋窩アプローチ習熟の前段階として試みられる手技である[13]．また，著者の行ってきた手技は，1つの切開から内視鏡および手術器具を挿入しているが，乳腺外科領域で報告されているように，瘢痕は増えるものの複数切開を加えた手技も有用である[14]．

これらのアプローチ法は，女性化乳房のみならず乳房領域の内視鏡下手術，すなわち乳癌の摘出や広背筋弁などによるその再建，線維腺腫など良性腫瘍の摘出，プロテーゼを用いた乳房増大術などに共通の基本的手技であり，その手技に習熟することは有益である[15]〜[17]．

文　献

1) 阿部力哉：女性化乳房症：乳腺疾患．泉雄勝ほか編，pp290-294，金原出版，東京，1993
2) 中野正吾，山下純一：女性化乳房．臨外 59：S175-S178，2004
3) Rodriguez-Rigau LJ, Smith KD：Gynecomastia. Endocrinology Vol.3 (2nd ed), edited by DeGroot LJ, pp2207-2211, WB Saunders Co, Philadelphia, 1989
4) 稲治英生，柄川千代美，菰池佳史ほか：女性化乳房．外科治療 95：481-485，2006
5) 大西清，澤泉雅之，丸山優ほか：形成外科内視鏡手術における術野確保の工夫．形成外科 40：885-892，1997
6) 澤泉雅之，丸山優，大西清ほか：内視鏡下手術：Gynecomastia の治療経験．日形会誌 16：12-19，1996
7) EavesⅢ FF, BostwickⅢ J：Partial and total mastectomy. Endoscopic Plastic Surgery, edited by BostwickⅢ J, et al, pp401-420, Quality Medical Publishing Inc, St Louis, 1995
8) Ohyama T, Takada A, Fujikawa M, et al：Endoscope-assisted transaxillary removal of glandular tissue in gynecomastia. Ann Plast Surg 40：62-64, 1998
9) Artz S, Lehman JA：Surgical correction of massive gynecomastia. Arch Surg 113：199-201, 1978
10) Davidson BA：Concentric circle operation for massive gynecomastia to excise the redundant skin. Plast Reconstr Surg 63：350-354, 1979
11) Huang TT, Hidalgo JE, Lewis SR：A circumareolar approach in surgical management of gynecomastia. Plast Reconstr Surg 69：35-40, 1982
12) Balch CR：A trnsaxillary incision for gynecomastia. Plast Reconstr Surg 61：13-16, 1978
13) 小笠原豊，藤田武郎，池田宏国ほか：内視鏡補助下皮下乳腺全摘術を施行した女性化乳房の4例．日鏡外会誌 14：357-361，2009
14) 北村薫，杉村圭蔵：CO_2 inflation 法による鏡視下乳腺腫瘍摘出術．鏡視下乳腺手術の実際．沢井清司ほか編，pp31-40，金原出版，東京，2002
15) 野平久仁彦，新富芳尚，山本有平ほか：内視鏡を用いた経腋窩法による大胸筋下乳房増大術．形成外科 38：905-910，1995
16) 大西清：皮弁採取移植術．内視鏡下手術　最近の進歩，丸山優編，pp112-123，克誠堂出版，東京，1998
17) 岡田恵美，丸山優，大西清ほか：腋窩アプローチによる内視鏡下乳腺腫瘍摘出術の経験．日形会誌 19：444-447，1999

27 性同一性障害の乳房治療

その他の乳房形成術

難波 祐三郎

Summary

性同一性障害（Gender Identity Disorder : GID）のうち，Female-to-Male Transsexual: FTMTS に対して行う最初の身体的治療は乳房切除である。患者の乳房形態は，年齢・肥満度・カモフラージュバンドの装着期間・ホルモン治療期間などにより千差万別である。したがってFTMTS に対する乳房切除術において，常に同じ手術法で臨むことは困難である。われわれは乳房の下垂程度によって患者を 3 グループに分類し，それぞれに適した手術法を導入した。

1) 乳輪下縁が乳房下溝を越えない場合は，乳輪下半周切開によるアプローチ
2) 乳輪上縁が乳房下溝を越えない場合は，上方皮下茎で乳輪を残した同心円状皮膚合併切除
3) 乳輪上縁が乳房下溝を越える場合は，下方皮下茎で乳輪を残した紡錘形皮膚合併切除

最終的に問題となるのは余剰皮膚の切除方法および乳輪・乳頭の移動法である。これまで余剰皮膚を合併切除する場合には，乳輪・乳頭を composite graft として移植する方法がよく用いられてきた。われわれが導入した手術法はいずれも乳輪・乳頭への血行を温存するものであり，従来法に比較して壊死の発生が少ない。FTMTS に対する乳房切除術に保険適応が認められていない現状では，できるだけ不必要な追加手術を避けることが患者利益の面でも重要である。

はじめに

われわれは 2001 年 1 月から FTMTS に対する乳房切除術を開始し，現在までに約 150 例の症例を経験した。

ここではより簡便で客観的なわれわれの分類法とそれぞれに対する手術法について述べる。

概　念

背景

思春期にふくらみ始めた乳房に対して嫌悪感が非常に強く，現実に失望して不登校を繰り返し，自殺念慮を抱くようになる患者は少なくない。そのため早期の乳房切除術を強く希望する患者がほとんどである。FTMTS に対する乳房切除術には皮下乳腺摘出術，余剰皮膚・脂肪切除術，乳輪・乳頭移行術および縮小術が含まれるが，患者は多少の瘢痕を残してもより男性型の胸壁に近づけることを希望する。もちろん術後，裸で人前に出られることが理想である。

性同一性障害者の性別の取扱いの特例に関する法律（特例法）が 2003 年に制定され，2006 年には日本精神神経学会から「性同一性障害に関する診断と治療のガイドライン（第 3 版）」[1] が出され，GID をめぐる医療環境も大きく変化してきた。また GID に関する情報がテレビやインターネットなどマスメディアを通じて入手しやすくなったため，自分が GID ではないかと自己判断して比較的早期に精神科を受診するようになった。2007 年末までに 4,146

名のFTMTS患者が全国の主要専門医療機関に登録されていると，日本精神神経学会・性同一性障害に関する委員会が報告している。

今後とも医療機関を受診する患者数が増加すると推測されるが，実際に乳房切除術を施行している施設が不足しているのが現状である。

FTMTSに対する乳房切除術

単に皮下乳腺組織を摘出するだけでなく，あくまでも女性型胸壁を男性型胸壁に近づける手術である。そうした観点から，男性の女性化乳房に対する手術法がFTMTSに対する乳房切除術に応用されたのは当然である。HageらはPitanguyの報告した女性化乳房に対する乳輪横切開法[2]と，Davidsonの報告した女性化乳房に対するドーナツ型皮膚切除術[3]を応用した乳房切除術を報告している[4)5)]。もちろんほかにも各種のFTMTSに対する乳房切除術が諸家により報告されているが[6)〜11)]，現在Hage法あるいはその変法が汎用されている。最近Monstreyら[12]は乳房の大きさと下垂程度により手術法を5つに分類している。ただそこでは皮膚の弾性を加味しているため，分類自体が主観的とならざるを得ない。

術前の評価

適応

岡山大学病院では岡山大学ジェンダークリニックにて乳房切除術の適応判定を受けた患者に対してのみ手術を行っている。外来にて乳房切除術に対するインフォームドコンセントを行い，不可逆的手術であると本人が十分理解していることを確認する。

次に，外来にて5方向の術前写真を撮影し，乳房の下垂程度に従って次の3グループに分類する（**図1**）。
グループ1：乳輪下縁が乳房下溝を越えない
グループ2：乳輪上縁が乳房下溝を越えない
グループ3：乳輪上縁が乳房下溝を越える

分類されたグループに従って，それぞれに適した手術法と瘢痕などについて説明する。特に患者がアスペルガー症候群を合併している場合には，術後，結果について偏執的に修正術を要求する場合があるので，患者が手術法について完全に理解し，考えられる結果について納得するまで説明を繰り返す必要がある。

検査

通常の全身麻酔下手術の場合と変わらないが，男性ホルモン治療の影響で多くの患者が多血症となっている。また男性ホルモンの影響を除くため，術前6週はホルモン治療を受けないように指導している。

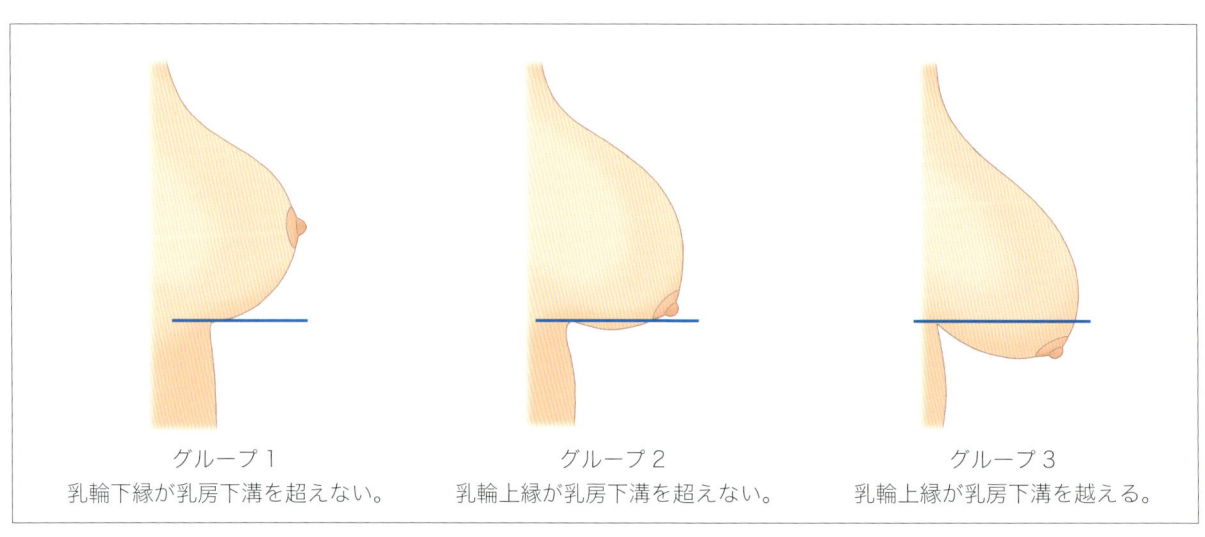

グループ1	グループ2	グループ3
乳輪下縁が乳房下溝を超えない。	乳輪上縁が乳房下溝を超えない。	乳輪上縁が乳房下溝を越える。

図1　乳房の下垂程度によるグループ分け

手 技

原則として全身麻酔下に，2人1組の2組，計4人で行う。

グループ1に対する術式
乳輪下半周切開

乳輪下縁が乳房下溝を越えない場合に適応となる。

①乳輪に下方半周切開を加え，クーパー靱帯と乳腺組織を切り離すように，尾側表層の乳腺組織の剥離を行う。助手が2～3本のコッヘル鉗子で乳腺組織を把持牽引しつつ，筋鈎で創縁を広く展開することにより摘出操作が容易となる。

②乳房下溝まで剥離したら大胸筋筋膜と乳房後腔脂肪層の間の剥離に移る。その際，大胸筋膜を温存するように注意する。また乳房下溝そのものは剥離しない。

③乳房後腔の剥離が終了したら，乳腺頭側表層の剥離に移る。このとき乳輪下に少し乳腺組織を残す。

④皮下乳腺組織を摘出したのち，余剰の脂肪組織が辺縁に残存する場合には，全体のバランスを考慮しながら追加切除する。キューサーを併用すると無血的に脂肪切除ができる。

⑤乳輪・乳頭は通常移動する必要はなく，ほぼ元の位置に戻し吸収糸にて大胸筋膜に固定する。ここで皮膚の余剰が生じた場合，皮膚切開部の皮膚を三日月状に切除する。2cm幅程度であれば寄りじわは生じない。

⑥持続吸引ドレーンを留置する。

⑦乳頭は5mmの皮膚生検用メスを用いて円筒状にかつら剥きにして，乳輪内に落とし込むようにして乳輪に固定することで縮小する。

グループ2に対する術式
同心円状皮膚合併切除：上方茎乳輪移動

乳輪上縁が乳房下溝を越えない程度の乳房下垂の場合に適応となる。

①乳輪半周切開に連続して乳輪内外側方に2cm程度の追加横切開を加える。これにより乳腺組織および余剰脂肪切除の術野展開が楽になる。

②皮下乳腺摘出術は乳輪下半周切開と同様である。この場合も乳輪下に乳腺組織を少しつける。

③皮下乳腺組織を摘出したのち，乳頭を中心に直径約3cmの円を乳輪にデザインする。これが乳輪縮小用の内側円となる。

④ついで余剰皮膚を乳頭に向けて引き寄せて，切除すべき皮膚量を決定する。これが同心の外側円となる。このとき必要に応じて横切開線を延長する。

⑤内・外周円に囲まれた部分を切除することになるが，外側円の頭側1/2，左右の横切開線，内側円で囲まれた部分を乳輪・乳頭への皮下茎とすべく脱上皮する。

⑥外側円を内側円に縫着するが，縫着すべき外側円は内側円の円周の2倍程度までとする。さもないと縫着後に，乳輪を中心とした放射状の寄りじわが生じる。

⑦余った外側円部の皮膚は乳輪の両側でdog earを修正する要領で切除する。

⑧乳頭縮小術も前述の要領で行う。これにより乳輪をまたぐ横方向の傷が残ることになる。

グループ3に対する術式
紡錘形皮膚合併切除：下方茎乳輪移動

乳輪上縁が乳房下溝を越えるほど高度下垂している場合に適応となる。

①乳頭を中心に直径約3cmの円を乳輪にデザインする。

②乳房下溝を3等分した中1/3からこの円に接線を引き乳輪円，接線そして乳房下溝で囲まれた部分を乳輪・乳頭への皮下茎とすべく脱上皮する。

③乳輪下に乳腺組織を少しつけて尾側表層の乳腺組織の剥離を行う。乳房下溝まで剥離したら，真皮脂肪茎のついた乳輪・乳頭を反転しておく。

④乳房下溝を3等分したそれぞれ内・外側1/3の皮膚を切開し，乳房下溝全体から乳腺組織，余剰脂肪の摘出を行う。

⑤上方皮膚を下方に牽引して余剰皮膚を紡錘形にマーキングする。

⑥余剰皮膚切除後，乳輪・乳頭を第4肋間の鎖骨中線やや外側に吸収糸を用いて固定する。

⑦乳房下溝ラインで皮膚縫合を行う。

⑧埋没させた乳輪・乳頭直上の皮膚を円形にくり抜いて乳輪・乳頭を露出させ，皮膚に固定する。こ

のとき皮膚は上下方向に牽引されているため，くり抜きのデザインは約2cm程度，やや横向きの楕円形とした方がよい。
⑨乳頭をピンプリックして血行が良好であれば，同時に乳頭縮小術も行う。血行に問題がある場合には乳頭縮小術は後日行う。

術後管理

乳頭への過剰圧迫を予防するために乳頭部をくり抜いたガーゼを置き，弾力包帯にて圧迫固定する。吸引ドレーンからの吸引量が20ml／1日以下となった時点（通常術後3～4日）でドレーンを抜去する。術後6日に抜糸，創部をテープ固定し退院とする。

術後3～4週はバストバンドで圧迫を行い，腕を90°以上挙上しないよう，術後3カ月はバレーボールのような腕を振り回す激しいスポーツは避けるよう指導する。患者の希望があれば，術後3カ月以降に追加修正治療を計画する。

症　例

症例1　22歳，FTMTS

グループ1に分類し，乳輪下半周切開によるアプローチを選択した。

乳輪下半周切開部より皮下乳腺摘出術と余剰脂肪の切除術を行った。数回の止血確認を行ったのち，15Frの吸引ドレーンを留置した。創縁を3mmほど切除し，乳輪を3-0の吸収糸にて大胸筋膜に固定した。同時に乳頭縮小術を行うため，乳頭を5mmの皮膚生検用メスを用いて円筒状にかつら剥きにし，乳輪内に落とし込むようにして乳輪に固定した。術後は問題なく経過し，術後1年で裸で海水浴も行っている（図2）。

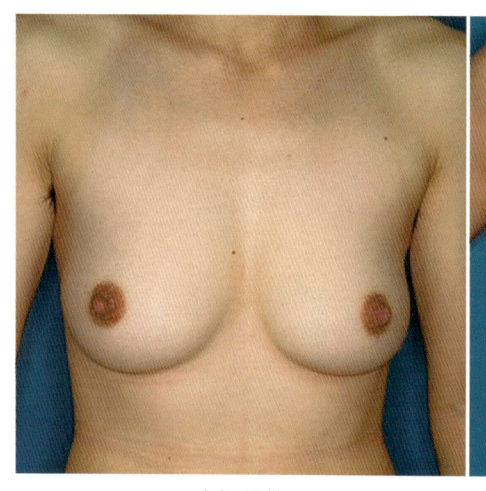

(a) 術前

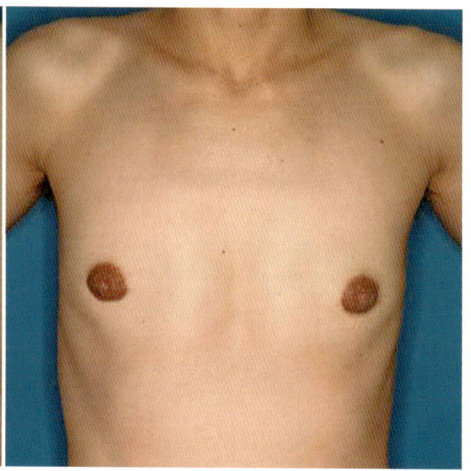

(d) 術後1年

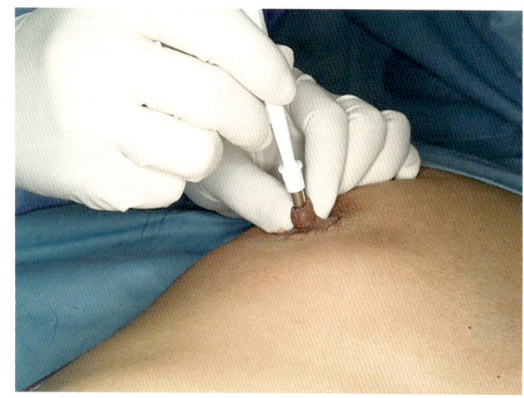

(b) 円筒メスを用いた乳頭縮小術

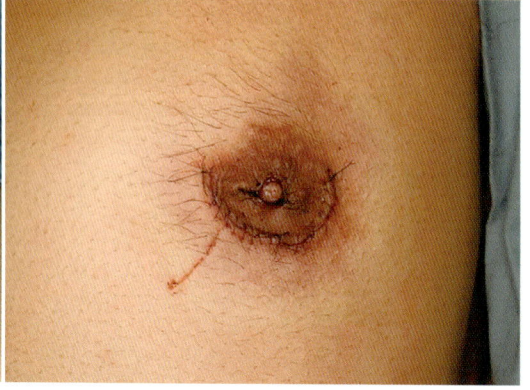

(c) 術直後

図2　症例1：22歳，FTMTS，グループ1

(a) 術前　　　　　　　　　　　(e) 術後 6 カ月

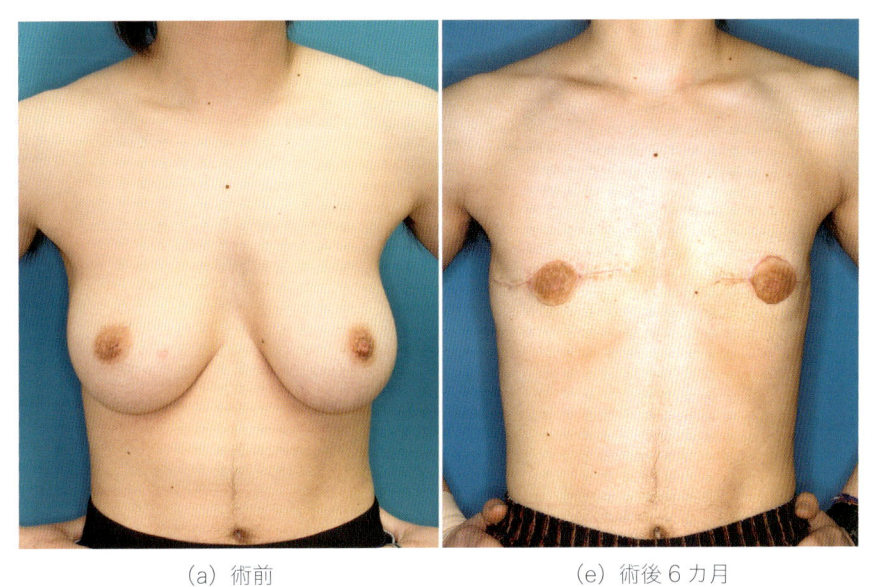

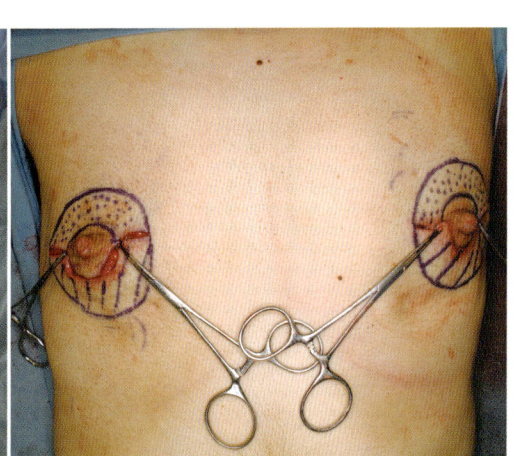

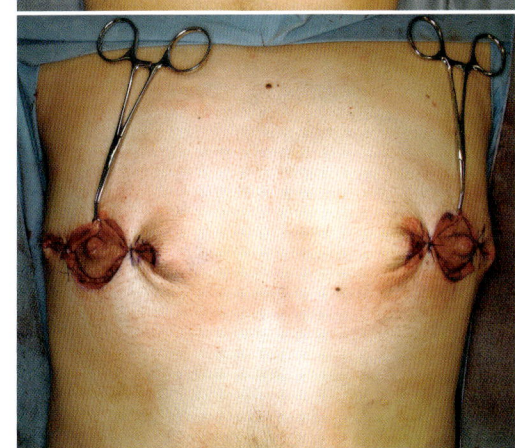

(b) 皮膚切開のデザイン
(c) 余剰皮膚切除のデザイン
　　点線部：脱上皮部
　　斜線部：皮膚全層切除部
(d) 外周円の縫着と dog ear の修正

図 3　症例 2：26 歳，FTMTS，グループ 2

症例 2　26 歳，FTMTS

グループ 2 に分類し，同心円状皮膚合併切除法を選択した。

乳輪半周切開に連続して乳輪内外側方に 2cm 程度の追加横切開をデザインした。同切開線より乳腺組織を摘出し，余剰脂肪を切除した。皮膚を乳輪方向に引き寄せ，余剰皮膚量を確認した。左右方向への皮膚切開延長は不要であった。外側円の頭側 1/2，左右の横切開線，内側円で囲まれた部分を脱上皮し，外側円の尾側 1/2，左右の横切開線，内側円で囲まれた部分は皮膚全層を切除した。乳輪を第 4

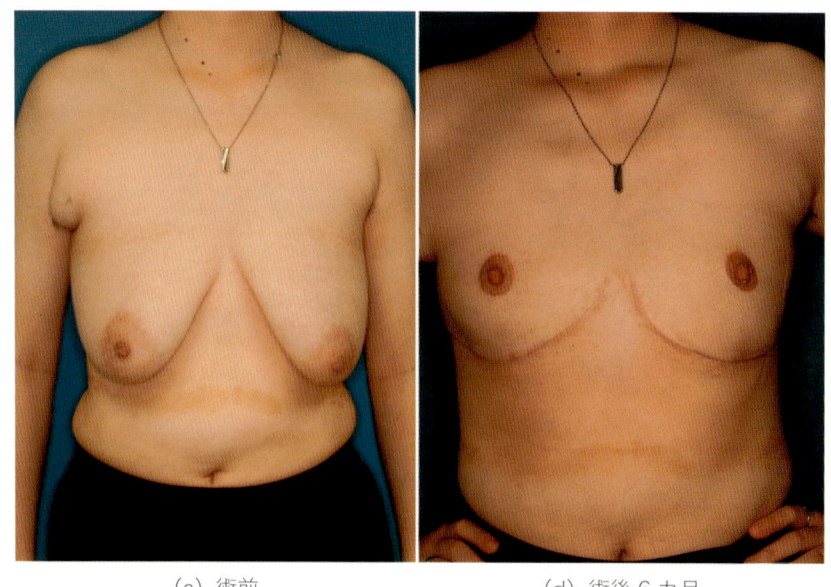

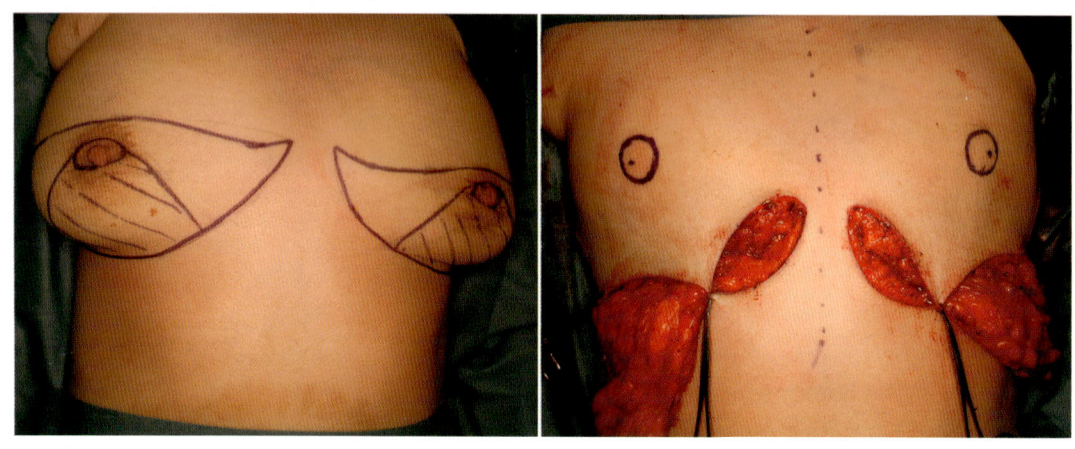

(a) 術前　　　　　　　　　　　　　(d) 術後 6 カ月

(b) 皮膚切開のデザイン．斜線部を脱上皮した．　　(c) 円形にくり抜く皮膚のデザイン

図 4　症例 3：29 歳，FTMTS，グループ 3

肋間，鎖骨中線外側縁に固定した．寄りじわができない程度に外側円を内側円に仮固定し，吸引ドレーンを留置した．側方の余剰皮膚を dog ear 修正の要領にて切除し，閉創した．同時に乳頭縮小術も行った．術後は特に問題なく経過し，術後 6 カ月で T シャツのみで外出できるようになった（図 3）．

症例 3　29 歳，FTMTS

グループ 3 に分類し，紡錘形皮膚合併切除法を選択した．

乳房下溝をほぼ 3 等分し，乳房下溝中 1/3 と 3 cm にデザインした乳輪円につなげた接線に囲まれる部分を脱上皮した．乳輪を乳輪下に乳腺組織を少しつけて，真皮脂肪茎として挙上した．乳房下溝の残り部分も皮膚切開し，乳腺組織を摘出し，余剰脂肪を切除した．余剰皮膚を紡錘形に切除したのち，創縁を仮固定し，第 4 肋間，鎖骨中線外側に 2 cm の円をデザインした．乳輪を基準点に固定した後，皮膚を円形にくり抜いて，乳輪・乳頭を露出させ，縫着した．吸引ドレーンを留置し，閉創した．ピンプリックテストの結果，乳頭の血行が不安定だったため，乳頭縮小術は行わなかった．術後は特に問題なく経過した（図 4）．乳頭縮小術は子宮卵巣摘出術と同時に行うこととした．

考察

適応

　本手術の適応はまず患者がFTMTSであるという診断が確定しており，患者が本手術を行うことで精神的安定を得られ，かつ患者のQOL向上が見込まれることである。正常乳房にメスを入れる以上，診断にはあくまでも細心の注意を払い，しかも手術適応の決定には日本精神神経学会のガイドラインに則った以下の手順が取られるべきである。

　まず精神科医により患者の性自認判定，性別違和の実態検討が行われ，ついで婦人科医により染色体検査を含めた身体的性別の判定が行われる。そしてその結果を総合判断して精神科医によるGIDの診断が確定する。その後精神科治療として精神的サポート，カムアウトの検討，反対性での実生活経験（Real Life Experience：RLE），精神的安定の確認が行われる。相当期間の経過観察ののち，精神障害により手術を望むものではないこと，あるいは性役割の忌避や職業的利益を得るためでもないことが確認されて，精神科担当医より性別適合手術判定会議に身体的治療の適応判定申請が行われる。この際，学外の精神科医にも必ずセカンドオピニオンを求める。性別適合手術判定会議は精神科医2名（1名は学外）と泌尿器科医，婦人科医，形成外科医各1名以上の医療チームと学外学識経験者2名以上の参加をもって成立し，同会議にて個々の患者の最終的な確定診断と身体的治療の適応判定が行われる。身体的治療適応と判定されるためには，セカンドオピニオンを提示した精神科医と出席メンバー全員の承認を必要とする。乳房切除術の対象は18歳以上であり，未成年の場合は保護者の承認を必要とする。

手技上の問題点

皮膚の余剰

　乳房の下垂が中等度までは乳輪下半周切開にて皮下乳腺摘出を行うが，寄りじわを予防するため余剰皮膚の切除は乳輪下2cm程度までしか行うことができない。ただし通常，時間の経過とともに皮膚の収縮が起こり，皮膚の余剰は目立たなくなる。また患者には術後1カ月よりダンベルなどを用いて大胸筋を鍛えるよう勧めており，この効果もあって余剰皮膚が引き延ばされる。

　しかし，30歳以上で長期にカモフラージュバンドを装着している症例では，皮膚が菲薄化しており術後の皮膚収縮は期待しがたい。その場合はのちに同心円状皮膚切除を追加する。

左右のアンバランス

　これは，この手術が2人1組の2組にて同時進行するため摘出する脂肪の量に左右差が生じる場合があること，また多くの場合，術前から乳房の大きさに左右差を認めることから生じる。閉創前に左右を比較して脂肪除去を加減する必要がある。ただし上内側の脂肪を除去しすぎると全体的に平坦となってしまい，とても男性型とはならない。

乳輪・乳頭の位置異常

　われわれは乳輪・乳頭の基準位置を第4肋間で鎖骨中線外側に乳輪の内側円が来る位置に定めている。同心円状に皮膚を切除する場合も紡錘形に皮膚を切除する場合も，まずは有茎の乳輪・乳頭を基準点に固定してしまう。乳輪は吸収糸を用いて大胸筋膜に固定するため，乳房後腔を剝離するときに大胸筋膜を温存するように注意する。下方茎で乳輪・乳頭を移動する症例で真皮脂肪茎の折れ曲がりが強度な場合には，乳輪・乳頭をややもするとより上方に移動したくなるが，あくまでも第4肋間に固定する方がよい。

乳輪の陥凹変形と色素脱失

　乳輪直下の乳腺組織をすべて切除すると，乳輪周囲の脂肪層との間に段差が生じ，乳輪の陥凹変形を来たす。そのため乳輪下には周囲の脂肪の厚みに合わせて少し乳腺組織を残し，周囲脂肪組織に縫着して死腔をなくすようにする。この際，乳輪と平行になるように乳腺組織をつけないと，術後に乳輪が胸壁と平行にならない。Hage法では乳輪・乳頭正中を横切開するため，術後色素脱失した線状瘢痕を乳輪内に残す。また同法を用いた場合，乳頭縮小術を同時に行うと乳頭壊死を認めることがある。そのため可能な限り乳輪下半周切開を行うことを勧める。

真皮脂肪茎部分の処置

　当科では血行を温存するために上方茎あるいは下方茎の真皮脂肪茎をつけて，乳輪・乳頭を移動している。この時真皮脂肪茎の幅を狭く厚くすると，術後皮下茎が胸壁表面に浮き出てしまう。かえって幅

を広く薄くした方が皮下茎の血行も安定し，術後の浮き上がりがない。

合併症

血腫

術後血腫で再手術を行った場合，内胸動脈と外側胸動脈の穿通枝からの出血を認めることが多い。閉創前に慎重に何度も出血確認を行い，穿通枝からの出血を認めた場合には縫合結紮により確実に止血を行う必要がある。また，術後の弾力包帯固定時に，ドレーンが折れ曲がって詰まってしまうことがある。包帯を巻くときにはドレーンを折り込まないように注意する必要がある。

乳輪・乳頭の壊死

われわれの行っている乳輪・乳頭移動はいずれの方法も血行を保ったままの有茎移動であるため，比較的壊死は発生しにくい。ただし，乳輪への真皮脂肪茎が急角度で折れてしまった場合などに壊死を認めた。術中に乳頭をピンプリックして良好な出血が認められないときには，真皮脂肪茎の状態をチェックする必要がある。それでも血行が回復しない場合には同時の乳頭縮小術は行わず，二期的な手術に変更する。いずれにしても従来のcomposite graftに比較すれば，壊死は少ない。

文 献

1) 日本精神神経学会 性同一性障害に関する委員会：性同一性障害に関する診断と治療のガイドライン（第3版）．http://www.jspn.or.jp/05ktj/05_02ktj/pdf_guideline/guideline-no3_2006_11_18.pdf
2) Pitanguy I : Transareolar incision for gynecomastia. Plast Reconstr Surg 38 : 414-419, 1966
3) Davidson BA : Concentric circular operation for massive gynecomastia to excise the redundant skin. Plast Reconstr Surg 63 : 350-354, 1979
4) Hage JJ, Bloem JJ : Chest wall contouring for female-to-male transsexuals ; Amsterdam experience. Ann Plast Surg 34 : 59-66, 1995
5) Hage JJ, Kesteren PJM : Chest wall contouring in female-to-male transsexuals ; Basic considerations and review of the literature. Plast Reconstr Surg 96 : 386-391, 1995
6) 高柳進，中川千里：性同一性障害（female-to-male）における乳房手術の経験．日美外報 22：96-100, 2000
7) 原科孝雄，井上義治，高松亜子：手術的治療；性別適合手術．泌尿器外科 14：1025-1029, 2001
8) 難波祐三郎，筒井哲也，木股敬裕ほか：性同一性障害に対する乳房切除術の経験．形成外科 49：985-991, 2006
9) Takayanagi S, Nakagawa C : Chest wall contouring for female-to-male transsexuals. Aesth Plast Surg 30 : 206-212, 2006
10) 高松亜子，大槻佑可子，山口悟：性同一性障害者に対する乳房切除術．日形会誌 27：409-416, 2007
11) 難波祐三郎，長谷川健二郎，山下修二ほか：性同一性障害に対する乳房切除術の経験 第2報：下垂型乳房に対する治療．形成外科 51：203-209, 2008
12) Monstrey S, Selvaggi G, Ceulemans P, et al : Chest wall contouring surgery in female-to-male transsexuals ; A new algorithm. Plast Reconstr Surg 121 : 849-859, 2008

和 文 索 引

【あ】

アジュバント療法 … 122
アスペルガー症候群 … 268
アナトミカルタイプ … 105, 187, 198
アナトミカルタイプ・ソフトコヒーシブシ
　リコンインプラント … 118
アンドロゲン（製剤） … 258, 260

【い】

移植脂肪 … 140
移植床血管 … 61, 69
一次再建 … viii, 23, 25, 62, 172
一期再建 … viii
異物肉芽腫 … 220, 235, 241
異物の埋入 … 234
インジェクションポート … 107
インドシアニングリーン … 63
インプラントの露出・感染 … 136

【う】

ウエスト・ニッパー … 39
運動神経 … 80

【え】

腋窩アプローチ … 262
腋窩切開 … 182, 184, 260
腋窩動脈 … 183
腋窩法 … 136
腋窩リンパ節郭清 … 25
エストロゲン … 258
X線軟部撮影 … 235
塩酸メピバカイン … 199

【お】

オーダーメイド治療 … 102
オルガノーゲン … 234

【か】

ガートル … 39
開創鉤 … 216
外側胸動静脈 … 61, 81
外側胸動脈 … 182, 225, 247
外側皮枝 … 181, 225
外側列 … 17
外側肋間動脈穿通枝皮弁 … 79
外腸骨動静脈 … 44
外腸骨動脈 … 16
外腹斜筋 … 182, 184, 26
拡大広背筋皮弁 … 33
拡大乳房切除術 … 4
下垂乳房 … 224
画像診断 … 3

【き】

下殿動静脈 … 84
下殿動脈 … 20
下殿動脈穿通枝皮弁 … 20
下腹壁動静脈 … 44
下方茎乳輪移動 … 269
カラーマッチ … 31, 49
カラーレーザードップラー … 25, 80
間欠的空気圧迫装置 … 96
感染 … 108, 118, 150, 205, 219
陥没乳頭 … 247

【き】

喫煙 … 44
吸引管 … 216
弓状線 … 46
胸郭（肋骨）の形状 … 198
胸筋温存乳房切除術 … 4, 105
胸筋合併乳房切除術 … 4
胸肩峰動静脈 … 61, 81
胸肩峰動脈 … 182, 183
胸骨外側縁 … 181
胸神経後枝 … 24
胸背神経 … 24
胸背動静脈 … 24, 26, 54, 61, 81, 130
胸背動脈 … 18, 183
胸背動脈穿通枝皮弁 … 79
胸腹壁静脈 … 81
局所制御 … 3
局所皮弁法 … 153
巨大乳房症 … 224
巾着縫合 … 251
筋皮穿通枝 … 17
筋膜下 … 184, 209
筋膜下法 … 184

【く】

クロスオーバー吻合 … 71

【け】

経腋窩法 … 197
血管間質細胞群 … 145
血管吻合付加 … 45
血管吻合付加腹直筋皮弁 … 51
血腫 … 31, 108, 118, 136, 274
血流支配領域 … 72
ケロイド … 201
肩甲回旋動静脈 … 24
肩甲下動静脈 … 24

【こ】

抗エストロゲン製剤 … 260
広頸筋 … 182
光源鉤 … 210

交叉血行 … 17
後天性胸郭変形 … 105
後内側大腿穿通枝皮弁 … 79
広背筋皮弁 … 15, 23, 104, 107
硬膜外麻酔 … 199
弧状切開 … 260
コヒーシブシリコン・インプラント … 95
コヒーシブシリコンバッグ埋入 … 235

【さ】

酒井法 … 251
鎖骨下動脈 … 15, 183
鎖骨上神経 … 181

【し】

ジェンダークリニック … 268
耳介軟骨 … 156
自家脂肪注入 … 235
自家組織移植法 … 93
色素脱失 … 273
止血鉗子 … 216
自己免疫疾患 … 100
しこり … 150
視診 … 4
脂肪壊死 … 140
脂肪幹細胞 … 140
脂肪間質（前駆）細胞 … 140
脂肪吸引 … 144
脂肪吸引器 … 75
脂肪注入移植（術） … 140
脂肪変性 … 51
10万倍ボスミン生食 … 62
術中血管造影 … 71
腫瘍核出術 … 4
潤滑ジェル … 212
漿液腫 … 23, 31, 108
小胸筋 … 225
上下殿動脈穿通枝皮弁 … 79
上殿動静脈 … 84
上殿動脈 … 20
上殿動脈穿通枝皮弁 … 20
上腹壁動静脈 … 44
上方茎乳輪移動 … 269
上腕静脈 … 54
触診 … 4
女性化乳房 … 258
シリコン液 … 234
シリコン系異物注入 … 234
シリコンジェル … 220, 234
シリコン乳房インプラント … 93
シリコンバッグプロテーゼ埋入 … 235
深下腹壁動静脈 … 54, 83
深下腹壁動脈 … 15, 16

深下腹壁動脈穿通枝皮弁・・・・・・・・・・・・・・・79
深筋膜表層・・・・・・・・・・・・・・・・・・・・・・・・182
人工骨移植・・・・・・・・・・・・・・・・・・・・・・・・156
浸潤癌・・・・・・・・・・・・・・・・・・・・・・・・・・・138
深上腹壁動脈・・・・・・・・・・・・・・・・・・・・15, 16
深腸骨回旋血管皮弁・・・・・・・・・・・・・・・・107
深腸骨回旋動脈・・・・・・・・・・・・・・・・・・・・・16
真皮脂肪弁・・・・・・・・・・・・・・・・・・・・・・・154
真皮弁・・・・・・・・・・・・・・・・・・・・・・・・・・・154
真皮弁・真皮脂肪弁法・・・・・・・・・・・・・・・153
深部静脈血栓・・・・・・・・・・・・・・・・・・・・・・96

【す】

スクイーズテスト・・・・・・・・・・・・・・・・・・・190
スムースタイプ・・・・・・・・・・・・・・・・105, 122
スレンダーカニューレ・・・・・・・・・・・・・・・218

【せ】

生着不全・・・・・・・・・・・・・・・・・・・・・・・・・150
性同一性障害・・・・・・・・・・・・・・・・・・・・・267
整容性評価法・・・・・・・・・・・・・・・・・・・・・169
生理食塩水バッグ埋入・・・・・・・・・・・・・・235
石灰化・・・・・・・・・・・・・・・・・140, 150, 222
接触性皮膚炎・・・・・・・・・・・・・・・・・・・・・・27
セミファーラー位・・・・・・・・・・・・・・・・・・・77
セローマ・・・・・・・・・・・・・・・・・・・・・・・・・136
前外側大腿皮弁・・・・・・・・・・・・・・・・・・・107
浅下腹壁静脈・・・・・・・・・・・・・・・・・・・・・・54
浅下腹壁動脈・・・・・・・・・・・・・・・・・・・15, 54
浅下腹壁動脈皮弁・・・・・・・・・・・・・・・72, 79
浅胸筋膜浅葉・・・・・・・・・・・・・・・・・・・・・135
前鋸筋・・・・・・・・・・・・・・・・・・・26, 182, 184
前鋸筋枝・・・・・・・・・・・・・・・・・・・・・・・・・26
浅筋膜・・・・・・・・・・・・・・・・・・・・・・・・・・・25
浅筋膜深層・・・・・・・・・・・・・・・・・・・・・・182
浅筋膜表層・・・・・・・・・・・・・・・・・・・・・・182
前駆細胞・・・・・・・・・・・・・・・・・・・・・・・・140
全身補助療法・・・・・・・・・・・・・・・・・・・・・・12
センチネルリンパ節生検・・・・・・・・・・4, 115
前皮枝・・・・・・・・・・・・・・・・・・・・・・181, 225
前肋間動脈穿通枝皮弁・・・・・・・・・・・・・・・79

【そ】

僧帽筋・・・・・・・・・・・・・・・・・・・・・・・・・・・25
創離開・・・・・・・・・・・・・・・・・・・・・・・・・・107
側腹皮弁・・・・・・・・・・・・・・・・・・・・・・・・・41
側胸皮弁・・・・・・・・・・・・・・・・・・・・・・・・・41

【た】

大胸筋・・・・・・・・・・・・・・・182, 183, 184, 225
大胸筋下・・・・・・・・・・・・・・・・・184, 189, 209
大胸筋下法・・・・・・・・・・・・・・・・・・・182, 205
大胸筋下豊胸術・・・・・・・・・・・・・・・・・・・190
大胸筋筋膜下法・・・・・・・・・・・・・・・・・・・204
大胸筋膜・・・・・・・・・・・・・・・・・・・・・・・・135
第3肋軟骨・・・・・・・・・・・・・・・・・・・・・・・・73
対側型血管吻合付加腹直筋皮弁・・・・・・・・51
大腿内側基部・・・・・・・・・・・・・・・・・・・・・158
大殿筋皮弁・・・・・・・・・・・・・・・・15, 104, 107

第4肋軟骨・・・・・・・・・・・・・・・・・・・・・・・・62
第4肋間神経の前枝・・・・・・・・・・・・・・・247
多血症・・・・・・・・・・・・・・・・・・・・・・・・・・268
脱表皮・・・・・・・・・・・・・・・・・・・・・・・・・・・47
炭化水素系異物注入・・・・・・・・・・・・・・・234
単純乳房切除術・・・・・・・・・・・・・・・・・・・・・4
男性乳癌・・・・・・・・・・・・・・・・・・・・・・・・260

【ち】

知覚回復・・・・・・・・・・・・・・・・・・・・・・・・130
知覚麻痺・・・・・・・・・・・・・・・・・・・・・・・・・27
致死性肺水腫・・・・・・・・・・・・・・・・・・・・・220
中腋窩線・・・・・・・・・・・・・・・・・・・・・・・・181
注入物の移動・・・・・・・・・・・・・・・・・・・・・219
超音波凝固切開装置・・・・・・・・・・・・・・・261
超音波検査・・・・・・・・・・・・・・・・・・・・・・・・4
超音波手術装置・・・・・・・・・・・・・・・・・・・261
超音波ドップラー血流計・・・・・・・・・・・・・77
腸骨稜部・・・・・・・・・・・・・・・・・・・・・・・・・36
直視下手術・・・・・・・・・・・・・・・・・・・・・・258

【て】

ティッシュエキスパンジョン法・・・・・・・104
ティッシュエキスパンダー・・・・・・95, 114
テクスチャード・アナトミカルタイプ・・95
テクスチャード・コヒーシブシリコン
　・・・・・・・・・・・・・・・・・・・・・・・・・・・・198
テクスチャードタイプ・・・・・・・・・105, 122
テクスチャーマッチ・・・・・・・・・・・・・31, 49
電気メス・・・・・・・・・・・・・・・・・・・・・・・・216

【と】

同心円状皮膚合併切除・・・・・・・・・・・・・・269
同側型血管吻合付加腹直筋皮弁・・・・・・・・51
ドーナツ型皮膚切除術・・・・・・・・・・・・・・268
突出（突出度）・・・・・・・・・・・・・・・116, 135
ドップラー血流計・・・・・・・・・・・・・・・・・・80

【な】

内胸動静脈・・・・・・・・・・・・・・44, 61, 81, 130
内胸動脈・・・・・・・・・・・・・15, 182, 183, 225
内胸動脈穿通枝・・・・・・・・・・・・・・・183, 247
内胸動脈第二肋間穿通枝・・・・・・・・・・・・183
内視鏡・・・・・・・・・・・・・・・・208, 209, 216
内視鏡下手術・・・・・・・・・・・・・・・・・・・・・258
内視鏡装着型リトラクター・・・・・・・・・・261
内視鏡補助下手術・・・・・・・・・・・・・・・9, 264
内側上腕皮神経・・・・・・・・・・・・・・・・・・・182
内側大腿回旋静脈・・・・・・・・・・・・・・・・・・85
内側大腿回旋動脈穿通枝皮弁・・・・・・・・・79
内側動脈穿通枝・・・・・・・・・・・・・・・・・・・183
内側列・・・・・・・・・・・・・・・・・・・・・・・・・・・17
内腸骨動脈・・・・・・・・・・・・・・・・・・・・・・・20
波打ち・・・・・・・・・・・・・・・・・・・・・・・・・・205

【に】

二期再建・・・・・・・・・・・・・・・・・・・・viii, 117
肉芽腫性肝炎・・・・・・・・・・・・・・・・・・・・・220
二次再建・・・・・・・・・・・・・・viii, 23, 25, 62, 174

ニプレット・・・・・・・・・・・・・・・・・・・・・・248
乳管・・・・・・・・・・・・・・・・・・・・・・・・・・・181
乳管内伸展・・・・・・・・・・・・・・・・・・・・・・138
乳癌の合併・・・・・・・・・・・・・・・・・・・・・・242
乳腺下・・・・・・・・・・・・・・・・・・184, 189, 209
乳腺下豊胸術・・・・・・・・・・・・・・・・・・・・・190
乳頭乳輪複合体・・・・・・・・・・・・・・・・・・・225
乳頭乳輪の大きさ・形・・・・・・・・・・・・・171
乳頭乳輪の色調・・・・・・・・・・・・・・・・・・・171
乳頭の位置（左右差）・・・・・・・・・・・・・・171
乳房異物・・・・・・・・・・・・・・・・・・・・・・・・105
乳房インプラント・・・・・・・・・・・・・・93, 114
乳房円状部分切除術・・・・・・・・・・・・・・・・・4
乳房温存手術・・・・・・・・・・・・・・・・・・4, 115
乳房下溝・・・・・・・・・・・・・・・・・・・・・35, 186
乳房下溝（縁）切開・・・・・・・・136, 184, 260
乳房下垂・・・・・・・・・・・・・・・・・・・・・・・・198
乳房下部の狭窄・・・・・・・・・・・・・・・・・・・208
乳房固定術・・・・・・・・・・・・・・・・・・・41, 133
乳房最下垂点の位置（左右差）・・・・・・・170
乳房縮小術・・・・・・・・・・・・・・・・・・・41, 224
乳房切除術・・・・・・・・・・・・・・・・・・・・・3, 4
乳房扇状部分切除術・・・・・・・・・・・・・・・・・4
乳房増大術・・・・・・・・・・・・・・・・・・・・・・208
乳房の厚み（突出度）・・・・・・・・・・116, 135
　―の大きさ・・・・・・・・・・・・・・・・・・・・169
　―の硬さ・・・・・・・・・・・・・・・・・・・・・・170
　―の形・・・・・・・・・・・・・・・・・・・・・・・・170
　―の色調と肌合い・・・・・・・・・・・・・・・171
　―の高さ・・・・・・・・・・・・・・・・・・116, 135
　―の幅・・・・・・・・・・・・・・・・・・・・116, 135
　―の瘢痕・・・・・・・・・・・・・・・・・・・・・・170
乳房皮弁壊死・・・・・・・・・・・・・・・・・・・・・130
乳房部分切除術・・・・・・・・・・・・・・・・・・・・・3
乳房マウント・・・・・・・・・・・・・・・・・・・・・・37
乳輪アプローチ・・・・・・・・・・・・・・・・・・・261
乳輪縁外側延長切開・・・・・・・・・・・・・・・129
乳輪縁切開・・・・・・・・・・・・・・・・・・・・・・260
乳輪横切開法・・・・・・・・・・・・・・・・・・・・・268
乳輪下半周切開・・・・・・・・・・・・・・・・・・・269
乳輪周囲切開・・・・・・・・・・・・・・・・129, 184
乳輪・乳頭移行術・・・・・・・・・・・・・・・・・267
　　　―形成・・・・・・・・・・・・・・・・・・・・・・75
　　　―縮小術・・・・・・・・・・・・・・・・・・・267
　　　―の位置・・・・・・・・・・・・・・・・・・・198
　　　―の壊死・・・・・・・・・・・・・・・・・・・274
乳輪の陥凹変形・・・・・・・・・・・・・・・・・・・273
乳輪部紡錘形切開・・・・・・・・・・・・・・・・・129

【ね】

熱傷後瘢痕拘縮・・・・・・・・・・・・・・・・・・・105

【の】

囊腫・・・・・・・・・・・・・・・・・・・・・・・・・・・235
囊胞形成・・・・・・・・・・・・・・・・・・・140, 150

【は】

ハイドロキシアパタイト・・・・・・・・・・・・156
ハイドロジェル注入・・・・・・・・・・・・・・・235

| ハイドロジェルバッグ埋入·················· 235
| 廃用性萎縮······································31
| 白線··46
| バストバンド····························· 202, 270
| 発癌··· 100
| パラフィン······························ 220, 234

【ひ】

| ピアス·· 248
| ヒアルロニダーゼ······························ 219
| ヒアルロン酸····························· 217, 235
| 皮下茎皮弁法·································· 153
| 皮下脂肪（被覆組織）の厚さ··········· 198
| 皮下乳腺全摘術································ 123
| 皮下乳腺摘出術································ 267
| 非吸収性物質·································· 220
| 肥厚性瘢痕···································· 201
| 非浸潤癌······································ 138
| ヒトアジュバント病··············· 234, 241, 242
| 非動物性安定化ヒアルロン酸ゲル······ 218
| 皮膚壊死································ 108, 136
| 皮膚の伸展率·································· 187
| 皮膚・皮下組織の血管解剖··················15
| ピペトップ···································· 248
| 皮弁壊死··51
| 皮弁採取部位の変形··························· 171
| 皮弁法·· 153
| 被膜拘縮··················· 96, 118, 205, 222
| 肥満······································ 44, 61
| ピンチテスト·································· 187

【ふ】

| 腹直筋·· 182
| 腹直筋腱画······································46
| 腹直筋鞘前葉·································· 182
| 腹直筋前鞘······································46
| 腹直筋皮弁······························· 15, 104
| 腹部手術の既往·································44
| 腹部手術瘢痕····································61
| 腹壁の脆弱性····································49
| 腹壁瘢痕ヘルニア······························49
| 物質の化学分析································ 237
| 部分脂肪壊死····································69
| ブラバ·· 142
| ブレストサイザー····························· 200
| プロポフォール································ 199
| 吻合部血栓······································69

【ほ】

| 豊胸術の後遺症································ 234
| 放射線照射···································· 121
| 放射線治療·······································3
| 放射線療法······································12
| 紡錘形皮膚合併切除··························· 269
| 補助化学療法····································3
| 補助ホルモン療法······························3
| ポリアクリラマイド··························· 235
| ポリアクリルアミドハイドロジェル··· 220

【ま】

| マーレックスメッシュ··························55
| マイクロサージャリー·························69
| マッサージ···································· 248
| マンモグラフィー························· 4, 235

【み】

| ミダゾラム···································· 209

【む】

| 胸の谷間······································ 212

【も】

| モンゴメリー腺································ 181

【ゆ】

| 有茎腹直筋皮弁····································44
| 遊離深下腹壁動脈穿通枝皮弁··········· 130
| 遊離TRAM flap ·····························73
| 遊離腹直筋皮弁···························· 60, 72

【よ】

| 横型腹直筋皮弁······························ 44, 60
| 余剰皮膚・脂肪切除術························· 267

【ら】

| ラウンドタイプ···················· 105, 187, 198

【れ】

| 連合皮弁··79

【ろ】

| 漏斗胸·· 105
| 肋間上腕神経···································· 182
| 肋間神経·· 181
| 肋間穿通枝···································· 225
| 肋間動脈····························· 182, 183, 225
| 肋間動脈外側皮膚穿通枝·······················17
| 肋間動脈前外側穿通枝······················· 183
| 肋間動脈穿通枝······························· 247
| 肋間動脈前内側穿通枝······················· 183
| 肋間動脈背側穿通枝···························18

【わ】

| ワセリン·································· 220, 234

英文索引

【A】

abdminal plasty ……………………… 65
adipo-fascial flap …………………… 41
anchor suture ………………………… 65
angiosome territory ………………… 72
anterior cutaneous branch ………… 225
anterolateral intercostal perforator
 ………………………………………… 183
anterolateral intercostal perforators
 ………………………………………… 183
anteromedial intercostal perforator
 ………………………………………… 183
anteromedial intercostal perforators
 ………………………………………… 183
arcuate line …………………………… 46
ASC …………………………………… 140
augmentation ………………………… 217
axillar incision ……………………… 264
axillary artery ……………………… 183

【B】

Baker grade ………………………… 205
bFGF ………………………………… 140
Bolster suture ………………………… 65
bottoming out ……………………… 195
Broadbent法 ………………………… 250

【C】

C-V flap ……………………………… 156
CAL法 ………………………………… 142
capsular contracture ……………… 205
capsulorrhaphy …………………… 118
CCDカメラ ………………………… 209
Cell-assisted lipotransfer法 ……… 142
choke血管 …………………………… 16
choke吻合 …………………………… 15
cleavage …………………………… 212
composite graft ………………… 153, 274
contralateral microvascularly
 augmented TRAM flap …………… 51
cross circulation …………………… 17
crossover anastomosis ……………… 71
CT ……………………………… 4, 25, 235
curved incision …………………… 264

【D】

DC-TAP ……………………………… 81
DCIS ………………………………… 138
deep course ………………………… 225
deep layer of superficial fascia … 182
deepithelialize ……………………… 47
deflation …………………………… 108

DIEP flap ……………… 60, 72, 82, 83, 107
direct cutaneous perforator ……… 81
dorsal intercostal artery perforator 18
double bubble変形 ………… 198, 205
double skin technique …………… 227
double-opposing pennant flap …… 154
double-opposing-tab flap ………… 154
ductal carcinoma in situ ………… 138

【E】

EIC …………………………………… 138
elliptical …………………………… 129
endoscopic assisted surgery … 258, 264
entire abdominal flap ……………… 91
ex vivo angiography ………………… 71
extended intra-ductal component 138
external mammary artery ………… 183
external oblique muscle ………… 184

【F】

Female-to-Male transsexual ……… 267
finger dissection ………………… 199
free MS2 TRAM flap ………… 60, 63
FTMTS ……………………………… 267

【G】

Góes法 ……………………………… 227
gender identity disorder ………… 267
Georgiade法 ………………………… 227
GID ………………………………… 267
golden triangle ………………… 15, 17

【H】

Hartrampf …………………………… 44
height ………………………… 116, 135
hemi-lower abdominal flap ……… 91
Hoffman法 ………………………… 248
hydro-dissection ………………… 135

【I】

I - GAP flap ………………………… 84
ICG …………………………… 45, 63
indocyanine green ………… 45, 63
inferior gluteal artery perforator flap
 ………………………………………… 20
inferior pyramidal dermal pedicle 227
inframammary …………………… 184
intercostal artery ………… 183, 225
intercostal perforators …………… 225
internal mammary artery … 183, 225
internal mammary perforator …… 183
invaginated ……………………… 248
inverted T ………………………… 228

ipsilateral microvascularly augmented
 TRAM flap ………………………… 51

【L】

lateral cutaneous branch ………… 225
lateral intercostal artery perforator
 ……………………………………… 17, 81
lateral row ………………………… 17
lateral throcic artery …………… 225
LI-CAP ……………………………… 81
LI-CAP flap ………………………… 80
linea alba …………………………… 46
lower pole constriction …… 208, 211

【M】

mastopexy ………………………… 133
MC-TAP ……………………………… 81
MCFAP flap ………………………… 85
MDCT ………………………………… 80
medial row ………………………… 17
migration ………………………… 219
mobile concept …………………… 132
MRI ……………………………… 4, 235
MS (muscle sparing) -0 …………… 60
MS-1 ………………………………… 60
MS-2 ………………………………… 60
MS-3 ………………………………… 60
multi detector row CT …………… 80
musculocutaneous perforator … 17, 85
musculocutanous perforator-
 thoracodorsal artery perforator
 ………………………………………… 81

【N】

Nanba法 …………………………… 251
nipple-sparing mastectomy
 ………………………… 3, 9, 105, 115, 133, 124
non-animal stabilized hyaluronic acid
 ………………………………………… 218
NSM ………………………………… 105

【O】

omega flap ………………………… 154

【P】

palpable edge …………………… 201
pectoralis major muscle
 ……………………………… 182, 183, 184, 225
peepig hole法 …………………… 136
periareolar ………………… 129, 184
periareolar incision ……………… 264
pinch test ………………………… 133
PMT perforator flap ……………… 85

278　英文索引

Poland症候群 ……………………… 105
projection …………………… 116, 135
propeller perforator flap ………… 81
pseudogynecomastia …………… 259
PVAスポンジ ……………………… 73

【Q】

quadrapod flap ………………… 154

【R】

rectus abdominis muscle ………… 182
reduction …………………………… 129
rib-sparing technique ……………… 80
rippling ……………… 118, 201, 205

【S】

S flap ……………………………… 154
S-GAP flap ………………………… 84
scarpa fascia ……………………… 62
second internal mammary perforator
 …………………………………… 183
septocutaneous perforator ……… 85
seroma ……………………………… 31
serratus anterior muscle …… 182, 184
SIEA flap ……………………… 72, 82
SIEA：combo contralateral DIEP flap
 ……………………………………… 83
single pedicle法 ………………… 229

skate flap ………………………… 154
skin-sparing mastectomy
 ………… 9, 105, 115, 133, 124
Skoog法 …………………………… 251
SSM ……………………………… 105
stable concept …………………… 132
stable implant …………………… 133
star flap ………………………… 156
subclavian artery ……………… 183
subcutaneous mastectomy ……… 123
subfascial ………………………… 184
subglandular …………………… 184
subpectoral ……………………… 184
supercharge ……………………… 45
supercharged TRAM flap ……… 107
superficial course ……………… 225
superficial layer of deep fascia … 182
superficial layer of superficial fascia
 …………………………………… 182
superior gluteal artery perforator flap
 ……………………………………… 20
SVF ……………………………… 145
symmastia ……………………… 210

【T】

TAP flap …………………………… 80
tattoo ……………………………… 158
tendinous intersection …………… 46

tennis racquet …………………… 129
TE露出 …………………………… 108
thoracoacromial artery ………… 183
thoracodorsal artery …………… 183
traction rippling ………………… 205
TRAM flap ………………… 44, 60, 107
transaxillary …………………… 184
transverse rectus abdominis
 musuculocutaneous flap ……… 44

【U】

umbilicated ……………………… 248
under-filled ripplimg …………… 205

【V】

vascular territory ………………… 17
VitaminE ………………………… 202

【W】

width ……………………… 116, 135

【Z】

Zafirlukast ……………………… 202
Zone Ⅰ …………………………… 44
Zone Ⅱ …………………………… 44
Zone Ⅲ …………………………… 44
Zone Ⅳ …………………………… 44

形成外科 ADVANCE シリーズ II-5
乳房・乳頭の再建と整容：最近の進歩　　〈検印省略〉

1999年 6 月 1 日　　第 1 版第 1 刷発行
2002年 7 月25日　　　〃　　第 2 刷発行
2010年 4 月 1 日　　第 2 版第 1 刷発行

定価（本体 22,000 円＋税）

監修者　波利井清紀
編集者　矢野　健二
発行者　今井　良
発行所　克誠堂出版株式会社
〒113-0033　東京都文京区本郷 3-23-5-202
電話(03) 3811-0995　振替 00180-0-196804
URL　http://www.kokuseido.co.jp

ISBN978-4-7719-0366-1　C3047　¥22000E　印刷　株式会社シナノ印刷
Printed in Japan ©Kenji Yano, 2010

・本書の複製権・翻訳権・上映権・譲渡権・公衆送信権（送信可能化権を含む）は克誠堂出版株式会社が保有します。

・JCOPY〈(社)出版者著作権管理機構　委託出版物〉
本書の無断複写は著作権法上での例外を除き禁じられています。複写される場合は，そのつど事前に(社)出版者著作権管理機構（電話 03-3513-6969, Fax 03-3513-6979, e-mail:info@jcopy.or.jp）の許諾を得てください。